全国高等学校教材
供临床医学等专业用

医患沟通教程

主　编　何成森

副主编　周　祎　毕清泉　刘新民

编　委　（以姓氏笔画为序）

丁建飞（安徽医科大学）

刘新民（皖南医学院）

许华山（蚌埠医学院）

毕清泉（安徽医科大学）

孙江洁（安徽医科大学）

杨　平（安徽医科大学）

何成森（安徽医科大学）

何闰华（安徽医科大学）

周　祎（安徽医学高等专科学校）

唐梦瑶（安徽艺术职业学院）

黄先伟（安徽三联学院）

U0200150

人民卫生出版社

图书在版编目（CIP）数据

医患沟通教程 / 何成森主编. —北京：人民卫生出版社，2016
ISBN 978-7-117-22857-2

Ⅰ. ①医… Ⅱ. ①何… Ⅲ. ①医药卫生人员 - 人际关系学 - 医学院校 - 教材 Ⅳ. ①R192

中国版本图书馆 CIP 数据核字（2016）第 188240 号

| 人卫智网 | www.ipmph.com | 医学教育、学术、考试、健康，购书智慧智能综合服务平台 |
| 人卫官网 | www.pmph.com | 人卫官方资讯发布平台 |

医患沟通教程

主　　编：何成森
出版发行：人民卫生出版社（中继线 010-59780011）
地　　址：北京市朝阳区潘家园南里 19 号
邮　　编：100021
E - mail：pmph @ pmph.com
购书热线：010-59787592　010-59787584　010-65264830
印　　刷：北京人卫印刷厂
经　　销：新华书店
开　　本：787 × 1092　1/16　印张：19
字　　数：474 千字
版　　次：2016 年 9 月第 1 版　2016 年 9 月第 1 版第 1 次印刷
标准书号：ISBN 978-7-117-22857-2/R·22858
定　　价：48.00 元

打击盗版举报电话：010-59787491　E-mail：WQ @ pmph.com
（凡属印装质量问题请与本社市场营销中心联系退换）

序

医者,不仅要具有驾驭医学专业技术的能力,更要有帮助患者、宽慰患者的情怀,让患者感受到医者的仁爱之心。"有时是治愈,常常是帮助,总是去安慰"——这是长眠在纽约东北部撒拉纳克湖畔的特鲁多医生的墓志铭。简洁而富有哲理的话语,为每一名医务工作者或即将成为医务工作者的医学生明确了医疗卫生工作的要义。

医患关系的现实状况不容乐观,极端事件时有发生。除了社会环境、医疗技术等其他因素的影响之外,医患沟通不畅是当前医患矛盾的重要因素之一。中国医院协会2013年的调查报告显示,医患矛盾直接原因中医患沟通不良的问题明显。因此,提高医务工作者和医科类大学生的沟通能力,对构建和谐医患关系具有重要的现实意义和深远的历史影响。

欧美国家对医学生沟通能力的培养较为完善和成熟。英、美等国家的医学院校普遍开设了《医患沟通》《医生与病人相处的能力》《如何告知病人坏消息》等课程。在培养和训练医护人员沟通能力方面,采用多种有效的教育教学方法,取得很好的效果。

我国教育部高等医学教育认证专家委员会制定了高等医学教育的认证标准,明确将具备良好的医患沟通能力作为医学生培养时必须达到的重要目标。培养和训练医学生良好的医患沟通能力应当引起高等医学院校的高度重视。

由何成森教授主编的《医患沟通教程》在综合国内外既有研究成果的基础上,吸收借鉴国内外医患沟通教材的有益经验,既注重介绍医患沟通的相关理论知识和基本技能,又特别突出临床沟通实践操作。通过对不同类别案例的剖析,帮助学习者更好地把握医患沟通的要点,增强学习的实际效果。

本教材具有较好的系统性、知识性和实用性,希望能为和谐医患关系的构建作出积极贡献。

白 波

2016年3月26日

前　言

　　人类生活离不开人际沟通。然而要准确表达自己和理解别人并非易事。在很多人类语言中，一语多义，多词一义并不鲜见。日常生活中，医生绝不可能有各种疾病的亲身体验，因此，当患者向医生诉说他的痛苦、陈述他的感受时，不一定都能被医生完全理解；同样，当医生表达诊疗意见、提出配合要求时，也未必能被患者全面领会。医患沟通是一门值得研究的学问。医患交流知识和技能的学习需要贯穿于医学教育全程，落实在医疗服务实践中，医患交流水平直接或间接地关联着医疗质量，影响和谐医患关系建设。

　　医患之间的沟通不同于一般的人际沟通。患者就诊时，特别渴望医务人员的关爱、温馨和体贴，因而对医务人员的语言、表情、动作姿态、行为方式更为关注、更加敏感。这就要求，医务人员必须具有同理心，站在患者的角度思考和处理医疗卫生问题，使医患双方达成共识并建立信任合作关系，共同维护人类健康。

　　在医疗卫生事业发展变化的社会背景下，应加强与患者的沟通，减少不必要的医患矛盾。相当一部分医患纠纷，由于相互交流沟通不够，致使医患对医疗服务内容和方式的理解不同。医患沟通是双向性的，良好的沟通才能真正体现医学的整体意义和完整价值，实现医学事实与医学价值、医学知识和人性目的和谐统一。

　　医患沟通学科是一门多学科结合的科学，是贯穿于整个医学诊疗过程中的学科。医患沟通是医疗诊断的需要，同时也是临床治疗的需要，医疗活动必须由医患双方共同参与完成。医患沟通是医学发展的需要，生物-心理-社会医学模式的建立和发展，是医学人文精神的回归。

　　本书在编写过程中得到多方帮助，在此向支持和帮助本书编写的各位领导与同事们表示衷心的感谢，当然，人无完人，金无足赤，也希望医学院校广大师生、临床医生多提宝贵意见，永远有新思想、新技术，不断推陈出新。

何成森

2016年3月17日

目 录

第一章

医患沟通导论

目标:

1. 掌握医患沟通和医患沟通学的概念。
2. 熟悉医患沟通的内容、作用以及医患沟通学的任务。
3. 了解医患沟通的国内外现状。

想一想

医患沟通怎样有效?

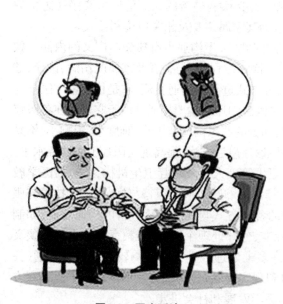

图1-1　医生听诊

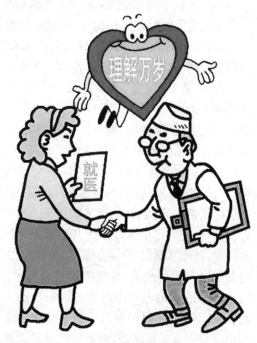

图1-2　理解万岁

图1-1和图1-2图片来源于网络。

看了以上两幅漫画,你对医患关系看法如何? 请思考医患沟通有效途径。

1

第一节 医患沟通概述

一、医患沟通的概念

"沟通"在我国古语中,最早指的是水沟的相通,后来引申到人际交往中,指为了一个设定的目标,把信息、思想和情感在个人或群体间传递,并且达成共同协议的过程。在《不列颠百科全书》中,"沟通"被定义为"用任何方法彼此交换信息"。如今,多数学者认为,沟通是"某个人传递刺激(通常是语言)以影响另一个人行为的过程"。沟通既具有信息共享的性质,又具有通过运用信息影响他人的性质。同时,沟通中我们不仅传递信息,还传递我们的情感、价值取向、意见观点等。所以沟通是指为了设定的目标,在个人或群体间传播信息、思想和情感的过程。

医患沟通的定义:张永良曾于1983年把医患沟通(doctor-patient communication)定义为:医患双方在医疗活动中围绕患者的健康问题进行的不断深化的信息交流,所交流的信息既有与疾病诊治直接有关的内容,也包括医患双方的思想、情感、愿望和要求等方面的表达,即医患沟通是医患之间各种联系和一切诊疗活动的基础。王锦帆在《医患沟通学》中对医患沟通做了解释:是指在医疗卫生和保健工作中,医患双方围绕伤病、诊疗、健康及相关因素等主题,以医方为主导,通过各有特征的全方位信息的多途径交流,科学指引诊疗患者伤病,使医患双方达成共识并建立信任合作关系,达到维护人类健康、促进医学发展和社会进步的目的。

"医"(doctor)的含义:狭义上指医疗机构中的医务人员;广义上指各类医务工作者、卫生管理人员及医疗卫生机构,还包括医学教育工作者。

"患"(patient)的含义:狭义上指患有疾病、忍受疾病痛苦的人。他们需要接受医生的治疗和照料。广义上,除了患者本人之外,还包括其家属亲友及相关单位利益人。

由于"医"和"患"都有狭义与广义的区分,因此,医患沟通也有狭义与广义的内涵。狭义的医患沟通,是指医疗机构的医务人员在日常诊疗过程中,与患者及家属就伤病、诊疗、健康及相关因素(如费用、服务等),主要以诊疗服务方式进行的沟通交流,它是构成单纯医技与医疗综合服务实践中十分重要的基础环节,也是医患沟通的主要构成。由于它发生在各医疗机构中的医患个体之间,虽然面广量大,但绝大部分的医患沟通范围小、难度小、影响小,不易引起人们的关注。它的主要意义在于,科学指引诊疗患者伤病,提高现实医疗卫生服务水平。

广义的医患沟通,是指各类医务工作者、卫生管理人员及医疗卫生机构,还包括医学教育工作者,主要围绕医疗卫生和健康服务的法律法规、政策制度、道德与规范、医疗技术与服务标准、医学人才培养等方面,以非诊疗服务的各种方式与社会各界进行的沟通交流,如制定新的医疗卫生政策、修订医疗技术与服务标准、公开处理个案、健康教育等。它是在狭义医患沟通的基础上衍生出来的医患沟通,由许多未处理好且社会影响较大的医患沟通(关系)个案所引发,但医患沟通产生的社会效益和现实意义是巨大的,它不仅有利于医患双方的信任合作及关系融洽,更重要的是它能推动医学发展和社会进步。

二、医患沟通的背景与意义

(一)现代社会迫切需要医患沟通

转型时期的中国,医患关系已然成为一种重要的社会关系。这些年来,尽管全社会一直大力倡导医患和谐,但医患关系紧张的现象依然存在。2014年中国医师协会发布的《中国医师执业状况白皮书》显示,近六成医务人员受到过语言暴力,13.7%的医务人员受到过身体上的伤害。医者仁心,医生本应是社会中最受尊重的职业之一,医生和患者更应在生命的战场上守望相助,但暴力伤医事件屡屡发生,确实值得人们深思。医患关系是民众十分关注的问题,医患纠纷高发的原因是多方面的,与医疗管理体制、社会价值观、社会保障制度以及道德意识都有关系。建立和谐医患关系是广大医务人员和人民群众的共同愿望,更是社会公平正义的体现。

(二)探索构建和谐医患关系的路径

随着人民群众生活水平的不断提高,对医疗保健的需求日益增长,医患关系越来越成为人们关注的焦点。由于医患之间的矛盾日益突出,医疗纠纷频发,改善医患关系成为不容忽视的问题。要解决医患矛盾,构建和谐的医患关系,加强医患沟通是重要前提。这既是实现以患者为中心,减轻患者身心痛苦,创造最佳身心状态的需要,又是促进医患之间相互理解与支持,提高治疗效果的需要。所以说,加强医患沟通是构建和谐医患关系的有效途径。

(三)现代医学自身发展有其内在要求

传统的生物医学模式重视对患者躯体疾病的治疗。但这种治疗有时效果并不明显,一些患者躯体疾病治好了,但身心仍不舒适。临床实践中还有一些患者会出现检查结果并无病理性,但感觉身体不适。这促使医生和研究者进行思考,并提出人类的疾病和健康不仅仅只受疾病本身影响,还受到个体的心理和社会因素的影响。所以,现在医学模式强调"生物-心理-社会"三个层面。而这三个层面中,患者占重要部分。大量的研究发现,医学治疗需要患者及社会人群的主动参与和配合,而患者的参与和配合需要良好的医患沟通。因此,医患沟通应当成为现代医学的有机组成部分。

(四)培养适合现代医学模式的人才

现代医学模式的基本条件:①卫生人才——现代观念、思维、知识、技能及人文素养和实践能力。②医学教育——人文课程有机整合、人文理论与医学实践相结合。实现现代医学模式,需要有现代观念、现代思维、现代知识及现代技能的医疗卫生人才。由于长期生物医学模式的影响及中国国情的局限性,新中国成立以来,医学教育培养人才注重单纯生物医学知识和技能,而忽视人文素养和实践能力的培养。尽管近些年来这种情况有了较大的改善,但如何更有效地将众多理论性的人文课程有机整合、强化人文理论与医学实践结合的能力、升华临床经验、形成现代医学教育的有机组成、培养更适合现代医学模式的优秀医学人才,医患沟通的实践和研究为此提供了一条有价值的途径。

三、医患沟通的内容与作用

(一)医患沟通的内容

1. 信息沟通

(1)疾病信息:向患者或家属介绍患者的疾病诊断情况、治疗方案、主要治疗措施、相关辅助检查的目的和结果,以及病情预后等。

(2)医疗服务信息:知情同意,涉及医患双方各自履行的权利与义务。

(3)医学科学信息:目前疾病诊疗的最新进展情况,相关治疗可能引起的严重后果、药物不良反应,相关手术治疗方式、手术并发症和防范措施等。

(4)医药费用信息:各级各类医疗机构应按照医院院务公开工作要求,在医疗服务场所醒目位置向患者及家属公示医疗服务项目和收费标准。

2. 意见沟通

（1）耐心听取患者或家属的意见和建议。

（2）回答患者或家属提出（想了解）的问题，通过听取意见和建议，改进服务工作；解答患者或家属想了解的问题，增强患者或家属对疾病治疗的信心，加深对目前医学技术的局限性、风险性的了解，使患者和家属心中有数。

3. 情感沟通　情感沟通包括尊重、同情和理解等，根据患者及家属的情绪变化，研究分析其原因，通过情感的交流把关心及时传达给患者；充分尊重和维护患者的知情权、选择权，体恤患者的痛苦，同情患者的困难，尊重患者的想法，打消患者的顾虑。

（二）医患沟通的作用

1. 医患沟通对于患者的作用

（1）心理安慰作用：由于医药知识的缺乏、对本身疾病的担忧、急于想治好病的心理及对周围环境人物的不熟悉，患者会变得焦虑不安和易于激动，有些患者出现抑郁、自卑等心理，甚至少数患者还会对医务人员不信任、持有怀疑态度，从而影响疾病的诊断和治疗效果。在这些情况下，良好的医患沟通显得十分重要。在医患沟通中，医务人员应积极、热情地向患者介绍医务人员情况、住院制度、与患者自身疾病有关的诊断和治疗安排、疾病的进展和预后、如何配合治疗等，同时关注患者的心理健康和情感需求，这种有效的医患沟通可以让患者感觉自己受到重视，产生对医生的信任感，尽快适应医院环境及相关医疗规定，同时减轻患者的担心和焦虑，使之积极主动地配合诊疗。

（2）维护患者的权益：知情同意权是患者的一项重要权利，知情同意的过程是医患沟通的重要内容。通过医患沟通，医生让患者对疾病的诊断、治疗、预后、医疗费用以及其他相关知识有全面的了解，患者在对疾病认知、了解的基础上，结合自身的价值观念、文化背景、家庭情况、经济条件、医疗保险的情况，作出最适合自己利益的选择。因此，加强医患沟通有助于更好地维护患者的知情同意权。

（3）获取医学知识：医患沟通可以让患者获得正确的医学知识。医患双方在诊疗过程中的地位和作用有一定的不平衡，有些患者及家属从网络及医学书籍中了解了一些与病情相关的知识，但是由于掌握的知识存在片面性，患者及家属对疾病的看法可能不正确或不完全正确；还有些家属则完全不了解相关医学知识。通过有效的医患沟通，患者可以了解疾病的发生机制、诱发因素、治疗方式、如何预防、在生活中应该怎样更好地避免疾病的发生和发展，这些医学知识的获得对于患者的目前治疗和长远预后都有着十分积极的作用。

（4）取得更好的治疗效果：良好的医患沟通能使患者的心情平和，情绪平稳、对战胜疾病充满信心，这种良好的心态十分有利于患者的康复；同时，通过良好的医患沟通，患者对于疾病有较全面和系统的了解，能够积极主动地配合医生的治疗，及时反馈诊疗信息，患者的配合是良好疗效的重要组成部分。良好的医患沟通还可以减少不当医疗行为的发生，如患者药物过敏情况，如果医务人员在询问病史时未深入了解，使用了不该使用的药物而发生过敏反应，则会发生不当的医疗行为。

（5）降低医疗费用：市场经济下的医疗行为实行的是有偿医疗，患者必须付出一定的医疗费用。由于医疗诊治有很强的专业性，患者往往不知道如何进行诊治更为有效合算，可能花很多钱还得不到很好的疗效。医患沟通可以指导和帮助患者根据疾病情况、预后及经济能力等因素综合判断，作出适合个人的选择，付出合理的医疗费用，减少不必要的开支，节约社会资源。

2. 医患沟通对于医方的作用

（1）更好地了解病情和诊治疾病：良好有效的医患沟通有助于医务人员对患者有关疾病全部信息的详细了解。问诊环节尤为重要，良好的医患沟通有利于患者提供疾病的诱因、既往病史、既往诊疗结果、家族史等，使病史获取完整；同时，良好的医患沟通还可以使患者积极配合医生的检查，有利于医生对患者疾病的诊断并作出及时正确的治疗。

（2）提高诊疗水平：医疗是实践性很强的职业，医务人员医疗水平的提高来自临床经验诊疗中不断总结临床经验，而临床经验的获得直接来源于患者。良好的医患沟通有利于取得患者的信任和配合，医生能大胆进行医疗科研探索，总结病例，丰富新的临床经验，特别是风险性较大的治疗方案和技术得以探索实施。这不仅有利于提高医生个人的诊疗水平，还为临床医学的发展创造了有利的条件。

（3）缓解心理压力：随着现代医学模式的转变，医疗过程中患者的知情权及参与权日渐得到体现。患者的知情权和参与大大加强了对医疗过程的监督，但同时也引起医务人员的情绪紧张和精神压抑，迫使医务人员在诊疗过程中更加谨小慎微，特别是对病情危重、治疗风险大的患者，医生在实施风险性诊疗措施时常产生矛盾心理：一方面希望能够让患者得到治疗效果，另一方面医生常常担心患者的治疗效果欠佳，担心引发医疗纠纷。有效的医患沟通可以化解医务人员的心理压力。如一些风险大、治疗不佳及预后可能不良的患者，可申请科内、院内、院外会诊，综合上级医生和专家意见，将会诊意见和进一步治疗方案及治疗后可能出现的后果等向患者说明，把是否接受下一步诊疗的选择权交给患者，这样使医患沟通得以顺利实施。和谐的医患关系让医务人员从中感受尊重，体验成就，提高声誉，进而更加爱岗敬业。

（4）减少医疗纠纷的发生：在医疗活动中，医务人员如果把即将进行的医疗行为的效果、可能发生的并发症、医疗措施的局限性、疾病转归和可能出现的危险性等，在实施医疗行为以前与患者或者家属进行沟通，让他们在了解正确的医疗信息后，才作出关系到治疗成效和回避风险的医疗决定。医患沟通有助于患者及其家属进行心理准备，以后出现不令人满意的结果时，能够理解和正确对待。

（三）医患沟通对医学发展的作用

1. 对医学教育的作用

（1）促进医学人才培养新模式的形成：随着医学模式由单纯生物模式向生物-心理-社会医学模式的转变，"以患者为中心"，从整体出发去认识、治疗患者对医生提供了更高的要求。新的医学模式要求医生不仅要掌握患者的疾病，还要了解患者的个体差异、社会心理、人格特征、文化层次、家庭因素、经济状况等，通过对患者信息的全面掌握和医患沟通，与患者建立和谐、平等、相互尊重、相互信任的医患关系，达到最佳的治疗目的。新的医学模式对医学人才培养提出了更高的标准，医患沟通教育的开展要求高等医学院校不仅要对医学生进行医学专业教育，也要进行人文素质教育，将医学科学教育与人文素质教育有机融合，将专业知识培养和沟通能力培养有机结合，形成我国医学人才培养的新模式。

（2）提高医学生的人文素养：医患关系是临床诊疗过程中医患双方建立的特定人际关系，也是医学生在临床、实习中面临的特殊人际关系，良好的医患沟通是加深医患双方感情、融洽双方关系的重要途径，是医疗服务中人文精神的重要体现。医患沟通包含人文教育内容，通过医患沟通教育让医学生拥有仁爱之心，能平等尊重患者，设身处地为患者着想，成为具有高尚医德的医学人才。

（3）培养医学生的交流沟通技能：医学生与患者的沟通能力很早受到国外医学教育界的重视。1987年，英国医学会已将对医生交往能力的评估作为医生资格考试的一部分。1989年，世界医学教育联合会在《福冈宣言》上指出："所有医生都必须学会交流和人际关系的技能。"交流沟通技能作为全球医学教育七项基本要求之一，是医学生在未来从事医疗活动中赢得患者的信任、理解和配合，提高医疗服务质量的基本条件，因此，应该努力加强医学生医患沟通技能的培训，培养全面发展的医学人才。

2. 对医疗发展的作用

（1）对临床医学的作用：良好的医患沟通有利于患者产生信任感，能积极配合医生诊疗。在对患者的诊疗过程中，医方不断总结经验，提高医疗水平，促进医学的发展；同时良好的医患沟通还能使医方能够了解广大患者的需要，不断完善医方的服务项目、提高服务质量、增进服务水平。

（2）对预防医学的作用：疾病的预防包括一级预防和二级预防。一级预防即防发病，通过减少和治疗危险因素，从而降低疾病的发病率；二级预防即防复发，通过防止疾病的复发和恶化，提高患者的生存率和生活质量。良好的医患关系有利于患者获得更多的医学知识，了解相关疾病的预防、诊断和治疗原则，能在医院治疗和日常中遵循相应的医疗保健常规，从而提高全民的医学素质，增强全民的身体素质，降低严重疾病的发病率，提高治疗率，促进全民健康。

四、医患沟通的宗旨与基本理念

（一）医患沟通的宗旨

医患沟通旨在树立医务卫生工作者的现代人文精神，与时俱进的升华医德水平，强化心理素质、文化素养、法制观念、管理能力，掌握医患关系建立共识并分享利益的客观规律和应用技能，实施医学模式的渐变与转型。同时，医患沟通也旨在充实患者和社会人群的基本医学知识和健康意识，义不容辞地承担起医务工作者促进大众身心健康和社会文明进步的责任。其现实意义将随着医患沟通新的实践与研究而日趋彰显。

（二）医患沟通的基本理念

1. 医患沟通是现代医学实践的思维方式和行为准则，是医疗卫生服务的重要环节，是医学与人文融合的平台。它的作用：提高诊疗技术与人文服务水平，取得患者和社会的信任与合作，促进医学事业与社会文明同步发展。

2. 医患关系不和谐的直接原因：市场经济发展和社会转型造成的利益格局调整以及新旧观念的碰撞；根本原因：医患双方对于自我身心全面认识的不足，导致医疗保障、法律法规、人文环境及医院管理建设的欠缺。

3. 医务工作者应以人为本，践行救死扶伤的人道主义职业宗旨，努力担当社会责任，发挥医疗行业的主导作用，全面开展医患沟通，善意化解医患纠纷，全面实施生物-心理-社会医学模式，以医患沟通为桥梁，重建医患信任合作关系。

4. 医患沟通的本质是人与人的沟通，是医患对自身的认知与觉醒，医患一体——人人皆患者，人人皆医者，医者维护人的生命健康；患者是医学与医者最好的助手，是医者生存和发展的根本所在。

5. 医患沟通是生物医学与多门人文社会学科综合而成的实践与学问，是科技、伦理、心理及法规等联合应用的艺术；医患沟通有一定的技巧性，但不可单纯定性为技巧，需要从思想观念、知识结构、机制制度及法规上整体构建与实施。

第二节　医患沟通学的学科概述

一、医患沟通学学科性质

医患沟通学（doctor-patient communication science）是一门新的学科。虽然对医患沟通的研究有着较长的历史，但一直没有形成一门独立的学科。就医患沟通学的概念而言，一般认为，医学沟通学是研究现代医学与社会大众交流现象和规律的学科。它是研究医患沟通的过程、沟通行为以及医患关系等诸多因素，探索如何以沟通医患双方相关信息来提高医疗质量、改善医患关系，研究如何将心理和社会因素转化为积极有效的手段与方法，推进现代医学诊治伤病和维护健康的一门学科，即向医学充填人文和社会科学的要素，丰富医学的科学内涵，既相对独立又融合为医学的有机组成部分，是探究实施现代医学模式的一门新的应用型边缘学科。医患沟通学研究医者和患者及其相关因素。医者和患者尽管都是人，但他们是一个同一体中不同角色、不同利益的两个主体，既有各自的影响因素，又有共同的制约条件。它的理论来源：一是生物医学、临床医学等医学相关学科；二是人文社会科学，如心理学、伦理学、社会法学等。医患沟通学综合了医学科学和人文社会科学的实践，形成具有自然科学和社会科学双重性质的应用型交叉学科。医患沟通不仅在生物医学层面上，更多的则是心理、社会、经济、法律等层面上的沟通。它的学科性质可以从三方面加以概括。

（一）医学沟通学是人学

医者、患者、社会大众是医学沟通学学科的三个核心要素，医学沟通学将医学与自己工作对象的沟通关系定性为人与人之间的关系，是基于医学在一度时期曾经出现只见疾病不见人的"非人化"现象，活生生的患者在医生眼中已经虚化为细胞、组织、器官、标本等一系列具体的形态。医学的人性化特征受到了相当程度的挑战。医学沟通学以"患者首先是人"为自己的理论基石，从而树立与社会大众、患者建立良性的人际关系和职业关系的宗旨，自觉地实践沟通理念，以求实现双方互相理解、共同受益的理想境界。

（二）医学沟通学是仁学

仁者爱人，医学正是怀抱"爱人"的信念与自己的工作对象发生沟通关系。"想想者所想、急患者所急"，"一切为了患者、为了一切患者、为了患者一切"不应只是挂在墙上的标语，而应是医学的具体行动。诚然，患者来到医院，需要治愈疾病，但是来到医院的患者需要的不仅是治愈疾病，他们还需要来自医务人员的人性关爱，需要医务人员传达他们想知道的信息，需要医务人员的言语、体态和作为体现出对患者的尊重。即便是治愈疾病，患者也希望医务人员不要把他们当作一架可以自由拆卸、切割、拼接、组装的医疗流水线上的产品。他们说，我们多么希望医生们能够在需要的时候说上几句关切的话语呀！有的手术患者这样描述他们的感受：在躺在手术车上被推往手术室途中的短短几分钟里，伴随在手术车两侧的医生护士一言不发，惴惴不安的患者此时不得不对即将进行的手术结果作最坏的预测。

（三）医学沟通学是特定条件下孕育而生的综合性交叉边缘学科

这里，特定的历史条件主要是指：①医学从产生之初便具有客观的沟通要素；②医学的本质属性是社会的，这个本质属性自然也包含了人际关系及人际沟通在内；③医学在发展进程中,由于医学技术的高速发展,医患关系出现了不可忽视的淡漠的问题;④医学的发展趋势是人文医学,以医患沟通为主体内容的医学沟通是实现人文医学趋势的最有效途径。

医学沟通学是以医学为原点的人文特征明显的辐射性交叉型理论,她与现今许多相关学科有着十分密切的联系,同时存在着明显的区别。正是这样的联系和区别规定了医学沟通学作为一门独立学科存在的客观基础。医患沟通学与相关学科关系如下。

1. 医患沟通学与哲学　哲学研究的内容诠释了社会大转型时期医患关系变化的根本原因以及新型医患关系的发展方向,为医患沟通学确立了理论基石。

2. 医患沟通学与医学　医患沟通学就是医学的一部分,完全遵循医学的目的、原则及理论,只是它以医患双方全方位信息的沟通为视角和方法来促进医学目的的实现。

3. 医患沟通学与政治经济学　政治经济学研究的内容为医患沟通学充实了理论基础,为医患如何理性地沟通铺设了道路。

4. 医患沟通学与伦理学　医患沟通学在调整和改善医患关系中都必须遵循医学伦理学的基本原则和规范,另外,医患沟通学又从现实出发,用发展的和辩证的思维来应用医学伦理学。

5. 医患沟通学与心理学　心理学及其各个分支的主要理论都是医患沟通学中的骨架理论和应用依据。

6. 医患沟通与法学　医患沟通以法律的精神和民法的基本原则以及《侵权责任法》《医疗事故处理条例》《执业医生法》等有关卫生法规为重要的理论依据,强调依法行医、依法沟通、依法经营,并突出医学法学是处理好医患关系和医患纠纷的重要手段。

7. 医患沟通学与关系学　关系学是研究人际关系或社会关系的社会学理论。其中人际关系学研究的是影响人际关系的主观和客观因素、改善人际交往、建立人际沟通的原理,这些也是医患沟通的骨架理论。医患沟通学将普通的人际沟通原理与以上相关学科有机融合,来解决现在人际关系中更为复杂的医患关系。

8. 医患沟通学与管理学　管理学是研究现代社会下如何通过合理的组织和配置人、财、物等因素,提高生产力的水平。其中核心理论之一是人本原理,即人事管理活动的核心,应在尊重人的思想、感情和需要的基础上,充分发挥主动性、创造性和积极性。在管理学原理的指导下,医患沟通学要研究如何使医务人员理解、尊重、同情患者,积极有效地协调指导患者的就医行为,提高医患沟通的效果,更好地发挥医疗服务中医患双方合作的作用。而卫生和医院管理学则是医患沟通学特别需要的管理理论。

9. 医患沟通学与社会医学　社会医学是研究社会因素与健康、疾病之间相互联系及其规律的的一门学科。其中的主要理论为:医学模式、社会因素与健康,卫生服务的需要与利用等。

二、医患沟通学的研究对象和内容

(一)医患沟通学的研究对象

医患沟通学的研究对象是现代医学的理性思维和科学实践成果与社会大众交流的现象和规律。具体地说,医患沟通学的研究对象可以分为临床医患沟通和医学宣传教育。医患沟通主要是指医务人员在临床工作中与患者的双向交流,以实现融洽医患关系,增进理解和加强合作的目的。尽管医患沟通中也存在着医学宣传的内容,但就医患沟通的本质属性来说,医患沟通的主要使命应以有交流回路的沟通为主。在医患沟通学的研究对象中,医患沟通的现象和规律是我国临床医学实践亟待解决的问题,具有强烈的紧迫性和极高的应用价值,因此,本书将其列为重点进行探讨和研究。从沟通现象上说,医学宣传教育一般表现为单向传播、宣传、灌输。医学作为一门科学知识体系和成熟的认知理念,承担着向社会大众推广和普及的责任。经过医学的宣传和教育,提高全体社会成员的健康,是医学沟通学的重要任务之一。医学宣传现象和规律的研究在我国基本处于空白状态,改变这种局面,需要医学作出巨大的努力。

(二)医患沟通学的研究内容

1. 研究医患沟通在临床医学中的效用　在医患关系中,沟通无处不在。医务人员如何在临床的各个环节与患者进行有效沟通,如何和各式各样的患者进行有针对性的沟通,如何运用语言艺术提高沟通效果,医院管理各要件对医患产生存在着何种影响,医患双方交际心理环境,医患双方的观念冲突,医院内部各类人员如何参与医患沟通的机制等,这些医患沟通的效用问题是医学沟通学的重要研究内容。

2. 研究医患沟通涉及的群体　医患沟通在人员上主要涉及两个群体:以医生为代表的医方和以患者为代表的患者。传统的医学研究,我们过多地将关注点放在患者的疾病上,但对于患者本人的关注较少。而医患沟通学则将患者群体纳入本学科的研究内容。在医疗机构中,医务人员面对的主要是患者群体,每天都在和患者群体接触交流,患者群体是医学的主要的沟通客体。实践证明,缺乏对患者群体的系统研究,是影响临床医患沟通的重要因素。应该说,由于疾病的影响,患者的生理、心理、观念、语言等必定会发生一系列变化,这些变化使得医患沟通与一般人际沟通有着很大的差别。研究患者群体的角色变化,使医患沟通更加具有针对性和有效性,是医患沟通学的重要使命。

3. 医患沟通研究现代医学与社会大众交流的理念和机制　社会的发展促使医学必须建立与社会交流的理念,医学只有自觉地实践与社会沟通,才能实现医学和社会的和谐交融,才能获得社会的支持和配合,以获得医学发展所必需的良好的社会环境。现代医学与社会大众沟通的机制研究是医学沟通学的重要研究内容,在医院里医患沟通还处在摸索经验阶段,医务人员和患者的沟通交流机制尚未真正建立,如何通过沟通实践,密切医患关系,使医患关系张力过大的现象得到缓解,是医患沟通学研究的重大课题。

4. 医患沟通研究现代医学与社会大众交流的效用规律　具体地说,医患沟通学的效用规律可以分为两个层次,一是社会大众接受医学科学理念的规律。按照社会学理论,社会成员必须经历一个完整的社会化过程,才能成为合格的社会公民。应该说,社会成员接受医学理念,内化为自己的健康信念并付诸实践,也是现代社会成员社会化的必备内容。加强对公民接受医学信念作用规律(即内化规律)的研究,才能有效地进行医学沟通。二是社会大众医学化对医学事业的反作用规律,社会大众医学化的程度是衡量一个社会发展先进程度的重要标志,越是健康发展的社会,社会公民对科学生活的理念、良好生活方式的掌握程度越高。社会大众医学化以后,对医学事业的发展将会产生难以估量的影响。医患沟通的效用研究是当代社会有待探索的处女地。

三、医患沟通学的任务

医学是一个不断探索、更新和发展的学科,医患沟通作为医学发展的重要一点,也应随着社会发展、学科精进而不断发展。临床工作者和研究人员需要将理论与实际相结合,探索医学事件中的诸多课题。例如,医患沟通在临床诊断中的地位与作用;医患沟通在治疗各种疾病中的具体应用；医患沟通在优化服务质量中的应用研究；医患人员言行对患者康复的影响；医患沟通对实现生物-心理-社会医学模式的应用等。探索性的研究可以为临床实践提供发展方向，也有利于提高临床工作人员的科研能力。

第三节　医患沟通的国内外现状

一、医患沟通的国内现状

(一)国内现状

随着医疗活动制度化、法制化的推广以及患者维权意识的增强，患者对疾病的认知权和知情同意权日益看重，对检查治疗方案的选择权也日趋在意，这使医患关系变得越来越紧张，医患矛盾显得越来越突出，极端事故也屡见不鲜。中华医院管理协会2001年的调查显示，在被调查的326个医疗机构中，321所医院存在着被医疗纠纷困扰的问题，发生率为98.47%。2002年4月，南京大学专家组对30所医院的调查结果显示，患者对医务人员不信任的比例达43.8%，医务人员认为双方相互信任的比例仅为25.9%，而且这种不信任正逐步由个别不信任演变成集体不信任。调查结果还显示，多数医疗纠纷并不是因为医疗技术引发的，而是由于医患沟通障碍导致患者或其家属对医院、医务人员不满意引起的。58.2%的患者和85.3%的临床医生认为，交流不够是诱发医患冲突的主要原因。

我国近年来的医患投诉和纠纷原因分析统计的文献中也显示，医患沟通不良引起投诉和纠纷的占26.9%~70%。美国的一项研究表明，最常被投诉的医生并非是医疗技术水平最差的，而是医患沟通技巧最差的。国内研究发现，在患者信访中，相当一部分是因为他们与医务人员缺乏沟通，信访的内容包括反映医务人员的解答不尽满意、处置草率、诊治时间过短及医务人员的服务态度生硬等。归因分析发现，医患沟通不畅排在信访原因的首位，同时也了解到，正是因为医患之间缺乏正常的交流与沟通机制，导致了相当一部分患者选择信访的方式来解决问题。

(二)引起医患沟通不畅的原因

到目前为止，已有相当多的研究在探讨分析造成当前医患沟通不畅的原因。在对近10年的医疗纠纷相关文献进行总结后发现，引起医患沟通不畅的原因，主要体现在以下几方面。

1. 经济大环境改变导致的医患观念的冲突　改革开放以来，中国步入市场经济体制之中，随着经济的快速增长，医方的思想观念和职业行为随着经济大环境的改变而改变，形成以"利"为主导的医患观念，而患者和社会仍坚守着以"义"为主导的医患理念，由此导致医患沟通矛盾的凸显。医患双方站在各自的位置，从各自的利益出发，提出了许多融洽医患关系的观点和建议，双方都有着迫切的沟通愿望和需要，然而由于视角的不同及利益分配的调整，医患双方难以达成共识。

2. 医生对与医患沟通的重视度有待提高　医者，治病救人。但在临床实践中，一些医生往往重视药物、手术等具体的治疗措施，对于医患沟通的重视度不够，如对患者的心理需求和情感需求关注度不高；又由于工作繁忙，无法抽出较多时间接待患者和家属，听其述说；不能详细地告知患者所要进行的检查治疗方案及其目的、意义和可能的医疗风险；对患者的疑问，不是给予耐心的解答，而是简单敷衍等。这些现象都会促使患者被动接受治疗。对自己的病情预后、目前所采取诊疗措施的目的和意义不甚了解。如果治疗发生风险，即使是目前医学所不可避免的并发症，患者也常常不能理解而与院方无休止地争论，甚至拒付医药费。

医生的不恰当表现是造成医患沟通不畅的主要原因之一，这主要表现为以下三方面。

（1）语言表达不妥当：在医疗实践中，常见由于医务人员语言表达不准确引起的医疗纠纷。例如，一位被怀疑"胃穿孔"的患者去拍摄腹部平片，而放射科工作人员却很随意地说："这种情况试试看，也不一定拍得出来。"这会增加患者的思想负担，会使患者对这样的检查失去信心，更会对主治医生乃至医院失去信任。又如，一位被怀疑患有"恶性肿瘤"的患者，结果在手术中确诊为良性肿瘤，仅做了局部切除，术后医生只给予了一般常规的观察，也未做任何解释，当患者家属感到受"冷落"去找医生询问时，医生本想安慰家属，却脱口说道："他的病很轻，我都差点忘了……"这样简单的交流，使患者认定医生不重视他。也就是这位患者，术后发生了深静脉血栓并发症，虽然这与医疗本身并不存在因果关系，但患者坚持认为并发症是由于医生不负责任引起的，从而引发了长达数个月的医疗纠纷。

（2）随便评价他人的诊疗：由于单位的条件、设备和医生的技术水平等因素的不同，会对同一疾病产生不同的认识，采取不同的治疗方案，可能会导致疾病在发病初期症状不典型阶段的误诊。然而，当患者再就诊时，有的医生会不假思索地随便评价、指责前面的医生或医院，例如"这种方案根本无效，怎么这么晚才来"等。还有的上级医生当着患者的面批评下级医生，点评治疗方案，评价治疗效果，例如"这就是治疗失败的原因，这样的患者采取××治疗方案更好"等。这些医方内部评价性的语言常常是引起纠纷的祸根，特别是倘若患者留有后遗症或出现并发症，患者常常以此为证据找上门来，追究首诊医院或首诊医生的医疗责任。

（3）交代预后不客观：我们治疗的对象是不同的个体，同样的治疗和同样的药物，不同患者的反应会有不同，效果也不一样。在治疗过程中，诸如并发症和过敏反应等医疗意外是随时可能发生的，有些是当前医学无能为力的。面对医疗中的未知数，我们的医生交代病情一定要客观中肯，交代预后，不可把话说得太满，例如"治疗一结束，你就可以吃面条了"，"支架放入气管后，呼吸困难即可缓解"等。只将最好的结果告诉了患者和家属，忽视了无效的可能性及并发症的告知。更有甚者，在交代预后时夸大疗效，这样确实增加了患者和家属对治疗的期望值，但由于对发生并发症之类的意外可能性没有任何的了解和思想准备，只要一出现不适反应，患者就会认为是医方的过失，从而引发医疗纠纷。

3. 患者对医疗行为的误解　很多患者对医疗行为存在认识误区，把医患关系看作简单的消费关系，认为花钱必须得到满意的回报。事实上，医疗行业是一种高技术、高风险、高责任、高奉献的职业，患者的病情千变万化，个体差异极大，诊疗过程不可避免地会出现一些医务人员无法预料的情况。一旦出现意外，患者就有可能选择不理智的方式来解决问题。据了解，在医患沟通不畅的案例中，有很多就是因为患者对诊疗规律和医疗知识理解不够所造成的。

4. 缺乏制度保障　医院不注重医患沟通机制建设，一旦出现医患沟通困难，患者往往找不到有效解决问题的途径。由于没有相应的沟通制度约束，一些医务人员往往不愿意与患者进行沟通，这样导致一些医患纠纷得不到妥善处理，最终导致医院和患者关系紧张。当沟通不能实现的情况下，一些患者就选择了信访的方式来表达他们的需求。

5. 医学教育理念需要更新　传统的医学教育只关注医疗技术的教授，忽视对医学生人文精神的培养,缺乏医患沟通意识和能力的传授,从而导致许多医学生对医患关系和医患沟通的重要性认识不足,缺乏对"健康"定义的新认识,低估社会、心理和环境等因素在医疗中的作用。医学院的毕业生们尽管习得了大量的医学专业知识,掌握了相当的新技术,但在临床实际工作中缺乏与患者沟通的心理准备,对复杂的人际关系无所适从。由于在医患沟通技能上缺乏应对策略,在与患者交往中普遍存在自信心不足、紧张、焦虑等心理状态,一些医生因为不能准确地了解患者的心理状况和心理需求,经常产生非生物因素的医患纠纷,这不仅影响他们临床技能的发挥,同时严重损害了他们的心理健康。

二、医患沟通的国外现状

医患矛盾是医疗服务行业中普遍存在的现象,是一个全球性问题,但矛盾是否激化甚至导致医疗纠纷则并不是一个必然。例如在医疗技术高度发达的美国,其医疗事故也并不罕见。据美国科学研究院发表的统计报告显示,美国每年因为医疗事故死亡的患者达4.4万~9.8万人,但相应的医患纠纷情况却鲜有报道。日本厚生省也对本国82所大型医院进行了调查,结果显示,在近2年里,这些医院共发生医疗事故达15 000起之多,然而,日本的医患关系并没有成为突出的社会问题,恶性伤人事件更是罕见。英国的情况亦基本相同。综观美、日、英等国在加强医患沟通、化解医患矛盾、改善医患关系方面的工作思路和方法,发现其既有共性,又有各自的特点。总的来说,在这些发达国家中,医疗立法和医疗保险制度是普遍的做法。其中,美国注重在医患沟通中加强协商合作和知情同意的实施;日本则侧重加强医患之间的信任关系,防范医疗事故的发生;英国实行以三级投诉为主、法院裁决为辅的医患沟通制度。所有这些,都将为构建具有中国特色的医患沟通制度提供有益的借鉴和启示。

(一)美国加强医患沟通、改善医患关系的措施

1. 完善的医疗立法和医疗保险制度　在美国,一般情况下如果发生医疗事故,患者及其家属首先应到法院对医院或医生提出控告,而不能与医生直接交涉;医生并不直接出庭,而是由他们的保险公司出面与控方进行交涉,并在败诉后赔偿给患者或家属。至于赔偿数额,美国各州法律规定不尽相同,纽约州法律对此上不封顶,任凭陪审员和法官根据案情裁定;而加州法律规定,如果患者死亡,其家属最多只可以获赔25万美元。不过目前美国存在着法庭判罚过高的趋向,飞速上升的医疗赔偿导致医生和保险公司苦不堪言,保险公司自然将负担转嫁给医生,从而导致美国从业医生缴纳的医疗事故保险费近年来大幅度上升。

2. 统一的医患沟通模式　在医疗实践过程中,美国具有较为统一的医患沟通模式,主要包括患者教育和知情同意,前者可以保证医生的信息已准确地转达给了患者,而后者则是确保医患双方在医疗过程中共同协商合作完成医疗任务的前提。

患者不遵从医生的医嘱与其个性特点、认知水平、接受能力以及谈话氛围等多方面因素有关。有调查显示,患者在医生交代完医嘱的那一刻,仅仅能记得医生所说内容的50%~60%,而几周后只记得45%~55%,因此,在医患沟通过程中,医生首先应该确认患者是否能理解并已记住自己所传达的信息。美国医生常常通过"患者教育"来保证自己的信息准确地转达给了患者,主要包括以下几点:①应用便于患者理解的单词或短语,用日常化的用语代替医学专业词汇;②结合疾病和患者的具体性与特殊性,了解患者对待疾病的观念以及对结果的期待;③询问患者理解了多少,并对其理解给予评判;④鼓励患者提问。在当前的美国,"患者教育"已不再是医生职业素养的一个表现,而是其工作需要必须要做到的一个义务。

在美国,知情同意是一个过程,而不只是一张表格。依据其法律条例,知情同意包含两层意义和四种成分:①知情,是指对信息的理解。信息是指医生应该向患者提供"有理智的人"想要知道的有关诊治的过程、好处、危险以及其他措施的相关问题等信息,理解是指患者应明了、理解医生所提供的信息。②同意,是指患者的自愿性和权限。自愿性是指患者的决定必须是自由地作出的,没有被迫的成分;权限是指在某些特殊情况下,患者要能自主作出医疗决定。

由于知情同意是个过程,因此需要富有技巧的医患沟通来完成。普罗特科夫应用交流隐语来描述它的过程,尽管没有明确的规则决定什么时间完成交谈,但"大多数人有良好的直觉,感觉到交谈完毕,交谈中如何改变话题,经过思考再开始新的话题","每天我们都可以看到许多理智的患者是自愿地、明白地同意了诊断性的检查或治疗"。布罗迪提出每天的医疗活动应该具有"透明"的同意标准,遵照这个标准,被合理告知的患者在某种程度上只有按其意愿参与到医疗决定中才能算获得相应的知情同意。合理的告知由两方面组成:医生向患者公开诊疗的过程以及所选治疗方案的依据;患者可以就一切疑问向医生进行公开的提问,并能得到满意的回答。假设患者不同意医生推荐的诊治计划,势必通过讨论或协商,最后达成共识。只有以同情、真诚和尊重为核心的医患沟通,才能够建立信任、协商和合作的医患关系,并能促进知情同意的获得,尤其是在未预料到的结果发生时,这是预防治疗失当被投诉的重要方法。用格斯勒的话来说,知情同意"不只是用来满足医生和患者之间的法律需要,而是提供了机会让临床实践中的不确定危险性转移到为减少危险而努力的医患联盟"。

总体来说,在实际的临床医疗工作中,美国医生比较注重让患者共同参与、与患者协商合作的医患沟通模式,具体主要体现在以下几方面:①营造一个让患者感到舒适、被尊重的气氛;②通过协商来确定患者的目的和期待;③以身作则,对事抱有积极的态度;④对患者进行病情、治疗措施的讲解和相关知识的宣教;⑤给患者提供阐述建议、偏好和不同意见的机会;⑥对患者所关心的事、所担心的问题有相应的回应,特别是在情感方面;⑦当患者有抵触情绪时,具有折中解决的能力。

(二)日本加强医患沟通、改善医患关系的措施

日本主要通过采取三条强而有力的措施来加强医患沟通、改善医患关系。

1. 建立医患信任关系,提供优质服务 患者和医生的信赖关系至关重要,只有相信医生才会对诊断结果深信不疑,并在治疗过程中给予积极的配合。同时,患者的信任会使医生增强自信,有利于病情的诊断和治疗。为了增加患者对医院和医生的信任,日本由厚生省、日本医师协会、日本医院协会和健康保健联合会共同发起并成立了医疗评估机构,主要任务是监督医院向患者提供优质服务,确保服务质量。

2. 总结经验,减少事故发生 为了让人们在失败中总结经验,日本厚生省建立了医疗事故数据库,成立了由医生、律师、民间组织代表参加的医疗事故信息研究会。研究会的主要任务包括以下几方面:①对日本全国医疗事故有一个准确的把握;②研究如何预防事故;③查明事故原因;④发生重大事故如何应对。研究会的最终目的是把医疗事故的个案变成全社会的财富,让人们以当事人的身份从中汲取教训,在日常工作中加强责任心,在容易发生事故的环节多加注意,不重犯别人的错误。

3. 处理医疗事故有章可循 尽管有各种各样的规章制度,但医疗事故总是难以避免。发生医疗事故之后,医院要向有关部门报告。有关部门向患者家属作出解释,如果属于院方的错误,医院要真诚道歉,并在经济上给予补偿。如果有争议,院方与患者家属看法不一,可诉诸法律,有关部门根据调查结果进行处理,情节恶劣者要追究刑事责任。正因为日本发生医疗事故后有章可循,所以,很少发生患者及其家属对医生动粗的现象。

（三）英国加强医患沟通、改善医患关系的措施

英国实行以三级投诉为主、法院裁决为辅的医患沟通制度。如果患者对医生或医院的医疗行为不满意,首先,患者可以直接向提供医疗服务的机构投诉,院方可以让责任人向患者口头答复,或下令进行深入调查,或进行调解等。如患者不满意,可要求对其投诉进行独立审查,这一般由院方或医疗主管部门的一名召集人牵头,与另一名独立的非专业人士磋商后,决定是成立一个三人小组对投诉进行进一步调查研究,还是将投诉转回原医疗机构,责令其解决问题。如果此时患者对投诉处理结果仍不满意,他还可以继续向医疗巡视官投诉,医疗巡视官独立于医疗机构和政府,可以依法对投诉作出最后裁决。但现行的投诉程序并不涉及对医疗事故的赔偿问题,如果患者要进行索赔,只能向法院提出诉讼,能否得到赔偿、赔偿多少都由法庭裁决。

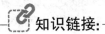 **知识链接：**

古人医患关系的记载

高启的《赠医师何子才序》古文中,就有记载古代的良性医患关系,文章中叙述的主人翁何子才,身为乡间的一名普通医师,面对穷苦的患者赵子贞一家,平日既无恩于己,日后也无求于他,却能在其全家"僵卧满室",濒临绝境的时候,每日前去诊治,殷勤周全,毫"无倦色",长达月余,这也体现了为医者不图报酬、治病救人的高尚品德,何子才无愧为杏林高手。他这种急人所难、助人为乐的精神,即使在今天,也值得我们学习和发扬。患者赵子贞家虽然贫穷,但对施医无比感恩,文人高启敢于反映民间疾苦,积极弘扬民族优良品德,体现了古人良好的医患关系。

课后思考

1. 谈谈作为医学生为什么要学习医患沟通学?
2. 学习本章后,你如何看待我国医患沟通现状?
3. 医患沟通学的学科性质和你所学的其他学科有何关系?

（杨　平　何成森）

第二章

医患沟通学科基础

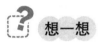

医生该不该对自己的语言承担法律责任?

一对青年男女到当地卫生院进行婚前体检。接诊的妇科医生唐突地问了一声,你以前怀过孕吗?女青年十分纳闷,立即回答说没有。该医生又随口问了一句,没有怀过孕,怎么会有妊娠纹呢?女青年急忙解释说:自己原来比较胖。由于卫生院的条件所限,诊室与待诊区只用屏风相隔,医生的这些话被等在屏风外面的男青年听到了,此时的男青年顿起疑心,好像五雷轰顶,认为这是奇耻大辱。

阅读以上资料,你对此事件的看法如何?

第一节　医患沟通的伦理学基础

医患沟通作为协调医患关系的重要途径和手段,首先就应该具有普遍的伦理特征。任何医患沟通必须以伦理道德为基础,以伦理道德作为调整医务人员和患者之间关系的行为准则,使得伦理道德不仅为医患沟通确立价值导向,而且也为其提供行为规范和准则。

一、伦理学概述

(一)什么是伦理学

伦理学(ethics)是关于道德问题的理论,是研究道德的产生、发展、本质、评价、作用以及道德教育、道德修养规律的学说。而道德则是社会与自然一切生存与发展的利益关系中,善与恶的行为规范,及其相应的心理意识与行为活动的总和。伦理学所研究的道德,作为社会意识形态之一,它是通过一定社会经济关系为基础的社会物质生活条件来反映的;伦理学则是通过善与恶、权利与义务、理想与使命,即人们的行为准则等一切范畴和体系来反映的。

据考证,"伦理"(ethos)一词在西方最早出现在古希腊名著荷马史诗中的《伊利亚特》一书中,本意指一群人共居的地方,后引申为共居的人们所形成的性格、气质以及风俗习惯,通过这些风俗习惯,人们逐渐形成了的某些品质或德性。古希腊著名哲学家亚里士多德在其《尼各马可伦理学》第二卷中说:"德性分为两类:一类是理智的,一类是伦理的。理智德性主要由教导而生成、由培养而增长,所以需要经验和时间。伦理德性则由风俗习惯沿袭而来,因此把'习惯'一词拼写方法略加改动,就有了'伦理'这个名称"。由此可见,伦理这个概念和人是群居的、社会的动物有关,是人在社会生活中与他人相处而形成的处理人与人关系的某种习惯或品性。

在中国古代典籍中,伦理、道德这两个概念的起源也有着类似的情况。据考证:"道"的最初意思是人所走的道路,后来引申为技艺或方法,而作为哲学范畴,又多在"宇宙万物的本原、本体"以及事物运动变化所遵循的规律、事理等意义上来使用。因而有天道、人道的说法,但一般多言人道,大多数人都把天道当作人道的基础和背景。道在社会历史领域,其意义是指社会运行的规律和人们行为应当遵行的法则。如《孟子·公孙丑下》"得道多助,失道寡助"的说法。"德"在《说文心部》解释为"外得于人,内得于己",故通"得",是指主体获得对"天道"、"人道"的体悟和肯认,从而能够行为合宜。这种对"道"的体悟和进一步内化,就成为个人的内在品质和德性了。道德连用,在儒家经典中首见于《周易·说卦传》和《荀子》,这两个地方所说的道德分别是指行为合乎天地阴阳变化的规律,以及与此相类的各种社会关系的规范。这已经具备了后来我们所说的道德一词的含义了。所以,道德是指践履道之后所达到的精神境界和培养起来的道德品质。

由此可见,无论是西语还是中文,道德和伦理都是指群居生活中人们所必须遵循的规则和习惯,以及由于这种遵循所形成的德性或品质。

(二)伦理学的核心问题及解决途径

伦理学以道德现象为研究对象,不仅包括道德意识现象(如个人的道德情感),而且包括道德活动现象(如道德行为)以及道德规范现象等。伦理学将道德现象从人类的实际活动中抽分开来,探讨道德的本质、起源和发展、道德水平同物质生活水平之间的关系、道德的最高原则和道德评价的标准、道德规范体系、道德的教育和修养、人生的意义、人的价值、生活态度等问题。其中最重要的是道德与经济利益、物质生活的关系、个人利益与整体利益的关系问题。对这些问题的回答和解决,都必然涉及道德与利益的关系问题,这是伦理学的基本核心问题。道德与利益的关系问题包含两方面的内容。

第一,道德是怎样产生的,是起源于现实社会人们的经济利益,还是起源于上帝或者某种理念?道德的作用是什么,它与人们的经济利益和物质生活关系如何?历史上的伦理思想家们,由于对这些问题的不同回答,形成了不同的伦理学派别。一般说来,持唯心主义哲学观点的伦理学派,总是从唯心主义认识论或宗教神学的世界观出发阐述道德问题,强调道德乃至人们的道德意识决定或制约着人们的经济利益和物质生活。持唯物主义哲学观点的伦理学派,则往往从唯物主义认识论和人们现实的物质利益出发解释道德现象,在不同程度上强调经济利益或物质生活对道德的制约作用,并以人们的实际经验或感官需要论证和检验自己的道德理论。历史上这两种伦理学派的思想家们,都因在社会历史观上没有摆脱历史唯心主义的束缚,而未能正确地解决这一问题。

第二,道德的最高原则,按其实质来说,究竟是以个人利益为基础,还是以社会整体利益为基础? 道德的功能在于调整人们之间的相互关系,其中最主要的是个人和社会、个体和整体之间存在的各种利益关系。这是决定各种道德体系、道德规范和道德内容的最高原则,也是决定各种道德活动的依据以及道德理想的标准。

在马克思主义伦理学产生以前,对于道德如何调整个人利益和社会整体利益的矛盾问题,存在着几种对立的理解。一种理论强调个人的享乐、强调满足个人的物质欲望,认为幸福就是道德,把道德同人的感官快乐和个人利益等同起来,忽视或否认社会整体利益。另一种理论强调社会、国家或整体的利益,提倡为社会、为国家、为整体尽自己应尽的义务。还有一种折中的理解,即合理利己主义的观点,主张在满足个人利益的基础上才满足大多数人的利益,或者主张从对他人的爱中来满足自己的欲望,这种主张归根结底仍是把个人利益置于社会整体利益之上,认为个人利益是唯一现实的基础。社会中人们的利益关系是历史地变化着的,在道德和利益的关系上,不能一概认为凡是强调利益决定道德的思想就是进步的,反之就是反动的。同样,也不能简单地认为凡是强调阶级的、整体的、社会的利益高于个人利益的思想都是进步的,反之就是反动的。只有在实现了无产阶级专政和生产资料公有制,社会整体利益已不再是虚幻的情况下,一切主张集体的和整个社会的利益高于个人利益的思想,才是进步的;一切主张个人利益高于社会整体利益,把个人利益置于社会整体利益之上的思想,才是落后的。

二、医学伦理学概述

(一)什么是医学伦理学

医学伦理学(medical ethics)是用伦理学理论与原则来探讨和解决医疗卫生工作中医患关系行为的是非善恶问题的学科;是医学的一个重要组成部分,又是伦理学的一个分支;是运用伦理学的理论、方法研究医学领域中人与人、人与社会、人与自然关系的道德问题的一门交叉学科。

伦理学或称道德哲学,是对道德的哲学研究。道德是关于人类行为是非善恶的信念和价值,体现在关于人类行为的规则或准则中。伦理学是对道德的哲学反思,对人类行为的规则或准则进行分析,提供论证,以解决在新的境遇中不同价值冲突引起的道德难题。

医学伦理学来源于医疗工作中医患关系的特殊性质。患者求医时一般要依赖医务人员的专业知识和技能,并常常不能判断医疗的质量;患者常要把自己的一些隐私告诉医务人员,这意味着患者要信任医务人员。这就给医务人员带来一种特殊的道德义务:把患者的利益放在首位,采取相应的行动使自己值得和保持住患者的信任。

"医学伦理学不是起源于那些逍遥自在的思索着善的性质的理论家,而是来源于那些时常面临险境、战战兢兢工作着的医生们。"这句话点明了医学伦理学的形成是因为医生在工作中面临着各种各样的问题,引发他们去思考他们应该怎么做。医学伦理学形成包括两个阶段。

第一阶段:医德学阶段,关注的是医生的医德。医德学阶段有几个特征:处于传统医学时期,诊断和治疗疾病的能力非常有限;医生大多是以个体的形式来行医;以医生美德为主要研究内容。"西方医学之父"希波克拉底、中医学家张仲景、孙思邈等,在从医过程中都具有良好的职业道德,依靠医生的美德,树立了医学在社会中的地位。希波克拉底曾经说过:

"吾将竭尽吾之能力和智慧,以己之才帮助病患……戒用医术对任何人等以毒害与妄为……吾将以纯洁与神圣为怀,终生不渝。"张仲景认为:"当今居世之士,曾不留神医药,精究方术,上以疗君亲之疾,下以救贫贱之厄,中以保身长全,以养其生,但竞逐荣势,企踵权豪孜孜汲汲,惟名利是务,崇饰其末而忽弃其本。欲华其外而悴其内,皮之不存,毛将焉附……"孙思邈曾说:"人命至重,贵于千金,一方济之,德逾于此……若有疾厄来求救者,不得问其贵贱贫富,长幼妍媸,怨亲善友,华夷愚智,普同一等,皆如至亲之想。""医乃仁术",应该把"患者利益至上"作为发展的核心。

第二阶段:医学伦理学阶段,医学伦理学形成。从工业革命后,随着自然科学的发展,医学开始进入了一个新的阶段。医学借助于自然科学的成果,开始进入实验医学阶段。与此同时,很重要的医疗形式——医院出现了。由于医院的出现,医院成为主要的治疗场所,医患之间的关系发生了变化。在医院这样一个特殊的场景下,有更多的问题呈现出来。这时医生职业道德问题不限于个人美德层面,这个阶段出现了医疗实践问题。英国医生帕茨瓦乐,在1830年出版了《医学伦理学》,这本书的出版标志着医学伦理学的开始。由于医学实践的变化,新的医疗实践问题的出现,要用新的方法,更开阔的思路去思考医学实践中的问题,所以就形成了一门新的学科——医学伦理学。

(二)医学伦理学的基本伦理原则

在医学伦理学中有四个最基本的伦理学原则:不伤害、有利、尊重、公正。

1. 不伤害 不伤害原则指在诊治过程中不使患者的身心受到损伤,这是医务工作者应遵循的基本原则。一般而言,凡是医疗上必需的,属于医疗的适应证,所实施的诊治手段是符合不伤害原则的。相反,如果诊治手段对患者是无益的、不必要的或者禁忌的,而有意或无意的强迫实施使患者受到伤害,就违背了不伤害原则。

不伤害原则不是绝对的,因为很多检查和治疗,即使符合适应证,也会给患者带来生理上或心理上的伤害。如肿瘤的化疗,虽能抑制肿瘤,但对造血和免疫系统会产生不良影响。临床上的许多诊断治疗具有双重效应。如当妊娠危及胎儿母亲的生命时,可进行人工流产或引产,这种挽救母亲的生命是直接的、有益的效应,而胎儿死亡是间接的、可预见的效应。

临床上可能对患者造成伤害的情况有:医务人员的知识和技能低;对患者的呼叫或提问置之不理;歧视、侮辱、谩骂患者或家属;强迫患者接受某项检查或治疗措施;施行不必要的检查或治疗;医务人员的行为疏忽、粗枝大叶;不适当地限制约束患者的自由;威胁或打骂患者;拒绝对某些患者提供医疗照护活动,如艾滋病患者等;拖拉或拒绝对急诊患者的抢救等。对此,医务人员负有道德责任,应该避免发生这些情况。

不伤害原则与其他原则冲突的情况:第一,不伤害原则与有利原则的冲突。如一足部有严重溃疡的糖尿病患者,经治疗病情未减轻,有发生败血症的危险,此时为保住患者的生命而需对患者截肢。表面上看,这样作对患者将造成很大的伤害,但是为了保全患者的生命,这样做是符合有利原则的,因为,"两害相权"要取其轻。第二,不伤害原则与公正原则的冲突。如在稀有卫生资源的使用上,一个病房有4位肾衰竭患者同时需要肾移植,但因肾源有限,不可能使每个需要的人都得到,只能按公正原则进行患者选择,未得到肾的患者在身心上将受到伤害,这是不伤害原则和有利原则同时与公正原则相冲突的情况。第三,不伤害原则与尊重原则的冲突。这多表现为医务人员为尊重患者的自主性而无法选择使患者不受到伤害的医疗行为。

2. 有利　有利原则是指医务人员的诊治行为以保护患者的利益、促进患者健康、增进其幸福为目的。有利原则要求医务人员的行为对患者确有助益，必须符合以下条件：患者的确患有疾病；医务人员的行动与解除患者的疾苦有关；医务人员的行动可能解除患者的疾苦；患者受益不会给别人带来太大的损害。

有利原则与其他原则的冲突。第一，有利原则与不伤害原则的冲突。医务人员的行为，往往不单纯给患者带来益处且常常伴有副作用，此时有利原则要求医务人员权衡利害，使医疗行为能够得到最大可能的益处，而带来最小可能的危害。在人体试验中，受试者可能并不得益，而且很可能受到伤害，然而这种试验对其他大量的患者、对社会、乃至下一代有好处，即有利于社会大多数人。第二，有利原则与自主原则的冲突。当医务人员合乎科学的选择与患者的自主决定不一致，一般多以患者有其特殊原因（如经济原因或情感方面的原因等）引起，如某孕妇若继续妊娠将对健康很不利，但孕妇出于某种原因抱一线希望要把孩子生下来，这就使医生基于有利原则劝导孕妇终止妊娠的决定与孕妇的自主决定产生矛盾。第三，有利原则与公正原则的冲突。这可见于上述不伤害原则与公正原则冲突的论述，而且用在这里更恰当。

3. 尊重　尊重原则是指医务人员要尊重患者及其作出的理性决定。医务人员尊重患者的自主性绝不意味着放弃自己的责任，必须处理好患者自主与医生之间的关系。尊重患者包括帮助、劝导甚至限制患者进行选择。医生要帮助患者选择诊治方案，必须向患者提供正确、易于理解、适量、有利于增强患者信心的信息。当患者充分了解和理解了自己病情的信息后，患者的选择和医生的建议往往是一致的。当患者的自主选择有可能危及其生命时，医生应积极劝导患者作出最佳选择。当患者（或家属）的自主选择与他人或社会的利益发生冲突时，医生既要履行对他人、社会的责任，也要使患者的损失降低到最低限度。对于缺乏或丧失选择能力的患者，如婴幼儿和儿童患者、严重精神病和严重智力低下的患者，其自主选择权由家属或监护人代理。

4. 公正　医疗公正指社会上的每一个人都具有平等合理享受卫生资源或享有公平分配的权利，享有参与卫生资源的分配和使用的权利。在医疗实践中，公正不仅指形式上的公正，更强调公正的内容。如在稀有卫生资源分配上，必须以每个人的实际需要、能力和对社会的贡献为依据。

三、医患沟通案例伦理解析

（一）案例

护士长带领一位临床见习的学生给患者取静脉血化验，虽然护士长事先给学生讲解了静脉穿刺的要领，但是临床时学生仍有些紧张。实习生第一针未能穿刺进入血管，第二针又将血管刺破，因此双手有些哆嗦。实习生心想："不取出血来绝不罢休！"于是镇定一下又要穿刺第三针。此时，护士长将针要了回来，并说："你考虑过患者的痛苦没有？"实习生带着一股怒气离去。护士长一针取出血来，并对患者说："对不起，让您受苦了！"患者却不以为然地说："没有关系，培养学生也是应尽的义务。"片刻，实习生又返回，并羞愧地对患者说："我是实习生，由于技术不熟练给您带来了痛苦，请您原谅！"患者却严肃地说：有点痛苦算不了什么，不过要记住：你们服务的对象是人，不是标本！实习生点了点头。然后，患者又说："好了，不要紧张！我仍然支持你们的实习，技术会慢慢熟练的，我相信你将来会成为一名优秀的医生。"实习生连声说："谢谢。谢谢！"而后离去。

实习生给患者静脉取血两次失败,把患者当成"活标本"的心态,从伦理学的角度来看是不合适的,至少说明这名实习生缺乏基本的同情心。

护士长体谅患者的痛苦,严格要求学生,这是责任心的体现。

患者密切配合学生实习,履行了培养医生的社会义务,并且不计较个人的痛苦,而以诚挚的态度教育、鼓励和信任学生,都是高尚道德的表现。

(二)案例

一对夫妇抱着低热两周的婴儿前往某医院儿科就诊,因怕医生敷衍了事特意挂了一个专家号。然而,当轮到他们就诊时,却挤进一位带着孩子的家长抢先就诊,这位家长与专家又说又笑看似熟人,专家详细检查后说:"你的孩子虽瘦,但没什么疾病,以后给孩子加强些营养就行了。"家长说:"谢谢! 有事需要我帮忙尽管打电话啊! "说完,带着孩子离去。此时,专家才让抱着婴儿的父母进去,专家一边听父母的诉说,一边简单做了下检查,然后开了一张化验单,让给婴儿验血,接着专家又叫别的患儿进入诊室。待婴儿的爸爸取回化验结果交给专家后,专家没有看化验单就将开好的处方交给婴儿的爸爸,并说:"婴儿是发烧待查,先吃些药试试。"婴儿的父母颇感困惑,迟疑了一会,还是抱着婴儿赶往另一家医院儿科诊治。

婴儿的父母原来抱着对专家的信任而就诊,但是专家的言行使婴儿的父母期望破灭。从伦理上分析:一是专家不尊重患者平等就医的权利,生人与熟人不一样。虽然医生可以根据患者的轻重缓急安排诊治顺序,但是后挤进去的家长带去的孩子并没有明显的疾病,并且检查得比较仔细;而对焦急等待的婴儿父母来说,不但延误了就诊,而且检查草草了事,故而从心理上使婴儿父母产生不平衡感。二是专家虽让婴儿化验,但化验结果未看就开好了处方,并且这个处方是在诊断未明的情况试着开的,这不能不引起婴儿父母对专家责任感的怀疑。上述两方面,可能是导致婴儿父母不信任专家而赶往另一家医院儿科就诊的原因。

(三)案例

患者史某,女,70岁,农民。经北京几个大医院确诊为肝癌晚期,没能住上医院。于是,家属带着患者返回当地住上了卫生院,给予支持疗法,但患者逐渐昏迷。一天,卫生院主治医生查房,认为是不治之症,并告诉陪住的患者老伴:"患者根本无康复希望,继续治疗是一种浪费。"随后让护士拔掉静脉点滴针头,不久患者死亡。为此,患者的儿女联名上告法院,理由是医生擅自让护士拔掉静脉点滴针头是见死不救。

该案例属于被动安乐死,我国目前虽无被动安乐死的法律,但实施者不乏其例。对符合安乐死条件的患者,如果要实施被动安乐死必须患者有生前意愿或家属(无家属者有监护人或代理人)提出申请,并有书面承诺才可实施,该案例未经家属同意,由医生做主拔掉静脉点滴针头,是对家属自主性的侵犯,因此家属上告法院是有理由的,医生应负一定的责任。

第二节　医患沟通心理学基础

心理学(psychology)是医患沟通的主要理论依据之一。我们研究和应用医患沟通技能,化解医患矛盾的工作中,预测医患双方的行为规律性,首先要了解和掌握当事人的心理过程、心理特征及其规律性。了解心理学的知识,对于缓和医患矛盾及化解医患纠纷具有重要的意义。

一、心理学概述

（一）什么是心理学

心理学一词来源于希腊文，意思是关于灵魂的科学。早在两千多年前，中国古代以及古希腊的哲学家、思想家就已有丰富的心理学思想散见于他们的论著之中。春秋时期的孔子（公元前551—前479）提出："知之者不如好之者，好之者不如乐之者"（《论语·雍也》）、"学而时习之，不亦乐乎"（《论语·学而》）遗迹因材施教等诸多观点，已蕴含现代心理学中的兴趣、记忆和个性差异等问题。战国时期的荀况（公元前313—前238）关于"形具而神生，好恶喜怒哀乐臧焉"（《荀子·天论》）之说，阐明了先有身体而后有心理、心理依附与身体的身心观。而古希腊的德谟克利特（Democritus，公元前460—前370）用原子论解释心理现象，认为感觉是原子从物体表面反射出来并与感觉器官接触的结果。柏拉图（Plato，公元前427—前347）关于人性的思考引出人的行为的三个来源：欲望、情绪和知识，并提出灵魂先于身体且独立于身体的身心观。亚里士多德（Aristotle，公元前384—前330）写的《灵魂论》一书，则是世界上最早的关于人类心理方面的专著。自那时起，直至19世纪中叶，无论在东方还是在西方，都有许多学者论及心理学问题。但心理学在这漫长的岁月中始终属于哲学范畴而无独立的地位，是哲学家、思想家运用思辨的方法进行研究的领域。19世纪中叶以后，由于自然科学的迅猛发展，为心理学成为独立的科学创造了条件，尤其是德国感官神经生理学的发展，为心理学成为独立的科学起了较为直接的促进作用。到1879年冯特的出现，心理学从哲学中分化出来，成为一门独立的科学，开始了蓬勃发展的历程。

早期的心理学有五大流派，分别为构造主义、机能主义、行为主义、格式塔心理学、精神分析，后来又逐渐衍生出人本主义流派和认知主义流派。

构造主义心理学是19世纪末心理学成为一门独立的实验科学以后，出现于欧美的第一个心理学派，它与相继出现构造主义的机能心理学相对立。其主要代表是冯特和铁钦纳。这个学派受英国经验主义和德国实验生理学的影响，认为心理学的研究对象是意识经验，主张心理学应该采用实验内省法分析意识的内容或构造，并找出意识的组成部分以及它们如何联结成各种复杂心理过程的规律。

机能主义是与构造主义相对立的一个学派，它与实用主义哲学紧密联系在一起，产生于19世纪末的美国。机能派认为，意识是机体适应环境达到生存目的的工具；心理学的任务是对意识状态"适应功能"的描述和解释。它认为，意识状态是一种连续不断的整体，称之为"思想流、意识流或主观生活流"；人和动物的心理活动都是"本能"冲动的作用。

行为主义是美国现代心理学的主要流派之一，也是对西方心理学影响最大的流派之一。行为主义的发展可以被划分为早期行为主义、新行为主义和新的新行为主义。早期行为主义的代表人物以华生为首，新行为主义的主要代表人物则为斯金纳等，新的新行为主义则以班杜拉为代表。

总的来说，早期行为主义者，多半从机械唯物论的观点出发，使人们对心理学的研究对象和研究方法等最根本问题的看法，发生了转折性的变化。特别是在方法论方面，其影响是广泛而深远的。但他们把行为说成是完全被动的，这与行为所表现出来的主动性、适应性等特别不符。从而迫使一些行为主义者开始寻找一条出路，以便既能维护行为的严格决定论，又能解释行为的不确定性。

格式塔心理学这一流派不像机能主义或行为主义那样明确地表示出它的性质。综合上述两种涵义,它似乎意指物体及其形式和特征,但是,它不能译为"structure"(结构或构造)。考夫卡曾指出:"这个名词不得译为英文structure,因为构造主义和机能主义争论的结果,structure在英美心理学界已得到了很明确而很不同的含义了。"因此,考夫卡采用了E. B. 铁钦纳(E. B. Titchener)对structure的译文"configuration",中文译为"完形"。所以,在我国,格式塔心理学又译为完形心理学。

人本主义于20世纪50~60年代在美国兴起,70~80年代迅速发展,它既反对行为主义把人等同于动物,只研究人的行为,不理解人的内在本性,又批评弗洛伊德只研究神经症和精神病患者,不考察正常人的心理,因而被称之为心理学的第三种运动。

人本学派强调人的尊严、价值、创造力和自我实现,把人的本性的自我实现归结为潜能的发挥,而潜能是一种类似本能的性质。人本主义最大的贡献是看到了人的心理与人的本质的一致性,主张心理学必须从人的本性出发研究人的心理。

精神分析产生于19世纪末20世纪初,由奥地利医生弗洛伊德(S. Freud)创立。它逐渐发展成为现代西方心理学的一个重要流派,并且超越心理学的范围,对西方的哲学、社会学、美学、神学、伦理学、文学、艺术产生了广泛的影响。

这一理论主要来源于弗洛伊德治疗精神病的实践,它重视对人类异常行为的分析,强调心理学应该研究无意识现象。弗洛伊德指出,精神分析不同于别的医药方法,它是治疗神经错乱的一种方法,主要靠谈话。对自我的分析和研究是精神分析的入门。他提出了精神分析的两个基本命题:第一,心理过程主要是无意识的,意识的心理过程是整个心灵的分离部分,他由此否定了传统的观点——"心理的即意识的";第二,性的冲动,无论是广义的还是狭义的,都是神经病和精神病的重要起因,并且性的冲动对人类最高文化的、艺术的和社会的成就作出了最大的贡献。

现阶段的心理学主要以认知心理学(cognitive psychology)为主干,向各个领域,各个方向发展。

认知心理学是20世纪50年代中期在西方兴起的一种心理学思潮,它将人看作是一个信息加工的系统,认为认知就是信息加工,包括感觉输入的编码、贮存和提取的全过程。按照这一观点,认知可以分解为一系列阶段,每个阶段是一个对输入的信息进行某些特定操作的单元,而反应则是这一系列阶段和操作的产物。信息加工系统的各个组成部分之间都以某种方式相互联系着。而随着认知心理学的发展,这种序列加工观越来越受到平行加工理论和认知神经心理学的相关理论的挑战。

认知心理学是心理学发展的结果,它与西方传统哲学也有一定联系。其主要特点是强调知识的作用,认知心理学对知识的分类认为知识是决定人类行为的主要因素。这个思想至少可以追溯到英国的经验主义哲学家如培根、洛克等。笛卡尔强调演绎法的作用,认知心理学重视假设演绎法。康德的图式概念已成为认知心理学的一个主要概念。认知心理学也继承了早期实验心理学的传统。19世纪赫尔姆霍茨和唐德斯提出的反应时研究法,今天是认知心理学家广泛采用的方法,并已有了新的发展。冯特是现代实验心理学的奠基人,认知心理学对心理学的对象和方法的看法与他的观点很接近。他认为心理学的对象是经验,是意识内容,方法是控制条件下的内省。有些心理学家说,认知心理学又返回到冯特的意识心理学上去了,所不同的是方法更加可靠,更加精巧了。詹姆斯关于两种记忆,即初级记忆和次级记忆的提法,今天已成为认知心理学关于记忆研究的基础。格式塔心理学对认知心理学的影响很明显。它以知觉和高级心理过程的研究著称,强调格式塔的组织、结构等原则,反对行为主义心理学把人看成是被动的刺激反应器。这些观点对认知心理学有重大影响,如认知心理学把知觉定义为对感觉信息的组织和解释,强调信息加工的主动性等。在方法上,格式塔心理学主张研究直接的生活经验,主张把直接的生活经验材料与实验资料结合起来,如重视观察者对自己知觉内容的直接描述,并把这个方法称为现象学方法。这种观点,既不同于冯特和铁钦纳只承认经过严格训练的被试的内省,也不同于行为主义只重视实验室实验的做法,却与认知心理学的基本观点相一致。认知心理学是反对行为主义的,但也受到它的一定影响。认知心理学从行为主义那里接受了严格的实验方法、操作主义等。认知心理学已不专注于内部心理过程的研究,也注意了行为的研究。一般认为,人们使用从环境得来的信息,结合记忆内存储的东西,指导未来的行为,并塑造生活环境。

(二)心理学的研究对象

心理学的研究对象是人的心理现象。心理学把统一的人的心理现象划分为既相互联系又相互区别的两部分:个性心理和心理过程。

个性心理是指一个人在社会化过程中形成的稳定的、带有个体倾向性的总的精神面貌。从人的心理的差异性、稳定性和整体性来看,可以把一个人的心理看作是个性心理,简称个性或人格。个性或人格的成分极为复杂,如人格的特质理论就认为它是由诸多特质构成的统一体。中国和前苏联学者认为个性心理结构是由个性倾向性、个性自我调节和个性心理特征组成。个性倾向性是推动人进行活动的动力系统,它由需要、动机、兴趣、信念、理想、世界观、价值观等组成。个性自我调节的核心是自我意识,它包含知、情、意三种成分。个性心理特征由人的能力(含智力)、气质和性格组成。

心理过程就其能动反映客观事物及其关系,可以分为认知过程、情绪情感过程和意志过程三方面。

1.认知过程　认知过程是指人认识客观事物的过程,即是对信息进行加工处理的过程,是人由表及里,由现象到本质地反映客观事物特征与内在联系的心理活动。它由人的感觉、知觉、记忆、思维和想象等认知要素组成。注意是伴随在心理活动中的心理特征。

人们获得知识或运用知识的过程开始于感觉与知觉。感觉是对事物个别属性和特性的认识,如感觉到颜色、明暗、声调、美丑、粗细、软硬等。而知觉是对事物的整体及其联系与关系的认识,如看到一面红旗、听到一阵嘈杂的人声、摸到一件轻软的毛衣等。这时候我们所认识到的已经不再是事物的个别属性或特性,而是事物的联系与关系了。知觉是在感觉的基础上产生的,但不是感觉的简单相加。

2.情绪情感过程　情绪情感过程是指人对客观事物是否满足自身物质和精神上的需要而产生的主观体验。人们的情绪和情感的产生不是无缘无故的,而是由客观事物引起的。人们在与客观事物接触过程中,对客观事物的态度以需要为中介,产生肯定或否定的情绪和情感。凡是满足人们需要的客观事物往往引起肯定的情绪和情感,产生快乐、喜悦和幸福等主观体验。凡是违背人们需要的客观事物则引起否定的情绪和情感,产生愤怒、痛苦和悲伤等方面的主观体验。

由此看出,需要是情绪和情感产生的基础,与人们的需要发生联系的客观事物才能引起人们的情绪和情感,而与人们的需要无关的客观事物一般不引起人们的情绪和情感。

由于客观事物的复杂性,它们在与人们发生联系的过程中,对人们的需要产生不同影响,可能一方面在满足人们需要的同时,另一方面则带来与人们需要相抵触的负面影响,由此引发人们比较复杂的情绪和情感体验。

3. 意志过程 意志过程(willed press)是指人在自己的活动中设置一定的目标,按计划不断地克服内部和外部困难并力求实现目标的心理过程。它是人的意识能动性的体现,即人不仅能认识客观事物,而且能根据对客观事物及其规律的认识自觉地改造世界。意志通过行为表现出来,受意志支配的行为叫意志行动。意志行动就是自觉地、有目的地战胜困难的行动。如:人会走路,遇到悲伤时哭泣,都不是意志行动,是人的本能和习惯性活动;而伤残后顽强练习走路,悲伤时努力控制情绪,保持平静才是意志行动。

(三)心理学的研究任务

心理学的目标是探索和揭露人的心理活动和行为产生的规律,通过描述、解释、预测和控制人的心理与行为,为人类的实践活动服务。

影响人的心理活动因素很多,概括起来主要有三类。

1. 环境因素 即人所接触到的周围事物的变化。

2. 生理因素 例如人的血压高低,饥饿,疲劳等。

3. 心理因素 即自己的心理活动对心理的影响。心理学就是要探讨这三类因素的变化对人的行为和心理活动的影响。

为此,心理学有以下四项基本目标。

第一项目标是描述发生的事情。心理学的第一项任务是对行为进行精确的观察。按照事实的本来面貌进行描述,而不是按照观察者所期待的那种样子描述。因为每一个观察者都可能把自己的偏爱、偏见和期望带进观察中。

第二项目标是解释发生的事情。描述必须忠实于可知觉到的信息,而解释却谨慎地超越了能够被观察到的现象。在心理学的许多领域中,中心目标都是找到行为和心理过程的常规模式。什么情况下会导致患者对医生的敌意?心理学的解释通常承认大多数行为受到很多因素的共同影响。

第三项目标是预测将要发生的事情。心理学中的预测是对一个特定的行为将要发生的可能性和一种特定的关系将被发现的可能性的陈述。对一个潜伏于特定形式行为之下的原因的精确解释,常常能让研究者对未来的行为作出精确的预测。因此,我们相信患者对医生的敌意,是由于他在就诊中医生的某种言行让他感到了不舒服。

第四项目标是控制发生的事情。心理学中控制是核心的、最激励人心的目标。控制意味着使行为发生或不发生,并且影响它的形式、强度或发生率。控制行为的能力很重要,因为它为医生提供了改善他们和患者之间关系的心理学帮助。

二、医学心理学概述

(一)什么是医学心理学

医学心理学就是研究医学领域中的心理学问题,研究心理因素在人体健康和疾病及其相互转化过程中所起作用的规律的学科。它是心理学与医学相结合的新兴学科。

以往在医疗过程中,面对即将患病、正在患病以及病后康复的人,或尚属健康而来咨询的人,医务工作者常常只看到所服务的生理活动或生物的一面,而忽视了其心理活动或社会的一面,以致常出现"见病不见人"的现象。他们很少研究个体心理因素与疾病发生、转归和预防的关系(例如某些心理因素如何引起某些疾病的发生或使某些疾病恶化;在疾病所呈现的症状上有多少是受心理影响或者本身就是心理上的病态;在治疗过程中,心理因素是否也同药物、理疗或外科手术那样可作为有效的治疗工具；在预防疾病发生方面，除改善环境及生活条件外，需不需要心理方面的措施等）。在门诊，医生往往把患者当作是一个缺乏医学卫生常识的医盲。特别是对那些文化程度不高的患者，因他们诉说病情啰嗦，答非所问，有时还没有听完主诉，便匆忙地听一下心、肺（有时甚至不作任何体格检查），就把处方开好了。在病房，医生们关心的是患者所患的"病"，对那些疑难病症或罕见病，往往表现出很大的兴趣，想方设法做各种检查以找出病因，明确诊断，并寻找有效的治疗方法。但是，他们往往不注意患"病"的患者，甚至叫不出患者的名字，只知道哪一个房间、哪一张床和患什么病，并经常用病床号或病名代替患者的姓名。对前来探视的患者家属和同事，对有关患者的家庭和工作情况，如与病情无关，一般是不过问或根本不感兴趣的。医生与患者的关系，是医与病的关系，而不是医与人的关系。

这种"见病不见人"的现象是有其历史根源的。传入中国的现代医学，是以实验生理学和细胞病理学为基础的。实验生理学主要用动物实验的方法研究人体各系统、各部分的生理功能；而细胞病理学则把人体当成由不同细胞组成的各种器官巧妙地构筑在一起的一个生物体。任何疾病都是某一器官或某一团细胞发生器质性或功能性病变的结果。我国的医学教育基本上受这些生物医学的学说或理论的影响，使多数医务工作者对患者只见局部而忽视整体，忽视患者的思想和情感在疾病中的作用。虽然提倡全心全意为人民服务，并已逐步树立起了为患者服务的思想，然而医学教育中把患者当作生物人而不是社会人的思想在某些医务人员中存在仍较普遍，常只注意患者生理的一面，这样，对患者的服务是不全面的。为了改变目前的医学教育体系，必须增加心理学、医学心理学、社会心理学、社会医学和其他社会科学、文学艺术等课程，使医学生对人有一个较全面的认识。由于心理学近年来进展迅速，无论在基础理论或实际应用方面，都获得了很多成果。将心理学知识应用于医学领域，便逐渐形成了一门独特的学科——医学心理学。它阐明心理、社会因素对健康和疾病的作用及其机制，不仅成为医学基础理论的一个重要组成部分，而且成为研究寻求战胜疾病、保持健康的心理途径，解决同健康和疾病有关心理学问题的科学。这样，医学心理学作为心理学的一个分支学科，为整个医疗卫生事业提供了心理学的观点、方法、技术和措施，成为心理学和医学相互结合、交叉渗透的新兴学科。

（二）医学心理学的研究目标

随着自然科学和社会科学的飞速发展，人和环境的关系、心理与生理的关系的重要性愈来愈被临床医学所认识。社会上的种种事件，通过人的心理反映到每个个体身上，引起其心理的、生理的和生物化学的种种变化，从而使其健康状况发生改变，也影响其疾病的进程。单纯用药物、理疗和外科手术来治疗疾病已远远不够，还应从患者的精神状况、家庭关系、经济状况、工作性质、同事间及上下级之间的关系等方面，也就是要从患者本身的疾病及其所生活的环境两方面来综合考虑治疗问题。

这样，如使患者获得理想的治疗效果，现代医学特别是临床医学必须从原先固有的医学概念模式中解脱出来。旧有的概念模式称为生物医学模式，是由生物科学为基础的医学教育所赋予的。它通过教师和教科书、临床实践以及医疗机构和卫生行政组织的各种设施和制度，使医务人员对待患者形成了特有的一套思想和行为方式。这一模式认为"每一种疾病都必须并且也可以在器官、细胞或生物分子上找到可测量的形态或化学的变化，都可以确定出生物的或理化的特定原因，都应找到特异的治疗手段"，"疾病完全可以用偏离正常的可测量的生物学（躯体）变量来说明"，因此"化学和物理的语言最终足以解释生物现象"（引自

G.L.恩格尔）。特别是随着生物科学进入到分子生物学水平,对疾病的认识愈来愈深入,已查明有三千多种疾病可在染色体或基因水平上找到其病因。各种特异性的化学疗法以及高度特异性的器官移植、人工器官置换和人工受孕的成功,一方面说明了生物科学对医学发展起了积极的作用;另一方面也促使临床分科愈来愈细。各种专科的建立也导致了过分注意局部而忽略整体的现象发生。医务人员常忽视患者的陈述而习惯于依靠各种数据来诊断疾病。专科检查的项目似乎也是收集的数据愈多愈好。在治疗中,只重视药物的作用,频繁地更换或罗列使用各种特效药物,而较少考虑患者对治疗的感觉和反应。

为了摆脱生物医学模式所产生的弊端,必须建立另一新的概念模式,即"生物-心理-社会医学模式"。它把曾对疾病产生巨大医疗效果的生物学成果和心理学、社会学的成果结合起来,不仅从人的个体局部,也从整体以及群体、生态系统诸方面来综合考虑健康和疾病的问题。这一概念模式认为:外界的社会因素或个体的生物因素都须通过个体的心理反映才能主动调节人际关系和自身的心身关系,而这两个关系的和谐程度在健康和疾病的问题上起着重要的作用。

（三）医学心理学的研究任务

医学心理学的研究对象是正常人和患者的心理活动、心理障碍及不良的行为,其主要有以下研究任务。

1. 研究心理因素、行为因素影响人体健康的机制　按照心身统一的观点,可以把疾病分为三类: 第一类是致病因素直接作用于大脑,导致脑组织细胞发生病理性改变,从而产生精神症状的疾病。在这一类疾病中,有些疾病的致病因素主要是心理因素,如各种神经症、心因性精神病或反应性精神病,而有些疾病,如精神分裂症、脑器质性精神病,心理因素是诱发因素。第二类疾病是致病因素直接和间接作用于大脑以外的躯体各系统器官,病理改变主要是发生在各器官,但患者普遍存在心理障碍,有的还呈现不同程度精神症状。虽然其致病因素主要是理化因素或生物因素。但心理因素在发病机制中也起着不同程度的作用,其中心理因素起着重要作用的基本就称为心身疾病。第三类疾病是指由于理化因素直接作用于机体各器官,导致局部组织、器官发生病理改变的疾病。这类疾病虽然病变部位在局部,但却影响机体整体功能,如外伤、毁容、中毒等,心理因素并不作为致病因素存在,但由于患者的个性特征和对疾病的主观评价造成心理紧张状态,产生紧张、沮丧、苦闷等继发性心理刺激,则会影响疾病进程、影响治疗效果。

2. 研究心理因素、行为因素在疾病发生及其全过程中的影响规律　当内、外刺激达到一定强度,人的神经冲动不仅会引起较强的生理、生化反应,同时也可以被个体意识到,转为心理反应和情绪体验。心理反应的强弱则受机体对刺激的认知和评价、应对经验、能力以及个性特点所制约。反过来,心理反应又可调节机体生理、生化反应的强弱。在通常情况下,应激是机体遭遇有害刺激后的一种自我保护机制,但强烈的应激反应会引起焦虑、恐惧等消极情绪,进而影响机体各系统、器官的生理、生化功能。机体如长期或反复处于消极情绪状态,则可能导致某一器官或系统发生功能紊乱。

3. 研究通过调节人的心理活动、矫正不良行为以调整生理功能,达到健身、防治疾病和促进疾病康复的作用　人的心理活动不仅伴有生理功能的变化,而且还能调节、控制其变化。如果能控制情绪、使自主神经系统的活动处于相对平衡的状态,就可避免其支配的脏器功能受到损害。如果能通过学习和训练或锻炼,有意识地去控制消极情绪,将注意力和想象力集中于躯体某些器官,就能使这些器官能按自己的意志去活动,起到保护机体的作用。

三、社会心理学概述

(一)什么是社会心理学

社会心理学(social psychology)是研究个体和群体的社会心理与社会行为及其规律的一门学科,更确切地说,社会心理学是一门就人们如何看待他人,如何影响他人,又如何互相关联的种种问题进行科学研究的学科。社会心理学是心理学和社会学之间的一门边缘学科,受心理学和社会学这两门学科的基本理论的影响,西方社会心理学界对社会心理学的定义大体可分为两类:一类是强调社会心理学是研究人的社会行为的科学;另一类则强调社会心理学应把人与人之间的关系或人与人之间的相互影响作为研究对象。

前一类定义显然是行为主义心理学的基本观点在社会心理学中的体现。行为主义心理学认为心理学是一门研究人的行为的科学。据此引申,持行为主义观点的人常把社会心理学看成是研究人的社会行为或互相影响所产生的行为的科学。例如,J.H.戈尔茨坦(J.H.Goldstein)认为,对于社会心理学,"我们的暂用定义是,一个人的行为怎样影响其他人的行为的研究"。J.L.弗里德曼(J.L.Freedman)等指出,"社会心理学是社会行为的系统研究。它探讨我们怎样感知其他人和各种社会情境,我们怎样对他们和他们怎样对我们发生反应,以及我们怎样受社会情境所影响"。A.J.洛特(A.J.Lord)认为,"社会心理学是研究受在某种文化结构的范围内的其他人的行为或集团的行为所影响的个体的行为"。D.O.西尔斯(D.O.Sears)等在1988年出版的《社会心理学》(第6版)中也开宗明义地指出:"社会心理学是对社会行为系统的研究。它论述我们如何知觉其他人和社会情境,我们如何对其他人作出反应以及其他人如何对我们作出反应,此外,它还论述我们如何受社会情境的影响。"

这类定义还有一种变式,即仍然在行为主义观点的指导下,把人的"思维"、"情感"等心理活动也当成是行为,提出社会心理学研究的社会行为还包括人的这些心理活动。例如,G.W.奥尔波特(G.W.Allport)认为,"很少例外,社会心理学家们把他们的学科视为试图理解和解释个体的思想、感情和行为怎样受到他人的实际的、想象的或隐含的存在的影响"。R.A.巴朗(R.A.Baron)等在1984年出版的《社会心理学》(第4版)中提出,"社会心理学是一个科学领域,它试图理解社会情境中个体行为的本质和原因(请注意,这里所说的'行为',意指外显活动和情感、思维)"。这类定义的特点是把人的心理和行为等同看待。因此,反对这种观点的人认为它缩小了社会心理学的研究内容。

后一类定义则是社会学基本观点的产物。例如,S.L.阿尔布赖齐(S.L.Albright)认为,"社会心理学研究社会制度、社会团体与个体行为间的关系"。I.H.戴维斯(I.H.Davis)等指出,"社会心理学可以界说为人类交互作用的研究"。D.J.贝姆(D.J.Bem)则强调,"社会心理学是研究社会交互作用的科学"。R.E.西尔弗曼(R.E.Silverman)的定义是:"在现实生活中,人们并不是活动在真空状态中。你是社会的一个成员,而你的行为是受许多人际关系影响的。这些人际关系就是社会心理学(心理学中注重研究人际互动的分支)的主要兴趣所在。"

不同意这类定义的人认为,在社会心理学研究中,强调研究人际关系、人际互动是必要的,但如果仅仅研究这些,则有可能导致它和社会研究对象的混淆。社会心理学研究人际关系、人际互动,是要探明这种关系和互动如何作用于人的主观世界,引起人的什么样的社会心理活动。所以,社会心理学的这种研究与社会学的研究应该有所不同。

(二)社会心理学的研究对象

发展至今的社会心理学,已经有了较为完整的体系。从研究对象的角度可以把社会心理学的体系划分为个体社会心理和社会行为、社会交往心理和行为、群体心理以及应用社会心理学四个层面。

1. 个体社会心理和社会行为 这一层面的研究包括以下几个领域。

(1)研究人的社会化和自我意识:一个人从出生到老,经历了一系列特定的社会化过程。社会心理学要研究人的这种社会化过程,即要研究人的一生的全部心理的发展变化及其一般的表现,与他所受社会环境影响的关系。例如,家庭情况对人的心理发展的影响、社会地位(阶级、阶层、身份等)的影响、学校的影响、师友伙伴的影响、居处(城市、乡村、街道等)的影响、所接触的文化范围或文化方面的影响、集团组织的影响、所属国家民族的影响及社会道德、风尚、风俗习惯的影响,等。总之,社会心理学对社会化的研究,旨在揭示婴儿是如何从其出生时的"自然人"或"生理的人"的状态转化为"社会的人"的。人的社会化的研究,包括政治社会化、法律社会化、道德社会化、民族社会化、职业社会化、性别角色社会化等的研究。在对人的社会化研究中,还需专门研究社会角色的形成规律、角色活动的特点和作用等。

社会心理学对自我意识的研究主要包括自我意识的形成过程以及自我意识对个体社会行为的影响作用等内容。

(2)研究人的社会动机:包括社会动机的种类和理论说明,社会动机的外在表现特征、模式等内容。

(3)研究人的社会认知:传统的普通心理学只研究对物的认知规律,而不专门研究对处于社会环境中的人的认知。社会心理学则要研究对人的认知。这种研究包括三方面:其一是对他人的认知,或称人际认知,如对他人个性特点、表情、行为的认知,对人际关系的认知等。其二是对自己的认知,或称自我认知,包括自我评价、情绪自我认知等。其三是归因问题,即研究人是怎样寻找自己的或他人的行为原因的。

社会心理学对人的社会认知的研究,对于人们在社会生活中正确地认识自己和他人,处理好复杂的人际关系,具有重要意义。

(4)研究社会态度改变:人对社会种种事物和人(包括他人和自己)的态度,是社会心理活动的重要内容。社会心理学要研究人的社会态度的结构及各构成成分之间的关系,研究态度形成与改变的条件和过程,研究如何测量人的态度。这类研究,对于准确地了解他人的社会心理活动,理解他人的社会行为表现,帮助人们改变态度以适应社会发展的需要,都具有实际的应用价值。

2. 社会交往心理和行为 这一层面的研究内容包括人际关系、人际沟通、社会影响等方面。人际关系的研究要探讨人际吸引、人际关系的测量和改善等。人际沟通的研究则是要揭示沟通的类型、功能、程序以及如何提高沟通的效果。社会影响的研究兴趣在于社会中人与人之间的社会行为是如何相互发生影响作用的。

3. 群体心理 社会中的人无不处于各种各样的正式的或非正式的群体之中。社会心理学要研究群体对群体成员行为的影响作用,群体领导人的地位和作用,以及群体领导人的领导行为方式等。在中国,社会心理学尤其需要研究集体中成员的集体行为,以提高集体的活动效率。

此外,社会心理学还要研究大群体心理现象,如民族心理、性别差异心理等。

4. 应用社会心理学　从整体上来说,社会心理学本身就是一门应用性很强的学科,它在上述各领域中的研究结果都可以直接地应用于社会生活的各方面。但是,社会心理学也有必要对社会心理学在一些专门方面的应用进行研究。例如,环境社会心理学要研究人和生活环境的相互作用,研究噪声、污染、自然灾害对人的社会心理影响,居住环境的设计和安排应如何适应人的心理需要;健康社会心理学要研究某些身体疾患和各种心理疾患与社会因素之间的关系,以及如何应用心理学治疗人的心身疾患;法律社会心理学要研究犯罪心理的形成和犯罪行为发生的规律,研究如何应用心理学知识及时侦破案件,研究证人证言的可靠性,研究法庭社会体系中各不同角色之间的关系及相互影响作用,研究预测、预防犯罪的有效措施等;宣传社会心理学要研究电影、电视、广播、报纸、杂志、图书等宣传工具对人的态度形成和态度改变的作用,以及如何有效地应用这类宣传工具使人的态度发生合于社会需要的变化;教育社会心理学要研究学生、学校、集体之间的关系,即班集体的特点及其对学生个性发展的影响、学校和班级的社会氛围对学生学习动机和学业的影响、教师的特点对学生的影响等。

总之,社会心理学的应用研究领域相当广泛。这类研究一方面把社会心理学的理论应用于实际生活中,另一方面又可以丰富社会心理学的理论。因此,应用研究是社会心理学不可缺少的一部分。

(三)社会心理学的研究任务

1982年,吴江霖从1935~1980年这45年间社会心理学文献中筛选了具有代表性的社会心理学定义30条。后来有人对30条定义进行了归纳整理,把社会心理学的研究目标归为四类:社会互动或社会交互作用、人际关系、社会影响、社会化。

1. 社会互动　又称社会交互作用,是指社会上个人与个人、个人与群体、群体与群体之间通过信息传播而发生的相互依赖性的社会交往活动。可以从以下几方面来理解社会互动的涵义。

第一,社会互动必须发生在两个社会主体(个人或群体)之间,单独的社会主体(如离群索居的人)就无所谓社会互动。(主体)

第二,个人之间、群体之间只有发生相互依赖性的行为才存在互动,并不是任何两个社会主体的接近都能形成社会互动。(相互依赖)

第三,社会互动以信息传播为基础。如果没有信息的交流,互动双方互不认识和理解,互动就无法进行。在大多数的互动过程中,人们不仅交流信息,还交流思想和情感。信息交流的手段和形式很多,如信件、电话、邮件、名片、身体语言等。(信息传播)

第四,社会互动包括直接互动和间接互动。社会互动并非一定要在面对面的场合下才能发生,借助各种手段和中介工具,也能够进行间接的社会互动。(方式)

第五,社会互动具有情境性。社会互动总是在特定的情境下进行的,同一行为在不同时间、不同场合具有不同的意义。(情境性)

2. 人际关系　社会学将人际关系定义为人们在生产或生活活动过程中所建立的一种社会关系。心理学将人际关系定义为人与人在交往中建立的直接的心理上的联系。中文常指人与人交往关系的总称,也被称为"人际交往",包括亲属关系、朋友关系、学友(同学)关系、师生关系、雇佣关系、战友关系、同事及领导与被领导关系等。人是社会动物,每个个体均有其独特之思想、背景、态度、个性、行为模式及价值观,然而人际关系对每个人的情绪、生活、工作有很大的影响,甚至对组织气氛、组织沟通、组织运作、组织效率及个人与组织之关系均有极大的影响。

3. 社会影响 一般来说,在他人的作用下,个体或多或少会产生这样或那样的变化。他人在场很可能对个体行为产生抑制作用,那些受助者本来是想感恩的,然而由于他人在场,他的这一行动便受到抑制。

社会影响的另一现象便是从众现象,或者每一个受助者都有感恩的心,然而没有一个人率先打破沉默,于是所有的受助者都保持沉默,与群体保持一致,这也是个体在群体中的去个性化现象。这也可以用群体心理理论来解释,一般来说群体会有自己的规范,而且群体会借助规范的力量,对其成员心理形成一种群体压力,使其成员与群体保持一致。

4. 社会化 社会化就是由自然人到社会人的转变过程,每个人必须经过社会化才能使外在于自己的社会行为规范、准则内化为自己的行为标准,这是社会交往的基础,并且社会化是人类特有的行为,是只有在人类社会中才能实现的,有报道说的狼孩、猪孩等就是没有经过社会化的结果,你自身的社会化过程可以从家庭、学校的教育谈起,教育是社会化的主要途径。

四、医患沟通案例心理解析

(一)案例

患者,女性,24岁。性格开朗,积极上进,注重自身形象和修养。患者因自己是单眼皮并伴有内眦赘皮,使人感到总有一种未睡醒,没有精神的感觉。因此,到整形美容科进行了内眦开大、切开重睑手术,术后第二天来院换药,由于第二天主诊医生休息,护士为其进行了清创、换药,换药当中护士未回答患者的全部提问,并且未作任何说明,患者不满,在母亲的陪同下进行了投诉。患者后悔手术,并认为毁容了,原因是红肿厉害,重睑线过宽、不自然,不能见人,心理负担较重。

面对心理负担较重的患者,医生应首先倾听患者的意见,对患者的心态有足够的了解,对患者进行了创口的生长过程及肿胀时间、预后状况的讲解,使患者了解红肿属于正常的生理反应,没有必要担心。对患者进行心理辅导,使患者知道每个人术后都有这种心理变化。患者术后的马鞍形心理变化特征,具体表现是未做手术时情绪高涨,术后情绪低落,但随着手术创口的恢复,情绪好转,一个月后情绪又会恢复到高涨状态,是一种正常的心态反映。未对护士进行患者术后心理马鞍形变化周期特点的培训,护士的注意力全部集中在换药上,未注意患者的提问,造成误解。这种患者只要沟通得当,给患者树立足够的信心,就会得到充分的理解。

(二)案例

患者张某,女,44岁,因"不明原因停经数个月"慕名前来某省级医院求治,挂了知名妇产科专家李教授的号,经过2个多小时的耐心等候,终于轮到她就诊。李教授询问病史,经过妇检后给予相应的处理。此时,因时间不早了,张某不想再去内科挂号候诊,故要求李教授将其泌尿道感染一并处理,但李教授认为已有肾内科医生的医嘱,且此病不属于她的专科范畴,故拒绝写处方给药,两人为此产生了争论。因候诊患者较多,李教授急于接诊其他患者。在诊室门大开的情况下,李教授一时性急,大声说:"你是更年期引起的停经,我已经帮你调节内分泌,又帮你通经,你还要我怎么样?治疗泌尿道感染是内科医生的事!"张某认为在公众场合下,李教授的语言侵犯了自己的隐私权,故提出正式投诉,要求对方道歉。

经过进一步的了解得知,张女士比其丈夫年长10岁,年龄差异一直是她的心病。李教授在众人面前(其丈夫亦在门外等候)大声说她是"更年期",令其自尊心受到伤害。从医学的角度讲,张某也许的确是更年期引起的闭经,但处于她那种特殊的婚姻状态,其敏感和脆弱都是可以理解的。"怕老"是她的死穴,李教授却偏偏"哪壶不开提哪壶",矛盾就在所难免了。李教授作为本专业的翘楚,技术水平毋庸置疑,但在语言沟通技巧和透视患者心理方面尚需加强学习,在不方便"实话实说"的场合就应该讲究语言的艺术。

第三节　医患沟通的法律基础

一、医事法律概述

医事法律(medical law)是由国家制定或认可,并由国家强制力保证实施的,旨在调整医疗服务活动中所形成的各种社会关系的法律规范的总和。医事法律即是指医学法规,乃规定医疗业务之法律规章及行政命令,有广义与狭义之分。医事法律是我国社会主义法律体系中的一个法律部门,虽然对于该法律部门的定位及法律属性尚有一些争论,但是其作为一个法律部门的存在已经有了相应的基础。涉及医疗行为和医疗服务活动相关的法律规则,由于数量上的庞杂以及内容上的特殊性;都难以用已有的法律部门来概括,我国现有任何一个法律部门都已经很难包容医事法律。

医事法律与医事法学的区别在于,前者是一个法律部门,而后者是专门对医事法律这个特定的法律对象及规律展开研究的法律学科。医事法学除了包括医事法律的规则和规范之外,还有大量的理论和学说;对于医事法律的制定,医事法律的理解、贯彻、执行和运用,具有很好的指导和推进作用。

医事法律的内容就是指医事法律体系的内容,一般来说,医事法律体系的内容包括以下几方面。

1. 医疗主体立法　医疗行为主体包括医疗机构和医务人员。根据我国相关法律规定,医疗机构包括临床、预防和保健机构三大类,具体来说包括医院、卫生院、疗养院、门诊部、诊所、卫生所(室)、急救站以及个体诊所等医疗机构。有关立法的内容包括医疗机构设立的基本条件,医疗机构审批的程序和要求,医疗机构执业的基本规则,医疗机构的权利和义务,行政监管以及违法违规的处罚等。医务人员主要是指医生、药师、护士及医疗辅助人员。有关立法的内容包括各类具体医务人员资格获得的基本条件,申请注册的程序要求,执业的基本原则,权利和义务,行政监管以及违法违规的处罚等。

2. 医疗行为立法　对医疗行为的规范和监管,应当是医事法律的主体内容。医疗行为涉及内容多,范围广,技术含量高,更新快。医事法律的技术性特点主要体现在医疗行为立法上。由于医疗行为的多样性和技术性,一般的立法程序、修改程序都难以满足其要求,涉及医疗行为的立法,除了医疗卫生管理法律、法规和部门规章之外,更多的应当是各行业协会制定和发布的技术规范、诊疗标准、实施指南等技术性法律文件,这些技术性文件应当属于技术法规的范畴,也是医事法律的构成部分。

3. 医疗用品管理立法　医疗行为是医务人员在对患者的诊疗过程中所实施的专业行为,医务人员在实施这些专业行为的时候,往往要借助其他的专业性物品,这些物品即为医疗用品,包括药品、血液及血液制品、试剂、医疗器械、医疗耗材等。对于这些医疗用品的生产、流通、保存和使用，都应当有严格的程序和规范，这样才能保障医疗用品的产品质量和卫生质量，才能够保障患者在使用中的安全，从而保障患者的合法权益。

4. 医疗争议处理立法　由于医疗行为具有很大的风险性和机会性，出现医疗争议的可能性也会较大。医疗争议和纠纷的解决，一直都是各国医事法律的重要组成部分。虽然有的国家没有一部具体的医疗争议解决的法律，但是在司法实践中都有具体的评判标准和原则。

在我国，医疗机构具有社会福利的特殊性，不属于完全的市场经济主体，其所实施的医疗行为也不能完全用市场行为来衡量，由此引发的医疗争议，在处理上就应当恰当衡量医患双方的利益，要制定出既能够保护患者的合法权益，又能够不影响医疗机构自身生存和发展的基本原则。

作为法律，医事法律除了具有一般法律的特征外，作为调整医事领域社会关系的法律，医事法律还具有自身的特性。

1. 医事法律是综合性法律　医事法律属于行政法之卫生法中的一个分支。虽然它隶属于行政法，具有行政法的基本性质和特征，但由于医事法律所调整主要的法律关系——医患关系，是一种平等主体之间的关系，因而医事法律兼具民事法律的性质和特征。实际上，有时很难区别医事法律到底是行政法律还是民事法律。另外，在刑法中也会涉及医事法律关系。这也是该法律部门定位困难的一个重要原因。正是从这个角度来看，医事法律涉及多个法律部门，调整多种法律关系，因而是一门综合性的法律。

2. 医事法律是技术性法律　医事法律是法学与医学、卫生学、药物学等自然学科相结合的产物，其许多具体内容是依据基础医学、临床医学、预防医学和药物学、生物学的基本原理、研究成果而制定的。医学及其他相关学科的技术成果是医事法律的立法依据，也是医事法律的实施手段和依据。随着医学的发展与进步，不断需要更多的立法，如关于器官移植、脑死亡、基因诊断与治疗、生殖技术等。同时，随着医学技术的进步，原有的医事法律也需要不断地修改和完善。医学科学在探索人类健康和生命的过程中，充满着难以预料的风险，需要一定的社会保证条件，其中包括法律对其的保护和导向作用。

医疗工作是一项科学技术性很强的工作，当前科技的发展更使医学诊断和治疗过程日益复杂，这就要求将直接关系到公民健康的医疗方法、程序、操作规范、卫生标准等大量的技术规范法制化，把遵守技术法规确定为医疗机构及其医务人员的法定义务，以确保公民健康权的实现。因此，在众多医事法律文件中，都包含着大量的操作规程、技术常规和卫生标准。如《中华人民共和国药品管理法》第32条规定："药品必须符合国家药品标准……国务院药品监督管理部门颁布的《中华人民共和国药典》和药品标准为国家药品标准"。这里所说的《中华人民共和国药典》和药品标准即属于技术规范，决定着药品的名称、成分、制作工艺等。这种技术性规范和卫生标准的规定与要求几乎在各种医事法律、法规中都有体现。这些广泛用于医疗卫生工作中的规定，既具有科技性，又具有法律性，构成了医事法律的重要内容，这在绝大多数非医事法律规范性文件中是没有的。医事法律与医学等自然科学紧密联系、相互促进、互为依存的关系是其他众多法律所难以比拟的，因而成为医事法律的基本特征之一。

3. 具有一定国际性的国内法　医事法律的根本任务是预防和消灭疾病，改善人们劳动和生活环境的卫生条件，保护人体健康。这是全人类根本利益、长远利益所在。虽然医事法律在本质上属于国内法，但疾病的流行并不受地域、国界和人群的限制，疾病防治的措施、方法和手段也不会因国家社会制度的不同而不能互相借鉴。在全球积极探索人人享有健康保障的今天,各国政府都重视医疗事务的立法工作,把一些具有共同性的医疗原则、诊疗标准、卫生要求等载入本国法律,并注意借鉴和吸收各国通行的医疗规则,使医事法律具有明显的国际性。

二、医事法律中医患的权利和义务

为进行有效的沟通,医患双方必须了解各自享有的权利及应履行的义务。权利包含自由、资格、能力、利益等内容,其隐含着他人的义务;义务则意味着约束与要求,具有国家强制性,其隐含着他人相对应的权利。医事法通过明晰医患双方各自的身份、权利和义务,引导双方在法定范围内行使权利,履行义务,防范侵权行为的发生。医患权利与义务是一对矛盾体,矛盾的两方互相依存、互为前提。我国属成文法国家,医患双方的权利义务或明确或隐含地规定在《宪法》《民法通则》《刑法》《执业医生法》《传染病防治法》《侵权责任法》《医疗事故处理条例》《医疗机构管理条例》等法律文件中。

1. 医生的权利和患者的义务

（1）特定情形下的医疗主导权:因抢救生命垂危的患者等紧急情况,不能取得患者或者其近亲属意见的,经医疗机构负责人或者授权的负责人批准,医生可以立即实施相应的医疗措施。

（2）医生特定情形下的免责权:该特定情形,包括患者方自身原因导致的诊治延误、无过错输血、不可抗力、难以避免的并发症、紧急情况下的合理诊疗、限于当时的医疗水平难以诊疗等情形。

（3）医生的特殊干预权:医疗机构为完成法律、行政法规明确的义务,在特定情形下,如当患传染性疾病的患者拒绝治疗时,可对某些患者采取强制治疗和强制控制。

（4）医生的其他合法权益:如人格尊严权、人身安全权、财产所有权、知识产权、名誉权、债权如医疗费用支付的请求权等。

与其相对应的患者义务,包括:在治疗过程中,应自觉遵守国家法律、法规及医院制定的规章制度,遵守医疗秩序,如给付医疗费用、正常出院等,以及不妨害医务人员工作、生活、身体健康。另外,患者有配合诊疗护理的义务,如实陈述病史、病情、按医嘱接受各项检查和接受治疗。

2. 患者的权利和医生的义务

（1）患者的医疗自由权:享有合理限度的医疗自由权,包括:有权自主选择医疗机构及医生;除法律法规规定的强制治疗外,患者有权决定是否接受医疗服务;在不违反法律法规的前提下,患者有出院及要求转院的权利。

相对应医生的义务,在一般情况下不得侵犯患者的身体或限制人身自由。

（2）患者的知情同意权:患者有权理解和认识自己所患疾病,包括检查、诊断、治疗、处理及预后等方面的情况,并有权要求医生作出通俗易懂的解释;有权知道处方的内容,且出院时有权索要处方副本或影印件;依法有权复印或复制门诊病历、住院志等病历资料;有权核实医疗费用,并有权要求医生逐项作出解释。

相对应医生的义务,告知义务及如实填写、妥善保管、提供病历资料的义务。医务人员在诊疗活动中应当向患者说明病情和医疗措施。需要实施手术、特殊检查、特殊治疗的,医务人员应当及时向患者说明医疗风险、替代医疗方案等情况,并取得其书面同意;不宜向患者说明的,应当向患者的近亲属说明,并取得其书面同意。否则,由此造成患者损害的,医疗机构应当承担赔偿责任。

医疗方应当按照规定填写、出具并妥善保管病历资料如住院志、医嘱单、检验报告、手术及麻醉记录、病理资料、医疗费用等,不得隐匿、拒绝提供、伪造、篡改或者销毁。患者要求查阅、复制前款规定的病历资料的,医疗机构应当提供。医生应恪守医疗服务职业道德;医疗方不得提供虚假证明材料,如出生证、死亡证、健康证明等;医生应当向患者提供有关医疗服务的真实信息,不得作引人误解的虚假宣传。

(3)患者的医疗救助权:患者有权要求医疗机构提供符合保障人身、财产安全要求的医疗服务。相对应医生的义务,依法依约提供医疗服务。医生应依法开业、执业,不得从事非法行医工作;提供及时的医疗服务,不得拒绝救治危急患者;应提供至少与当时医疗水平相应的诊疗义务;若医生和患者方另有约定的,还应当按照约定履行义务,但双方的约定不得违背法律法规的规定,不得损害国家利益和社会公共利益;对因限于设备或技术条件不能诊疗的患者,应当及时转诊;医疗方有适度检查的义务,不得违反诊疗规范实施不必要的检查。

(4)患者的赔偿权:患者因接受医疗服务受到人身、财产损害的,享有依法获得赔偿的权利。医生有医疗过错损害及医疗产品缺陷的责任赔偿义务。医生诊疗中存在过错或因药品、消毒药剂、医疗器械的缺陷,或者输入不合格的血液造成患者损害的,应承担赔偿责任。

(5)患者的隐私权:在治疗过程中,患者具有隐私不被医生不法侵犯、不被擅自公开的权利。医生有依法保护患者隐私权的义务,不得泄露患者隐私或者未经患者同意公开其病历资料,否则,造成患者损害的,应当承担侵权责任。

(6)患者的人格尊严权:患者在接受治疗时,享有其人格尊严、民族风俗习惯被尊重的权利。

(7)患者的法律维护权:患者享有对医疗方监督、举报、投诉、起诉的权利。

医疗方有注意及报告义务。遵守各项规章制度和技术操作规范,做适当检查的义务;提高专业技术水平的义务;对发生医疗事故或者发现传染病疫情、食物中毒、涉嫌伤害事件或者非正常死亡等事件及时报告的义务。

总体而言,在传统日常诊疗中,医患关系通常被定位为一种主动-被动型,患者处于被动地位,缺乏自我决定权。现代医事法强调医患双方的权利义务的对称性。这一对称性客观上改变了医患关系的原有格局,给医患平等沟通搭建了一个基本的法律平台。这对于趋于陌生人化、商业化的现代医患关系而言,具有积极的现实意义。

三、医患沟通的法律解析

"法律的生命在于其运行"。医事法律规范层面的权利义务,只有在社会生活中得以贯彻与实现,才能切实影响现实生活中的医患沟通,实现其预期的目标。具体说来,医事法在医患沟通中的应用,主要包括医事法的遵守与运用两个环节。

(一)遵守医事法律

遵守医事法律,是指社会主体依照医事法律规定履行义务的活动,其强调履行己方的义务。在法学理论中,义务的履行与权利的享有互为因果,没有无权利的义务,也没有无义务的权利。医患沟通的顺利进展,需要双方在履行己方义务的前提下享有权利。无论是对医生还是对患者而言,守法方才能使己方处于主动,既能为自己赢得利益,也能避免不必要的困扰与惩罚。

一般情况下,诊疗方案的选择,应该基于医患双方的充分交流。这种交流,一方面,可以让医生更准确、快速地诊断患者病情,了解患者的健康观、价值观,从而选择适应的治疗方案;另一方面,这种交流也可以让患者知晓自己的病情及面临的治疗风险,从而让其参与治疗方案的选择,合理预见治疗效果,并积极配合医生的治疗。为此,保障医患双方的充分沟通,是世界大多数国家的通例。依据我国《侵权责任法》第七章规定的精神可知,医患间的交流需具备3个要求:真实性、合法性以及真诚性。真实、合法、真诚的交流是医患双方的义务,任何一方违反该义务,都将承担相应的法律责任。这三个要求是相互补充的关系。例如,根据《侵权责任法》第55条之规定,一般情况下,医生采取的诊疗方案,应该获得患者知情情况下的同意才能实施;否则医疗机构应当承担由此给患者造成的损害。

但是,在抢救病危患者过程中,医生因无法与患者本人及其近亲属进行手术前的交流,如果法律强行要求医患间术前沟通,必将贻误治疗,损害患者的利益,也与医疗职业救死扶伤的社会公益定位不符,从而造成新的社会问题。那么,医生在未经患者同意的情形下,所采取的紧急救治措施,一旦出现抢救无效、患者死亡的后果,该如何处理? 事实上,对此情形,我国《侵权责任法》第56条以及第60条,赋予了医生紧急情况下救治特权,只要医生尽到了合理的诊疗义务,就不需要承担赔偿责任。因为医生及时合理的救治行为,符合真实性、真诚性、合法性的要求。当然,医生需要在术后从技术与法律两个层面就该"紧急情况"对患者进行解说,有效沟通,以获得理解,减少被诉的可能性。

再以患者为例,在就诊的过程中,一位女患者故意隐瞒怀孕之事实,致使医生未及时诊断其宫外孕之病情,后因延误治疗而造成损害。该案中,损害的造成是由患者的隐瞒实情、不配合医生促成的,医生没有过错,所以该损害只能由患者自己承担。换言之,医生在评估己方的责任时,只需把握患者一方的行为违背了真实性或真诚性的要求,即可免去不必要的心理负担与纠缠。

与守法相对的是违法。在下列情形下,由于相关行为涉及诊疗活动的技术性操作规程,职业医生需明确把握,例如,医疗方在医疗活动中未履行告知义务、病历书写不规范、擅自离岗、不当公开患者个人隐私等。医生一旦涉嫌违反以上操作规程,极易在医患纠纷争议中处于被动,甚至涉入诉讼之中,进而承担法律责任。例如,患者蒋某在某医院就医,后因肺部感染死亡。其亲属认为,其死亡与医疗方的救治不当相关;而医疗方则认为蒋某的死亡是病情的自然发展。为此,双方发生争执,多次交涉未果。于是,蒋某亲属提起诉讼。法院审理查明,医院方提供的病历有涂改痕迹且部分内容缺失。

这一案件对于职业医生而言具有重要的警示意义:医疗过程中,操作规程的遵守,能让医生在医患沟通中获得信任,减少质疑。该案中,由于医生所提交的病历存在涂改、缺失等现象,无法反映其对蒋某进行治疗的真实情况,不具备证据的客观性与真实性,医生不能据此来证明其对蒋某的治疗行为不存在过错。根据《侵权责任法》第61条、第58条之规定,医生有如实填写、妥善保管病历资料的义务,如果违反该义务,一旦患者有损害,将推定医生有过错,即举证责任转由医生承担,一旦其举证不能,应承担相应的法律责任。可见,该案医生的行为满足医疗侵权责任的构成要件,依法应承担相应的损害赔偿责任。

总的来说,侵权法是鼓励医患双方进行充分沟通。从医生的角度来看,即便存在紧急状况也应该尽可能地与患者做沟通,获取患者的支持与配合。因为,所谓"紧急情况"的理解也是存在歧义的。医生只有尽一切可能对患者进行解说,有效沟通,才有可能减少纠纷,避免被诉的可能性。

(二)运用医事法律

在诊疗活动中,并非所有组织和个人都能够做到遵守法律,这使得人们在权利的实现过程中不得不面临障碍,为此,需要运用法律来保障自己的合法权益。"运用法律",是指社会主体根据法的规定维护自身权利的活动,包括起诉、应诉、反诉等。医患双方维护好各自的合法权益,也是督促相对方履行义务的一种重要方式。医生要重视运用法律武器来维权,克服花钱买平安或忍气吞声的思想,牢固树立风险和证据意识,适时掌握"法、理、情"原则。当然,在运用法律的过程要防止权利滥用,即医患双方在权利行使过程中不要故意超越权利界限损害对方的合法权益,否则不仅会对医患沟通的良性发展带来负面影响,也会被要求承担由此而来的法律责任。例如,过度医疗检查、医闹行为等当前较为突出的疑难社会问题。一般来说,医生和患者交涉时相对理性,是因为医生相对患者而言具有高度组织化的特点;患者行为相对情绪化,医生往往因为患者的情绪化感染而失去方寸。其实,面对情绪化的患者,医生非但不能"随之起舞",反而应更加理性地应对,一旦发现处于与患者无法沟通的境地时,应有较为明确的法律意识和准备。

从世界各国情况来看,现代法律相对于我们传统的医学观念是有所脱节的。现代法律制度强调患者为主体的知情同意权制度,其正当性的基础是患者个体的自主和意志自由,旨在强调现行制度应该保障患者有权根据自己的生活方式和内心意愿作出决定,甚至可以发展到即便其内容不符合医学原理的要求也在所不惜的地步。英国法院在Airedale NHS Trust v. Bland案曾明确提出,每一个成年人均有拒绝治疗的权利,此权利是绝对的,而不管他的想法是如何"奇异、不合情理或有违大多数人之观点",甚至拒绝的后果是面临死亡。这种理念在耶和华见证人(Jehovah's witness)拒绝输血案中得到充分体现:患者(耶和华见证人)基于宗教信仰,明确表示在任何场合都拒绝输血,而医生在没有其他救济方法的情况下,没有向患者说明情况就采取了输血方法,被法院认定为侵犯了患者的自我决定权。

当然,医生在运用法律作理性思考时,也有可能与职业伦理相悖。因为强调患者意思自治的知情同意权制度,突出了患者的主体性,也将风险移转给患者自我权衡。2007年,22岁的孕妇李某由于"丈夫"肖某拒绝在医院准备实施的剖宫产手术单上签字,在北京某医院死亡,该事件后来被媒体命名为"丈夫拒签字致孕妇死亡案"。2009年12月18日,北京市朝阳区人民法院对备受关注的"拒绝手术签字致孕妇死亡"案作出一审判决,认定医院的医疗行为与患者死亡的后果没有因果关系,不构成侵权,驳回孕妇亲属的诉讼请求。但医院出于同情和人道主义关怀,表示愿意给予死者李某亲属10万元经济帮助。

由此可见,沟通一定不能仅仅局限于法律设定的底线伦理,而应充满人文主义的关怀。否则,知情同意制度很可能成为"先小人后君子"的协定,沟通演变为医患间的博弈,而医生职业的神圣性也可能随之被遮蔽。

总之,医事法律以权利义务的方式发挥作用,为医患双方沟通提供了一定的行为标准,使医患关系渐渐摆脱传统医疗父权主义的专断性。在公众已经现代性人权、法治理念洗礼的社会,只有既尊重医生的专业权威,又尊重患者的自我决定权,使双方真诚而又富有效率地进行沟通,才有可能确立一种相互信赖、合作而富有成效的关系。

四、医患沟通案例法律解析

（一）案例

张某，女，26岁，因感冒发热，在家属的陪伴下到某三甲医院看病。医生让她做一个X线检查。做胸透时，在医生（男）的要求下脱光上衣（态度不好）。张某以前没拍过X线片，不知道到底怎么查，紧张得脑子都蒙了，只能机械地脱下胸罩。

等候在外的家属感觉医生的态度很粗暴，冲进去气愤地质问大夫："为什么让她脱光上衣？"大夫回答说是工作需要，医院就是这么规定的，可也拿不出什么书面文件来。事后，她得知拍X线片检查不用脱光衣服，感到自己的隐私和尊严被严重侵犯。张某将该医院告到法院，请求法院判决被告在媒体上公开赔礼道歉，赔偿经济损失及精神损失。

对于医院拍摄X线片是否脱衣，暂时没有硬性的规定，个别医院要求脱光上衣是因为患者的内衣中有很多东西如金属搭扣、钢托等会造成"伪影"，可能影响到大夫看片诊断的精准。而患者却认为，即使是这样也应该提前告之患者，在具体做法上、态度上应多替患者着想。该案例主要问题是医生没有与患者进行有效的沟通，涉及侵犯患者个人隐私的问题。这一现象提醒广大医务工作者，医疗服务必须充分考虑社会、宗教、民族的伦理和价值观，充分尊重患者的人格权和隐私权并保护患者的合法权益。

（二）案例

某年6月，王某向法院起诉，控告曾为她治好"重症肌无力症"（眼睑不能上翻）的刘医生。因刘医生在给某科技报撰文介绍治疗此病的文章时，给报社提供了十几张典型病症照片，编辑从中选登了王某的两张（治愈前、后各1张），并公开了王某的姓名。王某看到登出的文章及照片，认为这侵犯了她的肖像权，与报社交涉，可刘医生认为他是为科研而使用的，他有这个权利。王遂诉讼到法院。一审判决原告胜诉，医生侵权成立；二审（终审）判决医生侵权不成立，原告败诉，但今后使用患者照片，须经患者同意。

这是著名的全国首例患者诉讼医生侵犯肖像权案件。在一些医生看来，自己有恩于患者，用几张照片算得了什么？此观点是建立在医患关系不平等的基础上的，但其在人格上和法律上仍然是平等的。在一定意义上，疾病也是一种隐私。刘医生和报社在未与王某商量的情况下，把她的相片和姓名在报纸上刊登，将其疾病公之于世，这显然超出了医生的权利，违背了医患关系平等的道德原则。尽管从法律意义上来看，刘医生没有侵权，因为他不是为"营利目的"而是为科学研究才使用患者照片的，但从道德的角度看，他却超出了自己的权利。

（三）案例

患者李某因胃溃疡住院治疗。主治医生唐某为其开了一种进口药物，但唐某未将用药名称、用药意图以及是否报销等事项告知李某。在服药一个阶段后，李某从护士口中了解了此药的名称和性质，并得知这种药物不属于公费医疗报销范围，当时也未提出不同意见，继续服用此药，并保持沉默。到出院结账时，李某提出要检查住院期间的费用，对此种进口药物的费用不认可，说："谁叫你给我吃进口药？我从来不吃进口药！"

本例中医生唐某侵犯了患者的治疗药物知情权，医患双方在知情同意权上发生了矛盾。在给李某使用不属于公费报销范围的进口药物前，应当事先向患者说明，征求患者的意见。然而，从患者李某方面讲，在护士告知服用进口药物的有关情况以后，不提出异议而保持沉默，闷声不响地继续服用，到最后出院时才拒付医药费，有一定的蓄谋意图。因此，对李某来说已经经历了事实告知-知情-同意的过程,应视为李某的行为认可,当由李某本人履行缴纳费用的义务。

课后思考

1. 医患沟通的伦理意义及应该遵循的伦理准则是什么?
2. 患者的权利和医生的义务是什么?
3. 请同学思考医学模式的转变对医患沟通的影响。

（黄先伟　何成森）

第三章

医患沟通原理

目标:

1. 掌握医患沟通的表达机制。
2. 熟悉医患沟通的原则和模式、医患沟通的系统构建。
3. 了解医患沟通的意义。

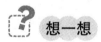**想一想**

医患互动,换位思考

一个由医院和网站组织开展的"当一天医生/护士网友体验"活动,近日在网上引发热议。在湖南某市,一些市民通过网上志愿报名,参加了当地妇幼保健院和网站论坛组织开展的"当一天医生/护士网友体验"活动,志愿者穿起了白大褂在妇幼保健院体验了一回医生或护士的工作。

现场体验活动结束后,各位体验者纷纷在网络踊跃发帖,除了对医院的工作提出了宝贵的意见和建议之外,更多的是增加了一份对医务工作者的理解和尊敬。可以说,医院组织的这次体验活动开了一个很好的头,体验了才能加深认识,认识了才会互相理解,医患关系才会更加和谐。

阅读以上资料,你对此事件的看法如何?

第一节　医患沟通的医学意义和社会意义

一、医患沟通医学意义

医患沟通是贯穿整个医疗卫生工作的一条主线,医患沟通的成效会直接影响疾病的诊疗、患者和家属的情绪及感受,并进而影响医疗服务的质量。医患之间有效沟通可以提高诊疗效果、缓和医患矛盾,同时对个人及社会产生积极的影响。

(一)医学和医患沟通内涵一体

医患沟通作为医学发展进程中的一个重要角色,其内涵是和医学一体的。著名医史学家西格里斯曾经说过:"每一个医学行动始终涉及两类当事人:医生和患者,或者更广泛地说,医学团体和社会,医学无非是这两群人之间多方面的关系"。而在这个关系层面中,医学

39

的根本目的就是克服人类疾患、维护人类健康生存、促进医学发展和社会和谐,而医患沟通也是以此作为最终目的。虽然医学具有时代性和社会性,但医患沟通作为医学与医疗思维导向和行为方式的统一体,更能体现时代之新、方法之新和目的之新。根据现代社会的特征和医患沟通的内涵,现代医学是研究人类维护身心健康、提高生存质量和延长生命时间的科学体系与实践活动。医学实践以人类共同健康利益为准则,以医务卫生人员为主导,全社会合作参与,融合身心、社会和自然三个环境系统,用自然科学的技术,结合人文社会科学的行为,通过医学研究、医护伤病、预防保健及医学教育等活动,以达到个人的身心健康、国家与社会和谐发展的医学目的。

(二)医患沟通加深医患合作,促进医学发展

纵观几千年的医学发展史,医学的发展既需要人类社会、科学技术的发展前进,也需要医生的精益求精、不断探索,更需要患者的不断配合:医学的发展已经从过去以疾病为主导的医学理念逐步转向现代以健康为主导的医学理念,从过去医学的生物学模式逐渐转向当代医学的生物-心理-社会医学模式;从传统的一切以疾病为中心的处置系统发展为为患者、家庭与社区提供优质健康与卫生服务系统。从过去到现在,小到医患诊疗活动,大到医学理念和模式,医患都是不可分割的,患者就医、医生行医、医患共同合作、抵抗疾病、维护健康。沟通、合作、交流一直是医患发展的动力之一。当今社会,医患关系背后又有许多错综复杂的共同社会因素,现代医学的发展更需要医患双方携手共进,这一规律既是医学发展的规律,也是人类文明社会发展的规律。

因此,医患沟通加深医患合作,促进医学发展,是医学发展的新途径:患者通过沟通表达诉求,使医生了解患者的身心状况和心理期望。沟通让彼此在达到共同目的的实践中,具备更强的实施性,同时它也调动了心理和社会因素来协助医生诊疗和促进患者保健康复。

(三)提高医疗服务质量

1. 医患沟通有利于医学诊断　接诊患者,问诊采集病史往往是医患交流沟通的第一步。在这一步骤中,了解疾病起因和发展以及患者的体格检查是必经的过程。而在这一过程中,医患交流和沟通越多,医生对患者的病史、生活习惯、职业和家庭状况、经济能力、康复期望、诊疗选择了解得越具体,病史采集的可靠程度和体格检查的可信度也就越高。这样,医生作出的医学诊断正确率也会随着信息采集的全面而升高,误诊率也随之降低。

2. 医患沟通有利于临床治疗　临床治疗活动是由医患双方共同参与完成,并且随着病情的发展,治疗的方法也是不断变化的。因此,高效的医疗服务要以医患沟通为基础。在实际的临床治疗和医患沟通的过程中,医生应告知患者及家属患者的真实病情,保障患者的知情权,即医方要将患者的病因和发病机制、病情的发展和转归、可能出现的并发症、可供选择的治疗方案、预后及费用等相关重要信息告诉患者家属,尊重患者的参与权。在此基础上,征求患者的治疗选择,增加彼此的信任和认可;另外,在医疗活动的始终,医生都有责任、更有义务将自己对疾病的看法和治疗的方法传递给患者,患者也应将治疗过程中的生理反应和心理感受反馈给医生,让医生不断地修正诊断并及时调整治疗方案,以获得最佳疗效。

3. 医患沟通有利于融洽医患关系　在市场经济的条件下,由于医疗过程涉及的因素越来越多(例如,医院的经营、药品的价格、设备的使用等),医患矛盾也越来越多。大量调查表明,医患关系紧张由诸多原因造成,既有医疗的发展,对疾病认识不全面,也有医患双方的主观因素,而医患沟通是造成医患关系紧张最主要的因素,直接影响整个医疗卫生领域活动的展开和良性运转。良好的医患沟通不仅使得医方可以获取疾病信息,还使患者可以从医患交谈中获知健康知识。更重要的是,医患沟通还可以传递医方对患者的关爱情感,密切医患关系。因此,以患者为中心,实施医患沟通,是改善并建立和谐医患关系的有效途径。

4. 医患沟通有利于缓解医疗纠纷 在实际的医疗活动中,医疗纠纷的产生原因有很多,但有很大一部分是由于医患之间缺乏有效的沟通而造成的。当今医患双方缺乏沟通,一方面由于彼此信息不对等,在诊疗过程中患者必须了解医学知识和医学健康教育知识,医生对患者缺乏耐心的解释,患者不了解医疗过程,致使彼此在对医疗服务内容和方式的理解上有所出入,进而造成彼此的信任感降低,导致医疗纠纷。另一方面是由于一些客观因素。在我国,层次、级别越高的医院,患者也会越多。每天面对大量的患者,很多医生工作繁忙,无暇顾及和患者进行沟通。除此之外,作用医患双方之外的"第三方"——诊疗仪器的大量使用,使得医生无需凭借沟通也能了解不少有助于疾病诊断的信息。这些现象导致沟通不顺,并加重了医患矛盾,甚至产生医患纠纷。因此,加强医患沟通,既能有效地解惑释疑,还能疏导患者心理,更有效地了解患者的需求,减少医患间不必要的误会。近些年来,对于医患沟通,国内外医疗卫生行业都得出这样的经验:通过医患沟通来解决医疗矛盾,不仅经济成本低、社会效益好,而且医患双方及政府和社会的满意度也较高。

5. 医患沟通更有利于医院可持续发展 医患是医院赖以生存和发展的基础。随着市场经济的发展,医患都有自己的选择权。医生可以选择经济效益高,服务环境好,有利于自己发展的医院。而患者也可以自由选择医疗质量高、服务水平好的医院,有的还可以选择医务人员。在这样的环境下,医院的良性持续发展就需要建立和谐的医患关系,努力提高自身服务质量,树立自己的完美形象和良好声誉。只有这样,医院才能吸引更多的人从医和就医,而他们都是医院潜在的发展动力,不断推动医院良性健康发展。

(四)医患沟通满足医患双方需求

1. 医患沟通满足患者需求

(1)医患沟通满足患者提高治愈效率的需要:战胜疾患、调理身体是一个缓慢的过程,正如俗语所说的"病来如山倒,病去如抽丝"。在诊疗及愈后的过程中,医患之间积极主动的沟通,能够最大限度地调动双方的力量,发挥患者的主动性,尽可能消除影响康复的身心因素,加快治愈效率。

(2)医患沟通满足患者关爱和归属的需要:当人们患病的时候,由原自主自立的强势状态跌入身不由己的弱势中,生理上的病痛往往会伴随心理上的脆弱和异常,在期望获得疾病的康复之外,还希望获得亲友的关怀、体贴和关爱,也希望在医院求医问诊的过程中得到医务人员和病友的认同、友谊和情感,建立良好的人际关系,获得归属感。因此,良好的医患沟通可以把医务人员对患者的关怀、体贴和关爱传递给对方,让患者不再孤单无助,增加他们解除疾患的信心和力量。

(3)医患沟通满足患者尊重的需要:在现实社会中,尊重的需要始终是人类的基本需要,它是个体人生价值的重要体现。而当人们受到疾病的困扰时,身体上、心理上特别是社会印象上,人们总会感觉自身的价值会受到严重的打击。正如患者,俗称"患者",他们始终觉得自己仍然是一个人,一个完整的个体,只是生病了而已,所以会出现维护尊重的本能。所以,当患者就疾患问题求助于医生时,如果医生能和他们积极沟通、建立合作信任的关系,对满足他们的尊重需求具有重要帮助。

(4)医患沟通满足患者获取医学知识和健康教育的需要:患者及其家属前往医院看病除了消除疾患这一基本目的之外,还希望能从医务工作人员那里获取专业的医学知识和保健知识。基本的知识掌握除了对疾病的治疗有帮助外,还能缓解他们就医的焦虑和不安,加深他们对疾病的了解,让他们更有掌控感。大量的实践表明,医患沟通是患者及家属获取医学知识和保健知识的重要途径之一,良好和谐的医患沟通可以满足他们获取相关知识的需要。

（5）医患沟通满足患者合理支出的需要:在市场经济的运营下,医疗行为的开支是患者在看病的过程中不得不考虑的问题,如何才能"合理支出"是他们最为关心的。医患沟通可以帮助患者根据疾病性质和发展情况以及自身的经济状况等因素作出综合判断,避免超常检查、滥用药物、过度治疗等,指导他们作出恰当的选择,避免不必要的开支,节约社会资源。

2. 医患沟通满足医生需求

（1）医患沟通满足医生提升业务水平的需要:医疗卫生工作是一项实践性和经验性极强的工作。随着社会政治、经济、文化的发展,医学也在不断发展。作为医生,更需要随着医学的发展不断地学习、实践和探索。通过医患沟通,医生在诊疗的过程中不断获取临床经验,提升临床能力。同时,引导患者积极配合实施风险性较大的治疗方案和技术,为临床医学的进步创造有利条件。

（2）医患沟通满足医生提高自身素质的需要:医疗卫生工作的对象是人,每个人都是一个独特的个体,拥有自己的个人经验、知识储备等。医务工作人员在和不同层次、不同知识水平的患者沟通的过程中,除了可以增强临床诊疗的经验,还能将自身掌握的心理学、社会学、伦理学知识运用到实践中,并从患者身上习得更多的社会知识和经验,提高自身素质。

（3）医患沟通满足医生被尊重的需要:医生每天工作的成就感除了来自治愈患者,还来自患者及家属的配合、尊重、理解和支持。如果说治愈患者是对医生技能上的肯定,那么患者及家属的态度就是对医生本人的肯定。良好的医患沟通促使医患双方相互信任、真诚合作,医务工作人员可以从中获得尊重感、成就感,进而更加爱岗敬业。

3. 医患沟通促进医患互惠双赢　医患双方的关系本是一种互助合作的关系,和谐的医患沟通可以促进医患互惠双赢。在医疗卫生工作中,患者的根本目的是身心康复,医生的最大愿望是治愈患者,彼此都不愿以对立面的形象出现,更不愿意发生矛盾和纠纷。积极的合作、真诚的沟通可以使双方的愿望和目的更有效地实现,达到互惠双赢。

（五）医患沟通重视人文,适应高等医学教育的发展

医学科学是一门人文性、科学性、实践性、经验性相结合的科学,具有自然科学和人文科学两种性质,是科学文化和人文文化的有机统一。在当今社会,医学的基本目的是认识、治疗、预防人的身心疾病,恢复、保持和增强人的身心健康,是自然科学、社会科学和思维科学有机统一的综合性知识体系和实践活动。由于医学具有深刻的人文文化特征,对医学人才的培养也应始终贯彻着人文精神。

在我国当代的高等医学教育中,人文教育和科学技术教育占了两个非常大的部分。从教育的基本职责中,可以看出培养适应社会发展的、德高、学博、医精、能力强、身心健康的高素质的医药专门人才,重视学生全面素质的提升是教育的根本目的。而当前我国的高等医学教育模式参考的是前苏联的医学教育模式,在技能培养和人文素质培养的同时,有所侧重地偏向技能培养,比较重视对疾患的诊断和治疗,而对于医患沟通能力等一些人文能力的培养要求较低;重视患者生物、生理方面的问题,忽视患者心理、社会环境方面的问题。因此,这就导致学生在医学人文科学底蕴上的匮乏。表现为在对医患沟通这一个概念,无论从观念上、理论上还是技能上,都缺乏全面的理解和掌握。这都导致了在实际的临床治疗过程中,对患者心理需求的把握和沟通交流能力的提升的困难,而这些经常会引发非生物因素的医患矛盾,进而导致医患纠纷的出现。

因此,医患沟通在观念上重视人文教育,在知识结构重视人文社会科学相关知识的整合,在技能上重视人文关怀,这既符合教育规律,也符合医学的经验性的特征。1989年3月,世界医学教育联合会发表了著名的《福冈宣言》,该宣言指出:所有医生必须学会交流和处理人际关系的技能,缺少同情应该视作与技术不够一样,是无能力的表现。1999年,国际医学教育专门委员会公布了《全球医学教育最低基本要求》,其中"沟通技能"是7项最低基本要求之一。2008年9月,我国医学教育专业委员会制定了《本科医学教育标准——临床医学专业(试行)》,要求医学生不仅要掌握医学知识和技能,还应具有与患者及其家属进行沟通与交流的技能。由此可见,当今国内外医学教育界都非常重视培养医学生的医患沟通能力。在高等教育中重视医患沟通,既有助于提高医学生的人际沟通能力、医学综合素质,也有助于强化医学教育的人文底蕴、培养具有科学和人文素质的医学人才。

二、医患沟通社会意义

(一)医患沟通提高全民健康效率

健康是人的基本权利,是幸福快乐人生的基础。医学的目标是维护与促进人类健康,而由于社会经济等因素,传统的医学仅仅只是单纯治疗疾病。但现代社会发展和经济进步让人们可以享受丰富的物质生活,医学所面对的也不仅仅只是患病的人,更多的是渴望健康和不断提高生活质量的人。所以,医学的发展更加注重整合,在关注人类疾病的同时,也更为重视人类身心的统一,生理和心理的相互依存,以及人类体格、心理、精神和行为与生活方式。因此,医患加强沟通,建立良性互动的医患信任合作关系,共同制订与实施疾病防治和促进健康的整合干预方案,既可以充分调动患者的主观能动性,增加其医学知识和健康素质,提高疾病预测与预防、健康教育、健康促进与健康管理的积极性和有效性,也促使有限的医疗资源发挥更大的作用。

(二)医患沟通促进医疗卫生科学决策和管理

广义的医患沟通,指的是医学和医疗卫生行业人员,围绕医疗卫生和健康服务的法律法规、政策制度、伦理道德、医疗技术和服务规范、医学人才标准和方案等方面,以非诊疗服务的各种方式与社会各界进行的沟通交流。一般包含制定新的医疗卫生政策、修订医疗技术与服务规范和标准、健康教育等。2003年,医务人员在抗击"非典"时所表现的专业性作用就是极具说服力的事例。当时,全国上下共同抗击"非典"并取得艰难而伟大的胜利,这和医学专家向政府提出建设性意见密不可分。在"非典"之后,我国制定了一系列医疗卫生改革政策,而这都和医方的参与息息相关。

医疗卫生改革是以更好地促进医疗卫生工作、服务社会为基本目的的。医务人员和医疗卫生机构既是改革的承担方,改革成效的见证人,也是改革的发起源头,是国家及政府制定医疗卫生改革决策和管理最基础、最真实、最广泛的事实依据。政府和社会各界应认真听取医疗卫生机构,特别是基层医务工作人员的想法、意见和建议,鼓励并让医务工作人员全面参与到医疗卫生决策的过程中,发挥他们不可替代的专业知识和一线实践经验。医务人员也要认识现代医学的目的,通过多种形式参与到政府的医疗卫生改革和管理中,为其建言献策。不仅要在医疗机构中救死扶伤,还要在社会管理上扶危济困,将医疗人道主义融入市场经济下的社会发展中。

（三）医患沟通有利于建设和谐社会

社会是由人组成的,人是和谐社会组成的基本元素。从个人的角度来说,健康是人的基本权利,离开了医疗卫生,个人的身心健康就得不到保障,人的生活满意度就会下降,就容易成为对社会不满的人,进而影响和谐社会的建立和发展。从关系的角度来说,医患关系是社会利益关系的一方面,它的影响面大,涉及广大公民的切身利益。如果由于医患关系而产生医疗纠纷,不仅会对患者及家属产生重大影响,也会扰乱医院的正常工作秩序,给医院和社会造成了不良的影响。因此,和谐的医患关系在发展和谐社会的过程中扮演着重要的角色。它既是和谐社会的内在要求,是医疗卫生事业发展的外在表现,也是提高诊疗水平和人民群众健康水平的前提条件。

和谐社会的核心是以人为本、民主法制、公平正义、诚信友爱、安定有序。人是和谐社会关注的中心,而医疗卫生事业是造福人类的事业,关系广大人民群众的切身利益,关系千万户的幸福安康,也关系经济社会的协调发展。医患关系是医疗卫生事业的重要组成部分,处理好医患关系,遵循相应的道德规范,对改善人们的健康状况,调动医患双方积极性,提高生活质量和社会福利水平,促进社会主义和谐社会的建设有重要意义。

因此,在日常的医患沟通过程中,医务工作人员要积极主动,发挥主导作用。不仅要以患者的身心健康为中心,运用自身的医学知识和技能,为患者进行诊疗,还要以特有的医学人文关怀精神,关注社会、呵护生命,主动地消除社会通病并减轻社会问题带来的不良后果,自觉地创造出具有新世纪特征,且有利于人类利益共享的社会新秩序——普世关怀。

第二节 医患沟通表达机制

人际沟通是人与人之间信息交流和传递的过程,也是在社会生活中人与人之间的联系过程。一般的沟通机制中指出,人际沟通的基本要素包含信息的发出者、信息的接收者、信息、信息的传递途径、反馈和沟通背景这六方面。而有效的人际沟通需要信息发出者发送的信息完整、准确;需要信息接受者能接受并理解完整信息;需要缩短信息传递链和开辟非正式的沟通渠道。

医患沟通作为一种特殊情境下的人际沟通,是医疗活动过程中的一个重要环节,既包含一般人际沟通的基本要素和特点,同时由于其发生在医疗背景下,而拥有特有的沟通特点和沟通机制。有效的医患沟通不仅可以提升患者及家属对医务工作人员及其诊疗操作的信任度,增加医务工作人员和患者之间的信息交流和相互理解,还能增强患者战胜疾患、恢复健康的信心,取得患者最大限度的合作配合,提高医疗卫生的工作效果,减少和避免医疗矛盾和医疗纠纷的发生,达到医患双方互惠双赢的目的。

一、提高临床诊断能力

医学里的一句话:"无诊断,不治疗",意思就是所有的治疗都是建立在正确的诊断基础之上,只有正确的诊断才能有效治疗。由此可见,诊断作为临床诊疗过程中的首要环节,同时也是必不可少和至关重要的一个环节,它在一定程度上决定着疾病的治愈、患者的身心健康。而临床诊疗过程是一个较为完整的、科学的临床思维程序,医生在获取患者足够多的相关信息的基础之下,在医学知识和累积的经验的帮助下,对收集来的信息进行特定的思维方式加工、整理及排序,并根据现代科学实验技术对此结果进行分析和验证,最后得出诊断结论。

在医患沟通和交流的过程中,医生用于诊断的信息主要分为三点。一是患者的疾病史(例如,疾病的起因和发展过程)和个人相关信息(例如,家庭经济背景)。二是患者的体格检查信息,即医生根据临床经验对人体形态结构和功能发展水平进行检测和计量。这两点都需要医生具有正确的医学观、良好的临床思维能力和顺畅的语言表达能力。三是实验室检查结果信息,即利用一些医疗设备获取疾病较为精确的技术信息。例如:临床生物化学和生物化学检验中的肝功能、肾功能、体液、电解质、血气分析、血脂、肿瘤标记物等常规检测项目,可为临床诊断提供客观的实验室依据。在这三类信息中,虽然第三类结果无论从客观性、可再现性还是发展性的角度来说,都在医疗诊断中占有非常重要的地位,但从综合的角度来说,前两类信息重要程度却更高,但获取的方式却更难,而且需要医方耐心、细致地和患者交流才能获得。例如,从患者发病至就诊时的整个过程,包括开始发病的情况,如何时起病,是急起还是缓起,发病的原因和诱因是什么,有哪些症状和表现及其特点如何;病情的发展过程,如症状是进行性的还是间歇性的,性质有无改变,病情是加深还是减轻,有什么伴随症状和缓解方法;发病后的诊治情况,如是否就医过,当时诊断结果如何,进行过何种治疗及其详细经过,曾在何时用过何种药物,如何使用,剂量如何,效果如何等。这些信息只有通过沟通交流才能获得,除此之外,患者过去的健康状况及这种疾病有关的病史、患者的生活环境与交际环境如何,个人的生活习惯如何、患者亲属的健康状况,是否有遗传疾病,是否患有与患者相似的疾病等信息是无法通过检查查测出来的,必须要通过交流获得。因此,在实际的临床工作中,众多经验丰富的医生都非常重视前两点信息的获取,认为在医患良好沟通和交流的背景下,仅从病史收集和体格检查中就能收集到有意义、有价值的线索,而这为诊断疾病、确诊疾病打下良好的基础。英国著名学者汉普顿等的研究结论显示,一般医院82.5%的患者仅凭采集病史就可以作出诊断,需要体检帮助诊断的只占8.75%,需要进一步辅助检查帮助诊断也只占8.75%。

随着科技的发展,一些医生在诊疗工作中,越来越依赖实验室设备的测量和诊断,并以此作为诊断结论的主要依据。但对于高科技医疗技术的过于依赖,一方面,从临床诊疗过程来说,可能会导致误诊或者漏诊,进而误治,更为严重者,会出现医疗差错和医疗事故。例如,仅仅从患者药物过敏情况的了解来看,如果医务人员没有在获取患者疾病史和相关信息的过程中了解到其药物过敏情况,使用了不该使用的药物而发生了过敏反应,就可能会产生非常严重的后果。而另一方面,从医生个人发展角度来说,也不利于医生自身知识、技能和技术的提高。对于一名医生来说,疾病的诊断处理能力是必需的能力,能快速诊断和处理疾患,如正确判断患者的病情,稳定病情,以便进一步处理等。因此,医患交流沟通对患者疾病诊断和自身的能力发展都无比重要,而医务人员对医患沟通能力的重视和提高就是提高自身的临床诊断能力。正所谓"正确的诊断源于准确的信息,准确的信息基于可靠的采集,可靠的采集来自良好的沟通"。

二、促进医学治疗的疗效

在临床工作中,大部分的治疗都是通过医嘱实施的。医生将诊治的信息和要求传递给患者,患者信任并认可医生,接受治疗,并按医嘱施行。以精神科的心理治疗为例,多数心理治疗都是以药物治疗为主,心理咨询为辅。而在心理咨询的过程中,患者对医生的心理咨询方案的接受程度,不仅取决于医生的医技医术、职务等级、社会影响力等,更和医生在咨询与治疗过程中所采用的沟通方式,技巧等有关。因此,有时医生对患者的关心举动、表情等就是一剂治病良药。其实,在医疗卫生过程中,我们都能发现大多数患者虽然患的是生理上的疾病,但在生理和心理上都会有所表现。很多患者因为患病,由原来自主自立的独立状态变为需要别人照顾的弱势状态中,对于周围人的态度、眼神异常敏感,对关怀、体贴和情感也异常需要。他们既希望和自己的亲朋好友建立联结,也希望得到医生和病友的关注和理解。正如无名医生特鲁多博士(Dr. Edward Livingston Trudeau)的墓志铭所说的:"有时去治愈,常常去帮助,总是去安慰(To cure sometimes; To relieve often; To comfort always)。"

在临床一线工作的医务人员常能发现这样一个不成文的规律:积极配合治疗的患者,康复痊愈的可能性更大,并发症的概率更小。而这其实就是医患沟通促进治疗疗效的结果。在治疗工作中,医务人员的言语和行为对医患沟通产生了积极的影响,患者和家属感受到医生对他们的尊重理解和关心关爱,他们对医生的信任度也会越来越高,就必然会积极配合治疗。

众所周知,人对言语、行为和环境等信息会产生生理上的反应并进而直接影响到人的身心健康。范进中举就是一个很好的实例。心理或神经免疫学的相关概念中曾指出:人类的中枢神经系统、内分泌系统、中枢神经递质等与免疫系统之间存在着复杂的反馈调节关系。这种反馈调节关系具体如下:心理社会信息传入大脑→大脑皮质加工处理并转化为认知评价(观念)→传入大脑边缘系统→转化为具有情绪色彩的内脏活动→大脑运动前区(下丘脑和垂体)→释放多种激素和神经递质→或通过自主神经系统编号→或直接影响免疫功能(减弱或增强)→疾病或健康。

当个体接受到或转换到的是积极的认知评价时,良性情绪的内脏活动刺激大脑产生有利于增强免疫系统的神经肽-激素组合,并构成神经-内分泌-免疫良性反馈调节运行机制,使机体活力增加,免疫力强化,趋向并保持健康的身心状态;当人接收到或转换到的是消极的认识评价时,恶性情绪的内脏活动就刺激大脑产生削弱免疫系统的神经肽-激素组合,并构成神经-内分泌-免疫良性反馈调节运行紊乱,使得机体活力受到抑制,免疫力降低,转入亚健康状态或者疾病。

因此,医务工作人员应高度重视医患沟通,以平和的心态,耐心细致地和患者讲解疾病,释义治疗。并向患者提供医学知识和健康教育,同时努力和患者建立积极向上的情感交流,让患者接受到或转换到的是积极的认知评价,产生增强免疫系统的良性情绪的内脏活动。而作为患者,则应建立合理的治疗期望,积极主动了解诊疗信息,配合医务人员的治疗,增强自身的依从性。无论是药物治疗还是手术治疗,疗效都会获得明显的提升。

三、融洽医患关系

相关资料表明,由医疗事故所引起的医患纠纷占总体的3%,而由于医患的交流不畅、医疗卫生服务过程中沟通不足导致的医患纠纷占绝大多数。一项关于医患关系不融洽的调查结果显示,48%的医生认为医患关系不融洽是源于医患沟通太少,而50%的患者则认为和医生缺乏沟通(例如,医生问诊时间太短等)是关系紧张的主要原因。由此可见,医患双方不沟通交流就无法相互理解,更无法建立信任合作的互惠双赢的关系,还容易滋生对立的情绪,那么医生与患者或患者家属之间发生误解和纠纷就在所难免。因此,医患双方进行良好、有效的沟通,能够融洽医患关系。

(一)医患沟通促使医患双方达成共同的医学认知

共同的医学认知,指的是医患双方围绕疾病所作的诊断、治疗方案、康复预后、技术条件、医疗费用服务质量及相关伦理情感、法律规则等内容建立共同的认识及态度。在医疗卫生活动中,虽然医患双方在人格上是平等的,但是由于掌握信息的不均衡性,而医生又是医患关系的主导方,所以现实中,常常能看见医患双方在地位上出现"医高患低"的现象。在实际的医疗卫生服务中,患者由于身体不适而寻求医疗帮助,面对陌生的医疗环境和晦涩的医学知识,他们渴望了解自身疾病和相关的治疗信息。而沟通能够帮助他们获取想要获取的信息,当患者通过和医生交流了解自己的病情,治疗的措施和方法,病情的可能发展等相关信息后,一方面既提高了自身医学知识,认识到医疗技术的局限性和医疗结果的风险性,另一方面也为医患双方奠定了相互理解、彼此信任的关系,而这两点都是医患双方平等交流、理性合作的基础。

(二)医患沟通促进医患双方建立良好情感

在实际的医疗卫生活动过程中,医患双方的目的都是战胜伤病,康复身心。但在现实的表现中,从患者的角度来说,由于对疾患的未知和无法控制,他们希望获得医生的帮助和关怀,并且情感表达和需求较为强烈;从医生的角度来说,虽然每位医生都尽力做到"救死扶伤,治病救人",帮助伤患的心情急切,但由于医生的职业需求,要求其更为理智,情感表现更为含蓄。加上人体结构的复杂性和病因病情发展的多样性,任何医生的诊断、治疗及其后果都具有一定的不确定性,并不能包治百病。因此,医患双方的及时沟通,既体现了医生对患者职业性的关心关爱,也缓解了患者的紧张焦虑,增加了对医生信任认可,达到情感上的共鸣。例如,在医患交谈过程中,医生对患者叙述的倾听,对患者非言语信息的关注以及回答问题时不厌其烦并循循善诱,既能体现医生的专业素养,也能让患者体会到医生对自己的关注和在意,感受到医生的热情,这会大大激发患者与医生的合作意愿。在触诊的时候,可以先尝试性地询问患者一些生活信息,如"外面是不是很热?""怎么过来的"等,简单的沟通就能消除患者紧张不安的心情,拉近医患之间的距离,建立良好的情感。

(三)医患沟通促使医患双方心理相容

医患之间的沟通是一个复杂的信息交流活动,除了必须要完成临床诊疗的需求之外,还是双方心理交换和心理相容的过程。医患之间的融洽关系,医患相处时彼此容纳、包涵、宽容及忍让,能够满足医患双方彼此尊重的需要。而且医生设身处地地理解患者,从而能更准确地把握患者病情。患者感受到了医生的关注和尊重,被理解和接纳,从而会更愿意与医生配合,这非常有利于良好医患关系的建立。另外,由于人的心理是支配行动的一个重要因素,所以医患双方的心理相容也常常会促使彼此容忍、接受对方的缺点和过错,甚至是原谅来自对方的无意性损害。现实中,我们也能发现,如果医生对患者多一些关切和爱心,患者则会对医生表达更多的宽容和谅解,如一些小的医疗差错或技术失误,一些患者就表示可以理解,并不予以追究。

(四)医患沟通提高医患双方利益

在社会市场经济大的环境下,利益是重要的天平砝码。但在医疗卫生服务中,由于社会分工和角色不同,医患之间的利益点也会有所差异,患者的利益点是身心健康,家庭幸福,合理费用,个人事业等;医生的利益点是个人成就、社会声誉、经济收入、医学进步等。虽然医患双方的利益点差异较大,但达到彼此利益的途径和方式却是一致的:治愈疾患,身心健康。而医患沟通的目的也是如此。因此,良好的医患沟通能够促使医患双方利益互惠,达到共赢。

四、推进现代医学模式的实现

医学模式是人类对自身健康和疾病特点及其本质的高度哲学概括,是医学科学思想论和方法论的总纲领,也是指导人类医疗卫生社会实践活动的总纲领。简单来说,就是人们在观察、处理疾病和健康问题的医学思维方法与行为方式。医疗模式作为一种理论概况,既来源于医疗卫生的实践活动,又为医疗卫生实践活动服务,并进一步推动它的前进发展。它反映着人类对自身的生命、生理、心理、病理、预防、治疗等问题的思考。不同的医学模式也反映出不同历史阶段医学发展的特征、水平、趋势和目标。

传统的医学模式多从医生这一角度出发,对疾病本身,特别是引起疾病的生物学因素非常重视。但随着人类社会科学的发展和疾病谱的变化,我们逐渐认识到人类的健康不仅是生理健康,还包括心理健康、道德健康和社会适应良好。与此同时,人类的健康除了受疾病本身的生物因素影响之外,患者的心理因素、人文自然环境因素等都会对人类的健康和疾病产生影响。传统的医学模式并不能很好地概括人类健康和疾病的总体特征。与此同时,由于信息技术的发展,人民群众文化素质不断提高,人们获取医疗信息更加方便,患者深刻认识到一项医疗活动的完成必须具备两个基本条件,即医务人员正确的诊治及患者的全力配合,因此,更愿意主动地参与到治愈疾病的过程。因此,医学模式开始逐渐从传统的纯生物学医学模式转换为生物-心理-社会医学模式。

生物-心理-社会医学模式加深了人们对于医学和个人健康的认识,扩大了医学的职能和范围,使医学的对象从患者扩大到健康人群,服务的内容从生理服务扩大到心理服务,从单纯的治疗扩大到预防、康复、保健等。这个过程可以说是从技术至上走向人文关怀,从医学科学精神融入医学人文精神的过程。由此看来,现代医学模式的实现既需要以医学科学和生命科学为核心的相关科学的进步发展作为理论支撑,也需要医疗卫生机构、医疗教育机构和政府管理部门相互组织、管理和协调,更需要患者自身的积极主动参与和配合。而这三者之间积极主动的沟通是促进医疗工作发展、推进现代医疗模式的必经之路。因此,良好的医患沟通是推进现代医学模式的载体和桥梁。

在临床活动中,医生和患者之间本着平等尊重的原则,在医方提供医疗服务的同时,深入、细致地进行沟通。从医生治病救人的角度来说,医生了解患者的病史、病情,了解患者的心理、人格、文化、生活、社会背景,尊重患者的生命价值、人格和自主权利,平等地对待每一位患者,认真听取患者的反馈,以真挚之心换取患者的信任和理解,这样更有助于疾病的诊断和治疗。而医生的一言一行也让患者认识到医生不再是冷冰冰的技术使用者、设备操作者,而是有血有肉、富有同情心的人,也更愿意和医生交流;从患者渴望健康的角度来说,医患沟通有助于加强患者对医生的信任,调动患者自身的主观能动性,主动战胜伤病,取得最佳的临床效果。而这一过程使得患者不再被动地接受角色,而是参与整个诊疗过程,使医患关系由单向治疗转为双向合作。这一切都是现代医学模式所认可和推崇的,因此,和谐的医患关系,良好的医患互动推进现代医学模式的实现。

第三节 医患沟通系统的建立

医患沟通是医疗服务过程中不可或缺的服务内容和重要环节,它能够直接影响到患者的整体满意度,进而影响到医疗服务质量。建立并完善医患沟通系统,对和谐医患关系的建立,医疗服务质量的提高提供帮助。

一、树立医学与人文融通理念

医患关系是一种社会人际关系,更是一种情感关系,医患双方在沟通的过程中体现了医疗卫生服务中浓浓的人文情愫,因此医患关系中必须体现人文精神理念。

(一)医疗服务是科技与人文的行为

西方医学之父希波克拉底曾说过:"医学是一切技术中最美和最高尚的","医生要具有优秀哲学家的所有品质:利他主义,热心、谦虚、冷静的判断……"而无论是古代哲人的思想还是现代人们的期望,医学的理想模式都是"科学技术与人文精神的结合"。医疗卫生服务建立在科学发展的基础之上,利用先进的科学观点、研究方式方法、技术、设备来探究人类的身心健康和疾病的原理,而这种探究的目的最根本是在于治病救人、提升健康。因此,科学技术终究还是要应用于生命的回归,这是具有人文性质的。在实际的医疗卫生服务中,医技和人文必须并轨同向,这样才能保证医疗的高尚动机,增强医疗的实际成效。

(二)医患沟通是基本医疗活动形式

基本的医疗活动是围绕患者开展的,以关注患者为焦点,满足患者最大需求为目标,以患者为中心是医疗卫生服务的主要模式。从患者最初的求助,到医生的问诊、诊疗,再到患者的康复,每一步都需要医患的沟通。沟通,既是加深医患双方感情的重要途径,也是医疗卫生服务人文精神理念的重要体现。医生关心患者的身心状况、治疗疗效和环境适应情况;患者向医生交流自己的身体变化、治疗效果和内心想法。因此,通过医患沟通,使医患之间出现相互理解、尊重的氛围,不仅能建立和谐的医患关系,还能使得医疗工作得到保障,并进而保护了患者的根本利益。

(三)"医患一体"是医患沟通的认识内核(人人皆患者,人人皆医生)

医院、医生和患者是医疗卫生服务的三个主体。没有医院,医生将无处施展医术,患者也将无处投医问药,重获健康;没有医生,医院如没有士兵的军队,患者也无法摆脱疾患正常生活;没有患者,医院将无法运营,医生也毫无价值。因此,医院、医生、患者三者是相互依赖相互促进,共成一体的。

1. 人人皆患者 生老病死,是人一生所要面临的问题。每个人都希望身体健康,不受到疾病的困扰,但现实并不如意,我们或多或少会在一生的某个阶段面临疾患的痛苦和死亡的恐惧。而且,作为一个正常人,每个人都"患"有不同程度的"亲人疾患综合征",即当自己的亲朋好友患上重病后,自身也会表现出一定的身心不良反应,如焦虑、恐惧、判断力低、情感失控、失眠、疲劳等。在医疗行业有不成文的规矩,即医生自己不为亲人下诊断和治疗,因为医生也是普通人,亲人的疾患痛苦一样也会通过感情转移到自己的身上,这样就无法冷静理性地行医。

2. 人人皆医生 中国有句俗语:"久病成医",指的是一些患者病久了后对一些医理也比较熟悉了,他们掌握的对待自身疾病的方式方法甚至有时比一些年轻医生还要多。而从医学心理的角度来说,心理因素既能致病也能治病。如在性格的划分上,有一种性格叫A型性格,A型性格的人脾气比较火爆、有闯劲、遇事容易急躁、不善克制、喜欢竞争、好斗、爱显示自己才华,对人常存戒心等。现代的身心疾病研究发现,A型性格的人相比较其他性格的人更容易患高血压和心脏病。因此,良好的性格特点与平和的心理状态对个体的身心健康是必不可少的。而当个体患病时,如果患者能抱着积极的精神应对疾病,康复的时间也会明显缩短。另外,从社会的角度来说,当代的医疗卫生服务越来越重视患者的知情同意权和参与权,医生的诊疗方案都需要患者的"批准"才能有效实施。由此看来,患者也是医生。

3. 医院是医患交流平台 在市场经济的形式下,从医生的角度,医院作为医生的管理机构,是否拥有科学的管理模式,完善的体制机制,将直接影响着医技和医德,并进而影响对患者的诊疗;从患者的角度,医院作为患者投医问药的主要机构,是否具有优良的医疗资源、优秀的服务态度和完善的服务机制,也影响患者求医的心情、期望和行为。因此,要创设良好的医患双方交流环境,为医患和谐沟通提供帮助。

4. 医疗风险需要医患双方共担 从广义上讲,医疗风险包含两层含义,既包含医疗机构及医务人员因过错造成患者的各种伤害,也包含患者非因医疗机构以及医务人员的过错而遭受的各种医疗意外、并发症、不可知疾病。从定义的角度来说,医疗风险的产生并非完全由医生造成,所以需要医患双方共同承担。

(1)医疗风险多因性:众所周知,"医疗风险无处不在",在实际的医疗卫生服务中,风险可以说贯穿在门诊、住院、出院等环节和诊断、治疗、康复等医疗行为的全过程。现在一些学者认为,医方、患者、疾病、社会和医患沟通是造成医疗风险的五大因素。例如:医务人员或医疗机构自身的问题;患者个体之间存在差异性;疾病发生发展的复杂性和多样性,人类对疾病发生发展的规律认识待加强;新闻媒体的不当宣传和社会舆论导向错误以及社会体制、法律法规不健全等社会因素;医患沟通不充分导致患者对医疗行为产生误解,进而引发医患矛盾等,这些都能形成风险事件。

(2)医患社会共担风险:风险是客观存在的,不随人的意志而转移,但人们对风险的认知是可以改变的。传统的医学观对医务人员给予极高评价,留下"悬壶济世"、"救命恩人"、"白衣天使"等赞美之词,患者也将去医院"看病"说成是"求医",这就使得医患之间形成了主动与被动、支配与服从的不正常关系。社会和患者对医务人员无限推崇的同时,也把医务人员推到造成医患风险的主位上,这对医生提出了非凡的要求并对他们产生巨大的压力。现代的医学模式则认为战胜疾病,维护健康是医务人员和患者乃至全社会共同承担的任务。生命自主权是人的基本权利,而患者对于自身的疾病诊疗也拥有知情同意权、参与权、隐私权等,社会机制也应该保障医患双方的权利。因此,对于医患风险,医务人员、患者和全社会都应共同承担。

二、完善医患合作机制与法规

(一)将医患沟通列为医疗核心制度

医疗核心制度是确保医疗护理质量,规范诊疗行为,杜绝医疗事故发生的重点规范制度,也是医务人员在正常医疗活动中必须遵守的工作规则。现在一些医院为了提高医疗服务质量,确保医疗安全,维护患者切身利益,与患者建立相互尊重、理解、信任的新型和谐医患关系,已经将医患沟通列为医院核心制度。制度中明确规定了医患沟通的涵义、时间、内容、方式、医患沟通记录及要求和医患沟通的评价。制度的实施为医院的医患沟通提供了指引和帮助,也凸显出一定的效用。但是由于我国各地医疗发展不均衡,一些地区并没有建设完善的医疗核心制度。因此,将医患沟通列为医疗核心制度,制定全国统一标准是当前完善医患合作机制的重要工作。

(二)优化患者参与诊疗机制

医疗卫生工作是为患者进行服务的,患者始终是工作的主体和对象。因此,优化医疗卫生服务流程,让患者更加积极、主动地参与诊疗活动,最大限度地促进医患沟通,既方便医生为患者提供快捷、优质的服务,有利于医务人员根据患者病情及个体差异的不同制订出适应每位患者的详细、科学的治疗方案,也能提高患者的满意度。因此在临床医疗活动中,医务人员首先要引导患者在就诊时提供真实病情和真实信息。其次,向患者提供全方位的疾病诊疗信息,并向患者及亲属提供相关健康知识的宣讲,协助患者对诊疗方案的理解与选择。第三,尊重患者的知情同意权、选择同意权,主动邀请患者及其家属参与治疗计划的制订、实施和医疗决策过程。当患者病情变化时,医患要进行积极沟通,及时调整、修改治疗方案。

(三)实施患者医学与健康知识教育

人际沟通是动态、连续、变化的过程,信息传递是人际沟通的主要目的。这些信息既包括基本的交流信息,也包括社会、情感信息,而它们都会随着沟通双方的互动而改变。现实生活中,医患沟通不畅其中一个不可忽视的原因是医患双方在医学及身心健康知识的掌握上差异较大。医患双方拥有的医学信息不对称,医务人员在沟通中占主导地位,患者对医务人员的诊疗工作不理解、不配合。所以,沟通过程易发生矛盾,沟通结果不佳。因此,医疗机构要根据服务宗旨、服务范围以及服务人群制订患者及家属的教育计划,并融入医疗护理过程之中,使患者及其家属在医疗过程中及时获得他们想要得到的医学知识和健康教育知识。

1. 开展医学知识教育 首先,树立医学知识共享的意识。医务工作人员总觉得患者及其家属不需要懂医疗知识,和他们交流并无益处,所以不愿与患者沟通。但在实际的临床工作中,几乎每位患者及家属都会针对自身的疾病、治疗方法、预后效果等问题向医务人员提问。因此,医务人员需要明确意识到患者及家属需要相关的医学知识和信息。即使这些信息是零碎且少量的,但对患者及家属的消解疑惑,增添战胜疾病的信心和勇气具有很大帮助。其次,耐心沟通,通俗讲解。医学知识晦涩难懂是众所周知的事实,因此医务人员对患者进行诊疗,和患者进行沟通和交流时,要尽量从患者角度出发,耐心细致、通俗易懂地讲解医学知识和信息,并要做好反复讲解的心理准备。另外,开展医学知识教育除了医生自身应做的准备之外,医疗服务机构还可以建立患者教育职责,开设网站、橱窗、宣传材料等多形式的医学知识教育,专人负责,医务人员轮流开展,充分发挥中青年医生、高学历实习生、护士及医学社会工作者等群体的作用。

2. 实施健康知识教育 健康知识教育的对象主要包括患者及其家属,在具体的教育过程中可以根据患者的病情、需求,科室的划分而有所侧重。教育的内容主要包含门诊教育和住院教育两部分,其中门诊教育包含候诊教育、随诊教育、门诊咨询教育和健康教育处方;住院教育包含入院教育、住院教育和出院康复教育。

在实际的健康知识教育过程中,医务人员可以依据患者的实际需求实施教育计划,采取医患面谈、集中培训、专题讲座、宣传橱窗等形式开展,最后还需对教育效果进行评估。在实施过程中,医生需要始终树立"以患者为中心"的意识,积极主动、充满热情地开展教育。

(四)推动与完善医疗法律法规

医患关系是一种特殊的人际关系,是患者、家属和医生、护士及医院各级各类人员之间在医疗实践中形成并建立起来的关系。由于医疗卫生服务的对象是人,服务本身也是与人的生命健康权息息相关的,那么,医患关系本身也是一种由法律维系的权利和义务关系。现今,我国已制定多部医疗卫生法律法规,其中涉及医患关系和医患沟通的主要有两部:《医疗事故处理办法》和《侵权责任法》,其中《侵权责任法》中第七章的相关条例对医患沟通做了明确的规定,现已成为我国处理医患纠纷案件的主要依据。但该法律只是从法律的角度保护民事主体的合法权益,相关规定设定较为概括,细节性有待加强。因此,建立积极和谐的医患关系,除了医患双方加强彼此交流外,患者可以结合自身经历,医务人员则结合自身实际工作,提出完善法规的建议和意见,并通过合法渠道将建议和意见反馈给立法机构,推进医疗法律法规的建设。政府部门应从医患沟通现状着手,深入细致地探讨医患关系,特别是医患紧张的主要原因,更新并完善法律法规,采取综合性的措施加强医患沟通。

三、改革医学教育内容与方式

良好的医患沟通能力一直是医学院学生成为一名合格医生的必备条件,世界卫生组织亚洲西太平洋地区办事处与世界医学会,于1989年在日本福冈市召开了世界会议,并通过了《福冈宣言》。宣言指出:"所有医生必须学会交流的技能。缺少这方面的技能应该看作与技术不够一样,是无能的表现。"因此,医学生作为未来的临床医生,必须掌握良好的沟通能力,提高人性化医疗服务水平,才能成为合格的医生。但纵观现在的医学教学状况则是重专业知识学习,轻人文素质培养;医学生对医患沟通的重要性认识不足;医学生的专业知识较薄弱,缺乏必要的沟通技巧,缺乏信心。因此,我们一方面应积极开展早期接触临床的教学改革,对医学生开设相关课程和临床示教,进行医学人际交往和医患沟通技巧的培养,使之成为构建医生职业特性的一部分;另一方面应该在医学继续教育中对医务人员进行医学目的、患者权利与医生责任、医学心理与伦理学等知识的再教育,这样才能加深医患沟通意识,提高医患沟通技能。

(一)改进院校医学教育

1. 加强人文素质教育,树立"人性化服务"理念　现代医学模式强调以患者为中心,重视人文精神,提出对患者的生理、心理和社会因素进行全面关注,并和患者进行积极的沟通和细致入微的心理支持与疏导。人文素质低的医生,即使具有较高的医术,也很难根据患者的情绪、心理反应、言语及非言语信息觉察患者的心理需求,并给予对方精神与心理上的慰藉。所以,在医学生日常的教学过程中,应加强他们的人文素质教育,树立并提高其"人性化服务"的理念,引导他们在给予患者医学帮助的同时,设身处地地理解并尊重患者。

2. 设置医患沟通系列课程　在医学生的教育体系中,开设医患沟通的系列课程,如《医患沟通学》《医患沟通艺术》,通过理论教育和实践示范来培养并训练医学生的医患沟通能力。在理论课程中,教师可以利用多媒体画面生动、内容丰富、信息量大、具有延伸性等优点,给医学生呈现图文并茂、栩栩如生、引人入胜的视觉效果,使其全面认识到与患者沟通的艺术,提高与患者沟通的技巧,培养理解他人情绪的能力、控制自身情绪的能力,从而为今后在临床工作中与患者建立相互理解、信任、尊重、和谐的医患关系奠定基础。在日常的校园活动中,也可以通过举办医患沟通讲座、知识竞赛,选取医患关系典型案例与学生进行分析、讨论等。这对于学生医患交际能力的培养和临床能力的提高以及今后成为一名良医均有着积极的意义。

3. 加强医患沟通技巧培训　在医学生教学中,教师还可将体验式教学融入医患沟通的教学过程中,提供给他们更多的能够将所学理论知识运用于实践的机会。以实际案例为背景,通过事先设定好的情境,让学生进行情境再现,通过角色扮演、模拟小品表演等方式,利用所学的医患沟通理论知识进行现场演练。学生通过扮演医生、患者、家属等角色,体验不同人物的心理感受和语言表达。在情境模拟中进行医患沟通技巧的强化训练,能帮助学生体验到医生和患者双方在案例中所持的不同立场,体会到医生及患者沟通所使用的语言、语气及处理问题的方式、方法是否妥当等。通过一系列技巧培训,帮助学生树立正确的医患沟通理念,掌握医患沟通的技巧,提高医患沟通的能力。

4. 加强现场实践教学　医学生沟通能力的提高,不仅要理论学习,还要辅以相关的实践活动。如组织医学生到导医台、相关科室(尤其是老年科、小儿科、急诊科)进行现场实践观摩,让学生以调查者或志愿者的身份接触患者,增加学生多方位与患者接触的机会,一方面可以了解患者的疾苦和愿望,深化对医患沟通重要性的认识;另一方面医学生还可以通过观察临床工作中的医务人员如何进行医患沟通,学习怎样与患者沟通。临床工作中的医务人员特别是带教老师应注重沟通技能的传授,言传身教,用一言一行予以示范,使学生循序渐进地掌握沟通技巧,并鼓励学生多参与医患沟通活动,对交流中的不足之处应及时纠正。除此之外,还可以多参加社会实践活动,如到社区开展义务咨询活动、进行健康宣教等。鼓励医学生在实践中不断提高沟通技能,体会如何建立平等、友好、互动的医患关系。

5. 加强礼仪培训　在日常的医学教育中增设医学礼仪培训课程,帮助医学生掌握更多的职场礼仪知识。让医学生从理论上认识到个人形象是传递信息、态度、情感的重要沟通要素,做到服饰整洁、态度和蔼、面容慈祥、举止稳重。只有这样才能得到患者的认可、信赖与尊重,更便于医患之间的沟通。

改革医学教育内容和方式,大力培养全面的医生人才、发展全科医学是我国现阶段医疗体制改革的需要。医学生是我国医院未来的主力军,加强医患交流意识,开展医患沟通技能的培训,提高医患交流能力,引导他们建立良好和谐的医患关系,是未来提高医疗服务质量,改善医患关系,维护患者和医务人员的合法权益,适应现代医学模式对临床医学的新要求,也是我国未来医疗服务工作顺利开展的重要保障。

(二)改善继续医学教育

相比较院校医学教育中医患沟通教育的理论性,继续医学教育中的医患沟通要具有针对性和实用性。加强对医务人员医患沟通技巧及艺术的培养,可以根据医务人员的岗位和工作性质的差异,设定实践性较强的内容,采取形式多样的教育模式。

1. 普及化培训　在年度的医学教育课程上,开展针对全体医务人员的医患沟通基础理论和专业技能的培训,其主要目的是增强临床医务人员的沟通意识及技巧,使之掌握基本理论和技能,提高其综合运用能力。普及与培训内容应该以医患沟通学为主,并加上人际关系学、临床心理学、医患权益与保护等相关学科。

2. 专业岗位培训　专业岗位培训是针对临床工作中特定岗位易存在的共性问题进行培训,具有针对性和指导性的加强和提高医务工作人员医患沟通的理论水平及实际运用能力。例如,在门诊、急诊、妇产科、儿科等医患纠纷易发的部门,采取小班授课的方式,以岗位易见的沟通障碍案例为基础,运用临床实际情况模拟、专项沟通技能训练等方法,让医务人员掌握沟通理论知识的同时,通过处理真实的医患关系情境,培养其实践沟通能力。

3. 专题讲座与小组讨论　根据各科医患沟通中存在的特有问题,邀请资深专家来医院开展讲座或者派相关人员外出参加各种与医患沟通、医患关系相关的专题讲座或学术会议,这样便于临床医务人员汲取国内外先进的沟通技术和经验。在小组讨论方面,应结合国内外最新动态和国家有关政策进行探讨,可在专人指导下,围绕某一具体案例或问题进行讨论学习。由于医学的本质是关于"人"的一门学问,所以探讨和论述可以从社会学、伦理学和心理学等多角度进行,得出最适宜的沟通方式。

4. 与医院其他工作相结合

（1）与医院文化活动相结合：结合医患沟通学的继续教育内容，医院和科室应努力构建良好的人文环境与氛围，积极采取措施，运用多种形式调动医务人员的积极性，让其积极参加医院文化活动，并逐渐介入各种社会活动，提高人文素质。积极的医院文化活动和广泛的社会活动，既可以营造医院良好的氛围，还可以增加医务人员的人际沟通渠道，丰富人际交往的信息，更有利于建立和谐的医患关系。

（2）与医院医德医风教育相结合：医患沟通是人与人的沟通，特别需要医生有仁爱之心，而医德医风的教育则是针对临床医务人员的理想和信念教育及敬业爱岗、无私奉献的品德教育，强化以患者为中心的服务理念，提高医患沟通的意识，正确处理好"责任"与"义务"的关系，牢固树立起"以人为本"精神和"患者第一、质量第一"服务理念，倡导医务人员尊重患者、关爱患者。因此，将医患沟通和医院的医德医风教育结合起来，可以将人文关怀贯穿到临床工作的整个过程中。

第四节　医患沟通的原则和模式

一、医患沟通的基本原则

（一）沟通的基本原则

在人际沟通中，每个人都要注意言语的表达，遵守一些基本原则，医患关系作为一种的社会人际关系，也要遵守这些基本原则。

1. 以人为本的原则　以人为本是和谐社会的基本原则，也是社会各层沟通的基本原则。当今社会的发展是以人与人、人与自然和谐发展为根本的发展理论，注重每个人的全面发展，尊重人的价值。医疗卫生工作作为社会必不可少的一个工作范围，以及医患关系作为一种特殊的人际关系的，都将以人为本作为最基本的原则。这就要求在医疗卫生工作中，医生以患者为中心，在提供优质医疗服务、满足患者治愈身体疾病的同时，还从心理和精神上给予对方关注、关怀和关爱。医患关系不是冷冰冰的对立关系，医务人员对患者的诊疗和护理并非纯粹技术层面的，还深深地包含着人文方面的关怀。而医患沟通的目的也是给予患者人文层面的关怀和帮助，让患者知晓自己的病情，理解、支持和配合自己的救治方案，并尽快恢复其身体健康。

2. 平等和尊重的原则　处理好人与人之间的关系是实现人与自然、人与社会和谐统一最根本的方式。而要实现人与人的和谐发展，根本是要建立相互尊重、理解、信任和关心的良好人际关系。从法律和伦理层面上讲，医患关系是平等关系。患者首先是一个平等的社会人，然后才是一个需要帮助的患者。然而以医生为主导的传统医患关系，让医生有一种凌驾于患者至上的优越感，而且日常医疗活动中不平等现象处处可见。这种不平等既是由于医疗资源的不均衡等一些社会发展原因造成的，也是由于医患双方在医疗科学知识占有上的不平等，对医疗信息掌握不对称造成的。

所以，医务人员在日常的医疗活动中，首先在意识上应该认识到平等是医患沟通交流的前提，无论是医务人员还是患者，都是平等的社会人，两者只不过是社会角色分工不同，但都拥有人的尊严，需要被理解和尊重。其次，医务人员在日常的医疗活动中，要把患者放在和自己平等的位置上看待，对患者一视同仁，主动与患者沟通交流，尊重患者的权力，维护患者的人格尊严，维护患者的主体地位，及时将疾病诊断方案告知患者及家属，听取患者的意见和需求,真正使患者得到人性的关爱、体贴、照料服务,进而融洽医患关系,全面提高医疗服务治疗,促使患者、家属满意。这样才能营造出医患沟通的良好氛围。

3. 积极主动的原则　积极主动的沟通是建立联系、相互理解、共同合作的第一步。医生作为医疗卫生工作的实施者,在与患者沟通的过程中,应做到积极主动。例如,在门诊问诊阶段,医生应做到主动和患者打招呼,收集病史了解病况,并主动将各种信息与患者交流;在治疗的过程中,医务人员要将医疗过程中的各种情况,包括已经发生的和可能发生的情况,积极、主动、及时告诉患者,而不是被动地等待询问,尊重患者的知情权。

4. 诚信的原则　诚信,包括诚和信:"诚"即诚实、诚恳;"信"即信任、信用。自古以来,诚信就是中华民族的传统美德,是华夏民族最崇尚的品质,已经成为人们行为处事的伦理规范和道德标准。在医患关系中,诚信是医患沟通的基础和前提。作为医疗卫生工作者,在日常的工作中,首先要在和患者进行沟通的过程中,赢得患者的信任。信任是尊重的基础。医务人员只有在医疗卫生服务的各个环节中做到诚实无欺才能凸显诚信,才能获得患者的信任,让患者保持必要的依从性,从而使他们更积极地配合医务人员。其次,医患沟通要做到诚实、诚恳。在态度上,既要保持医生惯有的理性,也要真诚地向患者及家属表达我们的同情;在信息的交流上,医务工作人员必须坦诚地将病患所有的情况都实事求是地告知患者及家属,这既是诚实的需要,更是诊疗的需要,如果遮遮掩掩,报喜不报忧,甚至违背事实,就有可能会丧失患者的信任,甚至会出现难以预料的结果,导致医患矛盾和纠纷。另外,诚信不仅是沟通的基本原则,也是医务人员恪守医德、遵章守法的行为和优良医疗能力的综合体现。但由于医生面对的通常都是人类的疾病,是一种负面信息,所以坦诚也要讲究对象,讲究时机,讲究方式,讲究循序渐进。医生对患者真实守信,既可以为患者提供一个安全自由的氛围,让患者感觉到自己被接纳、被尊重,也为患者提供一个良好的榜样,使患者因此受到鼓励,以真实的自我和医生交流,即使涉及病情的隐私,也会坦诚告知医生,配合医生的工作,从而更有利于疾病的诊治。

5. 连续性原则　有效的沟通需要沟通双方在时间上、内容上和方式上保持一定的连续性。医患沟通也是如此,它的连续性体现在整个诊治过程:在时间上,包括入院前沟通、入院时沟通、住院期间沟通、出院时沟通和出院后随访;沟通的内容上,医患双方根据疾患的发生发展、情况变化进行连续性沟通。医患沟通只有连续开展,患者才能将病情的最新情况陈述给医生,医生才能根据患者对治疗的反应科学地调整治疗方案,这样才能取得最佳诊疗效果。

6. 共情原则　在人际沟通的过程中,我们都知道要"将心比心,宽以待人",信息的沟通和情感的共通是沟通的目的和原则。在医患沟通的过程中,患者由于自身患病加上对医疗信息的不了解,容易产生自我价值贬低和否定。由于自我价值是通过他人的评价而确立的,处于弱势中的个体对他人的自我评价都是极度敏感的。医生作为治疗方,在与患者进行沟通的时候,应该尽量设身处地站在患者的立场上去考虑问题,想患者所想,急患者所急;在诊疗疾病传递医学知识和进行健康教育的同时,更要注重和患者心理相容,避免只把自己认为重要或必要的信息传达给患者及其家属,更不应该出现歧视、不满等情绪变化,认同和接纳患者及家属,尽可能换位思考,肯定对方的自我价值。

(二)医患沟通的原则

医患关系是一种特殊的人际关系,良好的医患沟通既有助于医生对于疾病的诊断和治疗,也有助于患者的疾病康复和身心健康,更重要的还能及时化解医患之间的误解和矛盾,减少医患纠纷和医疗事故。因此在与患者沟通时,医务人员需要掌握一些医患沟通的原则。

1. 整体原则 随着社会经济的发展,人们的竞争也更加激烈,工作、学习、生活节奏越来越快,紧张程度也不断地提高。在重压之下,人们的心理社会问题、心理障碍日益凸显:由心理社会因素诱发的躯体功能紊乱或器质性损害越来越多;临床各科疾病中涉及的心理因素也越来越多。因此,医生在对疾病进行诊断和治疗时,除了要考虑生物学因素外,还要结合患者的实际情况,考虑心理、社会诸多因素的作用。

人是自然性和社会性的统一,同时每个人都有自己的身心特点。因此在医患沟通的时候,要充分考虑患者的情况,从多个层次全面地和患者进行沟通,不仅了解患者疾病的相关信息,还应积极引导并鼓励患者如实告知最近发生的重大事件,并细致、全面、客观地描述疾病给他们带来的感受和影响。例如,一些学者发现胃是最能表达情绪的器官之一,情绪的反映是心身疾病的重要中介。焦虑、抑郁、愤怒等情绪都可使消化活动受到抑制,同时情绪对心血管、肌肉、呼吸、内分泌等功能也存在类似的影响;而情绪的改善则有利于胃溃疡等心身疾病的康复。所以,当一些患者由于肠胃疾病来医院就诊时,如果他们并没有器质性疾病,那就需要考虑是否有身心障碍。因此,全面的沟通方便医生掌握更多的信息,从而方便患者提供更全面、整体、优质的医疗服务。

2. 维护患者权利的原则 患者的权利是患者在患病期间具有的权利和必须保证的利益,尊重和维护患者的权利是医务人员的责任和义务。医患沟通作为医疗卫生工作中的重要组成部分,在尊重和维护患者权利方面发挥重要作用。医患沟通的过程,本身就是维护平等医疗权、患者疾病认知权、知情同意(选择)权,除此之外,医疗过程中患者的个人隐私权、医疗赔偿权、监督医疗过程权及免除一切社会责任和义务权等,也需要医方的告知、尊重和维护。因此,医务工作人员需要将维护患者的合法权利作为重要的职业操守,并用医患沟通这个有效的临床途径加以实现。

3. 尊重医学科学的原则 医患沟通是医患双方互相交流信息的过程。患者将疾患信息传递给医生之后,医生也要将医疗相关信息传达给患者。随着现代科学技术的发展,医疗信息是不断更新发展的。可以说,现代的医疗信息是由不断涌现的医疗科学和高科技手段所构成。医患在沟通的过程中,应把握好尊重医学科学与实施人文关怀的尺度,将医学科学作为沟通的基础,将人文关怀作为沟通的途径和目标,客观真实地反映诊断、治疗、风险和预后的实施,即理性传达医学科学信息,使患者全面、正确地了解和把握医疗相关信息。

4. 医患共同参与的原则 医疗卫生工作中,诊疗活动的全过程需要医患双方的全程参与、良好沟通和密切合作。保持畅通的信息沟通渠道,是有效沟通的前提。医务人员要耐心倾听患者的意见,尊重患者的知情权和选择权,让患者参与决策,通过询问患者情况作出对问题的判断与解释,并告知患者诊断结果和处理问题的计划与干预措施,患者对上述医生的处置和计划等有不清楚或不同意见时均可与医生交流。

此外,与患者的家庭保持良好的沟通与交流,了解患者的家庭、生活情况,对医务人员全面、准确地寻找病因并制订出有针对性和可行性的干预措施具有重要的价值。可根据患者的综合情况(疾病、家庭、社会经济等因素)设计多种诊疗方案,向患者及家属进行较全面的介绍,让其积极参与治疗方案的选择。总之,和谐的医患沟通需要医生积极主动引导患者,给予患者力所能及的帮助,鼓励患者参与治疗的选择等全过程。

5. 患者可接受性原则 由于不同患者的社会文化背景、教育背景不同,对医学科学知识的掌握和疾病的认知也有所差异,但无论从专业性知识掌握还是医疗经验累积都不及医务工作人员。加上医务工作人员普遍文化程度较高,受过系统的医学科学知识教育和诊疗技能训练,又有医疗工作经验,对治愈疾病,健康生活的知识和经验有着得天独厚的优势,这更使医患之间信息不对称加重。在医患沟通的时候,医务人员要依照患者所处的阶层、职业、身份、文化程度和已有的医学知识水平以及患者自身的心理特点如认知水平、情绪特点和心理状况来进行,要考虑患者是否听懂和看懂,考虑对方的情感需要,更要考虑沟通的背景。例如,医生在医务工作中,如何科学问诊,才能启发患者的言路,获取更多有价值的临床资料;如何以恰当的言语安慰患者,才能使之在不幸的境地中得到最有效的慰藉;如何传达对患者不利的医疗信息,才能既尊重患者的知情权,又不致给患者增加过大的心理压力;如何与患者进行情感上和工作上的交流沟通,才能实现最佳的言语交际效果等。正如教师要因材施教,医务人员传递信息的内容和方式也要因人而异,只有这样患者才能接受和理解。

6. 保密原则 在医疗卫生工作的过程中,特别是诊疗采集病史的过程中,常会涉及患者的隐私,患者本人更有许多信息并不希望被他人知晓,医务人员有责任满足患者的要求。这点在精神内科或心理科要求得更为明确和具体。咨询过程中,患者暴露的内容与患者接触的过程,在没有征得患者同意的情况下,医生都不得随意透露相关信息,也不能随意打探患者与咨询无关的内容。当然,即使在心理治疗工作中,保密也具有一定的例外。但在大多数情况下,医生不能随便泄露其隐私或取笑、歧视患者。一旦医务人员对患者的隐私显示出鄙视、不屑的神情,会严重损害患者的自尊心,轻者让患者感受不被重视,被忽视,重者让患者有深深的无价值感,从而影响进一步的医患沟通。另外,在治疗过程中,如果患者暂时不愿透露与治疗密切相关的隐私,医生也需要耐心等待,继续创造安全的氛围和良好的医患关系,以取得患者的信任,不能强迫和恐吓患者说出。

7. 反馈原则 反馈(feedback)是指说话者所发出的信息到达听者,听者通过某种方式又把信息传回给说话者,使说话者的本意得以证实、澄清、扩展或改变。医患沟通是一个双向沟通的过程,患者告知医务人员疾病信息,医务人员一方面把所搜集的信息结合自身的知识和经验进行加工后,再将理解的内容及时反馈给患者,另一方面还要理解患者的情感,试图设身处地地体验患者的处境。医生只有有效地反馈信息、表达情感,才能有效地与患者交流,医患才能产生共识进而分享利益。一般来说,医患沟通表达信息主要有4种方式:口头语言、肢体语言、书面语言和环境语言。医疗卫生工作中,口头语言可以帮助患者了解各项基本信息,但肢体语言作为一种伴随性的语言,在诊疗过程中更能表情达意。国外心理学家的研究发现:感情的全部表达等于7%言词加上38%声音加55%的体态语言。由此可以发现,肢体语言在医患交往中占有必不可少的地方和作用。因此,医生在和患者交流的过程中,根据诊疗的内容、环境、对象和目的等,有效地将各种语言进行整合,特别是口头语言和肢体语言(例如,在解释病情的时候,医生可采用目光接触、简单发问等方式探测患者是否有兴趣听,听懂没有,以决定是否继续谈下去和如何谈下去等)。口头语言和肢体语言相结合直接体现了医生的人文关怀。对肯定、关怀和关爱自我的人,个体对其也是接纳和认同的,对对方传达的信息及对方本人更容易理解和支持。所以医生的恰当反馈,对患者来说,也更容易获取。总之,医生在获取患者相关信息之后要善于并合理地将四种语言相结合,积极地给予患者反馈。

二、医患沟通的基本模式

医患沟通的模式是针对医患沟通的全过程进行概括性和总体性的描述,是医患沟通实践、教学和研究的纲领和指南,主要包含四方面的内容:医患沟通的目标、医患沟通的任务、医患沟通的阶段和医患沟通的策略。

（一）国外医患沟通模式理论概述

1. E4模式 E4模式是由美国学者Keller提出来的，主要包含engage（联结）、empathize（共情）、educate（教育）和enlist（合作）这四个要素。其中，engage（联结）阶段指的是医方和患者建立联系、开启医患沟通的过程。在此阶段，医生可以通过开放式提问、对患者的倾诉作出积极合理的反映和良好的时间管理等技巧，引导患者融入医患沟通中，帮助患者表述自己的病情以及治疗需要。

empathize（共情）阶段指的是医生应借助患者的言行，深入对方的内心去体验他的情感和思维，融入患者的角色并通过营造氛围使患者感受到医生对他们的重视。在此阶段，医生可以综合运用一些技巧，如恰当地使用身体语言、注重倾听而非记录，以此来消除医患的沟通障碍。

educate（教育）阶段指的是医生在参考患者的医药知识背景后，纠正患者对于自身疾病的认知偏差、回答患者关于自身疾病的问题、向患者传递科学的医学知识和健康教育知识等。这个阶段就和教师的"传道授业解惑"一样，使患者更加正确地看待自身疾病，了解与治疗疾病相关的正确、全面的信息。

enlist（合作）阶段指的是医生和患者共同协商，合作治疗。医生主动与患者协商治疗方案、积极鼓励患者，提高患者的信心，了解患者的困难并及时排除，适当提高患者的依从性，使患者遵从医嘱、接受治疗。

2. 三功能模式 三功能模式是由Novack提出的，认为医患沟通的目的是收集信息、建立关系，其中医患沟通过程主要包括建立关系、评估患者问题、管理患者问题这三个阶段。在建立关系阶段，医生应该秉承尊敬、同情的原则，认真地对待患者，拉近医患距离，建立医患信任，切勿急于进入诊断阶段；在评估患者问题阶段，医生要综合运用各种沟通方式了解患者的病情和患者对自己疾病治疗效果的期望和目标；在管理患者问题阶段，医生需要开展针对性的治疗、对症用药，并且要保证患者能遵从医嘱，参与治疗。在沟通的原则和技巧上，三功能模式提出要尊重患者；恰当使用非言语的沟通方式；在问诊阶段一次只提一个问题，并给予患者足够的时间表述病情等。

3. SEGUE框架 SEGUE框架是由Makoul提出的，并认为医患沟通包括以下五个阶段：建立沟通、收集信息、提供信息、评估患者、结束沟通，其中每个阶段都包含5个环节，共25个环节。SEGUE框架认为医患沟通的目的就在于交流信息，所以这个框架较为注重保护患者的隐私，表达医生对患者疾患的关切和情感上的共鸣等。虽然这个模式较为概况，包含的医患沟通策略较为宽泛，但为医患沟通提供了结构式的框架。例如，在准备阶段，医生要有礼貌地称呼患者，说明问诊的理由和流程；在收集信息的阶段，医生要引导患者讲述自身疾病和健康问题，把握患者的病史、病情和疾病的影响因素，除此之外，还有整体了解患者的基本信息，包括患者的生活水平、社会关系、生活压力等，全面地建构患者的疾病网；在提供信息阶段，医生要向患者呈现诊断结果，并提供理论依据，在这个阶段，医生要鼓励患者提问；在评估患者阶段，医生要设身处地地为患者着想，必要时可以为患者提供心理上的疏导；最后，在结束沟通时，医生要鼓励患者说出是否还有其他需求。

4. 卡尔加里-剑桥观察指南 卡尔加里-剑桥观察指南是由英国学者Kurtz提出来的，该模式认为医患沟通主要包括以下7个阶段：开始谈话、收集信息、提供结构、建立关系、解释与计划、结束沟通。该模式也认为医患沟通的目的就是信息收集和关系建立。在每个阶段中，医生应该对患者表达尊重,鼓励患者表达自己的想法和观点;多倾听患者的需求;根据疾病的实际情况表述自己的见解并做阶段性的总结;表达时要避免使用专业术语,对于一些重要的信息可以进行重复诉说。

卡尔加里-剑桥观察指南在7个沟通阶段下还设置了18个二级指标和71个三级指标,具有一定的进阶性,方便了解医患沟通的具体过程。

5. 以患者为中心的临床策略 以患者为中心的临床策略是由Stewart提出的。该模式认为医患沟通是由以下6部分构成的,即获得得患者的疾病体验、了解患者、发现沟通点、融入预防措施与健康促进、加强医患关系等。该模式认为医患沟通的目的在于引导患者、参与治疗和关系建立。

以患者为中心是医患沟通的基本原则和伦理要求。以患者为中心的临床策略可以说是更加符合医患沟通的原则和伦理的。这一模式更多地从患者的角度出发,重视患者的心理状态和行为倾向,认为引导患者对于疾病的关切、鼓励患者参与决策和分析患者的心理对医患沟通具有重大的意义。另外,该模式除了关注临床的医患沟通之外,还关注了医生在健康促进和疾病预防方面的技能,因此常被应用于临床医学的医患沟通中。

6. 四习惯模式 四习惯模式是由Frankel提出的。该模式认为医患沟通包括接诊、获取患者信息、施以同理心和结束应诊4个阶段。对于沟通技巧,该模式强调问诊时多采用开放式提问;注重倾听患者的意见;引导患者参与医疗决策;适当使用非言语方式进行沟通;向患者传递医学知识和健康教育等技巧。例如,在问诊阶段,医生可以参考以下顺序进行开放式提问"今天哪里不舒服?"、"我了解您是××不舒服,可以详细说下吗?"、"我们下面要做一个检查,您看以××方式是否可行?"这种具体的沟通技巧是其他模式很少提出的。除此之外,四习惯模式还重视患者的心理感受,认为在诊疗过程中应该融入移情,指导医生在获取患者的病情信息之外,多关注患者的心理世界。

7. Macy模式 Macy模式认为医患沟通包括沟通准备、开始沟通、信息收集、患者评估、医患交流、患者教育、协商与计划、沟通结束这8个阶段。这一模式对每个环节医生应该掌握的沟通技巧做了详尽的设计。例如在信息收集环节,医生可以先以开放式提问了解患者就医的原因,引导患者倾诉并认真倾听,然后再以封闭式提问判断患者主要的症状及治疗需要。在沟通技巧上,该模式从过程管理技巧(使沟通更具有组织性和逻辑性;良好的时间管理)和关系建立技巧(使用恰当的语言;使用非判断性的方式沟通)两方面进行详细论述。

(二)"GLTC"医患沟通模式

"GLTC"医患沟通模式是我国学者王锦帆根据医患双方的需要提出的医患沟通模式。认为医患沟通应是人文言行与医学言行密切结合的机制,是医方为主导,医患全方位信息交流的模式。即"GLTC"医患沟通模式:示善(goodwill);倾听(listening);交流(talking);合作(cooperation)。具体而言,就是医方示善-医方倾听-医患交流-医患合作。

1. 医方示善 医疗卫生服务中,医务人员应该积极主动表示善意,这既体现了人道与仁爱的医学人文精神,也是中国礼仪之邦的文化传统。有效表达善意,需要医务人员首先用和善的肢体语言伴以亲切的口头语言,使患者及家属感受到温暖、尊重及诚意的氛围,并在随后的沟通中保持下去。这部分技巧特征是医务人员单方主动显示人文言行。

(1)和善的肢体语言:即对患者及家属给予祥和的表情、谦和的举止、轻柔的动作及医学专业的行为。需注意不同患者应区别对待,如面对急重症患者时要表现得更加专业、不宜微笑,因为急诊患者和家人更需要快速诊治的专业行为。把肢体语言放在最重要的沟通地位,是因为肢体动作能最直接、最有效地表达出医务人员对患者的真诚态度。

（2）亲切的口头语言:口头语言是我们在表达信息时最直接的方式。所以,在肢体语言的基础之上,需要我们对患者及家人给予尊敬的称呼、基本的礼貌、必要的介绍、合适的安慰。语言亲和得体,是根据不同患者情况而选择,要结合当地文化习俗。医务人员养成这样的习惯很重要。

2. 医方倾听　获取患者信息主要通过倾听。患者诉说疾患的时候,如果经常被医生打断,则会影响医患有效沟通。所以倾听要求医务人员全神贯注地接收患者的各种信息,不随意打断患者,要准确理解并掌握患者重要信息,可多使用"要点反馈"技巧(如下)。在倾听的技巧中,是医务人员将医学思维与人文言行有效结合,医生获取患者信息中需要用医学知识和经验判断,并整理出有利于诊断和治疗的信息,同时要兼顾对患者诉说的理解和尊重,否则,患者的关键信息将缺失,也会降低对医生的信任。

3. 医患谈话　医患谈话是医患沟通的重要环节,以下8种技巧是医患谈话时可以运用的,在实际情况中,医生要根据患者的实际情况,有侧重点地进行综合运用。而且,这些技巧特别需要人文言行与医学思维密切结合加以运用,以展现出医学的艺术与医患和谐,这是医患谈话的特征。

（1）要点反馈:医患沟通时,医生要从医学诊疗和服务患者两方面进行考虑,选取患者所说的关键信息,当时反馈给患者进行确认,并作为关键信息记录(记忆)下来。

（2）职业语言:在医患沟通时,医生要在通俗易懂的基础上,坚持以医学专业、相关知识及法规制度为基础。在诊断、商议治疗方案、判断病情及预后时,要实事求是地告知患者医疗服务的风险性和不确定性,让患者及家属获得医疗风险心理承受力是相当重要的医患沟通目的。

（3）讨论选择:在患者的疾病确诊后,医患讨论治疗方案已是基本医疗程序。医生首先要在保护患者的基础上让患者及家人全面知情,对患者的病情作出诊断并进行必要分析。医生还需要设身处地考虑患者身心与社会经济因素,根据医疗条件和患者病情适度引导患者及家属,但最后必须尊重患者选择的治疗方案。

（4）鼓励语言:鼓励患者、相信患者、肯定患者是医患沟通过程中的重要原则。由于受到疾患的折磨,患者比平常更加渴望获得亲属和医务人员的鼓励、表扬和肯定,而医务人员又是他们可以寻求帮助的主要对象。所以,医患沟通时医生要多采用乐观鼓励的言语,给予患者更多的关心。

（5）抚触肢体:患者身心都是柔弱的,医务人员对患者肢体恰当地安抚,医学上是必要的,更是患者需要的。临床上对患者较为适宜的安抚方式主要有握手、搀扶、轻抚肩、臂、手等;需要医务人员注意的是,抚触肢体要因人而异。不同性别和年龄的患者对其感受不同,一般老年人和孩子更需要肢体关爱。而对于女性患者要避免误解。

（6）告知坏消息:在医疗过程中,所谓的"坏消息"一般是指患者危急严重病情或者死亡等消息。在实际的沟通中,当告知患者危急严重病情时,要提前了解患者的相关信息,站在患者的角度,针对不同的患者及家属或直接或间接告知,或委婉告知,或"避重就轻"告知,如有必要,还可以先和亲属沟通;而在告知亲属患者已经死亡的消息时,可采用由轻到重"渐进式"的方式,适当地进行安慰,使亲属在心理上逐步接受亲人逝去的消息,降低情绪反应,减少对己对人的不良影响。

（7）暂避难题:在医患沟通的过程中,如果遇到难以回答或者难以解决的问题,要尽量坚持医患沟通当场不失败的策略。保持患者情绪稳定、避免矛盾激化。暂时回避难题是较为明智的方案,以真诚、积极的态度,以换位思考的方式,明确告知不利于患者的因素,或者医院条件的限制困难,如果自己无法处理,还可以转移给同事来处理,或者向上级汇报等。坦诚相待,实事求是,能为下次成功沟通打下良好的基础。

（8）聊天:这是最基本且最符合人性的沟通技巧。例如医患之间闲聊天气、家常、喜好、社会事件等患者感兴趣的良性话题,这样可以让患者及家属感受到放松的兴趣,有利于患者降低心理负担,有助于医患双方相互了解、熟悉和信任。在治疗过程中,这种放松式聊天不能涉及疾病和治疗,时间也不宜过长,一般可以放在诊疗最开始的时候,每日数分钟就可能产生良效。

4.医患合作　医患双方通过多次沟通后达成了共同意向或决定,建立了互信关系,医务人员在患者配合下,以主导的姿态和负责的行为实施医疗服务。毋庸置疑,由于医患多方面的不同之处,医疗服务过程中还会产生新的问题或矛盾,医患沟通又进入了一个新的过程,仍从医方示善开始。

课后思考

1. 医学模式的转变对医疗观念有哪些影响?
2. 医患沟通的基本原则有哪些?
3. 请结合实际谈谈医患沟通体制如何建立。

（唐梦瑶　刘新民）

第四章

医患沟通技能

目标:

1. 掌握医患沟通的基本技能。
2. 熟悉医患沟通过程中常用的言语和非言语技巧。
3. 了解医患沟通技能提高的方式。

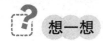**想一想**

医患沟通中的距离

患者农民,因咳嗽、发热到某省一家三级医院门诊就诊。患者进入诊室后在接诊医生的一侧坐定,而这位接诊医生却将自己的座椅向后撤了一下,拉大了与患者的距离,这一举动被陪同患者的家属看在眼里。一个简单的举动,不禁使患者和家属将挂号员的大声"呵斥"、等候就诊时医务人员带着亲朋好友提前看病、分诊护士回答患者问话不耐烦等情节联系在一起,所有这些不快使患者和家属感到被歧视,随后对医务人员进行投诉。

阅读以上资料,你对此事件的看法如何?

第一节　医患沟通的基本技能

沟通是医生的第二种治病的能力。如医学之父古希腊的希波克拉底所说:"世界上有两种东西能治病,一是药物,二是言语。"沟通能够拉近医患距离,帮助患者建立信心,提高患者诊断治疗的依从性,因此沟通应贯穿整个医疗过程。国际上医学界非常重视沟通,将沟通视为执业医生的一种执业能力,也是对执业医生的基本要求。

一、医务人员的基本能力

(一)高尚的医德

一个人再有学识,再有能力,倘若在品行操守上不能把持住分寸,则极有可能会对自己的成长道路产生阻碍作用,甚至给医院造成莫大的损害。在工作中,要形成正确的人生观、价值观和道德观,坚持正义,主动抵制各种存在于医疗行为中的损害广大患者及家属利益的行为。同时,积极维护国家、集体及他人的公共利益,保持自己的廉洁自律。注意医德的培养,具备救死扶伤,治病救人的人道主义精神,把患者的疾苦放在心上,想患者之所想,急患者之所急,全心全意为患者健康服务,做人民健康的忠诚卫士。

所谓医德,即医务人员的职业道德及应具备的思想品质,也是行医者应具备的最基本的素质。对于医务人员来说,高尚的医德和精湛医术同样重要,否则,就像爱因斯坦所说:只有专业知识,他可以成为一种有用的机器,但不能成为一个和谐发展的人。所以医务人员在强调提高业务的同时,还应具备高尚的情操、正确的价值观和高度的责任心;只有德才兼备,才能在工作中对医术精益求精、全心全意为患者服务,设身处地为患者着想。正如希波克拉底誓言中所叙述:"我愿在我的判断力所及的范围内,尽我的能力,遵守为患者谋利益的道德原则……"

(二)业务学习与创新观念

一个有抱负的人必定具有高度敬业乐群的精神,对工作的意愿是乐观开朗、积极进取,并愿意花费较多时间在工作上,具有百折不挠的毅力和恒心,同时善于钻研学习前沿医疗技术,干一行,爱一行,具备扎实的临床医学基础理论,善于将理论应用于临床医学实践,从实践中不断充实、提高自己。一般而言,人与人的智慧相差无几,其差别取决于对事情的负责态度和勇于将事情做好的精神,尤其是遇到挫折时能不屈不挠继续奋斗,不到成功绝不罢休的决心。

医学不同于其他的科学,医学所面对的是人的生命,医务工作直接关系到患者的生命安危和千家万户的悲欢离合,正所谓:"医者乃生死所系。"因此医务人员只有不断钻研业务,提高技术水平,才能使更多的患者脱离病魔的折磨。过硬的业务水平既树立了医院品牌,也是医患和谐沟通的基础。反之如果医疗事故不断,那么既失去了患者对医院最基本的信任,也缺乏了沟通的基础,而制造出的只能是更多的医疗纠纷。所以对医疗机构来说,抓业务要和抓医德并行。

为学之道不进则退,青年医务工作者应不断充实自己,力求突破,更新现代化的知识,而不能自满,墨守成规,不再做进一步开展,因而阻碍自己成材的脚步。青年医务工作者大多刚走出课堂步入工作岗位,仍应该坚持学生那种渴求知识的欲望,不断更新知识结构,不断拓展自己的知识领域,以应对目前日益复杂和充满竞争的医疗服务市场。

医院的成长和发展主要在于不断创新,青年医务工作者的成材发展也是如此。首先要具备创新意识,用新的理念、新的方法来求得工作新的突破;其次要有创新的能力,这就要求不断学习新的知识、新的理论和新的技术,适应新形势的要求,才能在实际工作中发挥出创新能力。科技的进步日新月异,人才的竞争更是瞬息万变,停留现状就是落伍。一切事物的推动必以人为主体,人的新颖观念才是制胜之道,而只有接受新观念和新思潮才能促成进一步的发展。

(三)健全的个人修养

健全的个人修养包括良好的文化修养、健康的心理修养和规范的行为修养以及团队精神。

1. 良好的文化修养 良好的文化修养可以使医务人员兴趣广泛,格调高雅,博闻强识,与时俱进,不断更新业务知识和服务理念,提高对疾病诊断和相关问题的洞察能力,促进人文修养的提高。通过对法律法规的学习了解可以更理性地处理医患关系,通过心理学知识和地理文学知识的学习,可以掌握不同人群的风俗习惯、思维方式及不同层次患者的心理变化与需求,深层次地与患者进行沟通和交流。通过广泛地涉猎各科医学知识,可以把国外与国内医学,古代与现代医学更好地结合起来服务于患者。通过美学及文学的学习,可以将人性化的思维渗透到医疗方案中,给患者一种精神关怀。

2. 健康的心理修养 面对日益激烈而残酷的医疗市场竞争,医务人员要面临社会舆论、医患矛盾、职称晋升等种种压力,势必造成一些医务人员把个人的情绪带到工作中传导给患者,造成患者的不满。所以在提高业务水平的同时,还应提高医务人员的心理素质,只有具备了健康的心理素质,才能增强对外界压力的承受能力,全身心地投入工作中,以适应各种场合各类人群的沟通;才能真诚地服务患者,以积极、健康的心态面对不同层次的服务对象;才能正确处理好个人与集体、医生与患者的关系。

3. 规范的行为修养 作为一个合格的医务人员要做到廉洁奉公,自觉遵纪守法,不以医谋私,举止端庄,言语恰当,衣着得体,对患者和蔼可亲,以良好的人格魅力赢得患者的尊重和信任。同时在诊疗过程中还要懂得尊重患者,理解患者,体会患者的痛苦。我们常说尊重、平等是理解的基础,理解是沟通的桥梁。所以沟通只有在彼此尊重的基础上才能做到相互理解和协作,减少误会和矛盾的发生。

4. 团队精神 要想做好一件事情,决不能一意孤行,更不能以个人的利益为前提。要特别注重自己职业情感的培养和增强归属感。自觉地把个人的命运与医院的兴衰、全体同事的命运联系起来。要学会与全体医疗、护理、医技、药剂、后勤等不同岗位的工作人员协同工作,密切配合。只有这样,才能彻底融入所工作的医院环境之中,才能充分施展才华,实现成材的理想。

二、医患沟通的基本技巧

良好的医患沟通不仅能让患者更好地配合医疗活动,还能使医生更全面地了解患者的整个病史,作出准确的疾病诊断和及时性的治疗,从而使患者得到更满意的服务,达到患者健康需求的目的。所以只有当医生掌握了医患沟通技巧,才是一名合格的医生;才是一位让患者满意的医生;才是一位有成就感的医生。

(一)言语

在医疗工作中有的医务人员从未与患者发生矛盾,而有的却时有发生。讲究言语技巧非常重要,牵涉到医生的基本素质:细心观察、真诚倾听、机敏交谈、热情鼓励、认真解释等。有的患者反映某位医生的话好接受,这就是反映了言语交流的技巧:言语中的语调、音量、音频、音质。在沟通中,言语应通俗易懂、朴实自然,表情亲切自如,多用通俗易懂的大众词语,尽量不用医学术语,使患者容易理解接受,也容易缩短医患距离。一名合格的医生,就要有意识地提高自身的言语交流能力。

在跟患者交谈时应吐词清晰,语调亲切,用语文明,倾听认真,谈吐高雅,热情耐心等;多使用礼貌用语如:"您好"、"请坐,请稍候!"、"请问您感觉哪儿不舒服?"、"我将为您做一下身体检查,请您配合一下!"、"谢谢您的合作"、"祝您早日康复!"等。在日常工作中应做到,接诊患者时主动问候,微笑服务,爱心相助,应用规范的仪表、言谈、行为来沟通。只有这样才充分诠释了医院图标中四个心形的意义:"热心、爱心、真心、关心"。

(二)保持空间

在人际交往中,每一个社会的人都有一种人际空间要求,并表现为位置(距离)空间和精神空间(个人隐私)两方面。位置空间按要求可分为4个区域,即最亲密的人之间的距离为亲密区,约在30cm。熟识的好朋友之间距离为私人区,约为70cm;一般工作往来、社会交往为社交区,为1~1.2m;社交区以外为公共区域。人们常常依彼此关系的情况来保持和调节相互间的距离。不是亲密关系却过分地靠近,就会被认为是侵犯他人的空间,其行为不受欢迎,招人讨厌。本来很亲密的人却突然被要求"离我远点",就表达出关系将会变化的信息。为此,人们总结出正确处理人际空间关系的基本要求,即"尊重他人空间,适度开放自己的空间"。这里的尊重与开放就成为人际沟通的要素。在交往中,人们都是可以从双方对空间关系的处理中了解对方的态度和情感。作为医生,应该要领悟这点沟通要素。

(三)最初与患者接触的神情

每个人在别人心目中总会有最初的第一印象,决定性的七秒钟就是最初接触的那一刻。患者来医院一般是带着期盼的心理,或多或少都存在着焦虑和不安的情绪,此时来到医生面前最希望看到的是:医生礼貌而适度的热情迎接,自然轻松的真诚神情,而忌讳医生对患者的全身打量、表情淡漠或藐视的神情,此时应该多一些发自内心的关心和问候,一些对患者关注的神情,给患者一种真正被重视的感觉,只有这样才能让患者在最初与你接触的一瞬间对你产生信任感与好感。我们应该时刻想着:患者也是充满感情的人物,对于初诊的患者尤其应该注意这一点。当你知道这位患者的姓名后,你应该轻说他(她)的名字,因为对别人来说,他(她)的名字是任何言语中最甜蜜、最重要的声音。记住对方的名字,并把它叫出来,等于给对方一个很巧妙的赞美。也许这个患者下次来医院复诊时,他就会很自然的找到你。因此,如果你要别人喜欢你,请记住这条规则:"牢记他人的名字"。

(四)积极的聆听

曾经听过很多患者这样抱怨上医院看病难:排队要3小时,看病也就3分钟,医生会给你开一堆的化验单,看完化验就下诊断、让你吃药,可能看都不看你一眼,听都不会听你说完,最后出了医院什么都不明白。我想这样的事情大家应该不会感到陌生,普通的医疗就是这样一种现状,可能医生还会说:这是患者的挑剔,我们每天要看那么多的患者,哪有时间听他们唠叨呀?确实我们有太多的临床工作,相比之下患者的交流和沟通显得那么的渺小和不重要。可是我们能否认沟通在临床中的作用吗?不能,患者首先也是人,是活生生的有感觉、有情绪、有心理反应的人,我们能简单地将病和人一分为二吗?尽管让对方说话吧,他对自己的问题,了解得比你多。只有当你认真、耐心地聆听患者的诉说后,你才能更准确地判断疾病的发展过程,才能作出更明确的诊断。积极耐心聆听患者的诉说,对于患者心理上来说也是一种释放和安慰。所以我们应该在日常的工作中除了是一名医生外,也是一名耐心的聆听者,在聆听中正确引导患者去讲出与疾病相关的重要内容。

医务人员在与患者进行沟通时,若不注意认真倾听患者的诉说,注意力不集中,边与患者交流边忙着其他事情,这都会给患者以错觉,以为医生对他的谈话不重视,就会对医生缺乏信任。于是患者有时就会把有些信息不能完全表达出来,从而使资料收集不完整。因此,我们医务人员要利用"积极地倾听"来弄清楚患者所关心的问题是什么,切忌在患者结束他的重要诉说前打断他的谈话,要鼓励患者积极暴露信息。在医患沟通中,患者可能说不清自己的病情感受,医生要通过耐心细致的开放性提问启发、帮助患者说出自己的症状和感受。倾听并不是只听对方所说的词句,还应注意其说话的音调、流畅程序、选择用词、面部表情、身体姿势和动作等各种非言语性行为。倾听包括注意整体性和全面地理解对方所表达的全部信息,否则会引起曲解。做一个有效的倾听者,应做到:准备花时间倾听对方讲话;学习如何在沟通过程中集中注意力;不要打断对方的谈话;不要急于判断;注意非言语性沟通行为;仔细体会"弦外音",以了解对方的主要意思和真实内容。

（五）微笑是最好的言语

英国诗人雪莱曾经说："微笑是仁爱的象征、快乐的源泉、亲近别人的媒介。有了微笑，人类的感情就沟通了。"微笑是人际交往中的"润滑剂"，是人们相互沟通、相互理解、建立感情的重要手段。在医疗服务和医患沟通中是否需要微笑？答案是明确的。医患关系是一种人际关系，而且是需要更多的关怀、更多温馨的人际关系。在与患者接触之中如何把握好自己的微笑呢？对于首诊患者，医生会有表示热情、和蔼的微笑（与毫无表情的冷漠面孔截然不同）。对于受到疾病折磨而痛苦不堪的患者，医生会因为有充满同情、关爱的心态而流露出温馨的微笑——淡淡的、浅浅的、真诚的微笑。在对疾病进行诊断治疗时，医生会因意识到肩负着崇高的社会职责，掌握着医疗护理的技术而展现出自信的、坚定的微笑，从而鼓励患者在疾病痛苦面前坚强起来，并与医生积极配合。而对在医疗过程中，患者主动配合治疗和护理，患者身体迅速康复时，医生赞许鼓励的微笑，无疑是一剂更有效的"良药"。医药并不万能，医疗风险也是客观存在。当医疗服务中医生出现了某些失误、某种"回天乏术"的无奈时，除了在言语中向患者及其家属作出必要的说明、解释、坦诚自己的内疚和无奈之外，不要忘记表示歉意、请求宽容与谅解的微笑，这可以获得相互理解。可见，医疗服务中的微笑完全源于医生健康积极的心态，源于医生认真负责的社会责任和价值追求。

（六）具体地告知和耐心地解惑

随着医疗服务理念的进一步发展，患者不再是被动的医疗行为接受者，而成为医疗活动的共同参与者。因此尊重患者的权利，完善各种知情同意书，使医患沟通具体化显得尤其重要。在整个医疗行为过程中，你必须尊重患者的各种权利，让患者明白诊断、预后、检查、治疗、用药等。并尊重患者的选择权，详细提供各种不同的诊疗方案的优劣点及所需费用，允许患者做适当的选择。患者毕竟不是医学工作者，他们对于医学知识不可能全面、正确地认识和了解，所以对于医疗过程中要进行的比较复杂的治疗或检查技术是完全陌生的。医生在向他们讲解其目的或注意事项时，应把握好准确、通俗和容易让患者接受的言语，不宜闪烁其词。避免不恰当的解释让患者感到害怕而退缩；也不宜过于轻描淡写，造成患者对特殊治疗或检查过于轻视，而致发生不良反应后抱怨医生。对患者提出的每一个疑惑应本着实事求是、科学、认真的态度耐心细致地解释，让患者作出正确的认知和选择。为此，医疗机构中必须履行各种知情同意书、执行谈话签字制度、特殊检查、特殊用药同意书、输血同意书、麻醉、术前谈话记录、病危通知书等。患者自动放弃治疗要求出院或拒绝抢救等均在详细写明后果的前提下要求患者签字。这些知情同意书及谈话签字制度，是医患沟通的一种文件形式，一方面能使患者行使自己的知情权、选择权，另一方面也使医务人员的医疗行为得到有效保护，保证了医疗安全。医患沟通是互动的、双向的，患者也会因为社会背景、文化素养的不同而在医生面前有不同的表现。所以在要求医生的同时，我们的患者也应该做到真诚的配合、理解，不隐瞒病情，真实主诉。不能因为自己是患者就有意夸大自己的病痛而为难医生。只有在医患双方共同、友好的参与下，才能达到和谐沟通的目的。

总之，医患沟通是医疗安全的需要，也是医疗市场的需要。良好的医患沟通可确保医疗质量安全，降低医疗纠纷，同时还可以保证医院的经营管理，为医院带来最大化的社会效益和经济效益。沟通其实很简单，一点微笑的面容、一丝关注的神情、几句平等的对话、几点从患者出发的考虑，一切都会让你的工作变得很自然、顺畅。然而沟通是一门艺术，如何掌握沟通技巧，每个人的理解不尽相同，沟通仍是今后值得我们探讨的问题。

三、医患沟通的途径

根据沟通过程中所运用的符号系统不同,沟通方式可分为言语沟通、非言语沟通(nonverbal communication)、心理沟通等。

(一)言语沟通

言语沟通是借助于言语符号实现的,在人类的社会交往中,言语沟通是人们使用最广泛的一种沟通方式,这种沟通方式不受时间和空间的限制,是其他任何沟通方式不可替代的。临床上,收集患者健康资料,了解患者需要,实施治疗、护理计划,都离不开言语沟通。因此,言语沟通是沟通不同个体之间交流的桥梁,是不同的个体心理活动彼此发生影响的最有效的工具。此外,正确、通俗的信息说明技能是医生与患者进行言语沟通最重要的也是最基本的技能,是医患之间信息共有、达成共识的基础。医生言语表达水平会直接影响信息传递和沟通效果。表达得当,医患沟通畅通;表达不当,会导致医患沟通阻塞或信息变异,甚至会造成医患纠纷。

言语是由词汇和语法构成的。医生在与患者的沟通中使用的是口头沟通,在言语表达时就要根据听觉习惯选词和造句,以达到简洁明快、通俗易懂的效果。在选词上,要使用通俗化词语。沟通实践证明,信息的沟通以传、受双方共同的经验为条件,必须传入共同的经验范围内才能沟通,共同的经验范围越大越容易沟通。共同的经验指共同社会文化、共同生活知识,其中重要的内容之一是对信息符号及其含义的共同理解。患者来自社会生活的各个层面,医生的言语越是通俗,医患双方越容易沟通。言语沟通的另一个重要方面是提问,提问是收集信息和核对信息的重要方式。在诊疗过程中,医生有效的提问能使患者说出自己的所想,使医生收集到更多、更准确的信息。

(二)非言语沟通

言语是人类最重要也是最便捷的沟通工具,但言语并不是唯一的沟通工具。非言语符号在人类的社会沟通中同样具有极其重要的意义。非言语沟通是借助于非言语符号,如姿势、表情、动作、空间距离等实现的。在医、护、患沟通过程中,患者的非言语沟通包括丰富的信息,它有助于医生、护士了解患者真实的感觉和需要。同样,医生和护士在此过程中所展示的非言语沟通也为患者提供了丰富的信息,这些信息反映了医生、护士对患者是否尊重、理解、体贴和友好,这对建立良好的医、护、患关系起着极其重要的作用。

非言语沟通是一种可以相互沟通的"无声言语"。在临床诊疗过程中,只要医务人员开口和患者交谈,就会有意无意地伴随着非言语的沟通。尤其是医务人员向患者就其疾病、治疗和预后等相关治疗情况进行说明和解释,没有充分的交流是行不通的。患者只有在全面了解自身的疾病、健康状况和充分理解医疗信息的情况下,才能作出真正自主的决定。而医务人员良好的非言语沟通,不仅能补充和加强诊疗内容的交流,而且也能以此赢得患者的信任。一方面医务人员可以通过留心观察患者及家属的体态语,比较准确地觉察他们的内心世界,读懂隐匿在对方体态语中的暗示信息帮助诊断和治疗疾病。另一方面,患者也可通过对医务人员言行的观察,了解医务人员。因此,医务人员应有意识地操控自身体态语,娴熟地掌握和运用非言语沟通技巧,充分发挥非言语沟通在传递信息、交流思想、表达情感中的作用,更加准确具体地表达问诊、体检时的内容,以牢固医患信任关系、促进医患和谐。

(三)心理活动

人际沟通本质上是人与人的心理沟通,是一种受多种心理作用和影响的复杂心理活动。

1. 沟通动机　人际沟通作为一种社会行为,受特定动机驱使。根据行为沟通驱使力的需要性质,可以把人际沟通的动机分为3类。

(1)归属动机: 所谓归属动机,就是人不甘寂寞,想加入他人的行列,渴望别人的尊重与嘉许,追求友谊与爱情的愿望。人们有意识地结交朋友,谈情说爱,都是由归属动机直接推动的。

(2)实用动机: 所谓实用动机,是指人们追求满足功利需要的意愿。一般的人际沟通,往往与功利有关。有时人们与他人交往,不是出于不甘寂寞,也不是为了建立友谊,而是为了完成某项任务,达到特定功利目的。在这种情况下,沟通成为完成任务达到特定目的的工具和手段,因而,也称之为工具式沟通。

(3)探索动机: 探索动机表现为人们对新奇事物的好奇、感兴趣、渴望认识和理解。这种动机是一种丰富动机,不是以追求某种需求的满足或维持磨难中平衡为基础的。相反,其所欲求的是一种不断更新和丰富的状态,是以在满足的基础上又重新出现不满足为基础的。满足与不满足的交替出现,促使人们不断寻求人际沟通来实现自己的探索动机。

2. 意见沟通　意见沟通与信息沟通是有关联的,因为广泛地理解意见沟通,就是信息沟通。但是意见沟通和信息沟通又有很大的区别。信息是已经或将要发生的情况,是客观存在,意见则是人们对某些事情的看法,是主观认识。意见沟通有四个基本环节:①从意见不同到意见互通;②从意见互通到意见分歧;③从意见分歧到意见冲突;④从意见冲突到意见调停。

3. 情感沟通　人人都有情感上的需要。正常的、正当的情感应该给人以尊重,并在可能的条件下予以满足。消极的、不正常的感情应该予以矫正。而这些都是建立在感情沟通的基础上并包含在情感沟通之中。重视和公众的感情沟通,才能使公共关系活动顺利开展,并建立起良好的合作关系。

四、医患沟通技能提高的方式

(一)加强教育培训

增强个人的医患沟通技能最重要的环节是进行教育和培训。只有通过教育和培训,才能使医务人员从思想认识上理解沟通的重要性,才能增强人文精神,掌握人文知识,提高文明素养,训练沟通技能,从而积极主动地开展医患沟通。但是这种教育一定要有针对性,要联系实际,解决医务人员的实际思想问题,不易空谈理论和简单说教;技能培训也非常重要,培训方案应务实、形象、易学,由浅入深,由易到难,案例式训练会更激发学员的兴趣。在与患者的沟通过程中,医学生不仅要有良好的医德、诚恳的医态,还应具备精湛的医术。医学生在实习期间就需要在临床老师的指导下完成问诊、体格检查、临床基本技能操作及病历书写等工作,完成这些工作时,必须征得患者的同意并需要患者的积极配合。良好的医患沟通关系需要医生付出足够的时间和爱心去关心患者,得到患者的信任。因此,加强临床基本技能的培训,是医学生的医患沟通技能培养的重要条件。

加强医务人员的人文素养教育。在面对患者时,医务工作者只有具有较高的人文素养,在实际工作中时刻替患者着想,从而赢得融洽的医患关系。因此,加强医学教育中的人文素质教养,提高医学生的人文素养,树立良好的医德医风,是培养医学生医患沟通能力的基本条件。

通过培训,确立医务人员健康高尚的职业道德,同时普及医疗相关法律知识,使得医学生在实际工作中有意识地对患者负责,增进医患感情,杜绝可能出现的违规和违背职业道德的行为。

(二)勤于临床实践

老医务人员的沟通能力明显比年轻医生强,提高沟通能力,最简单易行的途径就是多接触患者、多参加诊疗工作,而不是多看书、多查资料。青年医务人员在大量的临床实践中,身临其境,全身心感受各种人和事,全方位应对处理各方面的矛盾,会很快不同程度地增强沟通技能,并能从老医务人员身上和患者及家属那里学到许多书本上、学校里学不到的东西。

在临床实习教学中,应重视实习生临床实践能力的培养。医学生的临床实践能力应包括两方面:一方面是临床操作能力,也就是动手能力,肢体操作来完成,有具体的完成对象,可以通过不断练习提高熟练程度和操作水平,包括书写常规医疗文件、参加手术及各类医疗技术操作等;另一方面是临床思维能力,主要依靠人的大脑通过观察、思维、实践运筹等来完成,是实践能力深层表象。无论是临床操作能力还是临床思维能力都是通过临床实践获得的,二者之间既有内在的联系,又有很大的不同。培养学生临床实践能力要从这两方面入手,更应注意加强医学生临床思维能力的培养。临床实践能力的提高对医务人员的沟通能力有重要作用。

社会生活发生了巨大的变化,医院与医务人员同其他行业一样,完全被融入市场经济的大社会环境中,过去被动接触社会的思维与行为方式已不能适应这种快速多变且利益交织的经济社会。所以,医务人员应该主动参加各种社会公益活动,大量触及社会生活的边角,广泛接触并影响上层建筑和经济基础中的各种人物,拓宽沟通的渠道,增大沟通的信息,增强沟通的效力。

第二节　医患沟通的言语技巧

言语是交流的工具,是建立良好医患关系的一个重要载体,医务人员必须善于运用言语艺术,达到有效沟通,使患者能积极配合治疗,早日康复。医务人员言语美,不只是医德问题,而且直接关系到能否与患者进行良好的沟通,因此,医务人员一定要重视言语在临床工作中的意义,不但要善于使用美好言语,避免伤害性言语,还要讲究与患者沟通的言语技巧。

一、言语沟通的性质

言语沟通是言语的使用过程。当某人发出词语声音或使用文字符号时,沟通信息就被传递出去,如果被另一个人接受与理解,沟通就实现了。个体进行言语沟通时,总是按照相应的言语规则对词语进行控制和组织。言语沟通有以下特性。

(一)符号化

言语交流是通过具有特定音、义、形的文字符号实现的。人类文明的成熟,以符号的发明和完善为标志。言语的基本特征之一是符号化,即以特定的符号,指称特定的外部对象或者内在心理活动。当符号被创造出来之后,人类可以通过在头脑内部操作符号来认识和改变那些并不在眼前的事物,相互之间也可以通过符号交流与运用,沟通思想与情感。比如,当患者心绞痛发作时,他不知道到底发生了什么事情。医生可以用血管、血管阻塞、心肌供血不足等概念符号,甚至借助于图像,向患者解释其并不能直接看见的胸腔内部心脏中血管存在的问题。

人类通过创立文字符号体系,实际上将整个世界用文字符号的方式浓缩进脑海之中,以理解具有无尽时间和无限空间的客观世界。人类文明进步的历史就是创立新文字符号、精确文字符号指称对象、确定文字符号关系的过程。正是因为言语的符号化特点,使得人际言语沟通有别于一般动物之间需要直接的化学气味、声音、动作等信号刺激的交流形式。

（二）逻辑性

利用文字符号的言语交流,其言语的构成具有逻辑性,一般称为语法规则。虽然不同的言语体系的言语规则有程度不同的差别,但任何言语的构成都必须遵守相应的规则。在相应规则的约束下,不仅同一语系的成员能够相互进行有效交流并培养新成员学习本文化的言语与文化,还能够在不同语系的成员之间进行有效交流。

正是因为言语具有逻辑性,所以人类可以仅利用文字符号进行间接的交流。如,虽然不同时代的人对表述同一对象的符号或有不同,或者相同符号的发音或有不同,但现代人可以通过阅读古人的文献,依据语法规则,学习古人的知识,体验古人的感情,并传承古人的思想。同时代个体之间也是如此,个体所学习使用的言语体系可以不同,但通过学习可以相互理解与沟通。

（三）理性化

理性化是指以文字符号承载的言语,不仅可以指称各类客观对象,包括那些不能直接感知或处于面前的事物,而且可以揭示所指称事物之间的关系与发展变化的规律。词语所指称的对象及其相互关系的描述,构成人类关于自然和自身的知识体系。例如,当患者发热,医生有可能用细菌感染解释其症状的原因。细菌属于感官不能直接感知的对象,细菌导致的感染属于感染性疾病,有特定的症状表现、发病过程、发展规律,由特定医学术语构成的医学知识,还详细地阐述了此类疾病的治疗与预防方法。

医学的进步,从言语角度看,可以描述成医学言语的丰富与发展过程。合格的医务人员,能够准确应用人类关于健康与疾病的最新言语所承载的认识成果,帮助人们实现保持或恢复健康。从言语沟通角度看,医务人员与患者及家属的沟通,言语将专门学习的专业术语,用通俗的言语加以解释,以帮助被服务对象对自身问题的理解,并促进其取得最有利于自身健康的生活与行为方式。

（四）差异化

言语的差异化包括两方面:一是言语有文化差异。因为文化隔离的原因,在不同群体之间存在亚文化现象,在不同地区存在方言,在更大的地域之间存在着语系区别。符号化、逻辑性、理性化等特性,能够确保人类个体之间通过言语进化复杂、深刻的思想与情感交流,但是,差异化则决定在特定情形下,某些交流并不能为沟通双方完全接受与理解。实际上,言语文化存在着某种程度的不可通约性。在言语学中,跨文化交际存在着某种程度的不可通约性。在言语学中,跨文化交际专门研究言语文字的文化差异及其沟通问题。二是言语有个体差异。言语的不可通约性不仅文化层面有所表现,在个体层面也是如此。现实生活中的不同个体,所面临的外部世界基本相同,但是因为主客观因素的影响,导致每个人对外部世界的理解方面存在着选择性认知偏差。产生偏差的内部原因是每个人的个性特征,决定其需要与动机、才能、气质等有所差异,并致其内心世界有某种独特性。所以人心既相同又不同。相同是指具有相同的生理结构和反应对象,所以其言语及其反映的世界有一致性。不同是指每个人的认识与反应有细微差别,表现出个体性。在关于外部世界的言语中,个体差异可以通过相互校对而达成一致。这是科学言语的基本特性。但在涉及内心的情感世界时,个体差异不能完全消除。这是文学言语的基本特性。

二、言语沟通的原则

言语沟通一定涉及两个或更多的人。从结果看,某一个体发出沟通信息,不一定实现预设的沟通目的。其中的影响因素很多,但医方作为沟通发起者,能够在特定态度下坚持相应的沟通原则,是决定良好沟通效果的核心影响因素之一。在医患沟通过程中,医方应该坚持的言语沟通原则包括: 尊重、真诚、共情。

(一)尊重原则

在人际交往过程中尊重交往对象,是构建良好人际关系的基本前提,医患关系也不例外。尊重原则是指医务人员尊重患者的人格,用平等的态度与方式进行沟通。具体而言,尊重要求承认患者作为一个个体的独特性、自主性,接纳其不同于自己的价值观、人生态度、生活习惯、行为模式、宗教信仰等,其中包括对疾病、疾病治疗和预后的恐惧、焦虑等常见的负面情绪与行为。患者的负面表现在医患沟通过程中可能带给医务人员压力与不适应,因而引发医务人员为消除心理不适而产生的行为。

恰当的尊重包括: 一是完全接纳,既接纳对象的优点与长处,也接受对象的缺点与短处。尤其是处于疾病状态时,患者往往比正常时显得软弱,表现出过分的担心、紧张。二是一视同仁,即不因患者的贫穷、性别、年龄、种族、性格、外貌等而区别对待。现实生活中,根据交往对象的不同予以不同的待遇,是人之常情。可是医务人员在职业活动过程中,对此应有所觉察,靠个人修养加以自觉调整。

关于医患关系,在实际的医学活动中,有主动-被动型、指导-合作型、共同参与型3种模式,其原型分别对应于父母-婴儿、父母-儿童、成人-成人的关系类型。前两种模式,适合于特定的情况,如患者昏迷、重病状态、精神病态、年龄小等。通常情况下,医务人员与患者家属的沟通应该是共同参与模式。共同参与模式是现代医患关系所应有的常态模式,是尊重原则的核心要求,是医务人员与患者及家属之平等关系的具体体现。

在我国现代医学活动中,干扰医务人员遵守尊重原则的常见因素有两点:一是我国传统文化的影响。我国传统文化的主流是儒家文化,其目标是社会关系和谐稳定,其方式是根据社会等级、身份、角色的不同,规定了相应的行为准则,尤其是强调长者和权威的作用。医务人员被赋予权威身份,习惯于以主动、指导的行为模式行事。二是知识和技术的不对称性。在医学活动中,一般而言,医务人员相对于患者拥有知识和技术优势。信息优势及其引发的心理优势,容易导致医务人员维护权威形象的态度与行为,从而影响沟通方式与效果。

如果医务人员确实表现出尊重的态度与行为,那么患者与家属就能够体会到沟通过程的温暖,更愿意展开进一步的沟通,而且沟通效果也会更深入、有效。相反,如果患者感受到医务人员的冷淡,在一定程度上将影响其后的沟通方式与内容,只会在迫不得已的情况下才不得不主动地沟通信息。

(二)真诚原则

真诚原则是人际交往的基本原则,在医患沟通过程中尤其重要。真诚原则是指开诚布公的交流,沟通时不讲假话、不演角色、不将自己隐藏在专业角色后面、不是例行公事,而是表里一致、真实可信地与患者沟通。比如医生不要企图在患者面前扮演一个无所不知、无所不能的拯救者角色,而是按照"知之为知之,不知为不知"的方式。

真诚原则实际上体现在对人、对己两方面,是积极客观地应对人类的疾病问题和接受人类在自然面前存在着能力限制的人生态度的综合体现。在对待职业活动时,医务人员知道自己在现有条件下能够走多远,同时也清楚地认识到医学能力的极限所在。在对待患者时,及时向患者与家属说明情况,提出恰当的要求、建议,解释相关的疑惑,给予适当的心理关怀与支持。

关于真诚原则,容易引起争议的问题是,如果患者所患疾病属于当今医学界所不能解决的绝症,医务人员通过评估,认为如果将患者严重疾病状况告知患者,将引起强烈的不利后果,那么应该说善意的谎言,以保护患者不至于陷入严重的心理危机。但保护性医疗制度要求将相关情况完全告知患者家属。可见,保护性医疗制度与真诚原则存在冲突,对特定情况下医务人员的行为要求不一致。

保护性医疗制度的核心假设是:患者属于弱者,需要强者加以保护,否则将顶不住压力而出现不利局面。这一假设存在着问题。人类在面对重大负面事件时,有其基本的心理反应规律。首先是否认,以延缓接受残酷事实的时间;第二步是表现出针对他人、社会或老天爷的愤怒与敌意,认为严重疾病出现在自己身上是不公平的;第三步是感到沮丧、绝望、失去了对未来的信心;第四步则是接受现实,积极地应对现实困境。可见,当患者患不治之症时,采取真诚原则,并适当地有针对性地关注患者的心理感受,给予关爱和支持,能够帮助他们更好地走出心理困境,以主动的姿态,积极地处理困难局面。相反,如果违背真诚原则,向患者隐瞒严重的病情,将导致多方面的问题。如患者因不了解真实情况,因而不能积极配合治疗、不能及时处理个人和家庭的重要事务、不理解医务人员的检查治疗要求,医务人员也面临着如何撒谎与圆谎的压力,并有可能继而回避与患者的交流,影响对患者的必要关心和心理支持。

(三)共情(empathy)原则

共情的另外表述是移情、同理心,指一种人类个体间能够设身处地地理解与体验的心理现象,是一个人能够理解另一个人的看法、感受,像另一个人一样思考与体验的能力。共情是人类个体间形成的,群居生活的重要心理纽带。共情在婴儿阶段就有所表现。在同一个房间的婴儿,其中一个的哭声将引发一片哭声。第一位哭泣的原因是不舒服,其他的哭泣者应该是因共鸣而哭。可见,人类天生就会注意、理解、关心他人。换言之,人类有一种理解他人处境和感受的能力,并在理解的同时作出恰当的反应。比如,当地震发生后,未在地震中遭遇任何损失的其他人感同身受,会自觉自愿地捐钱捐物,表现出不图回报的纯粹利他行为。

共情的现实表现有三类。第一类,一个人能够体验感受他人的苦难、忧伤、痛楚,如果与对同类的正面认识和积极感情相结合,此时,共情的结果是同情。同情心理将引发一个人给予被同情者以物质方面的帮助和精神方面的抚慰。在关于人类的自我认识和评价中,往往将这类共情中的同情现象称之为人性的光辉。正面的共情及其支配下的行为是群居动物之间存在合作需要的心理反应。医学的产生与发展,其内在的逻辑就是人类对同类疾病痛苦的共情表现。所以,在人类历史发展过程中,针对同类的医疗活动从产生、发展到成熟,成为一种职业与专业活动,是人类共情的本质体现。第二类,一个人能够体验感受他人的苦难、忧伤、痛楚,如果与对同类的负面认识和消极感情相结合,此时,共情的结果则可能是幸灾乐祸、落井下石。其更进一步的表现是在战争、犯罪等特定情况下,人类伤害同类个体或群体的行为。此时的共情是基于竞争、仇恨等敌对心理,在意识到对方将不能忍受特定伤害行为引发的苦痛,故意给予的有意伤害。此类共情,当事人对他人的痛苦表现出正面的感受与反应。相反,对对手的成功倒是表现出负面的体验与感受。这类共情引发的行为,人们往往将其称之为兽性。这其实是一个误解。负面的共情及其支配下的行为是群居动物之间存在竞争现实的心理反应。第三类现象是共情的反面,可以称之为无动于衷。这是人类社会发展成为超大规模群体之后的一种心理现象。有时人们确实意识到他人深陷不幸,但因对方与自己缺乏交往,或不存在感情或利益联系,于是最终的表现是无动于衷。如果人类继续以小群体生活,身边其他人的不同遭遇肯定会引起正面或负面的共情反应。但是当人类社会形成超大规模的群体之后,如果继续按照小群体生活的模式,对直接或间接意识到的其他人的不幸遭遇都产生共情反应,那么一个人每天的心情将不堪重负。此时无动于衷是一种心理自我保护机制,以免除过多的心理起伏。

在医疗卫生服务过程中,无动于衷是医务人员最常见的表现,也是患者觉得不能接受的感受。其具体原因是复杂的:一是由于医务人员每天面对相当多与自己并无共同生活经历的患者,所以为了避免影响自己的工作与生活,采取此类反应能够保护自我。二是熟视无睹的职业经验,致医务人员面对各种患者时,不易产生共情反应。如手术前医生对患者的谈话,总是强调手术的风险而不太顾及患者的感受,也没有为消除患者知晓相应风险后的负面心理反应而努力,就是无动于衷的例证。

医疗人际沟通中的共情原则,是要求医务人员在为患者提供医疗卫生服务过程中,基于对同类个体的同情心,基于人道主义原则,给予患者最起码的关心、同情,并提供力所能及的医疗照顾。从以上三类共情表现看,应绝对禁止出现第二类,尽量减少第三类,尽力表现出第一类。

从程度上看,第一类共情也有层次差别。在面对我们喜爱、热爱的对象如至亲时,或者是遭遇重大灾难如强烈地震时,共情表现最强烈;反之,面对陌生人,或者个人认为是小困境时,共情表现很轻微,甚至是无动于衷。另外的影响因素与个体的气质性格相关。虽然人类个体都有同情心,但群体中不同个体的具体表现是符合正态分布规律的。在我国医学伦理学界有一句口号,提倡医务人员“视患者如亲人”。这一口号倡导的动机与行为无可挑剔,但是真正的实行将出现问题。所谓的亲人是与你有血缘关系者,所以,只要不是反目成仇的亲人,医务人员共情表现应属于强烈一端。如果医务人员的工作总是处于这样的一种情绪状态,其工作与生活质量必定受到相当不利的影响。从实际情况看,如果某个医务人员真属于这类人,其经常性的负面感受与行为表现将促使其很快选择逃离这个行业。恰当的要求是“将患者当人对待”,而不是只将患者看成是赚钱、试验、增加经验的对象。

三、言语沟通的目标

医患沟通属于特殊类型的人际沟通,是为了实现医疗卫生服务目的而发生的沟通。从目的上,医患沟通要实现三个目标。

(一)实现知情同意

知情同意是20世纪逐渐得到重视的一项患者基本权利。其核心是患者有权知晓与自身疾病有关的全部真实医疗信息,在此基础上,根据医生的建议,患者自主选择相应的医疗措施的权利。从词组和实际内容看,是指在接受医疗服务过程中,患者应收到医方所认识到的、与自身健康相关的所有信息,医患双方关于患者身体健康状态及其控制的信息知晓程度的不对等应尽可能消除。同意则是在知情的前提下,患者根据自己的主观意愿作出的自主选择。

知情的内容实际可分为两大部分。一是医方信息,包括医疗机构的名称与资源、医务人员的姓名与资质等。在现代社会,这类信息的真实性一般通过医疗卫生行政部门的相关管理制度确保,医方并不需要专门通知患者,患者也不需要刻意地收集。其反面例证是非法行医,即不具备资质、未得到确认的机构或个人,在不告知的情形下以医疗机构和医务人员的身份提供医疗卫生服务。这属于欺骗与违法行为。二是医疗信息。医疗信息又包括两方面:首先是健康信息,即经医务人员的检查诊断,身心是健康还是有病。在通俗表达中,医疗信息一般多指疾病信息,即所患疾病的性质、程度、原因等,其次是健康处置信息,即应如何维护或促进健康的恢复。在通俗表达中,健康处置信息一般多指疾病是否有有效的治疗方法,如果有,包括哪些不同的选择及其性价比等。包括医方信息之内的知情称为广义的知情,只包括医疗信息的知情称为狭义的知情。

知情同意作为现代医务人员进行医学活动的基本原则,其所强调的是医患双方的人格平等权利,强调患者的自主性,所针对的是强调医生的权威性与干涉权利,强调医生在医疗过程中的主导性。

从沟通角度看,医务人员只有认真履行告知义务,进行详细的讲解,才能真正实现知情同意的目标。如果相关信息沟通不全面,不仅不能知情,其同意也建立在信息不全的基础上,应不属于患者真实意思表达。

通过医患沟通实现知情同意目标时,有一种特例。当患者处于精神异常状态,如精神病、昏迷等,或患者是缺乏自主能力的儿童,或患者清楚表示将该项权利交给其他人时,此时沟通的对象有所变化,是患者的监护人、代理人或委托人,但是沟通内容不变。当进行知情同意对象变化时,不能违背的另一重要原则是保密原则。前来寻求医疗服务的个体,其所有的医疗信息都属于个人隐私,医务人员对所获得的信息负有保密的义务。所以,与患者之外的人进行沟通时,对象必须经过选择,其知晓相关信息的目的,是为患者最佳的利益服务,而不是其他的目的。

(二)促进医患关系

临床医学服务的对象是人类自身,这一对象的特殊性,对临床医学的影响表现在多方面。其中的一个重要方面是医患双方如果有一个良好的心理关系,彼此信任,合作愉快,对治疗过程与结果都是十分关键的。

医务人员应该通过充分的言语沟通,从三方面营造良好的医患关系,促进医患和谐:一是彼此信任。人际信任,既是沟通的结果,又是进一步沟通的前提。与信任相反的态度是怀疑。如果医务人员的言语沟通引发患者对医方的不信任态度,不一定影响相关检查治疗的效果,但一定埋下医患纠纷的种子。从另一角度看,医患是因对抗疾病威胁而形成的团队。彼此的信任是团队凝聚力的基础,是实现团队目标的前提。二是互相合作。与合作相反的态度是互相拆台。健康的维护,很多时候需要医患之间的充分合作。在信任的基础上,显现出为解决问题而互相配合的默契,是较快和较好地解决疾病问题的必要条件。三是及时分享。与及时分享相反的态度是信息封锁。医患之间及时分享与患者健康相关的信息,不仅是信任和合作的结果,还是及时处理随时间推移而变化的疾病与健康状况的重要前提。信息分享,使得医患双方都能够及时了解问题解决的过程,明晓各自的任务与责任。

在医务人员发起的言语沟通过程中,医务人员还应关注是否与患者和家属之间,就医疗信息或其他方面存在因沟通不良导致的误解。如果发现有相关的问题,应主动采取进一步的有效沟通,及时化解矛盾。

（三）确保治疗效果

虽然医务人员可以通过其知识与信息的优势,利用患者与家属需要解决疾病痛苦的心理需要,强势地推进相关的检查与治疗过程,但是实际的检查、治疗与康复活动,有相当一部分由医务人员通过医嘱沟通,最后需要患者与家属亲自实施。从实际调查结果看,患者对医嘱的依从性将影响医疗活动的实际效果。

医务人员与患者的良好言语沟通,是增加患者医嘱行为依从性的有效手段。医务人员应认真、细心、详细地解释,让患者与家属完全知晓医嘱行为的内容、方式、理由,必要时对相对复杂的行为进行言语指导下的行为示范,并训练患者与家属达到熟练。

四、医患沟通的基本言语技巧

（一）称呼

合适的称呼是建立良好沟通的起点。称呼得体,会给患者以良好的第一印象,为以后的交往打下互相尊重、互相信任的基础。医务人员称呼患者的原则是:①根据患者身份、职业、年龄等具体情况因人而异,力求得当。②避免直呼其名,尤其是初次见面呼名唤姓不礼貌。③不能用床号取代称谓。④与患者谈及其配偶或家属时,适当用敬称,以示尊重。

1. 常规称呼　常规称呼中应注意:①称呼要简单、准确;②称呼要注意区分不同对象、不同场合;③对职务的称呼要得当。

2. 称谓患者　患者住院的时间虽然很短暂,但角色转换了,医务人员恰当地称呼他们,会使患者从心理上得到宽慰与满足,这也体现了对患者的尊重与友爱。

3. 按年龄称呼　例如:对老年患者可称为:大爷、大娘;对中年患者可称为:先生、女士;对青年患者可称为:小姐、先生;对儿童可称为:小朋友。

（二）倾听

倾听就是指用心去听,去理解,去感受对方,并作出积极的反应。如果要想使谈话成功,就必须学会倾听。不要以为我们总是能很好地进行倾听。实际上,由于说话的速度远比不上思维的速度,所以,倾听时常常会出现走神、开小差等现象。只有做到以下几点,才能有效地倾听、有效地与人沟通。倾听是信息接收者集中注意力将信息发出者所传递的所有信息进行分类、整理、评价以及证实,是信息接收者能够较好地了解信息发出者言语的真正含义。要想成为一个有效的倾听者,必须努力做到以下几方面。

1. 倾听的准备　准备花时间去倾听患者的谈话,最好坐下来与患者交谈(双手或双腿都不要交叉放置),这是一种身体语言,可以传递一种信息。保持与患者的目光接触(不是目不转睛地盯着患者),可以表示医生对交谈感兴趣,以及愿意倾听患者谈话。可以通过使用恰当的面部表情以及身体的姿势。既要注意患者言语沟通行为,也要注意其非言语沟通行为。

2. 倾听技巧　可从以下几方面做起。

(1)专心、耐心地倾听:出于尊重对方,在交谈中必须给予良好的视觉接触,还应点头或者说"对"、"是的"、"好"等来表示专心和认同,此外,还应表现出足够的耐心,不能东张西望,也不能抢过话头来不顾对方地大加发挥。

(2)要感受性地听,不要评判性地听:听者应当先去感受对方话语中表现出来的情感,站在对方的立场去体会、思考,与之进行情感交流,然后才能进行分析评判。很多时候,对方并不需要你去评判他所讲述的东西,只要表现出对其感受的理解和体会就够了,也就是说希望得到共鸣。

（3）积极反馈,适当提问:积极向对方提出反馈,对于不明白的地方,应该适时提出疑问,以利于沟通的有效进行,帮助对方清楚表达自己的意思,传达准确的信息。但需要避免干涉性和盘问式的提问,不要探问隐私。对于自己明白的,也可给出适当的反馈。

（4）不要随意打断对方:在对方表述的过程中,不应该随意地打断对方,更不能插进去大讲特讲。因为这会使对方觉得很扫兴,也感到没有得到尊重和理解。一般而言,交流应该按一定的节奏进行,应该彼此传达信息、发表立场,而不是随意打断对方。如果节奏在对方一边,听者应该在适当的时机简单、明白地表示理解,切忌长篇大论。

（5）要抓住言外之意:要听出"弦外之音"、"言外之意",这一点很重要,但切记误解他人的意思。一般而言,除了听对方讲话以外,听者应该更多地注意讲话者的非言语信息,包括语调、语速、声音、表情、体态、肢体动作等。要想确定理解得是否准确,可以通过积极的反馈来验证和修正。

（三）交谈

交谈是医生最基本的技能。交谈也是医患沟通最重要的过程与方式,询问、倾听、解答这种面对面交谈构成医生工作的必要环节。对于一个医生而言,交谈应贯穿于整个诊疗过程中。查房、观察病情、征询对治疗方案的意见、询问治疗效果,了解患者的思想情绪变化等,无一不是通过谈话方式进行的,作为一个医生必须乐于并善于与患者交谈。

1. 交谈的过程　交谈的过程分为准备与计划、交谈两个阶段,其中交谈阶段又可分为开始、进行和结束三部分。

（1）准备和计划阶段:医生、护士应对每一次交谈作悉心的准备,交谈之前要明确交谈所要达到的目的,了解患者的一般情况,包括心理状态,以便清楚交流的方向,起到引导作用,同时也可以避免触及患者忌讳的问题,使之顺利进行,达到预期目的。

（2）交谈阶段

1）交谈开始:首先礼貌且得体地称呼对方。医生、护士称呼患者应有所讲究,根据患者的身份、年龄、职业等具体情况,因人而异,体现对患者的尊重、使患者得到心理上的满足。

2）交谈进行:咨询病情,要避免直接进入与疾病有关的问题,可先询问睡眠、饮食情况,在适当的时机将话题转入谈论的主题。交谈时要态度诚恳,言语亲切。避免居高临下式的说教,交谈过程中可通过征求患者或家属的意见,注意保持眼神的交流,适当地给对方以鼓励,如点头、发出一些表示注意的声音"是"、"对"、"嗯"等,避免分散注意力的动作。对关键内容可将患者的话用自己的话重复说一遍,使患者知道你在听,从而增强交谈的自信心。重复常用的方法是医生、护士将自己的反应加在患者的话之前,如"您刚才说……"、"根据我的理解,您的意思是……"。当对方离题太远时可用灵活的言语将谈话引入主题。如许多患者不知道自己病史中最主要的问题,可能会叙述很多情况,可用提问进一步引导。

3）交谈结束:恰到好处地结束谈话,要在双方情绪较高时而非双方疲倦时结束谈话。不能突然结束谈话,应通过积极的言语和具体的帮助使对方接不上原谈话的内容,而达到打断谈话的目的。如接触式的打断或给予帮助(翻身、饮水等),切不可表现出不耐烦的面部表情,以免伤害患者。交谈结束要总结主要内容,可约定下次交谈时间,或下一步治疗、护理工作方案。在交谈中为了不至于遗漏信息,医生、护士可适当记录。使用必要的客套语,如"谢谢您的配合","有事请与我联系"等。

2. 交谈技巧　交谈技巧不仅是建立和谐医患关系,提高工作效率和治疗效果的基础,而且也是医生在治疗过程中处于主动角色必须具备的能力。

（1）充分利用言语的幽默：幽默在人际交往中的作用不可低估，幽默是言语的润滑剂，能使双方很快熟悉起来，一句能使人笑逐颜开的幽默言语，可以使人心情为之一振，增加战胜疾病的信心。幽默也是化解矛盾，解释疑虑的很好手段。幽默一定要分清场合，不能让人有油滑之感。要内容高雅，态度友善，行为适度，区别对象。

（2）多用称赞的言语：生活中我们经常要赞美别人，真诚的赞美，于人于己都有重要意义，对患者尤其如此，要有悦纳的态度。能否熟练应用赞美，已经是衡量一个医务人员职业素质的标志之一。虽然赞美不是包治百病的灵丹妙药，但却可以对患者产生深刻的影响。患者可以一扫得病后的自卑心理，重新树立自我对社会及家庭的价值。赞美是一件好事，但却不是一件简单的事情，因此要注意实事求是，措辞得当。学会用第三者的口吻赞美他人。要学会间接赞美他人，一般而言，间接赞美他人的话最后都会传到患者耳中，增加可信度，有时当面赞扬会给人一种虚假和吹捧的感觉。必须学会发现别人的优点，用最生活化的言语去赞美别人。用赞美代替鼓励，能够树立患者的自尊和自信。

（3）言语表达简洁明确：医患沟通要求言语的表达清楚、准确、简洁、条理清楚。避免措词不当、思维混乱、重点不突出及说对方不能理解的术语等情况。要充分考虑对方的接受和理解能力，用通俗化言语表达，尽量避免使用专业术语。

（4）讲究提问的技巧：在与患者交往时，主要采取"开放式"谈话方式，适时采用"封闭式"谈话，要尽量避免"审问式"提问。"开放式"提问使患者有主动、自由表达，便于全面了解患者的思想情感。"封闭式"提问只允许患者回答是与否，这便于医务人员对关键的信息有较肯定的答案，有利于疾病的鉴别诊断。交流过程中可根据谈话内容酌情交替使用这两种方式。

（5）使用保护性言语，忌用伤害性言语：在整个医疗过程中，医务人员要注意有技巧地使用保护性言语，避免因言语不当引起不良的心理刺激。对不良的预后在患者没有心理准备的情况下不直接向患者透露，以减少患者的恐惧，可以先和家属沟通。有时为了得到患者的配合，告之预后实属必需，也应得到家属的同意和配合，但需注意方式和方法。伤害性言语会给人以伤害刺激，从而通过皮层与内脏相关的机制扰乱内脏与躯体的生理平衡。如果这种刺激过强或持续时间过久，会引起或加重病情。医患沟通时应尽量避免使用以下几种伤害性言语：①直接伤害性言语，如"你这个人真不讲理。"②消极暗示性言语，如"这样的治疗结果已经是最好的了。"③窃窃私语。

（6）不评价他人的诊断与治疗：由于每个医院的条件不同，医生的技术水平不同，对同一疾病认识可能有不同，因而对同一疾病的处理方法也有可能不同，更何况疾病的发展和诊断与治疗是一个复杂的动态过程，所以医生不要评价他人的诊疗，否则常会导致患者的不信任，甚至引发医疗纠纷。

（四）医疗各环节正确沟通的常用语和"忌语"

1.门诊正确沟通常用语

您好！请坐，请问哪里不舒服？

您怎么不好？

您这次来主要想解决什么问题？

目前您感觉最不好的是什么？

您是第一次来我们医院看病吗？

您是复诊患者吧，上次用药（治疗）后好些了吗？

您请放松,不要紧张,让我为您做个检查。

不要急,慢慢说。

不要难过,您的病情经过治疗是可以缓解(治好、好转)的。

我为您开了检查和检验单,请您按要求进行,有什么不清楚的尽可以问。

回去后请按要求服药。在这过程中如病情有变化可随时来就诊。

谢谢您的信任(合作)!

2.门诊常见"忌语"

快讲,哪里不好?

怎么连自己的病都讲不清!

去躺在检查床上,动作快点! 把衣服脱掉!

你为什么不听医生的话? 下次再这样就不要来看病了。

不检查,你自己倒霉。

为什么不坚持服药? 有问题你自己负责。

太啰嗦了,你到底想说什么?

你是医生还是我是医生,到底谁听谁的?

我已经交代得够清楚的了,你怎么还不明白?

我们只管看病,其他事情管不了。

要不要再来,你自己定,我们不好说。

你看了那么多医院不也没看好吗? 我又不是神仙。

3.病房正确沟通常用语

您好! 今天刚来的吧,您叫(姓名)吗?我们来认识一下,我是您的管床(住院、主治)医生,(责任护士),我叫(姓名),您有任何问题请找我,好吗?

可以谈谈您的病情和诊疗经过吗?

请您躺下,让我来为您做个体格检查(治疗)。

好的,就这样,放松些,不要紧张。

放心,我们会认真研究病情,并制订一个适合您的治疗方案。

我们认为您的病是(病名),这种病主要是(原因),经过适当的治疗,您会好起来的。

您今天好些吗? 昨晚睡得怎样?

服药后可有什么不舒服?

这儿的环境您还适应吗? 饭菜还合口味吗?

今天(明天)我们为您安排了检查(检查名),请您按要求做好准备(空腹、灌肠等)。

这种治疗(检查)基本上是安全的,您不必紧张。

这项检查需要您的配合,请您深呼吸(其他要求)。

来,我们来谈谈您下一步的治疗。

您需要在这份医疗文件上签字(知情同意书、特殊检查单、输血同意书、手术同意书、特殊治疗同意书等)

谢谢您的合作(配合)!

4.病房常见"忌语"

你怎么进来的?

谁让你住在这张床上的?

你要守医院(病区)的规矩,听医生(护士)的话。

不要动,忍着点,哪有治疗不痛苦的。

听清楚了,按要求去做,否则出了问题你自己负责。

这个字是一定要签的,否则没人敢为你开刀。

你家里人呢? 怎么这么不负责任!

不要什么事都找医生(护士),有情况我们自己会来的。

生病(开刀)哪有不痛苦(痛)的,太娇气了吧。

没事不要乱跑,在自己房间呆着!

该讲的我都讲了,你自己看着办吧。

你要对自己负责任,别人没法帮你。

快起来,医院又不是只有你一个患者。

第三节　医患沟通的非言语技巧

所谓的非言语沟通是指通过非语言文字符号进行信息交流的一种沟通方式。换句话说是人们利用身体动作、面部表情、空间距离、触摸行为、声音暗示、穿着打扮、实物标志、色彩、绘画、音乐、舞蹈、图像和装饰等非自然语言为载体所进行的信息传递。美国口语学者雷蒙德·罗斯曾经分析,在人际沟通之中,人类所获得的信息总量只有35%是通过语言符号传播的,而剩余的60%则是非语言符号传达的。其中仅面部表情可传递65%中55%的信息。为此我们可以得到这样一个公式: 信心传递/接受的全部效果=词语(7%)+表情(5%)+声音(38%)。

一、非言语沟通的性质

非言语沟通与言语一样,都是表达个体内心世界的方式。从形式与内容的关系看,言语与非言语一样,都受人的生理基础与社会文化的双方面约束,是在生理基础提供的可能范围内的约定俗成。如不同文化中,对母亲的简称 "妈" 则几乎完全一样,就是生理限定的结果。但其正式称呼的发音却存在相当的差别,这是社会文化影响的表现。

(一)遗传性

人类个体的部分行为与生俱来,完全不用学习。婴儿对乳房之乳头或乳头物样,会表现出天生的吸吮。孩子感到不适时自然就哭起来。哭声是婴儿最有效的与成人沟通的方式。成人一听到孩子的哭泣,马上明白孩子出现了需要帮助的某种情况,并会主动地寻找导致孩子哭泣的原因,努力解除导致孩子哭泣的不适因素。人类的基本表情,如喜悦、愤怒、哀伤、惊恐等,在不同民族、不同文化之中具有较高的一致性,能够为并不了解特定民族与文化的外人所识别。

如果将比较的范围扩大,实际上人类的部分非言语沟通与哺乳类动物是相同的。我们在群落中所见到的(一百多种)行为模式也都可以在野生黑猩猩中看到。他们的游戏表情、咧嘴似笑以及乞求的手势并不是对人类相应行为的模仿,而是人类对黑猩猩所共有的自然而然的非言语交流形式。人类需要通过学习和训练才能具备的非言语沟通,实际上并不能完全脱遗传限制,反过来,只是在遗传限制范围内的极致化。如体操运动员让行外人眼花缭乱的动作,并不能完全随心所欲地设计与实施,也不能与生活在丛林的人类近亲猿类相比。

当然,对于人类的非言语沟通而言,学习与训练十分重要。

(二)共同性

非言语沟通为全部人类所共有,在全部人类成员中有着共同性和一致性,男女老幼无一例外。共同性的决定因素有三:一是相同的遗传基因及其控制的生理、心理特征,约束非言语沟通的表现形式。人类的非言语沟通,只能由相应的肌肉、皮肤及附着物、器官等实现。这些生理因素在一定程度上决定了非言语沟通的表现形式。例如,个体通过训练可以倒走,也可以倒立用手行走,但其速度与持续的时间不能与正常情况相比,且当事人的感受并不舒适。二是相同的生理与心理需要,同样约束了非言语沟通的内容。非言语沟通存在的根本目的是满足个体的生存与发展需要。三是共同的生活环境,决定了非言语沟通的方式。如近距离交流利用姿势动作信号,远距离交流利用声音信号。

世界范围内存在着数千种方言。在相对较大尺度的空间中,方言甚至不同的语系,导致言语交流经常出现障碍。此时,通过非言语沟通则可以达到基本的沟通效果。正是因为如此,艺术家以肢体语言所传达的人类情感体验,可以跨越言语的鸿沟。

(三)模糊性

言语信息表达受严格的逻辑限定,其内容清晰明确。非言语沟通所传递的信息虽然也受一定的规则约束,但是个体间、文化间的差异性较大,同样的信号,可以表达相同或类似的信息,也可以表达完全相反的信息。如一个人五体投地,可能是在沙滩上挖沙坑,也可能是在宗教场所求神保佑,还有可能是因为面对重要人物如皇帝,或者是在乞求强大的对手谅解,或者是在乞求他人的施舍。因此,对特定非言语沟通含义的理解与认识,必须结合该行为发生的具体情景去把握。

由于非言语沟通不能进行像言语的词语一样,按照特定的语法规则进行组织,因此就不能表达相对复杂的思想,只能传递相对简单的意思。一般而言,复杂、深刻的交流,必须借助于言语手段。当然,在言语交流的过程中,非言语沟通有时是有效表情达意的辅助手段。两者的结合将使交流的效果更全面与充分。言语交流相当于数字信号,非言语沟通则相当于模糊信号。

(四)可靠性

如果比较言语与非言语信号的真实可能性,那么非言语信号的可信度高于言语信号。从进化的顺序看,言语晚于非言语沟通。言语受最高级中枢控制。随着年龄的增长,我们习得了一种分场合选择性讲该讲的话的能力。换言之,有时人会讲违心的话,即所谓的言不由衷。所有谎言一般指言语表达。非言语沟通不受中枢控制,所以当言语撒谎时,其身体言语往往暴露其真实想法与感受。一位成年人感到恐惧时,如果你问他怕不怕,答案一般是不怕。但其发抖的声调与肢体却将其内心的恐惧感表露无余。此时,你该相信非言语沟通传递的信号。

可靠性并不是说非言语沟通完全可靠,而是相对而言。面部表情是了解他人内心情绪状态的最直接途径。可是,有人可以喜怒无形于色,有人可以强颜欢笑,有人可以假装哭丧着脸。但非言语沟通的伪装较谎言更为困难,也更易识别。当言语与非言语沟通之间表现出不一致时,一般而言,非言语沟通传达的信息更为可靠。例如,在相同的环境条件下,人看到自己感兴趣的东西时,瞳孔会更大些。"一些思想解放者展示黑种男子亲吻白种女子的照片时发现:尽管所有这些受试者在被问及种族问题时都坚定不移地主张种族平等,但他们的瞳孔却把他们明显地区分为两种人,即'真心实意的'思想解放者和'随大流的'甚或虚伪的思想解放者。前者的瞳孔变化情况与他人口头表述的思想宗旨是一致的;至于后者,虽然口头上也赞同种族平等,但当他们看到黑种人亲吻白种人的情景时,他们的瞳孔却收缩得像针头那么小。"

(五)多面性

相对于言语信息渠道的单一性,由于非言语沟通的种类多样,多条信号传送的途径同时发挥作用。如,讲话的声音特征、表情与动作、穿着与饰物、场景与陈设、环境的温度与湿度、照明的光线、环境的气味、环境的氛围等,都同时作用于我们的多种感觉器官,并形成综合印象。一个"好"字,在不同的情形下,用不同的声音特征表现,将产生不同的交流效果。从信息处理的大脑部位看,言语与非言语沟通的处理过程及部位存在着差异。言语的接受、识别、反馈由言语中枢负责。相关的知识相对丰富准确。非言语沟通的处理,则应涉及更多的部位与过程。

二、非言语沟通的功能

在人际交流过程中,言语沟通是明确、清晰的交流方式,也是进行有效沟通的最重要途径。但由于非言语沟通自始至终都存在,既可以独立发挥作用,又可以服务于言语沟通,所以在人际交流过程中发挥着不能忽视的功能。

(一)强化功能

当非言语沟通与言语沟通同时出现时,非言语沟通能够进一步强化言语表达的内容。此时两类信号传递的信息是一致的。比如有人骂人"跳起来骂"。有人在表示否定时,一边说"不",一边大幅度摇头。此时的非言语沟通起着强调言语内容的作用。一般表示强调与强化的信号称为加强信号。从手指、掌、拳、手臂到身体和脚都能够发挥强化功能。

(二)弱化功能

当非言语沟通与言语沟通同时出现时,非言语沟通否定了言语表达的内容。此时两类信号传递的信息是相反的。当某人将事情做砸时,周围人说"你可真行"时,说话的语气与特定情形结合起来,传递的信息是某人并不胜任该项任务。当言语与非言语沟通之间传递的信息相互矛盾时,非言语沟通信号一般反映信号发出者的真实想法。

(三)指代功能

部分人机交往过程并不出现需要交流的内容,仅通过非言语沟通一样能够实现沟通的目的,此时非言语沟通同样可以单独实现认识理解对方内心的目的。眉目传情、眉来眼去,描述的就是非言语沟通的指代功能。如当一个人正在与人说话而必须与另一人进行某种交流时,就可以通过点头、努嘴、挥手等示意动作,进行最简单的如请坐、稍等等交流目的。在医患沟通时,当患者言语表达不方便时,非言语沟通的指代作用非常重要,是医务人员了解病情和指导治疗的最有效方式之一。

(四)补充功能

当说话者觉得言语并不能完全表达其想说的内容时,可以采取非言语沟通以进一步补充缺失的内容。此时,两类信号之间是平行关系。当医务人员指示患者或家属应该如何正确行动时,因担心表达不清或理解不准确,于是一边解释和指导,一边亲自示范。老师在讲课程内容后用眼神扫过同学的眼睛,以了解教学效果,同样属于补充信号。

三、非言语沟通的特点

非言语沟通具有六个特点,分别为:普遍性、民族性、社会性、审美性、规范性、情境性。

（一）普遍性

在人类沟通过程中，几乎每个人从小就自觉不自觉地学会了非言语沟通的能力。据考证，这种沟通能力的获得是人类有史以来就有的一种本能。人类产生以后，就开始了人与自然界及人与人之间的沟通活动，这种非言语沟通在语言符号产生之前就已是最重要的沟通形式了。随着人们实践活动的发展，社会的进步和人际交往范围的扩大，人们的非言语沟通能力也不断得到丰富和发展。这种非言语沟通能力不仅中国人有，外国人也有。不过，由于各国文化的不同，这种非语言的表达方式也有所不同，但就一般意义上来讲，与各国各民族所用的语言比较起来，非言语沟通的信息共享更强一些。国际音乐节和舞蹈节邀请了许多国家的歌唱家一起同台演出，有时并不需要说同样的语言。音乐和舞蹈可以跨越言语障碍进行人与人之间的非言语交流。

（二）民族性

不同的民族有不同的文化和风俗习惯，这种不同的文化传统和风俗习惯决定了其特有的非言语沟通符号。例如，在我国的侗族，如果不会唱侗族大歌就几乎被人视为残废；比较典型的人际沟通例子是人们通过握手、拥抱和亲吻来表达自己对他人的欢迎和爱抚。在欧洲一些国家，亲吻、亲鼻是一种礼节，是一种友好热情的表示，尤其是对女性而言。但中国人往往不太习惯，而更习惯以握手的方式来表达同样的感情。

（三）社会性

人与人之间的关系是一种社会关系。人们的年龄、性别、文化程度、伦理道德、价值取向、生活环境、宗教信仰等社会因素都对非言语沟通产生影响。社会中的不同职业角色，不同阶层都对非言语沟通有着较细微的规定性，如有些年轻人喜欢以相互用手拍肩膀以示友好或表示"哥们儿"。然而，如果用同等方式去向父母亲或年龄较大的长辈使用同样的方式来表达友好，就显得缺乏礼貌了。

（四）审美性

非言语沟通所表现的行为举止是一种美的体现。对此类行为的认同基础是人们的审美观念。人们审美观念的形成与年龄、经历有着很大关系，例如人的仪表美就是一个有争论的题目。对女人梳妆打扮、抹胭脂、搽口红、戴首饰等是一种美的表达，但也有可能给别人传达一种过分轻浮的信息。如果沟通的参与者意见不一致，对外在美所体现的心灵美看法不同，在一定程度上会影响人际沟通。

（五）规范性

这种规范性是指一个社会群体或一个民族受特定文化传统的影响，长期以来对非言语沟通所产生的社会认同。每一种社会角色都有着被大家承认的行为举止准则，在运用非语言符号时，要考虑沟通对象的文化因素、民族因素、环境因素、年龄因素、心理因素、社会道德因素等。一旦忽略了某种非语言符号所特有的规范性，便会造成误解和障碍。

（六）情境性

非言语沟通一般不能够单独使用，不能脱离当时当地的条件、环境背景、包括与相应语言情境的配合。只有那些善于将非语言符号与真实环境背景联系起来的人，才能使非语言符号运用得准确、适当。

在信息传播和表达情意的过程中，语言沟通一直是不可取代的方式，然而，许多的生活经验和经历告诉我们，非语言沟通同样不可缺少，而且极为重要！

四、医患沟通的基本非言语技巧

（一）面部表情

面部表情是身体语言的一种特殊表现。人类具有异常丰富的面部表情，在人际沟通中，人们的面部表情起着重要的作用。研究表明，在解释相互矛盾的信息过程中，人们更加注重的是面部表情而不是言语内容或声调。面部表情非常丰富，许多细微复杂的情感，都能通过面部的种种表现来传情，并且能对口语表达起解释和强化作用。脸面的颜色，光泽，肌肉的收缩与舒张，以及面部纹路的不同组合，便构成喜、怒、哀、乐等各种复杂的表情。同样是笑，微笑、憨笑、苦笑、奸笑，在嘴、唇、眉、眼和面部肌肉等方面都表现出许多细微而复杂的差别。因此，要善于观察面部表情的各种细微差别，并且要善于灵活地驾驭自己的面部表情，使面部表情能更好地辅助和强化口语表达。

面部表情又是人情绪和情感的生理性外在表露，一般是不随意的，但可以受自我意识调节控制。面部表情可表示多种多样的情感变化，如恐惧、痛苦，厌恶、愤怒、安详等。面部表情的变化是医生获得病情的重要信息来源，也是医生了解患者内心活动的镜子。但由于面部表情变化快、信息多和不可控制的特点，观察起来会有一定的难度，所以需要综合其他信息，联系起来分析。医生在会谈中不但要善于识别与解释患者的面部表情，且也要善于控制自己的面部表情。医务人员对患者的表情是以职业道德情感为基础的，当然也与习惯和表达能力有关。医务人员应当善于通过面部表情来和患者沟通，更要细心体察患者的面部表情。常用的、也是最有用的面部表情是微笑，"微笑是最美好的言语"，是进行良好医患沟通的关键。

一个人的面部表情比他的穿着更重要。医生及护士从容、沉着、和蔼的表情容易得到患者和同事的信任与好评，愁眉苦脸、遇事惊慌失措，就很难赢得患者和同事的信任。微笑就像一缕穿过乌云的阳光，让所有看到它的人感到温暖、亲切。

微笑能表达出许多意思：高兴、喜悦、同情、赞许、尊敬、同意等。它的影响是巨大的，即使是本身无法看到，也会使别人感受到。有的医生、护士在与患者沟通时总是放松不下来，一副冷冰冰的面孔，他们认为自己与患者的关系就是工作人员与工作对象的关系，虽然为患者做了许多，却得不到患者的尊敬与理解，反而给患者平添了许多"心病"。其实如果我们想到，医院的存在是以患者的需要为前提，医务人员依靠患者才得以生存，是患者给予我们工作的机会，那么，我们就会表现出真诚，微笑服务也就不难做到了。

（二）眼神与目光接触

眼睛，这个心灵的窗户，它能表达许多言语所不易表达的复杂而微妙的信息和情感。眼神与语言之间有一种同步效应。通过眼神，可能把内心的激情、学识、品德、情操、审美情趣等传递给别人，达到互相沟通的目的。不同的眼神，给人以不同的印象。眼神坚定明澈，使人感到坦荡、善良、天真；眼神阴暗狡黠，给人以虚伪、狭隘之感；左顾右盼，显得心慌意乱；翘首仰视，露出凝思高傲；低头俯视、露出胆怯、害羞。眼神会透露人的内心真意和隐秘。

眼神的言语是指人们在交际中用眼神神态的变化表达思想感情、传递信息的一种形式。眼神既可表达与传递用言语难以表达的情感，也可显示个性特征并能影响他人的行为。一般而言，目光接触次数多少、时间长短及目光转移等，都能反映会谈者兴趣、关系、情绪等许多方面的问题。对医生来说，一方面要善于发现目光接触中所提示的信息，感觉到患者的反馈信息，并能予以正确理解，另一方面要善于运用目光接触反作用于患者，使其受到鼓励和支持,促进良好交往与双方的关系。我们常说眼睛是心灵的窗户。目光接触是非语言交流的一种特别形式。和其他非语言交流形式一样,目光接触的意义变化很大,而且也依赖着前后情境关系;但在几乎所有的社会相互作用中,目光接触都传达着丰富的信息。首先,目光接触常用于调整谈话。比如,一位讲演者开始发言时转移目光,要结束时就抬起目光。转移目光似乎是为了预防反问和打扰,而抬起目光标志着一个问题的结束并允许其他人发言。

目光接触可以帮助谈话双方的话语同步,思路保持一致。目光相互接触时间长,则成凝视。凝视往往包含多种涵义,有时带有敌意,有时也表示困苦。患者对医务人员的凝视多是求助。在临床上,医生和患者交谈时,要用短促的目光接触检验信息是否被患者所接受,从对方的回避视线、瞬间的目光接触等来判断对方的心理状态。目光接触同样也能表明他有无兴趣。电影里经常有互相凝视的两个人,以表示爱情、热情和极大的关心。当然,作为对某人表示吸引的方法,我们肯定都熟悉长时间的目光接触。另外,一次偶然的谈话,如果其中一个谈话者总保持着目光接触,就会变成一种浪漫的表示;相反,避免或中断目光接触,通常是对一个人不感兴趣的标志。的确,当某人在谈话中目光不接触时,一般就认为他或她是心不在焉。目光不接触,典型地说明他或她对所说的内容不感兴趣。然而,这种一般原则也有例外。目光不怎么接触,有时可以说明某人害羞或害怕。另外正传达坏消息或诉说痛苦事情的人,也可能避免目光接触。

此外,医生或护士在患者不注意的时候,对患者时常保持目光凝视,除去倾听和其他情感性场合,这种情形很可能是表明一种问题(病情)的严重性。但这仍要看前后的情境关系。

(三)体态语言

也称作身势语,是以身体动作表示意义的沟通形式。人们见面相互点头、握手或拥抱,就是用体态语言向对方致意,问候和欢迎。人们在交谈时身体略向前倾,不时点头,神情随着谈话的内容变化而变化,这些体态特征表示出对说话者的尊敬和礼貌。如果腿脚不停地乱抖,身体随意摇晃,眼睛不住地左顾右盼,那一定会使说话者感到不高兴。因为这些无声的语言传递出的信息是不尊重、不礼貌和不欢迎。所以体态语言与人际沟通成功与否关系很大。体态语言主要包括头语、手势和身体姿势3种,它们既可以支持修饰言语,表达口头语言难以表达的情感意味,也可以表达肯定、默许、赞扬、鼓励、否定、批评等意图,收到良好的沟通效果。

手势是会说话的工具,是体态语言的主要形式,使用频率最高,形式变化最多,因而表现力、吸引力和感染力也最强,最能表达其丰富多彩的思想感情。从手势表达思想内容来看,手势动作可分为情意手势、指示手势、象形手势与象征手势。情意手势用于表达感情,使抽象的感情具体化、形象化,如挥拳表示义愤,推掌表示拒绝等。指示手势用于指明人或事物及其所在位置,从而增强真实感和亲切感。象形手势用于模拟人或物的形状、体积、高度等,给人以具体明确的印象。这种手势常略带夸张,只求神似,不可过分机械模仿。象征手势用于表现某些抽象概念,以生动具体的手势和有声语言构成一种易于理解的意境。

人的手势动作具有极为丰富复杂的表现力,它在表达思想和感情方面起了重要作用。热情的手势请人坐下,会使人感到亲切、轻松。对方向你伸出手,你也迎接去握住他,这是表示友好和交往的诚意;如果你无动于衷地伸出手,或慵懒地握一下对方的手,则意味着你不想与之交朋友。在医患沟通中,手的动作更起直接沟通的作用。手势可以使信息发出者表达信息更完美,帮助信息接受者对信息的理解更准确。由于人们常不由自主地表现出一些不适当的手势动作,会影响良好的沟通。因此,在医患沟通中,手势信息应注意礼仪。

1. 手势的规范化 掌心向上表示虚心和敬意；向下则表示傲慢无礼之嫌。站立时，两手自然下垂，五指伸直、并拢，手掌与直臂成一条直线，既是美观的需要，也避免给人感觉不敬、敷衍。

2. 在与人相处时，避免随便指点 在任何场合，用带尖的锐器指向别人都是不礼貌的。在与人相处、交谈时，用拇指指向自己的鼻尖，以食指指向对方或者在背后指手画脚都是不礼貌的。

身体姿势是一个人的举止状态。双手展开的舒展状态表示有信心、能控制，低头哈腰表示顺从，昂头踮脚表示趾高气扬、信心百倍。一个人的身体姿势显示他的精神面貌，一个挺胸抬头、肩向后、走路轻捷的人，显示他的身体状况良好，心情愉快；相反，一个低头垂肩、双膝弯曲、走路拖拉的人则显示他的心情抑郁。

身体姿势常能传递个体情绪状态的信息，能反映交谈双方彼此的态度、关系和交谈的愿望。如微微欠身表示谦恭有礼、点头表示打招呼、侧身表示礼让等。在医患沟通过程中，医务人员要通过常用的、有含义的身体姿势来表达对患者的尊重和同情。医生也应当懂得患者身体姿势所传递的信息，例如，扭头、点头、低头通常表示不愿理睬、同意。在平时的诊疗过程中医生要注意尽量不要摇头摆尾、靠床依墙、昂头翘腿，以免引起患者不悦。

（1）站立的礼仪：基本要求有，头端、肩平、挺胸、收腹、双腿并拢、双手叠放身前。女性忌双脚分开站立，男性双脚分开不宜超过肩宽。在正式场合双膝应挺直。双手不拢抱，持物时应以右手搭在左手上，贴放于腹部。禁忌手抄在口袋里或相握在背后。胸部略向前挺起、避免含胸、驼背等不雅姿势。

（2）坐姿：应注意以下几点，正式场合就座后，背部应挺直，头不要靠在椅背上；若是探访长辈、上司、贵宾、只坐座位的前二分之一，表示敬意。双手位置可放在桌上或叠放在腿上，禁忌抱膝、垫在臀部、抱在胸前、脑后或以手抚摸腿等。避免双脚向前直伸出去或以脚尖指人、全身上下抖动等。

（四）积极影响对方情绪

在人际交往活动中，不仅需要了解他人的喜怒哀乐，以调整自己的行为方式，而且需要通过一些认知、行为和言语的策略来影响或改变他人的情绪。需要指出的是，这里对他人情绪的影响和改变是指向积极目标的，并非要使他人产生不良的情绪反应，使交往趋于恶化。这是情绪智力的重要组成部分，是取得交往成功所必备的。在人与人的交往中，常常需要改变他人的情绪，那么，应如何做起呢？

1. 真诚为本，取信于人 真诚在交往中具有第一位的重要意义，因为交往最基本的心理保证是安全感，没有安全感的交往是难以发展的。只有抱着真诚的态度与人交往，才能使对方有安全感，才会觉得你可信，从而容易引起对方情感上的共鸣。与此相反，若一个人虚情假意，口是心非，那么交往中就会让人感到不安全，时时处处小心翼翼，就不可能相互理解和信任。只有在真诚的基础上取得他人的信任，交往中才有可能设身处地站在对方的立场上理解对方的思想、情感，才有可能影响和改变对方的情绪。如果你对某个人连起码的信任都没有，那么他的言行就不可能在很大程度上左右和改变你的情绪。

2. 将心比心，心理换位 在交往中，要想真正了解对方的思想、情感，就必须学会心理换位，也就是把自己比作他人，想象自己处于他人的情境中时会有怎样的情绪体验。这里需提及两方面：一是同情，二是移情。

首先是同情，即要具备理解他人情绪情感的能力，也就是要能站在对方的立场上，理解他人所表现出来的情绪。有些时候,注意到他人的情绪反应,如喜悦、悲伤、愤怒、怨恨等,就能知道他人此时此地处于什么样的情绪状态,但并不能理解他人为什么会有那样的反应。比如,在本来手头就不宽裕、钱包又不慎被小偷窃走、情绪很低落的时候听到"不要太难过了,破财免灾,以后注意就是了。""谁让你不小心点? 现在治安这么乱,全怪你。""唉,不就是丢点钱吗? 你至于那么伤心吗? 你把它看得太重了! ""这种事太常见了,我上次丢的钱比你还多呢,没什么大不了的。"这些话,所引起的感受是不同的。有些话听后可能会得到一点安慰,而有的话听后情绪反而更低落,甚至会对安慰你的人产生抱怨情绪,觉得此人不解人意。如果在交往中,能真正站在对方的立场,理解对方在一定情境下所表现出来的情绪反应,那么彼此的交往就会收到良好的效果。

其次是移情,即应具备分享他人情感(即移情)的能力。所谓移情,就是当知觉到他人有某种情绪、情感体验时,可以分享他的情绪、情感。这种分享并不仅仅意味着同情,而是指对他人的情感产生情绪性反应。在欣赏文学作品时,经常会产生移情现象。如果作品情真意切,感人肺腑,使欣赏者产生了心灵上的共鸣,那么欣赏者往往会与作品中的人物同呼吸、共命运,随着人物的悲欢离合而产生相应的情绪、情感体验。在人际交往中,移情的能力可以使人与人之间相互理解,和谐相处,有助于建立良好的人际关系。

3. 雪中送炭,热情帮助　情绪是人的需要满足与否的反映,当人的需要不能得到满足时,往往就会产生不愉快的情绪体验。交往中,在了解他人的情绪状态时,也应摸清对方在当时情境下的需要。除上面提及的通过认知、言语的方式来改变对方的情绪外,在可能的范围内,还可以采取一些实际行动来帮助他人,满足其需要,将更有助于他转变情绪。如当他人感到孤独时,就可以抽出一点时间来陪他,或聊聊天,或多打几个电话;当他人身体不适需要帮助时,尽己所能帮人一把。无论是在家庭、学校、社会团体,还是在公众场合,真诚的帮助往往会在很大程度上影响和改变交往对象的情绪,他的言行就不可能在很大程度上左右和影响你的情绪。

4. 关注形象,印象管理　所谓印象管理,就是在交往中通过某种方式来试图控制他人对自己形成某种印象的过程。人们通过各种方式对自己进行整顿,以给他人产生自己所预期的印象和情感就是很典型的例子。如求职时,修饰自己的仪表,注意自己的言行举止等,可使对方产生满意、惊喜等情感。在某些场合,如初次与人相识,课堂上的教学,做报告,演讲,人们的仪表、举止往往会在一定程度上影响对方的情绪。一般来说,仪表整洁、举止大方高雅的人能使他人怀有好感,而那些不修边幅、邋邋遢遢或过分追求时髦、浓妆艳抹的人则不会使他人产生好的印象,也就不会有愉悦的情绪产生。

> ### 知识链接:
>
> #### 医患沟通技巧的"一、二、三、四、五、六"
>
> *一个根本:诚信、尊重、同情、耐心。*
>
> *两个技巧:倾听,就是多听患者或家属说几句话;介绍,就是多对患者或家属说几句话。*
>
> *三个掌握:掌握患者的病情、治疗情况和检查结果;掌握患者医疗费用的使用情况;掌握患者社会心理状况。*

四个留意:留意患者的情绪状态;留意受教育程度及对沟通的感受;留意患者对病情的认知程度和对交流的期望值;留意自身的情绪反应,学会自我控制。

五个避免:避免强求患者及时接受事实;避免使用易刺激患者情绪的词语和语气;避免过多使用患者不易听懂的专业词汇;避免刻意改变患者的观点;避免压抑患者的情绪。

六种方式:即预防为主的针对性沟通、交换对方沟通、集体沟通、书面沟通、协调统一沟通和实物对照沟通。

课后思考

1. 医患沟通中怎样处理与有性格障碍患者之间的有效沟通?

2. 医患沟通中医生如何使用非语言因素达到沟通目的?

3. 请同学们结合自己的临床实习或观察,写出影响医患有效沟通的要素。

(黄先伟　许华山)

第五章

不同情境下的医患沟通

目标:

1. 掌握不同情境下的医患沟通技巧。
2. 熟悉不同情境下的患者特征。
3. 了解门诊、急症和病房的工作概况。

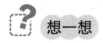

3元挂号诊查费一去不复返?

2015年4月份开始,城市公立医院设立普通、专家和知名专家门诊挂号费。省属三级医院普通、专家和知名专家西医门诊诊查费分别为10元、20元和50元。中医辨证论治相应上浮3元。根据新规定,届时医务人员每天与住院患者或家属沟通不少于5分钟,患者在专家门诊的平均看病时间原则上不能少于10分钟,在普通门诊的平均看病时间原则上不能少于6分钟。根据医改文件要求,限额是以每半天计。参与限额的医院今后每天知名专家的限额是40个号、专家门诊限额50个号、普通门诊限额76个号。

1. 你怎么看待门诊的挂号费和限号?
2. 这样的改革是否促进医患关系?

门诊、急诊和病房是医院医疗服务工作的三大场所。门诊是直接对患者进行诊疗、咨询、体检和预防保健的场所;急诊是抢救危、重、急症患者的场所;病房是供患者休息养病的场所。门、急诊和病房是患者与医务人员之间直接接触和交流的场所,因而是最容易产生矛盾、引起医疗纠纷和投诉的场所。门诊、急诊、住院服务的好坏、质量的高低、环境的优劣、收费的合理等是患者和家属普遍关心的问题,也关系到医院的信誉和地位。因而门、急诊和病房医患沟通显得尤为重要(分科室的病房医患沟通将在第七至第十一章中提出)。

第一节 门诊医患沟通

一、门诊诊疗工作概述

门诊是医院面向社会的重要窗口,它既是直接对患者进行诊断、治疗、预防保健和康复服务的重要场所,也是进行医学实践、医学教育和临床科研的重要阵地;它是医院接触患者时间最早、人数最多,范围最广的部门。所以,门诊工作无论对患者、医生、社会都具有重要的意义。

(一)诊疗工作的繁重性和时限性

门诊正常在班工作时间内,接诊患者比较多,医务人员的诊疗工作十分繁重。在大型综合性医院,有的普通门诊医生一上午要接诊好几十个患者,而专家门诊医生有的也要接诊二十多个患者,甚至有的医生接诊1名患者的时间5分钟都不到,时间非常紧迫。在有限的时间内,要完成每一例患者(特别是疑难患者)从询问病史到体格检查、阅读既往诊治的资料、分析病情、作出处置意见、解答患者提出的问题,完成诊治过程中的一系列工作,实在不是一件容易的事。而与之相对应的患者,怀着能治病、治好病的强烈要求和愿望来到医院门诊就诊,因此,接诊患者数量的众多,接诊时间的短暂,与医疗、服务质量就形成了一对比较突出的矛盾。在这样的矛盾下,也必然容易引起医患之间的矛盾与冲突。

(二)接诊过程的不连贯性和风险性

由于参加门诊工作的各专科医生多采取定期轮换的方式,不能长期固定在门诊工作,各位专家也是按规定时间上门诊,加之临时公派执行任务、休假等因素,导致门诊医生人员流动相对频繁。因此,对来诊的患者,特别是多次反复的患者,往往可能会先后经过不同的医生接诊,客观上增加了接诊医生对全面了解患者诊治全过程的难度。风险性增强,也会造成个别患者的不容易接受和沟通上的障碍,因而极易产生医患矛盾,甚至引起医疗纠纷和医疗事故。

(三)就诊环节的关联性和复杂性

从就诊过程来看,门诊诊疗全过程涉及导医、预检、分诊、挂号、候诊、交费、检查、治疗和取药等环节。患者到医院就诊通常必须经过上述这些环节,因而每个环节都必须设置合理,环节之间必须紧密连接,保证流程顺畅。否则在任何一个环节上出现问题,都会影响患者的整个就诊过程,打乱医院的正常秩序。同时就诊环节也具有一定的复杂性,每一个环节都有一些问题值得我们去思考。如怎样才能做到合理组织调整窗口业务,如何才能减少患者不必要的候诊时间,如何才能增加有效诊疗时间,如何能够让患者及时、便捷地拿到检查报告单等,而思考这些问题的最终目的就是更好地为患者服务,构建和谐的医患关系。总之,门诊是由多个复杂环节组成的诊疗功能比较齐全的系统整体。

(四)业务工作的专业性和多元性

从门诊业务工作的全局来看,业务分工越来越细,技术含量要求越来越高,很多大型综合性医院或专科医院,门诊分类已扩展到二级学科的各个研究方向。从门诊工作单位的组成来看,涉及临床与非临床、医学与药学、医院管理学、卫生经济学等多学科领域。医疗护理工作需要技术保障、行政管理和后勤服务等多部门的服务与支持。从参与门诊工作人员的组成来看,有医、药、护、技、工程、财会等不同专业的人员,有高、中、初级技术职务人员,有干部、职工、在读研究生、实习学员、进修生，以及返聘退休医生及专家、聘用人员和临时工等。这些充分反映了门诊工作构成的专业性与多元性的特点，可见门诊内涵建设十分丰富。

二、门诊患者及家属的特征

（一）门诊患者特征

1. 身份的各异性　门诊患者来自社会各方，其职业、文化程度、经济水平、生活经历与社会背景都不尽相同。有本地的、外地的；有国家公务员、国有企业工人、离退休人员或军队干部、战士、职工、家属子女；也有个体劳动者、城镇居民和农民。患者就医的经济保障方式也不一样，如自费、公费、参加医疗保险和大病统筹等。以上患者身份的种种不同直接影响到就医者的就医需求和就医行为。

2. 病情的复杂性　门诊有初诊和复诊患者，患者所患的疾病和病程也不尽相同。第一，病种构成复杂。有单系统疾病，如有患内科的疾病也有患外科的疾病，有患妇科的疾病也有患儿科的疾病等；有多系统疾病，如有既患呼吸内科的疾病又患消化内科的疾病，有既患骨科的疾病又患脑外科的疾病，还有既患内科系统疾病又患外科系统疾病等。第二，病程长短不一。如病种单一，病情较轻的患者病程短暂；病种较多，病情较重的患者病程长久。也有病种单一的慢性患者病程较长，而病种虽多但恢复较好的患者病程也有较短的等。

3. 就诊的随机性　门诊患者的就诊时间、数量有着很强的随机性。患者就诊时间往往取决于其主观意向，因而往往在短时间内来诊数量增多，时间也比较集中，大多集中在上午；而大型综合性医院由于外地患者的就诊，在周一上午数量增多尤其明显，常常出现门诊高峰现象。一旦形成就诊高峰，则候诊时间延长，就诊时间相对缩短，部分患者便会出现各种抵触情绪。而就诊时间相对缩短，也使医生观察了解病情受限，容易造成患者误解。同时，门诊高峰现象增加了药、检、放射各科工作人员的工作任务，容易出现差错。因而，患者就诊的随机性给门诊各部门工作增加了紧张感和压力。

4. 心态的多样性　由于患者的职业、文化程度、经济水平、生活经历与社会背景的不同，加之所患的疾病不尽相同，病种构成比较复杂，患者对疾病的治疗需求及求医治病的心态也表现不一。有的对自己所患的疾病知之不多，不以为然，表现若无其事；有的对自己患病背上沉重的思想包袱，悲观失望，对治疗信心不足；有的由于患病时间长，"久病成医"，一知半解，对治病要求高；有的明知自己患病，但因一些原因，要求医务人员保守医密，"悄悄地"治疗；有的虽然患病，但能正确对待，思想开朗，情绪稳定，坚持边工作边治疗，公而忘私，以事业为重，敬业精神可嘉；有的家庭经济条件较差或全自费，仅需简单治疗，开最便宜的药；有的家庭经济条件优越或公费，需要条件更优越的治疗等。

（二）门诊患者家属特征

1. 内科门诊　内科疾病往往病情表现较为单一，但病种复杂，例如同样是腹痛，可能涉及多个内脏。所以要进行一一甄别，而在就诊高峰期内门诊患者又很集中，每个就诊患者诊查时间又较长，因此，候诊患者和家属等待就诊的时间也就随之延长；而医务人员工作繁忙，无暇顾及患者的心理感受，往往不能给予耐心解释，使患者家属也会产生急躁、抑郁等心理。

2. 门诊手术患者家属　外科门诊常见的是门诊手术，指在门诊手术室进行的创伤性小，条件需求简单的一类手术。但手术无论大小，都是一种强烈的应激源，对患者及其家属都是极为严重的心理刺激，常导致产生以焦虑为代表的心理应激反应。患者在门诊手术室进行手术的过程中，家属的焦虑程度可能因各种因素的影响而呈现出不同的焦虑状态。同时家庭作为患者主要的支持系统,其亲属的喜、怒、哀、乐会直接影响患者的情绪。

3. 儿科门诊患者家属 医院儿科门诊是接受儿科患者诊断、治疗并进行预防保健的场所,这里人员密集、流动性强、并且就医环境复杂,因家长对孩子十分关注,患者家属带领患儿就诊时,难免产生焦虑、无助、紧张的情绪。

三、门诊诊疗过程中的医患沟通方法和技巧

门诊是一家医院的窗口,随着患者对医疗卫生服务质量要求日益提高,医疗服务自身日益重视"以患者为中心",门诊的服务也在理念上不断更新,内涵上不断深化,外延也在不断地扩展。其中具体表现在以下几方面。

(一)转变思想观念,建立新的服务模式

在传统的医疗卫生服务中,医疗机构或者医务人员都是"坐等"患者上门,医患之间无论在信息交流还是在医疗工作的过程中,都是存在地位上的差异的。而随着市场经济的发展,以人为本的社会理念不断传播、深化。医疗卫生过程中"以患者为中心"的服务思想和"主动服务"的服务模式越来越被提倡。门诊的医务人员必须适应医学模式的变化,更新服务观念,改善服务态度,转变服务方式,提高服务效率,加强医患沟通,注重人文关怀,切实地把"以患者为中心"作为工作的出发点和归宿点,积极、主动地为患者提供一个全方位、全过程、优质满意的门诊诊疗服务。

(二)加强技术力量,严格推行首诊负责制

医院要注重加强门诊技术力量,严格推行首诊医生负责制和专科门诊制,确保主要专科天天有门诊,天天有副主任医师以上专家接诊。门诊因时效性很强,又具有一定的风险性,这就要求门诊医务人员要不断强化质量第一的观念。以对患者高度负责的精神,认真细致、一丝不苟地做好每一位患者的接诊、检查、治疗工作,客观地研究分析各项检查资料的数据和提供的诊断意向,重视每一个诊治环节过程的质量,在经过综合分析、鉴别诊断之后,作出明确的判断(诊断),并在门诊病历上详细记录本次接诊诊查治疗的情况。对遇有疑点、疑难的问题不轻易放过,没有充分的诊断依据不草率作出结论,必要时邀请多科联合会诊作出明确结论,并妥善安排复诊和做好随访记录工作,确保门诊工作的高质量。保证诊疗的质量是患者最最关心的问题,只有首先在这个问题上把好关,才能在根本上改善医患关系。

(三)掌握沟通技巧,做好诊间的诊疗工作

1. 问诊 问诊是医生通过与患者及相关人员的询问及交谈,了解病情,经过分析、推理、综合,作出结论的临床诊断方法,也是医患交往的最初环节。因此,良好而有效的医患沟通要从问诊开始。问诊不同于一般人际交往中的谈话,它是一种医学谈话。在问诊过程中,由于医患关系的特点,医患双方的地位和心态方面存在差异,问诊这种医学谈话也有其特点和要求。优质的问诊,需要诚恳而细致地听取患者的叙述,评价各种资料的相关关系和重要性,询问出完整的疾病资料,抓住重点,深入询问,尽量引证核实,观察患者的面容表情、言谈举止,领会患者关注的问题、对疾病的看法、对诊断和治疗的期望等。在问诊方法上,要因人而异,如对少言寡语者,要耐心有序、循序渐进地询问;对滔滔不绝者,要规范言路、巧妙转问、化整为零地询问等。只有做到这些,才能避免遗漏病史,保证诊疗的质量,同时也能避免与患者产生言语上的冲突,满足患者的求医倾诉需求。

2. 体格检查 体格检查是医生更直观地判断分析患者病情的重要依据,除了体格检查必须做到按照医学规范进行操作,相关检查不应遗漏外,从医患沟通方面来说,主要需提到

的是检查的手法及患者的隐私问题。医生在为患者做体格检查时应注意手法,掌握技巧,把握轻重,关注患者的感受。同时因为体格检查往往需要患者暴露身体的某些部位,这就需要注意保护患者的隐私权,如在做检查时请无关人员离开,拉上布帘等。特别在妇科、泌尿外科、皮肤性病科等敏感科室,更应该注意体检的规范性和隐秘性,以免引起不必要的医患矛盾。

3. 病情分析　门诊医生通过询问患者的病史,进行体格检查,以及查看患者相关检验项目结果后,对患者的病情有了一定了解,对于不太复杂的疾病或症状指标明显的疾病,医生会作出初步诊断。此时,很重要的一步就是向患者进行解释,分析其病情。因为患者前来就诊的重要目的之一就是为了查明是否患病,身患何种疾病,病情轻重与否等。在分析病情时,特别要注重用语的针对性和通俗性,因为就诊者身份各异,但大都对医学知识了解不多。由于就诊时间的局限性,如今不少医生往往只在病历上写上初步诊断,匆匆对患者说一声:"你得的是××病",然后开了处方就把患者打发走了。这样的结果往往会使患者感到怀疑和无奈,对自己的病情不甚清楚,对医生也缺乏信任,更严重的还会引起医患纠纷。

4. 提出治疗方案　明确患者病种病因后,接下来是治疗环节。对于不同病情的患者究竟采取何种治疗方案,就面临着选择。而这种选择权,不仅在于医生的指导建议,更掌握在患者自己的手中。作为医生,必须尊重患者的权利,要让患者了解治疗、处理等确切的内容和结果,可供选择的具体治疗方案,各种方案的利弊及可能引起的后果等。在沟通过程中,医生必须做到既简明扼要又通俗易懂,同时也要考虑到患者的经济条件等,从而使患者能够真正选出最适合自己的治疗方案。

（四）运用合适载体,建立护患良好关系

在门诊的整个就诊过程中,护士和患者是接触最频繁的,从导医到分诊再到治疗处理等,都离不开护士的身影,因而门诊护患沟通显得尤为重要。而语言、表情、形体等是护患之间彼此交流的重要载体。

1. 接诊过程　初次与患者接触时,态度、言行最为重要。当医务工作人员第一时间接触患者时,应表现出你的态度和感觉都是开放而自然的,而不是机械性的;要做到举止端庄、态度热情、语言得当、耐心倾听;既有正规的礼仪举止又不失专业性的沉着及稳重,使患者感觉到温暖、诚恳、关心与尊重。

2. 分诊过程　此工作不仅需要丰富的医疗护理经验,还需要一定程度的问诊技巧,医务工作人员要让患者在短时间内能了解分诊的目的,并乐于配合。关键是简明抓重点,必要时可请当班医生协助分诊。分诊准确与否影响患者的就诊时间,甚至会耽误抢救时机。

3. 治疗处理的过程　此过程中医务人员与患者相处时间较其他环节时段为长,建立信任关系就尤为重要。治疗时护理人员应主动和患者交流沟通,适时地给患者以关怀、同情、安慰和鼓励,并在仔细熟练实施操作的同时,做好对患者注意力的转移引导,以消除患者的惧怕心理,使治疗护理工作得以顺利进行。

（五）掌握心理学知识,注重心理抚慰与疏导

参加门诊工作的医务人员对来诊的患者不仅要有高度的责任心,还要具有较广泛的医学知识和较丰富的临床经验,同时要掌握心理学知识,使患者从就诊开始就能打消顾忌,消除恐惧,敞开心扉地把自己的症状、体征和心理感受都向医务人员倾诉。医务人员针对不同患者的病情、心态表现和提出的问题与要求,细心、耐心、热心地做好解释、安抚、疏导工作,使患者有亲切感和安全感,增强战胜疾病的信心,从而达到不仅医治好疾病给患者机体带来的痛苦,而且医治好疾病给患者心灵上所造成的创伤。

1. 接受性反应 在医生发现了患者的想法和感受之后,最初反应不应该是立即安慰、辩驳或同意,而是应该给予患者一个"接受性反应"。接受性反应也称为支持性反应,医生非评判性地接受患者所说的话,承认患者拥有自己想法和感受的合理性,重视患者的作用,以此建立起信任的医患关系。一开始就不加评判地接受患者的想法和感受可能并不容易,特别是当患者的想法和医生的认知不一致时。但是通过承认和重视患者的观点,而不是立刻用医生自己的意见去反驳,就可以给患者以支持并增进与患者的关系。此关键之处是,承认患者有权利拥有自己的想法和感受。这样有助于患者理解,他们对患病有自己的想法和情绪不仅是合理的,而且向医生表达出来也很重要,这样医生就能意识到并重视患者的要求。

2. 表达共情和支持 使用共情、表达支持是建立医患关系的一个关键技巧。共情分为两个步骤:首先,应敏锐地洞悉到患者的困境或感受并加以理解和体谅,然后将这种理解和支持传达给患者。共情的关键不只是敏锐地感受到,而是要公开地向患者表明这种感受,以便让患者能意识到你对他们的关心、支持和理解。因此,仅仅设身处地去想是不够的,还必须能表现出来。医生表达共情能克服患者在患病时的孤独感,其本身就有很强的治疗功效。共情还能强有力地促使患者更加开放,吐露更多的想法和担忧。

理解患者困境和感受的技巧包括:①专心倾听;②复述患者的内容和感受;③鼓励患者表达感受和想法;④非评判性的反应;⑤提供线索,核对解释或者推测。

与患者进行设身处地的沟通的技巧包括:①更少地使用专业术语;②作出明确的努力尝试去理解事件、话语和症状对患者的独特含义;③获得患者对问题的更多描述;④更多以理解的方式进行回应;⑤更善解人意、更关心体贴。

共情的非言语沟通胜过千言万语。医生的面部表情、靠近、触摸、语调或者沉默的运用,在回应患者的感受表达时,都能清楚地向患者表明,你对他们的处境感同身受。

(六)优化服务流程,建立全程导诊服务

门诊诊疗工作中"三长一短"现象是长期困扰患者和医院的"老大难"问题。这就要求医院门诊工作要以改革的精神,主动顺应工作节奏变动规律的要求;分析现有的门诊流程,以减少中间环节为突破口,通过周密组织安排人力,简化挂号、检查、收费、取药等方面的手续;改善基础服务设施等服务手段,努力为患者提供方便、快捷、优质的服务。同时,从进院、分诊、挂号、就诊、收费、取药、治疗等实行全程导诊服务。各专科实行护士分诊,对年老体弱、疑难病症和特需服务的患者,实行护士陪伴,全程陪同服务。通过优化流程,全程导诊,努力解决患者看病麻烦的问题。同时,加强对医务人员的管理,杜绝带人"插队""加塞"看病、替熟人打招呼等现象,避免在就诊环节上引起医患摩擦与冲突。

(七)诊疗服务多样化,探索人性化服务模式

门诊部在保证实施基本诊疗服务的基础上,可开展多样化的服务工作,探索人性化服务模式。如提供便民措施,免费提供饮用水、一次性口杯、手帕纸、健康宣教材料等;开设方便门诊,对一些患慢性病、行动不便、只需开药的患者提供便捷的医疗服务;开设特需门诊,提高服务档次,满足部分患者的高层次门诊医疗需求;开通咨询专线电话,指派专人全天候为患者服务,解答常识性的医疗问题,指导就医,为患者预约挂号、预约检查、预约住院;开展社区医疗保健服务,在医院周围的社区建立医疗保健服务网络,定期进行健康体检、健康咨询和常见疾病的治疗和康复服务等。

（八）各科室通力协作,办公室统筹协调处理

门诊是集临床医务人员、药剂、检验、放射、财务、后勤等各类人员的综合部门,完成患者的诊治工作,必须依靠多学科、多部门有关人员的共同努力。因此,门诊各科室、各级各类人员都必须围绕以患者为中心的理念,强化全局意识、质量意识和服务意识。为了患者的利益,在认真履行各自职责的同时,充分发挥各专业技术优势,共同把握好门诊患者诊疗过程的各个质量环节,维护好各种基础设施的正常、有序运转,做到相互支持、相互理解、有求必应、密切配合。只有这样,才能为患者提供高效率、高质量、人性化的全方位医疗服务,营造融洽的门诊医患关系。

门诊办公室是门诊的核心工作机构,肩负着统筹门诊各科室、各部门工作等重要任务,同时也是医患沟通的重要场所。当患者在就诊过程中遇到种种困难或不满,在科室难以解决或对处理不满的情况下,门诊办公室应成为医患沟通的重要中介,也是缓和医患关系的缓冲剂,通过翔实的调查和合理的协调,解决好医患之间的矛盾与冲突。

（九）门诊沟通注意事项

1. 明确沟通内容　要达到有效的沟通,首先要清楚地知道自己与他人需要沟通的内容是什么。即:"我要和他说什么?","说过之后要达到什么目的?"其次,积极的聆听也至关重要。对于听者一方,我们要清楚,"他想要知道什么?","他现在已经知道了些什么?","他现在的想法是什么?"这一切信息的获得,都需要耐心的倾听。大量的研究都发现,医患沟通中,积极的聆听有改善患者症状的作用,可减少患者不必要的反复就诊,提高患者的治疗满意度,从而减少医生的工作量。在沟通的第一时间里,倾听往往比说更重要,因为倾听可以指导我们更有的放矢地去说。

2. 掌握沟通的技巧

（1）发出信息的人应该积极地换位思考:一个充满情感、让人感到温暖的态度,对于有效的沟通十分重要。而这一切不仅需要语言,还要用非语言的方式来表达。比如,医生的仪容相貌、端庄举止、良好的目光接触、恰当的面部表情、适宜的手势动作等。大量的研究表明,在沟通中,个体的信息很多是通过表情、姿态、动作表达出来的,因此医患交流时非语言的方式十分重要。

（2）应该采用通俗易懂的语言进行沟通:想要沟通顺利进行,所说的话必须能够被接收信息的人听得懂,这在很大程度上取决于信息发送者所使用的语言是否通俗易懂。临床工作中,医务人员在与患者沟通的时候,应该少用医学术语,尽量使用对方能够接受的语言和词汇与之交流。

（3）应该多次双向沟通替代单向沟通:依据信息发出者与接受者的地位是否可以交换,可以将沟通分为单向和双向两种。单向沟通是一方主动发送信息,一方只是被动地接受信息,这是没有信息反馈的沟通。而双向沟通则是指信息发出者与接受者两者之间的地位不断变化的沟通方式。即双方即是听者,也是说者。双向沟通比较有利于对信息内容的正确理解,也有利于建立良好的人际关系。

（4）因人而异的交流:教育重视因材施教,同时对人进行工作的医疗卫生,也应重视因人而异。例如,在问诊的时候,医生要参考患者的年龄、性别、社会环境等不同,采取恰当的能被患者所接受或理解的言语方式,少使用医学术语,多表述关心体贴的言语,这都有利于医患沟通。

（5）多进行情感性语言沟通:一些研究表明,在门诊接待过程中,医务人员的言语中有

37%是情感性言语,有59%是医学性言语,14%是问问题。而即使是在医学性言语中,仍然还存在给予信息、建议和咨询。因此,情感性言语沟通和医疗信息沟通的重要性是相当的,是医患沟通的两条腿,医务人员要学会进行两条腿走路。临床实践中,有许多医务工作人员只注重专业技术水平的提升,而忽视与患者情感上的交流。而在这样的情况下,如果发生医疗意外,往往容易引发医疗纠纷。因此,医疗沟通既要求有医疗技术的基础,也要求医务人员主动、热心地服务患者。

3. 掌握对方心理行为特点　人的心理行为特点多种多样,对于性格、气质不同的人,在沟通时应该有所区别。同样一句玩笑,说给性格开朗外向的人,他可能一笑了之;但是一旦说给性格内向的人,他可能会生气、翻脸。与人沟通时,关键要看交流的对象是个什么样子的人,而要对一个人的性格、气质等心理行为特点作出判断,则需要对个人进行多方面的观察和了解。他的言谈举止、与他人相处的方式方法、家庭环境、亲子关系等,都有助于我们对个人的基本状况进行判断。

四、门诊沟通案例

患者在门诊初次与医生见面时,由于医生身着白大褂,容易让患者产生距离感而沉默寡言。如果患者不能诚实、直接地与一个陌生医生交流,那么他们就不能在这个全新的医患关系中主动参与。

门诊沟通时,医患交流最基本的需要是发现患者为什么来看病。但许多研究表明,医生并不精于此道,而只精于疾病的诊断和治疗。在众多的问诊中,医生和患者讨论的好像不是同一件事。在这种无效交流中,医生和患者只是追求各自的思维程序。例如,解释患者看病的原因,探寻疾病的本质、发生的过程及影响的因素,却不擅长关注和了解患者求助的信念和期望。如果不能及时发现和解决这些看似疾病之外的信息,就会导致医患沟通障碍,引发患者不满。

患者王某,男,37岁,某大型软件公司程序开发员,第一次到医生这里看病。

医生:"患者,你好。哪里感觉不舒服?"

患者:"就是特别累,很疲惫,不想说话。"(面无表情,说话单调,看起来非常疲惫)

医生:"以前看过医生吗? 做过哪些检查?"

患者:"两周前已经看过医生了,这是病历记录和化验单。"

医生:"你的身体检查、血常规、HIV、甲状腺和胸片的检查结果都正常。"

患者:"那个医生也是这么告诉我的。"(神情沮丧)

医生:"对,你没什么问题。要是不放心的话,可以再做几个化验……"

患者:"你们大夫都一样,不负责任,问不了两句话,就知道开一大堆的单子!"(怒不可遏,愤而离开)

这是一个医患之间不完全的交流过程。在这个过程中,患者没有来得及表达自己对自身状况的想法。而医生只是注意到他的化验报告,对患者的其他信息了解很少,对他的担心、恐惧及就诊的心理社会原因更是一无所知。因此,这是个完全无效的就诊过程。

实际上,患者以往没有严重的疾病,但在过去三个月里一直感到很疲惫。患者的上司在最近的年度评估中告诉他,他的业绩不是很好。患者向上司解释他一直很疲惫后,上司坚持让他看医生。患者尽可能每天多睡,结果在床上躺着八九小时(而不像平时睡6小时),但是经常半夜就醒过来,醒后难以再次入睡,心里感觉很不安。很难集中精力,胃口也不好,不想干任何事情,即使是自己喜欢的事情也不想干。患者担心自己可能患有艾滋病,因为他17岁时遭遇车祸,曾接受输血。但是他的HIV检测正常。此外,还有一件事情:患者的弟弟两年前曾试图自杀,还因此惊动了警方,所有邻居都知道这个事情,他的父母为此感到极度羞愧。而且他母亲还告诉过他,在生下他之后,她非常的消极、抑郁。患者很担心自己患上严重的抑郁症,但是不想让其他人知道,因为他觉得那是令人羞耻的事情。

许多医生害怕失去控制力,害怕面对患者太多的疼痛和忧虑。于是医生利用自己的控制权关闭了患者情感的闸门,以使自己处于没有威胁的境地。但实际上,医生越是不去问这些重要的问题,害怕打开患者情感的闸门,越是容易被门后迸发出来的洪水所淹没。他们的患者,有1/3虽然重视医生的某些建议,但达不到行之有效的程度。如,医生给头痛的患者开些口服药,头痛的时候他可能会一天里吃上几粒,不痛的时候早就忘记了;另外1/3的患者根本不理睬医生的建议。如果医生采取一种更适切的问诊方式,可能是如下情况:

医生:"小王,你好。哪里感觉不舒服?"

患者:"就是特别累,很疲惫,不想说话。"(面无表情,说话单调,看起来非常疲惫)

医生:"这种情况多长时间了,能具体说说吗?"

患者:"三个月了,一直就觉得累。我在单位的业绩下滑明显,老板让我看医生。"

医生:"以前看过医生吗? 做过哪些检查?"

患者:"两周前已经看过医生了,这是病历记录和化验单。"

医生:"你的身体检查、血常规、HIV、甲状腺和胸片的检查,这是出于什么考虑?"

患者:"那个医生也是这么告诉我的。"(精神沮丧)

医生:"我注意到了你做了HIV检查,这是出于什么考虑?"

患者:"我17岁的时候出过车祸,接受过输血,我担心有可能因此染上艾滋病,还好检查是阴性的。"(欲言又止,神态羞愧)

医生:"看来阴性的检查结果并没有完全解除你对艾滋病的担忧。"

患者:"是啊,我听说有的人虽然已经染上艾滋病,但检查不出来。"

医生:"事实上是这样的,人体感染HIV后,一般需要2~4周、最多8周左右,血液中就能检测到HIV抗体或者HIV抗原。从感染HIV到机体产生抗体的这一段检测不到HIV抗体或抗原的时间,称为窗口期。如果过了窗口期后,艾滋病的检查仍为阴性,那么就可以排除艾滋病了。除此之外,你还有别的问题吗?"

患者:"我弟弟两年前曾试图自杀,还为此惊动了警方,所有的邻居都知道了这个事情,我的父母为此感到极度羞愧。而且我妈妈还告诉我,在生下我之后,她非常的消极、抑郁。我现在睡觉不踏实,总是早醒。很难集中精力,胃口也不好,不想干任何事情,即使是自己喜欢的事情也不想干。我担心患上了严重的抑郁症,但是不想让其他人知道,因为我觉得那和精神病差不多,太丢人了。"

医生:"谢谢你告诉我这些,这对我了解你的担忧非常有帮助。听到你家里发生的这些事情,我很难过。抑郁的确是一种非常压抑和痛苦的情绪,但它就像流行感冒一样普遍,在很多人的一生中都会出现。你有家族史,现在又有相关症状,建议你去专科医院就诊。如果有需要,你再来找我。"

共情能力,是一种设身处地从别人的角度去体会并理解别人的情绪、需要与意图的能力。简言之,就是换位思考的能力。共情既是一种态度,也是一种能力。作为态度,它表现为对他人的关心、接受、了解、珍惜和尊重。作为一种能力,它表现为能充分理解别人的心事,并把这种理解以关切、温暖、得体和尊重的方式表达出来。作为一名医务工作者,只有具备共情能力,才能更清楚而准确地体验患者的痛苦,更准确地掌握患者情绪的变化,更有效地安慰因为生病而焦虑和恐惧的患者。可以说,与患者有很好共情的医生,才能称得上是好医生。

第二节 急诊医患沟通

一、急诊诊疗工作概述

(一)节奏的紧张性和有序性

急诊患者大多是急危重症患者,救治工作必须争分夺秒,这就使得急诊工作必须时刻处于一个紧张的待命状态。为了做好急诊救治工作,特别是突发事件中成批患者的救治工作,急诊医务人员需要具有快速的反应应急能力,严密组织指挥,节奏紧张而有序。疑难危重患者的抢救和治疗还需要多科室的协作,各科室之间有机的、密切而有效的配合。

(二)诊疗的随机性和规律性

急诊工作量随机性大,患者的来诊具有不可预见性,常常由于季节、气候、各种流行病、传染病、食物中毒、工业外伤、交通意外等原因,处于超负荷工作状态。急诊患者就诊时间的规律虽然较难掌握,但一般情况下,内科急诊患者上午较少,下班后较多;创伤急诊患者一般中午少、早晚多。此外,急诊工作还具有一定的季节规律性。如冬季呼吸道感染患者多,夏季肠道传染病多,麦收季节手外伤多,冬季下雪天骨折患者多等。医院应根据这些规律,安排好急诊的技术力量和物质保证,以便顺利地完成抢救工作。

(三)技术的专业性和全面性

急诊患者发病急、疾病谱广、病情严重而复杂,往往波及多个器官,因而一方面需要医务人员熟练掌握本专业医疗护理的理论与技术,及时、准确、有效地抢救患者;另一方面,医务人员需要了解掌握临床多个相关学科专业的医疗护理知识和急救技能,这样才能抓紧抢救时间,挽救患者生命。

(四)矛盾的突出性和尖锐性

急诊由于部门多、环节多,医患发生摩擦的机会也会相应增加。同时,患者虽然病情危急,求医紧迫,但医务人员为了保证治疗的准确性和安全性,除一些紧急处理外,必须先详细采集病史,进行一些必要的检查方可对症下药,这就造成了医患双方的需求和现实之间的矛盾。再加上急诊患者在抢救中病情有时变化很快,预后不良或生命危笃,家属难以接受,医患之间的矛盾就比较突出,一些家属情绪比较冲动,矛盾则更加尖锐。

二、急诊患者和家属的特征

(一)急诊患者特征

1. 病情的急危重性 急诊患者大多是急危重症患者,一般夜间居多。其病情往往来势凶险,病情危急程度难以估计;部分急危重患者,病势急,病情重,变化快,要求迅速准确判断,立即采取抢救治疗措施。

2. 情况的突发性 急诊有时会遇到一些突发事件,如自然灾害、交通事故、各种中毒等,此时常可能有大批伤病员同时应诊,急诊办公室就需要临时召集相关科室医务人员,调集各方的力量加入到急救工作中去。

3. 求医的紧迫性　急诊患者和家属一般求医心情急切，希望医生能马上给出明确诊断并对症治疗，及时采取治疗措施。有些病情较轻的患者，因为对医学不了解，往往也会非常紧张和焦虑；而有些情况危急的患者则必须采取紧急的相应措施，才能暂时脱离危险或缓解急症。

4. 后果的严重性　急诊重症患者多，病情来势凶猛，即使抢救及时，也会出现一些严重的后果。如一些患者预后不良或生命危笃；一些患者送来急诊时就已死亡或是经过各方抢救仍然无法挽救等情况。而部分家属对这些后果没有充分的心理准备，难以接受事实，将责任推卸到医务人员身上，从而引发医疗纠纷。

（二）急诊家属的特征

1. 痛苦焦虑不安型家属　心肌梗死、脑梗死的患者在病情发作时会产生胸痛或口眼歪斜，半身不遂等症状。家属常常难以接受这一现实，表现出不安的痛苦，他们迫切想知道诊断结果，治疗护理方案，了解患者病情的轻重缓急，希望得到医务人员的重视、同情和关心。这样我们要以体贴入微、积极冷静、和谐可亲的态度，给予简要明确的介绍，并且做到操作敏捷，冷静，准确无误地进行抢救，有的放矢地接触家属的心理障碍，帮助他们建立必要的心理准备，让其得到一定的精神安慰和支持，有一种信任的安全感，稳定情绪，明确自己的一举一动都在不同程度地影响患者的病情变化，从而主动配合医务人员的抢救工作。

2. 惊慌失措型家属　小儿的急诊家属相对增加，这就给我们抢救工作带来一定困难，而且心理障碍较为突出，痛苦异常，感情脆弱，常有昏厥发生，例：1个1岁小孩高热惊厥，抽搐。母亲急得面色苍白，惊慌失措，随即晕厥过去，立即对母亲紧急抢救，由一年轻护士为小孩建立静脉通道，第一针穿刺没有成功，患儿父亲急得捶胸顿足，心慌意乱，鉴于这种情况，我们更要沉着冷静，不要受到家属情绪的影响，而要进行准确无误的操作。

3. 怀有惭愧心理型家属　主要为服毒自杀患者的家属为产生悲剧而后悔异常。近几年来随着市场经济的发展，物质精神水平的不断提高，人与人之间的关系已失去以往的纯朴，密切的情感，家庭的不和，夫妻剧烈争吵，以及其他各种原因所致的伤害，导致人们精神崩溃，对生活感到绝望而服毒轻生。在抢救患者的同时，做好家属的思想工作。因为家属的关心，重视，无微不至地体贴照顾患者，是患者的精神支柱，重新激起生活的勇气。对未来充满信心，抱有美好的希望，树立生存下去的信心，战胜病魔，战胜生活中的不幸，面对未来，转移情绪，从一切艰难困苦中挣脱出来。这样就大大提高抢救成功率，防止再次服毒。

4. 对医务人员误解型家属　当大批急诊患者需要急救时，医务人员需要密切观察病情，做到心中有数，对病情的发展和判断有预见性，并提早采取措施，先急后缓，把重症患者安置在抢救条件好一些、治疗时近一些的病房，例如一次食物中毒的很多患者。此时，就诊患者及家属都非常紧张、恐惧，都希望先得到医务人员的救治，排在后面的患者家属不停抱怨，甚至谩骂，揪住医务人员行凶。此时要有博大的胸怀，沉着冷静，耐心解释疏导，尽量避免不必要的事件发生。让家属明白，我们医务人员以救死扶伤为宗旨，不分贵贱，安排一个接一个的救治，争取他们的理解和支持，使抢救工作得以顺利进行。

5. 悲哀过度型家属　如车祸伤，多脏器复合伤或被他人砍伤等各种致命伤挽救无效而死亡的家属，被这突如其来的天灾人祸，对生命的严重威胁，死亡的打击。这种意外发生没有预见性，并且看到的大多鲜血淋漓，病情复杂危重，没有思想准备，往往不能接受而产生各种心理障碍，大哭大闹，呼天叫地或者精神错乱，晕厥过去。医务人员应表现出充分的同情，开导、说服和安慰他们劝其节哀,并暂时离开,擦干净尸体上的血迹,包扎好伤口,撤出各种仪器及导管,严肃认真地做好尸体料理,让死者给家属留下安详的姿态,并尽力帮助家属料理后事。

三、急诊诊疗过程中的医患沟通方法和技巧

急危重症患者多,病种复杂,病谱广,抢救和管理任务重等一直是急诊科的重要特点。由于急诊工作的特殊性,要求急诊科医务人员必须在短时间内了解患者的病情、病史,甚至患者的社会背景。因此,急诊诊疗过程的医患沟通具有一定的特殊性,如第一时间进行沟通;沟通时间段,需要边抢救边沟通;存在反复沟通等。因此,在急诊诊疗中,要考虑以下几点。

(一)增强责任意识,主动提供医疗服务

急诊医疗是抢救危急病重患者的重要场所,也是城市急救网络的基本组成部分。急诊医疗中常出现患者最急需、家属最关心、舆论最敏感的问题,处理稍有不慎,就可能给患者带来不可弥补的损失,甚至会危及生命。因而,急诊医务人员要有强烈的责任意识,把被动地等待患者及家属告知信息,变成主动地问询患者相关信息,积极提供医疗服务。在实际医疗过程中,急诊诊疗的医患沟通主要分为急诊门诊、急诊留观和急诊病房及急诊重症监护室。

1.急诊门诊的医患沟通　在急诊门诊中,医生在问诊、体格检查和初步检查后,会对患者病情有了初步的了解,此时积极主动的医患沟通最为重要。其中主要包含以下内容。

(1)告知患者或其家属患者当前的病情性质及严重程度:如果病情危重还需要签署书面的病重通知或者病危通知,在情况紧急时,可考虑让患者家属在门诊病历上进行签名。

(2)检查的沟通:需要进行的检查及原由、已完成的检查及检查结果如何,进一步检查的必要性、目的、费用等都需要告知患者。如果检查为有创检查,还需要告知患者检查利弊,必要时要签署书面的知情同意书。

(3)对患者下一步去向的建议:例如,临观、留院观察、专科住院或者回家观察等。

(4)服药须知:如果患者不需要留院,那是否需要用药,服药的注意事项等也需要一并告知。

(5)医疗费用通知:例如,治疗、用药是自费还是医保等信息。

(6)尽快通知关系人:对于无直系亲属或关系人的,尽最大可能第一时间找到关系人,如果有必要可以请求警方协助处理,并向上级医生报告并做好交接班。

2.急诊留观的医患沟通　当患者从急诊门诊转到留观区后,医患沟通也更加具体细致。具体表现如下。

(1)全面细致地介绍急诊留观区的相关情况及医保的相关信息,留观后的检查与治疗策略,要告知患者是否需要留陪护人,饮食和行为等注意事项。

(2)在检查结果出来后,可考虑立即通知患者或者选择在第2日查房的时候进行检查结果的反馈和病情诊断的分析,以及下一步的医疗措施。

(3)专科或转院的指导:告知患者转科的重要性,以及在转运过程中可能存在的风险,必要时要签署书面的知情同意书;同时对于不同意转到专科住院的患者,要耐心解释,并详细介绍分院或其他医院专科情况,并鼓励患者住院。

(4)对于出观的患者,要告知出观后的随诊、服药和自我调整等情况。

3.急诊病房和急诊重症监护室(emergency intensive care unit, EICU)的医患沟通　当患

者因病情需要,确实需要住院但又无法入住病房时,需要入住急诊病房或重症监护室。重症监护室号称生命的孤岛,入住的患者一般病情危重,病死率较高,而且治疗费用昂贵,患者及家属期望值较高。在实际的医疗过程中,重症监护室会比普通科室更容易发生医患纠纷。因此,患者在入住时,医务工作人员要和其进行必要的沟通,如对入住重症监护室的患者,要告知其EICU的相关规定、费用情况及可能的预后情况。对病情预后不佳的患者,病情的诊断和治疗方案的选取确定要充分评估患者本人能否接受。如有必要,在家属同意的情况下,应向家属告知并对患者保密。如遇到患者死亡,要明确告知家属患者死因及后续事宜。

总而言之,在急诊医患沟通中,应严格把握急诊值班医生的资格要求,强调"首诊负责制";耐心询问病史,认真查体,仔细观察病情;及时接诊、会诊,将患者交接给下一个医生时要紧密衔接,交代清楚;遇到同时患有多种疾病的患者时,主动服务,不推诿患者;在未请示上级医生意见,也未与被转医院联系的情况下,不随便将患者转院;规范书写病历;强调无菌操作,落实三查七对等。

(二)迅速果断准确,积极有效实施急救

由于急诊患者病情的危重性、突发性、紧迫性,患者及家属往往心情焦急,希望立刻得到救治。医务人员应积极果断,分秒必争,迅速投入到急救工作中去。在询问病情、查体和安排相关检查时,尽可能迅速、准确地采取急救措施,紧张而有序地实施各项工作。只有这样,才能满足患者急诊的迫切需要,及时挽救患者的生命,同时使患者及家属对医务人员产生依赖、信任和尊重。此外,医院应开设急诊绿色通道,及时将急重症患者转入病区,争取抢救时间,提高急诊患者的救治率。积极有效的诊治抢救是急诊患者及家属的根本需求,也是急诊医患沟通的关键所在。

(三)各科协作配合,救治疑难危重患者

急诊中一些突发重大事件的患者往往病情复杂严重,常涉及多系统多器官的病变,因而一方面需要急诊医生具备多专科的综合医学知识;另一方面要求急诊各科室积极紧密的协作配合,用系统性、全局性的观点研究急诊疑难危重患者的病情,并在第一时间采取最佳的治疗措施,对患者进行全方位的诊疗,使之得到及时、全面、有效的治疗。科室间的团结协作是急诊抢救的重要保障,也是一个医院急救能力和综合管理水平的重要体现,而在这方面出现的问题也往往是医患矛盾比较集中之所在。如科室间的相互推诿,科室间的衔接滞后,科室间的综合分析诊断水平欠缺等。

(四)讲究沟通艺术,注重人性化关怀

现代急诊服务除了做到更快、更有效,还要求能更舒适、更人性化。对初次来院急诊的患者,医务人员在接诊时要用和蔼的语言,多向患者解释,使患者感到亲切,消除患病的恐惧感,并迅速分诊,让患者及时诊疗;对重症绝望的患者,医务人员要耐心疏导,用自己的语言行动去感化患者,把患者当成朋友,尊重他们,安慰他们,鼓励他们,帮助他们,并通过医学知识的宣教,做好心理诊疗,排除其心理负担,建立起接受治疗的最佳心理环境和身体应激状态,促进患者早日康复;对意外死亡的患者家属,如由于车祸、猝死或其他疾病突然死亡,家属面对突如其来的打击,心理承受不了,医务人员要用亲切的语言和温和的态度去关心帮助他们,使其控制住感情的冲动。

(五)认真交代病情,如实记录急救经过

急诊医患矛盾比较突出和尖锐,因而医务人员要充分认识到急救中潜在的纠纷和法

律问题,提高执行各项规章制度的自觉性,要以高度的责任心投入工作。医务人员的语言、表情等都应得当,抢救中要用恰当、严肃的言辞及时向家属交代病情的变化情况和治疗方案,取得患者及家属的理解和配合。同时,如实记录抢救经过,准确判断、认真描述接诊时患者的情况、接诊时间、通知医生时间及医生到达时间、进行抢救时间等。尊重患者的知情权和选择权,重要的检查治疗和危重病情交代,不仅要有书面记录,而且要有患者或家属的签字。如实记录病情和抢救经过是处理医患纠纷的重要法律依据,完整准确的资料是保护医务人员自己的需要,也是患者家属的需要,同时也是进行科研活动的原始资料。

（六）急诊沟通注意事项

1. 在短时间内,尽可能对患者所患疾病、目前状况及可能的转归有全面的了解和预判。

2. 与患者及家属沟通时要有眼神交流,不要躲闪,要有亲和的态度,不要表现出不耐烦。肢体语言和情绪反应所起的作用要胜过沟通内容本身。

3. 关于病情的交代语气要坚定,但不要过于武断及绝对,要给自己留有余地。

4. 不要制造过长的冷场,在书写交代事项时可以向家属询问一些患者日常情况,这样可以掌握谈话的主动权,了解家属的想法,避免家属出难题。

5. 表达共情,以体现出对患者痛苦、家属焦急、经济压力的理解。

6. 向家属及患者适当解释对患者疾病的逻辑思考、要做的检查及治疗方案,以此获得患者及家属的信任。

7. 要有多种策略准备,注意协作,不要让一个医生一条路走到黑,看到僵持局面,需要有其他医生出面,从另外的策略出发与患者及家属交流。要主动出现,不要等着患者或家属要求找上级医生或院级领导。

8. 正如古人所说,隔行如隔山。在医生眼里再普通不过的专业知识,对于患者来说也可能如天方夜谭。如何让患者理解病情,各专业的医生纷纷用实践经验说话,采用比喻的方式——巧妙化解。可以发现,善用比喻的确使医患沟通变得顺利。不要用"您别再问了"、"说了您也不懂"、"您就照我说的做就行了"之类的语言。

9. 多从患者及家属的角度出发考虑问题,可以适当地帮他们分析利弊,通过与他们交流家庭情况了解他们的意图。

10. 要善于疏导患者和家属的焦虑情绪,做到不卑不亢、不急不缓,不能患者急,医生更急。医生们的和颜悦色,引导患者和家属虚心询问,让医患之间沟通不再艰难。

四、急诊沟通案例

急诊多以急危重症为主,患者或是症状严重,或是濒临死亡,家属心急如焚,情绪可想而知。这种情况要求急诊医生不仅要有丰富的临床经验和高超的抢救技术,更要具有人文关怀,能够很好地与患者沟通,缓解患者焦虑的情绪,还要掌握良好的沟通时机和沟通技巧。沟通不到位,即使医生全力施救,家属对此也可能难以理解,特别是未达到患者预期或结局不佳、花费巨大的时候最易引发医疗纠纷。

某广东籍50余岁男性患者至某三甲医院急诊就诊。

患者:"医生,我前两天刚来北京,有些水土不服,今天觉得恶心,胃胀,特别难受。我在这里人生地不熟的,看病、买药都麻烦,您就给我开点儿保和丸吧。"（患者看来很沮丧,心情很糟）

医生:"您恶心、胃胀多久了?"

患者:"也就一两小时,越来越难受。"

……(随着医生问病史,患者开始焦虑)

医生:"我们看看什么问题再开药吧? 先来做个心电图,再抽血做几个检查。"

患者:"我就是水土不服,还做什么心电图? 你们欺负外地人,就是骗钱。"(患者已经从焦虑变成了愤怒)

医生:"现在心脏病发病率很高,我们医院40岁以上的人常规做个心电图,你不交钱我也要给你做一个排除心肌梗死啊,肚子疼不要命,心肌梗死可是要命的。

患者:"别吓唬人啦,我这是胃不舒服,离心脏远着呢。"(患者尽管"嘴硬",心里多少有些接受了)

医生:"就算您帮我,躺下做个心电图吧。"

患者还是听医生的话躺下了,医生接好心电图的电极,刚做心电图,竟然显示室颤(一种恶性心律失常,相当于心脏停跳,会导致死亡),再叫患者名字,患者已经丧失意识。医生立即呼叫对面抢救室的护士,数秒钟除颤仪就位。医生就地对患者进行了除颤,患者恢复了正常心率,意识随之恢复。患者第一时间转移到了抢救室,这时候他的心电图显示是急性心肌梗死。医院给患者进行了急诊心脏介入治疗,患者痊愈出院。

另外的发展的过程:

医生:"我们看看什么问题再开药吧? 先来做个心电图,再抽血做几个检查。"

患者:"我就是水土不服,还做什么心电图? 你们欺负外地人,就是骗钱。"

医生:"说话客气点,就是当地人该做也得做。肚子疼不要命,心脏病是要命的。"

患者:"别吓唬人啦,我这是胃不舒服,离心脏远着呢。"

医生:"你要是不相信,签个字,一切后果自负。保和丸没有,水土不服的药我不会开,我就给您开点助消化的药。"

患者:"行,签就签,您就开药吧,一切后果我自己承担。"

如果这样,后果可想而知。可见,良好的医患沟通也是医疗安全的需要。

患者家属不能理解疾病的危险性及检查和治疗的必要性,如,心梗需要急诊心脏介入治疗、危重患者外出检查等。尽量用通俗易懂的语言,利用比喻的方法协助患者家属理解病情。比如对于急性心肌梗死,可以说:"心脏好比发动机,冠脉血管好比输油管,血管好比自来水管,时间久了里面会生锈,血管用的时间长了,里面会有类似铁锈一样的东西,这东西掉下了下来,就会堵住管道。管道堵塞了,油又送不到,心脏就无法工作了。心肌细胞就像地里的庄稼苗,如果苗缺水了变黄了,及时浇上水,就活了,如果苗都死了,再浇水、施肥还有什么用呢?"

"您家的患者目前情况非常不好,出现生命体征不稳定的表现。但是目前他的病因还没有明确,所以治疗上我们只能摸着石头过河,恐怕难以让他得到最佳的治疗效果。现在为了明确病因,我们需要合作一起带着患者去做一个××检查,转运过程中我们会全程保护,但是患者病情重,转运和检查的过程中还是有可能出现病情变化,出现……,危及生命。利弊各半,所以要先跟您商量难以明确病因,无法达到及时治疗获得最佳的治疗效果,请您跟您的家人商量好,尽快给我们一个决定。"

向家属列出可能的不良后果,尤其是给家庭带来的经济负担及给患者造成的长期痛苦。再次清楚地列出利弊,重复家属及患者的决定,并得到他们的确认。

第三节　病房医患沟通

一、病房诊疗工作概述

（一）诊疗服务的规范性和优质性

住院诊疗主要是对患者进行连续、系统的诊疗,专业技术性强,管理上具有规范性。住院诊疗质量不仅是医疗质量的集中体现,也是医院整体工作的基础,因而住院诊疗管理是发挥中心环节带动全面工作,为医院的优质医疗服务提供保障。医院除了为住院患者提供相应的诊疗服务,还要为住院患者提供良好的生活服务。为住院患者提供良好的诊疗条件和环境包括3方面: ①为患者创造安静、舒适、整洁、安全的住院环境条件; ②为患者提供各种生活照料及其相应的特殊服务; ③做好患者的心理治疗和咨询,使患者保持良好的心理状态,积极接受和配合各种诊疗工作。

（二）诊疗工作的连续性和协同性

病房是医院实施诊疗工作的主要场所,不仅为住院患者提供诊疗服务,而且为门急诊工作提供坚实的后盾。患者要早期诊断、早期治疗,危重患者要监护、抢救,手术患者要观察。这些活动需要通过住院诊疗来协调临床、医技科室的工作,使之紧密配合,发挥医院整体医疗功能,才能使患者得到及时、有效、合理的诊疗服务。住院诊疗中医生相对固定,且医生由三级结构组成。住院诊疗中的各级医生各司其职,并以检诊、查房、会诊、病历讨论、医疗文件书写等业务活动相互交流、协同,组成紧密的工作网络,完成诊疗工作。

（三）业务工作的系统性和综合性

住院诊疗服务是由医学服务包括医疗、护理、医技、心理、营养等方面的服务组成。住院诊疗服务的综合性带来住院诊疗工作的协同性,它使住院诊疗服务有赖于各种专业人员的共同协作与支持配合。住院患者的诊疗包括诊断、治疗、康复3个过程,因此,医院必须向住院患者提供一系列的服务,且只有加强纵向和横向协调,加强对住院诊疗工作系统管理,才能保证患者得到及时、全面、优质的医疗服务。

二、病房患者和家属的特征

（一）病房患者的特点

1. 不安全感　患者患病住院治疗,意味着病情较为严重或较为复杂,因此可能产生不安全感。病危患者还面临着死亡的威胁,忧心忡忡。以中年患者居多,患者患病不能照顾家庭又需大量经济支出,给家庭带来沉重的经济负担。担心预后不好,影响工作,高度的焦虑不仅会增加生理和心理上的痛苦,而且对治疗过程产生不利影响。

2. 孤独感　首先,疾病本身让人产生孤独感,特别对一些慢性疾病患者,很多人都会有"自己为何如此不幸""只有我患了这个病"等一些极端的负面想法,这种想法会加深他们的孤独感。其次,患者离开自己熟悉的家庭环境与工作环境,来到陌生的医院病房,人际的疏远和陌生的环境会让他们心情抑郁,情绪低沉,产生孤独感与寂寞感。

3. 牵挂感　患者住进医院,还常常牵挂家庭生活的安排、子女的教育、自己工作等问题。患者在治疗康复期少思虑,多休息对其身体康复是最有益的,但事事牵挂无疑增加了患者的心理负担,影响患者情绪稳定。

4. 恐惧情绪　患者住院要从熟悉的环境到陌生的医院,要面对一身素白的医生、护士,患者害怕新的环境和人际关系,害怕各种医疗设备,害怕打针,尤其是对要做的各种检查害怕疼痛,特别是对一些侵入性的治疗,如导尿、上胃管等各种插管,害怕会失去身体的某一部分,害怕医生或护士对自己的忽视。常表现心跳加快,血压上升,出汗,语速急促。

除上述心理特征外,不同病症,不同经历、职业、年龄、性别,不同气质类型,不同性格特点的患者在住院过程中的心理表现也有一定的差异。

（二）患者家属特征主要的心理问题

1. 恐惧　家庭成员患病,本身对一个家庭来说就是一个刺激事件。疾病意味着危机,甚至一些病魔会剥夺人的生命,所以,疾病有时也是失去家人的前兆。而丧失是所有人都害怕和恐惧的。人类害怕与亲人分离,并害怕由分离所带来的一切虚无与孤独。同时,当目睹亲人受病痛的折磨时,人类特有的感同身受也会产生恐惧情绪等。此外,在治疗过程中,高昂的医疗费用也会给家属带来恐惧情绪。

2. 人际关系方面　中国一句古话"久病床前无孝子"。这在一个侧面展现了家属在患者患病时人际关系的变化。例如,对家人患者的人际敏感性下降:表现为在家人患病初期,家属把疾病看得过重,导致全家都处于草木皆兵的状态;而随着疾病的发展,对疾病有了更正确的认识,心情也逐渐松弛下来,对家人患者的需求更有针对性。除此之外,患者家属还会因为家人患者的疾患带来的一些经济问题而感受到人际的悲凉,出现责备他人、抱怨、自卑、懊丧、孤立无援等情绪行为状态。

3. 抑郁　对生活的兴趣减退、无望感、悲观、易哭泣、易激惹、能力减退。主要出现在性格内向、不稳定的家庭。

4. 焦虑怀疑　很多家属在得知患者患病后第一反应都是否认。例如,在儿科门诊经常看到一些被诊断为先天性疾病的家属,他们在得知此消息后,认为是医生能力不够或者是医生误诊,表现出各种怀疑和否定情绪,并进而前去多家医院,以确诊和治疗疾病。在这个过程中,患者家属既焦虑也无助。

5. 敌对　由于长期疲劳,对患者产生敌对情绪。

三、住院诊疗过程中的医患沟通技巧

（一）医务人员在住院诊疗不同阶段的沟通

1. 办理入院手续时的沟通　当患者办理住院手续、补缴住院押金、查询费用等情况时,住院处工作人员应向患者介绍本院执行的物价标准,说明费用产生的原因和记账流程,争取患者的理解。患者如有疑问,住院处工作人员应主动与管床医生或费用产生科室取得联系,并由其负责解释。病房值班护士对新入院患者应热情接待,在安排床位后应及时向患者告知入院须知、注意事项、生活指南等内容,并帮助患者熟悉用餐、用水、如厕等事宜。向患者介绍管床医生、责任护士的姓名,并在床头卡上注明。基础事宜安排妥当后向管床医生报告,由医生接诊。

2. 入院初期的沟通　病房接诊医生要态度诚恳、主动热情,首先应向患者介绍自己的姓名,耐心、仔细地询问病史,全面、细致地进行体格检查,将医疗信息整合后应立即与患者及家属就初步诊断、基本病因、诊疗计划和进一步检查内容、饮食、注意事项等进行初步沟通。危重患者入院时应立即进行抢救,并及时告知患者家属诊断、急救措施、危险因素及填写重危告知书。重危告知书包含患者的基本病情、急诊诊断、诊疗措施、危险后果告知等一系列内容,由患者家属签字后按拟订诊疗方案进行进一步处理。

3. 入院3天的沟通　管床医生在患者入院3天内必须进行正式沟通。医生应详细向患者介绍检查回报结果、疾病诊疗进程、主要诊疗措施、取得了哪项预期效果、下一步治疗方案、在哪方面需要患者进一步配合、患者对诊疗的意见等内容,争取患者的理解和配合,进一步增进医患关系。

4. 住院期间的沟通　患者在住院期间出现病情变化、变更诊疗方案、有创检查、麻醉前、输血前、术前、改变手术方式、医保范围外用药、贵重药品和耗材使用、发生欠费等,一定要与患者或家属及时沟通,以免患者产生不良情绪,对诊疗效果造成不利影响。患者如因费用、风险等原因不同意最佳诊疗方案,应拟订次选方案,并由患者和家属共同签字同意。

在医疗卫生工作中,医院可以制定一些适宜的医患沟通管理方式。比如重庆医科大学附属儿童医院就根据自身实际情况制定出"三个层面"的医患沟通管理方式。这三个层面主要指:①对于普通患者,主治医生在查房时应将患者的病况、预后、治疗方案与患者及家属进行沟通;②对于疑难、病危病重的患者,成立医疗小组,由医疗小组直接和家属进行沟通;③对于常见病、多发病患者,可以进行集中沟通。这种重点突出、普遍波及的沟通方式一方面既方便了必要的医疗工作沟通,也为患者了解医疗卫生知识,提高医务人员工作效率提供帮助。

5. 出院时沟通　医务人员应向患者出具出院小结、诊断书,出院小结应注明患者住院诊疗过程、(入)出院诊断、出院医嘱及注意事项、复诊时间等。

6. 出院后的沟通　现阶段,一些医院为了培养医院忠实的客户群体,还会定期对已出院的患者进行电话访谈,获取患者在住院医疗期间所体验的真实的、可靠的反馈信息。这种沟通方式,既可以了解患者的实际情况,解答患者的疑问和误解,还可以归纳汇总患者的反馈意见,为医院的发展提供帮助。

(二)住院后医辅科室的沟通

1. 医技科室的沟通　包括CT室、X线室、彩超室、内镜室、病理科、功能监察室、电生理室、检验科、特殊治疗室、康复治疗室等。上述科室要主动、热情地接待患者进入诊疗程序,讲解注意事项、介绍诊疗目的,回答患者问题不应超出本专业范围,沟通口径应与申请医生一致,以免引起患者的误会和猜疑,引起矛盾纠纷。

2. 病房用药的沟通　住院患者的取药工作一般由护士完成,需要病房药剂科直接与患者沟通的内容不多。遇到的往往是患者对用药有疑问的情况,药剂师一定做好窗口接待工作,做到主动热情又严肃认真,对于药品在疾病治疗中的作用等问题要及时与临床医生沟通后,慎重作答,回答问题尽量在药剂师专业范围内,涉及的临床部分要与临床医生口径一致,比较深入的临床专业问题由临床医生或临床科室主任负责解释。

(三)住院沟通的基本技巧

1. 医务人员要做到仪表整洁、举止端庄、态度诚恳、和蔼可亲,使患者及家属产生信赖感和亲切感,为进一步的沟通创造有利条件。

2. 在沟通的语言表达上尽量做到通俗易懂、形象贴切、务求准确,既要使患者能够听得懂,又不会引起歧义。将复杂的病理机制和诊疗方案用深入浅出的语言表现出来不是件容易的事,需要专门学习和反复锤炼。沟通时可借助于事物、图谱、标本、模型等对照讲解,增加患者的直观感性认识,便于患者对诊疗过程的了解和支持。如经治医生与患者有沟通障碍或尖锐矛盾,应另换其他同级别或更高级别的医生沟通。

3.沟通时要注意内容的针对性和层次性,要根据病情的轻重缓急、复杂程度及预后好坏,由不同级别的医生沟通,危重患者和病情复杂的患者应由具有高级职称的医生负责沟通。同时,根据患者及家属的文化程度、理解能力、职业特征、性格特点等,进行有针对性的沟通。对于在医疗活动中极有可能出现问题的患者,应立即将其作为重点对象有针对性地进行预防性沟通。预防性沟通应记入病程记录,并由患者或家属签字。如有出现纠纷的迹象,应做重点沟通。

4.对于特殊疑难、危重症患者,治疗风险大、效果不理想、预后不良患者,应由科室主任主持科内讨论,并由科室主任为主,集体与患者沟通。诊断不明确或病情变化时科内医务人员应先进行讨论,统一思想、统一观点,再与患者沟通,避免因沟通先后不一致引起患者疑虑。对于带有共性的常见病、多发病、季节性疾病等,可将相关患者聚在一起进行集体沟通。

5.做好沟通记录。医务人员的每次沟通都应在病程记录或护理记录中详细记载。记录内容包括:时间、地点、参加的医务人员、患者的亲属姓名、沟通内容、沟通结果等。关键的沟通记录必须有患者或家属的意见和签名。

(四)病房沟通注意事项

1.关注患者及家属的文化程度、家庭情况、社会关系等因素。便于医生更好地判断是否沟通到位。

2.注意沟通的环境。嘈杂的周围环境会对人的情绪产生不良影响,因此可选择相对安静、独立的环境进行沟通。

3.医生要多举例说明,多打比方。说完医学术语,最好做个形象的比喻。

4.多画图。图画是最直观,最易理解的,在解释病情时适时加以图画,可以起到事半功倍的效果。

5.医生要多换位思考,从患者的角度去考虑问题,增进理解。

6.替患者或家属把自己的苦衷说出来,或用自己的经历引起共鸣,拉近医生和患者的距离,让患者或家属觉得有人情味。比如,"我们都是过来人……"、"我家里……所以我很理解……"等。

7.不要忽视细节问题。一个眼神,一个手势,一句话,都会起到好或坏的作用,也会为将来埋下伏笔。

8.对诊治的必要性、安全性、合理性要尽量解释全面,尽可能为患者提供更多的选择,使患者真正感受到医院完全是为了他的健康和利益出发实行诊治。

9.妥善处理好知情同意权与保护性医疗措施的关系,根据患者的病情和家庭情况,选择是单独与患者、还是家属代表或全部家属一起交谈,避免因为家庭影响治疗工作。

10.由于医学信息不对等和患者患病时的特殊心理,患者可能会提出莫名其妙的问题或无理要求,此时医生要耐心解释,千万不要指责和讥讽患者。

11.保持敏锐的观察力。注意患者的情绪反应,以科学、客观、负责的态度,耐心疏导,客观、公正地分析诊疗的利弊和预后,避免患者期望值过高和缺少心理准备。

四、病房沟通案例

患者入院后,由于对病房环境的不适应以及对自己的病情和将要接受的治疗不了解,难免会出现紧张、焦虑情绪;而家属处于对患者的关心,急切想知道患者的病情、治疗方法以及疗效。因此,医务人员尽早与住院患者进行良好的沟通显得尤为重要。成功的医患沟通不仅能够帮助患者尽快适应角色转变,更能增进医患间的相互理解和信任,加强患者的依从性,从而提高医疗服务质量,避免纠纷的发生和矛盾的激化。

患者女性,60岁,阵发胸痛1个月余,多晨起活动时发作,休息一会儿后好转,胸痛位于心前区,无放射痛,无晕厥。之前,在外院行冠状动脉造影前降支90%狭窄,为求进一步诊治,与家人一起来到某三甲医院就诊。

医生:(来到患者床边)"阿姨,这几位是您的老伴儿和孩子们吗? 咱们一起来说说您的病情吧。"

患者:"好啊,医生,这是我老伴儿和女儿、女婿,他们不放心,非要来陪着我,我说我没有什么大事。"

医生:"能看出来,他们都很关心您。现在阿姨的情况是这样的,主要症状是胸闷,冠状动脉造影显示,前降支狭窄已经达到90%,血液检查结果是血脂异常。"

家属:"前降支是什么? 我妈妈的这个情况严重不?"

医生:"前降支是冠状动脉的一个分支。嗯,这样吧,我来画一个图,咱们来看看(在纸上边画边说),您看,这是人的心脏,它的形状就像一个倒置的梨子,上宽下窄,大小和自己的拳头差不多。冠状动脉环绕心脏一周,就好像头上的一顶王冠。前降支就在这里(在图上标出位置)。

患者:"哦,原来在这里,上一个医院的医生也没有告诉我们,我们根本不知道咋回事,经您这么一讲,连我这老太太都明白了,太形象了。(全家都表示满意的表情)

医生:"咱们继续来说,90%堵了是怎么回事?(纸上继续画画)这就好比咱们的血管,正常情况,血管的内壁是光滑的,血流十分通畅(在圆圈内进行标记),如果堵了90%,也就是只剩下10%的空间让血液通过,那是不是血液就少了,那它供应的心肌就该缺血了,就必须要接受治疗了。"

家属:"那医生,我妈妈的这种情况怎么治疗? 能好吗?"

医生:"咱们的治疗方案是这样的,鉴于您目前的情况,我们的初步判断是不稳定型心绞痛,您需要接受冠状动脉造影检查,看一下冠状动脉堵塞的具体情况,根据情况放入支架,也就是给心脏介入治疗。"

患者:"我都做过冠脉CT了,怎么还要做造影啊?"

医生:"冠脉CT只是大致判断血管堵塞的情况,而冠脉造影是诊断冠心病的"金标准",是进行介入治疗的依据。手术是在局麻的情况下进行的,只需在您的手腕上刺一个小口,在动脉里面放置一根细管,打入造影剂,就可以看清冠脉的情况,再通过导管在狭窄部位放入支架,手术就完成了,恢复也比较快。这两天我会给您安排一些基础检查,如果没有别的问题,后天上午进行手术。"

患者:"放了支架我就没有事了?"

医生:"放了支架就好比给你的房子打上钢架,房子就可以维持原有的空间,避免坍塌的危险。但做完了手术并不是一劳永逸的,您还要配合相应的治疗。"

患者:"听您这么一讲心里有底了,我相信您肯定能我把治好,我听您的。"

对患者进行首次沟通前,要全面了解患者的基本情况,不仅包括病情,还要了解患者的教育程度、家庭背景、社会关系、心理状态等。在交代病情时,要倾听并学会倾听。如果沟通中涉及医学术语,最好能做个形象的比喻,便于患者及家属理解。避免使用刺激对方情绪的语气、语调、语句,避免强求对方立即接受医生的意见和事实,要时刻留意患者及家属对病情的认知程度和期望值。在沟通过程中,要引导患者跟着自己的思路走,而不要让患者打乱医疗计划。

知识链接:

医患沟通将纳入临床医学硕士考试项目

教育部印发《关于推进临床医学、口腔医学及中医专业学位硕士研究生考试招生改革的实施意见》(以下简称《意见》),这是继临床医学专业从七年制招生调整为"5+3一体化"之后的又一改革措施。

《意见》要求,从2017年起,全国硕士研究生招生全面实施临床医学类专业学位硕士研究生考试招生改革,临床医学类专业学位和医学学术学位硕士研究生业务课将分别开考。同时,要全面加强临床医学职业素质考核,对考生的人道主义精神、职业责任意识、医患沟通能力、医学伦理法规等基本职业素质方面进行考查。

此外,《意见》要求强化复试考核,充分发挥招生单位录取主体作用。从2016年起,全国硕士研究生的招生单位自主确定初试成绩的复试分数线,以及接受报考其他单位临床医学类专业学位硕士研究生调剂分数线。

课后思考

1. 谈谈门诊医患沟通的重要性。
2. 认真总结门诊、急诊、病房三种情景医患沟通的注意事项。
3. 参照本章案例,请同学们课后模拟三种情景,两两互换角色进行模拟扮演练习。

(杨　平　周　炜　毕清泉)

第六章

医患纠纷与医患沟通

目标:

1. 掌握医患纠纷的处理原则和程序。
2. 熟悉医患纠纷的概念和分类。
3. 了解医患纠纷处理中的多方沟通。

想一想

手术前写"医闹遗书"

一封遗书在网上引发关注。在湖南的某家医院,一位护士在手术室里捡到了一封遗书,称"如果手术出了意外事故死亡,必须由院方最低赔偿30万元。赔偿未到位,尸体坚决不出医院大门。"当事医院表示,对患者手术前的心理表示理解,患者进行的只是一个结石手术,目前已经出院。

阅读以上资料,你对此事件的看法如何?

第一节 医患纠纷概述

近年来,我国医患纠纷(doctor-patient dispute)的发生率呈不断上升之势。医患关系紧张成为我国医疗行业面临的主要困境之一。医患纠纷不仅给医院带来经济损失和不良影响,也影响到医务人员执业心态的稳定和工作的积极性。医务人员需通过不断提升医患沟通技巧,掌握必要的法律知识以及风险防范意识和技巧,从而有效避免医患纠纷。

一、医患纠纷的概念

医疗纠纷和医患纠纷,两者之间的概念相近,但略有不同。医疗纠纷主要是患者或其家属到医疗机构求医过程中,基于发生的医疗事实产生的矛盾冲突,其中主要是医疗中的过失引起的医疗纠纷。而医患纠纷应该说涵盖概念更大,应该是所有患者及其家属与医疗机构和医务人员之间发生的矛盾冲突,既包括医疗纠纷,也包括因其他原因比如在收费方面的不满、在沟通中产生的矛盾和纠纷等。其涵义更加广泛,而不仅限于医疗纠纷。

医患纠纷有广义和狭义之分,广义的医患纠纷是指,患者认为在诊疗护理过程中患者权益(身体权、生命权、健康权、知情权、名誉权、隐私权和处分权等)受到侵害,要求医疗机构、卫生行政部门或司法机关追究责任或赔偿损失的事件。狭义的医患纠纷通常是医患双方对医疗后果及其原因的认定存在分歧从而引发争议的事件。

二、医患纠纷的分类

（一）根据医患纠纷起因的分类

1. 医疗技术纠纷　指的是因为医疗行为，尤其是技术层面的行为引起的各种纠纷，比如医疗过失、意外并发症、治疗的副作用、过敏反应等引起的纠纷。

2. 非医疗技术纠纷　指的是引起纠纷的原因是医疗过程以外的，比如服务态度、医疗费用、某些不合理的规定等。

（二）根据医患纠纷责任承担主体划分的分类

1. 医方承担责任的医患纠纷　医患纠纷责任全在医方，是由于医方过错引起的，例如在操作上的不当，或者因为医方而导致的抢救延误引起的纠纷。

2. 患者承担责任的医患纠纷　纠纷是由于患者过错引起的，比如患者对正常的诊疗产生不满，恶意打骂医生。

3. 医患双方承担责任的医患纠纷　医患双方都有责任，医院可能在操作上有一定过失，但患者也对其产生过激的行为，造成了严重后果。

4. 医患双方均不承担责任的医患纠纷　医患双方都没有明显的过失，无法归咎任何一方。

（三）其他类型

比如根据医患纠纷的不同医患关系性质，分为医疗合同型医患纠纷、无因管理型医患纠纷、强制医疗型医患纠纷。根据医患纠纷不同争议标准，划分成侵犯患者人身权的医患纠纷、侵犯患者财产权的纠纷、侵犯医务人员人身权的纠纷、侵犯医务人员财产权的纠纷、侵犯医疗机构财产权的纠纷等。

三、医患纠纷与医患沟通的关系

近年来，随着人们对生命质量的要求与维权意识不断增强，医疗纠纷不断攀升已是客观的事实。有关资料显示，医疗纠纷中真正构成医疗事故的仅占3%左右，而绝大多数纠纷源于医患沟通不够或医疗服务过程中的沟通不足。可见，医患沟通与医患纠纷关系密切。

（一）医患沟通不良易引发医患纠纷

医疗行为具有很强的专业性，医患之间对医疗信息的掌握不对等。为保障患者的医疗活动参与权和知情权，医务人员应该向患者说明其病情（除保护性医疗措施之外），告知治疗方案的适应证、疗法和可能出现的副作用，以取得患者的理解和配合。如果医患双方未能进行有效的沟通，不能建立良好的信任关系，一旦诊疗效果低于预期，患者常常将医疗风险误认为医务人员的责任，从而引发医患纠纷。

（二）医患有效沟通可防范医患纠纷

医患沟通是医患双方心灵的沟通和感情的交流，是对患者心理疏导的有效手段。通过沟通使患者能够了解病情、诊疗方案及其疗效、费用和风险等情况；使医生了解患者对疾病的认知状况、心理状态以及医疗费用承担能力等。沟通能够解惑释疑，增加医患之间的信任度，促进相互理解，达成共识，从而避免医患纠纷的发生。

第二节　医患纠纷的处理程序

一、处理原则

（一）依法处理原则

在处理医疗纠纷过程中,医患双方和相关职能部门必须严格遵守相关的法律法规,依法调处,按章办事。

（二）维护稳定原则

发生医疗纠纷后,各方应首先保障医疗机构的工作秩序,不得影响其他患者合法的医疗权利。

（三）公平公正原则

医患双方和相关职能部门在处理医疗纠纷过程中应遵循公平、公正原则,既维护患者的合法权益,也要保护医疗机构和医务人员的合法权益。

（四）统一协调原则

发生医疗纠纷后,相关职能部门应协调行动,维护医患双方的合法权益和医疗机构正常的工作秩序。

二、处理的主要途径和程序

（一）处理途径

根据我国现行法律、法规的规定,医患纠纷的主要途径有:协商、调解和诉讼等。医患双方可以根据具体情况和意愿自由选择。

1. 协商　协商是指医患双方在发生争议后,就与争议有关的问题进行协商,在自愿、互谅的基础上,通过直接对话摆事实、讲道理,分清责任,达成和解协议,使纠纷得以解决的活动。协商和解是一种快速、简便的争议解决方式,无论是对患者还是院方,都不失为一种理想的途径。它可以在医疗事故技术鉴定之前,也可以在医疗事故技术鉴定之后。

2. 调解　调解是指医患纠纷当事人就争议的实体权利、义务,在调解人(人民法院、人民调解委员会及有关组织)的介入或主持下,自愿进行协商,通过教育疏导,促成各方达成协议、解决纠纷的办法。根据调解人身份不同,调节可以分为行政调解、第三方调解和诉前调解。

（1）行政调解:根据医疗事故处理条例的规定,卫生行政管理部门可以依法对医患纠纷进行调解。行政调解是指在卫生行政部门的主持下,遵循自愿、合法的原则,在查明事实、分清责任的基础上,促使纠纷的医患双方互相谅解,在平等协商的基础上达成一致协议,从而合理、彻底地解决纠纷矛盾的过程。医患纠纷发生后,在当地卫生行政部门提出调解申请,请求卫生行政部门进行调解。行政调解具有时效规定,当事人自知道或者应当知道其身体健康受到损害之日起1年内,可以向卫生行政部门提出医疗事故争议处理申请。

（2）第三方调解:医患纠纷第三方调解是指,医患纠纷发生后,纠纷双方当事人在第三方的协调、帮助、促进下,进行谈判、商量,取得一致意见,消除争议,签署调解协议,建立新的权利义务关系。第三方在医患纠纷调解中不为独立的意思表示,在尊重双方当事人意思的前提下,以促成当事人形成一致意思表示为目的,组织调解、促进沟通、提出建议、见证协议。

调解协议与协商协议一样具有合同效力,但不具有强制执行效力。近年来,我国很多地区都开始实施医患纠纷第三方调解机制,保护了医患双方的权益,促进了社会和谐,产生了较好的社会评价。

（3）诉前调解:诉前调解是指医患双方当事人向法院提交起诉状之后、立案之前,法院对医患纠纷进行的调解。诉前调解包括两种情形,一为不具有法院审理性质,即由在法院立案庭设立的人民调解工作室来调解;一为具有法院审理性质,即由法院立案庭的法官来调解或法官与人民陪审员、人民调解员共同进行调解。这种在法院支持下达成的协调协议具有法律约束力,一方当事人不履行义务,另一方可以依据调解书协议请求法院强制执行。

3. 民事诉讼　民事诉讼是指人民法院在当事人和全体诉讼参与人的参加下,依法审理和解决民事纠纷的活动,以及由这些活动所发生的诉讼关系。针对医患纠纷,如果当事人不愿意通过协商、调解解决,或者协商和调解不能达成一致意见的,则可以直接向人民法院提出民事诉讼。法院一旦作出生效裁决即具有强制执行力,当事人必须履行。

需要注意的是,当事人向人民法院提出诉讼的,卫生行政等部门不再受理调解申请;已经受理的应当终止。在医患纠纷诉讼中,患者在起诉时应注意是否超过了诉讼时效。按照《民法通则》第136条第二款的规定,身体受到伤害要求赔偿的,患者应当在从知道或应当知道权利被侵犯时起1年内向医院所在地人民法院提起诉讼,超出诉讼时效后就会失去法律的保护,法院会作出不予受理或驳回起诉的裁判。

（二）处理程序

医患纠纷发生后,医疗机构和医务人员应该立即采用有效措施,化解矛盾,妥善处理,并逐级向上报告信息,避免事态的扩大。

1. 医疗纠纷发生,患者及家属向医疗单位或其主管部门投诉,提出查处要求。

2. 医疗单位或其主管部门接到投诉后,应立即指派专人妥善保管原始资料,封存有关医疗物品,严禁涂改、伪造、隐匿、销毁。如患者死亡,应主动提出尸体解剖。

3. 组织医疗行政管理部门展开调查,并形成调查报告,必要时报告上级卫生行政部门。个体开业的医务人员、乡村医生发生的医疗纠纷由批准开业的卫生行政部门组织调查和处理。

4. 熟悉有关法规和制度。

5. 处理医疗纠纷时,如出现患者及其家属殴打医务人员,扰乱医疗工作秩序,应及时报告保卫部门和公安部门,请求协助处理。

6. 如是一般医疗纠纷,在调查后,则可由医务部(处、科)与患者协商解决。如患者或家属不能接受,则将调查结果报医疗纠纷处理领导小组或医疗单位领导。

7. 医疗纠纷处理小组或医疗单位根据调查结果进行具体研究,查找问题,吸取教训,制订出处理意见。

8. 将医疗纠纷处理领导小组或医疗单位处理意见与患者或家属商谈,争取协调解决。如确属医疗单位问题,必要时予以经济补偿或赔偿。医疗纠纷的发生和处理情况应报上级卫生行政部门。

9. 如纠纷仍未能解决,建议患者或家属进行医疗事故鉴定。患者或患者近亲属对首次医疗事故技术鉴定结论有异议,可以自收到首次医疗事故技术鉴定书之日起15日内,向原受理医疗事故争议申请的卫生行政部门提出再次鉴定的申请,或由双方共同委托省、自治区、直辖市医学会组织再次鉴定。

10. 卫生行政管理部门和医疗单位根据鉴定结论和有关法规及制度作出相应处理。

11. 如患者或家属对一级医疗事故鉴定委员会的最终鉴定结论仍然不服,则可诉诸法院。患者或患者近亲属自知道或者应当知道其身体情况受到损害之日起1年内,可以向人民法院提起诉讼。

12. 根据法院判决结果作出相应处理。

如是医疗事故,按《医疗事故处理条例》规定处理。如是非医疗事故行为,医院在抢救过程中存在过错的,依据《最高人民法院关于审理人身损害赔偿案件适用法律若干问题的解释》计算赔偿标准,如下: ①因就医治疗支出的各项费用以及因误工减少的收入,包括医疗费、误工费、护理费、交通费、住宿费、住院伙食补助费、必要的营养费。②丧葬费。③被扶养人生活费。④死亡补偿费以及受害人亲属办理丧葬事宜支出的交通费、住宿费和误工损失等其他合理费用。

三、医患纠纷规避原则与防范措施

(一)医患纠纷规避原则

1. 换位原则 医务人员在与患者及其家属进行沟通时,应该尽量站在患者的立场上去考虑问题,想患者所想,急患者所急。应该避免只把自己认为重要或有必要的信息传达给患者及其家属,多从患者角度考虑问题,最终让患者树立对医方的信任,避免沟通不畅。

2. 真诚原则 医务人员与患者进行沟通时,医务人员所表现的态度非常重要,热诚地表达自己对于患者的关心,希望为患者寻求最好的治疗与处理方法,让患者及其家属体会到医疗机构及医务人员的重视,感受到医务人员的真诚可以促进沟通。医务人员所表现出来的态度,是否真诚地关心患者,对于接受沟通的另一方更具有影响力。

3. 详尽原则 医务人员应该把医疗行为的效果、可能发生的并发症、医疗措施的局限性、疾病转归和可能出现的危险性等详细告知患者,告知内容要尽量具体,将可能遇到的各类情况风险准确传达给患者或其家属,让患者在了解所有状况的利弊得失之后,和医务人员共同来参与医疗决策的形成,医患之间才能找到真正的和谐,这样也有利于减少医疗纠纷。

4. 医方主动原则 医学是生命科学,存在诸多不可预料因素,患者住院期间甚至出院后出现各种并发症甚至死亡不可避免,倘若出现患者死亡或有其他并发症,一旦出现纠纷苗头,医务人员应查找原因,主动参与去化解矛盾,把医患纠纷处理在萌芽中。

(二)医患纠纷防范措施

1. 努力发挥医患双方的主体性作用 在医疗服务这个前提下,医患双方的地位是平等的。不能单纯地从医疗技术掌握(甚至是垄断)在医务人员手中的表面现象去认为医方提供医疗服务是主动的,是供方;患者接受治疗是被动的,是需方,由此而形成所谓的买卖关系,从而认为医方处于主导(强势)地位,患者处于从属(弱势)地位。诚然,在实施与接受诊疗护理措施时,医患双方扮演着不同的角色。其实除特殊情况外,所有诊疗措施的实施,患者都是知晓并同意的。在一个特定的情况下,诊疗技术始终是相对的,诊疗技术不足决定了医患双方对医疗效果的期望值不同,进而导致的医疗纠纷从有医患关系以来,就没有得到过根本的解决。围绕医疗过程,医方和患者都是主体,都是当事人,应当高度重视他们在防范医疗纠纷过程中发挥的作用。

(1)要充分肯定医方与患者的合作关系:医方与患者的共同敌人是疾病,他们共同的目的是驱除疾病。所不同的是,患者患了病,而征服疾病的技术掌握在医方的手里。在对付疾病的过程中,医患双方必须密切配合,缺一不可。一个无病的人不会去就医,就构不成医患关系。同理,医方将治疗技术实施于一个特定的患者身上,这才构成医患关系。在中国古代就视医为仁术,把治病救人看成是神圣的事业。随着社会的发展,人道主义的观念也深刻地影响着医学的价值取向。当然,在漫长的历史长河中,医学的功利主义性质也不时地发挥着作用,只是到了现代,医学的功利主义特点进一步鲜明。人道主义、功利主义的作用以及医学模式的转变,并未使医方与患者征服疾病的共同目标发生变化,却使医患关系发生了变化,患者开始选择医生和医院,开始了解参与疾病的防治和康复,开始运用法律手段来维护自己的权益,这些不能不说是社会发展和文明进步的表现。可以预测,医患关系在今后相当长一段时间仍将表现为比较活跃和理性欠缺,但是随着社会的不断进步,人们观念的转变,法律意识的增强,医疗行为的规范,相信医患关系将逐渐趋向和谐及理性化。

(2)要及时反应,将纠纷消除在萌芽状态:对于潜在的医患纠纷,最先作出反应的应当是医方,患者及其亲属反应则意味着纠纷苗头已经出现。为了避免反应的倒置,医方要克服侥幸心理和回避的态度,要以诚恳的态度,主动说明事件进展和处理计划,将沟通的内容客观地记入病历记录,请患者及其亲属签字确认以减少误会,也为避免可能发生的纠纷提供佐证。对那些容易导致医患纠纷的事件,医方应设立专门的纠纷预防与处理机构,针对各种可能的情况制订预案,以便能把握主动权,科学、主动和尽早地控制潜在的纠纷进程,减少负面的影响。

纠纷一旦发生,医疗机构的首要反应就是要在第一时间进行调查处理,除了掌握第一手资料和派专人介入以外,还要组织专业人员和法律顾问对事件进行讨论分析,作出评估,并按照规定及时向有关部门报告。同时,医方还要及时与患者进行沟通和联系,针对不同意见作出客观分析和解释。例如,以完整的病历展示患者行使知情同意或者知情选择权的记载,注意避免出现主观评述,以免引发误解和伤害。

双方还可提出数个积极的解决方案供协调参考,以提高解决纠纷的概率。如果存在医方责任,医疗机构应立即采取补救措施,尽快追查原因。当事者可抓住适当的时机,真诚地向患者解释和道歉,争取患者及其亲属的谅解。也可以提出包括赔偿在内的救济措施和依法及时处理当事人(有过错责任的医务人员)等进一步解决问题的方案,这种反应若能合情合理,则可以树立医疗机构正面的、负责任的形象。如果医方不存在责任问题,在医患矛盾激化的潜伏期,医方也要尽量稳定患者的情绪,然后请政府有关部门做进一步的监管或者调查,等调查结果出来后,及时向患者澄清。

(3)要区别对待医患双方在纠纷中应该承担的责任:疾病痊愈,医患双方都会满意。由于疾病的复杂性和医疗服务的特殊性,事与愿违的事也时有发生,有些是医方力所不能及的或无法避免的,但这并不意味着就是发生了医疗纠纷;有些是医方造成的,比如道德的、责任的、技术的原因;有些是患者造成的,比如对某种疾病的认识与期望超出了现实范围,不听医方的劝告,不执行医疗护理措施以及欠缺经济支撑能力等。忽视任何一方的作用,或者割裂二者的辩证关系去分析医疗纠纷的原因并归责,都是不科学的。

2. 依法保护医患双方的合法权益 依法治国,建设社会主义法治国家是我国的基本治国方略。依法保护医患双方的合法权益,维持正常的医疗秩序,防范或化解医患纠纷既是医患双方的需要,也是建立和谐稳定国家的需要。

(1)普遍提高人们信奉法律、崇尚法治的公民意识:要培育公民意识,提高人们的法律素质,要在全社会树立起法律的权威,崇尚法律而不是崇拜超越法律之上的权力或暴力。要努力培养公民依法办事的习惯,遇事要用法律来维护自己的合法权益,而不是采取过激甚至极端的行为来维护。公民意识和依法办事习惯的培养,有利于医患纠纷的防范和解决。

（2）严格依法办事:防范医患纠纷,除医方在整个医疗活动过程中必须严格依法进行,以及患者依法维权外,执法机关还必须加大法律实施的力度。以任何超出法律范围的过激行为对待医患纠纷,只能使问题更加复杂化,受害的是医患双方,而且会间接地影响他人享受医疗服务的权利。执法机关对违法行为打击不力,就有可能导致各种效仿行为接连不断的发生。

（3）配套立法:进一步完善涉医相关法律体系。立法要充分体现公平正义原则和权利义务的对等原则,为防范医患纠纷提供完善的法律保障体系。

3. 政府部门应切实执行各项管理职能　医患纠纷的发生,虽然在性质、程度、特点上各有不同,但都具有复杂的社会背景。如果仅凭医患双方的努力,则防范医疗纠纷只是治标的被动行为,这不但无助于降低医疗纠纷的发生,而且往往还会使纠纷趋于复杂化,甚至恶化。这是因为每个简单的医疗过程均涉及方方面面的职责。因此,充分利用政府宏观调控、政策导向及部门管理职能的优势,理顺医患关系,化解医患矛盾,是杜绝或减少医患纠纷的最有效的办法。

4. 建立良性的舆论监督机制　医患纠纷发生的因素是多方面的,一些原本不大的纠纷,如果有关方面认识不同,就可能酿成一件大的纠纷。因此,切实发挥舆论的监督作用是非常重要的。

舆论导向始终发挥着重要作用,假若人们从媒体中感受到谁有钱谁就有能力,谁有权谁就受到尊重,谁还会甘于岗位成才？同理,如果人们天天看到的以及听到的都是患者被误诊,医生收红包,患者亲属索赔,医生挨打,患者走着进去躺着出去的宣传,那么患者怎么可能理解和信任医生？医生怎么可能去同情患者和理解社会？其实,医患之间不仅有抗SARS、抗洪抗震时携手无畏的战斗,日常工作中也有许多感人的事迹可以宣传。因此,舆论部门对待医患纠纷应该充分考虑医学的独特性、高风险性和不确定性,充分考虑医患双方的合法权益,应以弘扬先进、树立典范为主,以鞭挞落后为辅,切忌不合实际的报道和炒作。

5. 发展医疗责任保险制度　医疗具有高风险性、不确定性及求知性的职业特点,有时还具有不重复性(个体差异)等特点,因此,医患纠纷的发生也在所难免。目前医患纠纷发生后伴随的是经济索赔,且索赔的数额越来越大,大额赔偿一般医院难以承受,应借用发达国家成功的经验,在我国大力推行医疗行为的商业保险,以弥补由于医疗纠纷导致的经济损失,使双方从医患纠纷无休止的经济纠缠中解脱出来,这也是医患纠纷另一角度的防范。

总之,医患纠纷的发生离不开医患双方这个主体。医患纠纷的防范和解决,既离不开医患双方这个主体、离不开法律这个有力的武器,也离不开政府和社会的广泛支持。医患纠纷虽然不能根除,但却能防范和减少。只要我们以患者的生命健康利益为重,以科学为依据,以法律为准绳,以道德来规范,就能营造一个良好的医疗环境。这是医患双方共同期盼的。

第三节　医患纠纷处理中的多方沟通

在医患纠纷处理中,必须加强各方面的沟通,包括医患之间、医务人员之间、医院部门之间和医院与外界(媒体、司法部门、卫生行政部门等)之间的沟通。秉承正确的沟通原则、建立良好的沟通渠道和掌握娴熟的沟通技能,是妥善处理医患纠纷的保证。

一、沟通原则和途径

医患之间具有共同的目的,即战胜疾病、解除或者减轻痛苦,两者之间是一种信任合作关系。医患纠纷的产生多数是由于医患之间缺乏沟通、互不信任所致。因此,在沟通中,医患双方应本着尊重、理解和解决问题的态度,以事实为依据,坚持公正合理、适度可行和互谅互让的原则。

途径形式多种多样,如双方通过面对面的沟通、电话沟通、书面沟通、传统媒体(报纸、广播电视)、网络媒体(电子邮件、论坛、微博)和新闻发布会等形式进行沟通。根据纠纷的性质、大小以及患者的诉求,可以选择一种反馈方式,或者几种反馈方式相结合。一般的医患纠纷,医患双方常常直接接触,易采取当面和电话沟通的方式,充分表达各自的观点和意见;书面沟通的形式较为正式,多在患者或医方同卫生行政部门、司法机关、公安机关等沟通时采用;当患者需要向不特定人群表达诉求和意见,或医疗机构向广大群众澄清事实、表达立场、通报结果等情况下,媒体报道和新闻发布会的形式具有其不可替代的作用。因此,充分认识每一种沟通方式的特点,合理选择有效的沟通途径,对于医患纠纷的处理和解决具有重要意义。

二、医患纠纷处理中的沟通

发生医患纠纷时,应冷静面对,妥善解决,力争将不良影响降到最低,并做好下列方面的沟通。

(一)医院内部沟通

1. 统一意见 在医疗实践中,医生之间、科室之间、医院之间对患者的发病原因、诊治意见、观点、处理方法不同较为常见,尤其是疑难、危重患者。当发生纠纷时,应做好两方面的统一,一是在救治过程中,尤其病情复杂时,要及时组织相关科室和专家进行会诊讨论,统一治疗意见,以有利于患者治疗为原则。二是在调查过程中,职能科室与临床科室之间、调查处理小组成员之间必须做好沟通,对病情判断、治疗经过、存在的问题、患者问题的解答等要共同讨论,在尊重事实的基础上形成统一意见,避免科室和医院在接待患者时出现两种不同意见。

2. 协调配合 医院内各部门之间要相互配合,相互支持,积极做好救治保障工作。医疗主管部门要做好组织和协调工作,后勤、药剂等部门要保障物资和药品的供应,各医技部门应提供快捷的检查、检验服务。各部门之间协调一致,良好沟通是非常重要的,稍有不慎,就会引发新的矛盾和问题。因此,做好医院内部各部门、各类人员之间的沟通是平息医患矛盾,妥善解决问题的重要环节。

(二)医患沟通

1. 沉着冷静、积极面对 发生医患纠纷时,患者往往情绪激动或有过激行为,接待人员切忌惊慌,要保持冷静。在患者情绪比较稳定时,医院应积极与患者进行商谈,有理、有节地处理纠纷,帮助患者解决问题,满足患者合理要求。当患者情绪不稳,过激行为明显时,应在安全保护措施下接待患者。

2. 尊重患者、取得信任 在处理医患纠纷过程中,要体谅患者的心情,耐心倾听其意见,以取得信任。在交谈中要让患者充分倾诉自己的意见和要求,理解、尊重患者,不过于计较患者的过激态度及谈话语气,更不急于解释。要善于使用安慰、劝说等语言,稳定患者的情绪,使患者相信医方有诚意处理纠纷。

3. 谨慎解释、科学引导　由于患者对医学知识、医疗风险缺乏认识,当诊治未达到预期目的时,患者往往会断定医方存在过错。对此,医院接待人员要依据科学知识进行谨慎的解释,对患者不能接受的客观事实要用简单、通俗易懂的医学知识给予说明。对患者不理智的行为要耐心加以制止,并告知处理医患纠纷的正确方法。

(三)与卫生行政部门的沟通

在处理医疗事故或可能导致群体事件的医患纠纷时,医疗机构应保持与卫生行政部门的沟通,一方面将事件进展、核查情况、患者伤残、采取的措施等情况及时向卫生行政部门报告,另一方面积极争取卫生行政部门的指导、帮助和调解。卫生行政部门的介入可增加患者的信任度,化解疑惑,有利于纠纷处理。

(四)与司法机关的沟通

随着法律法规的健全,人们的法律意识不断增强,通过民事诉讼解决医患纠纷的情况越来越多。然而医务人员的法律意识普遍不足,司法人员对医院管理和医学知识了解也有限。因此,医疗机构与司法部门的沟通对妥善处理医患纠纷有积极的作用。

通过座谈交流、普法教育、纠纷案例分析、医学知识讲座等形式建立医法沟通平台,以提高医务人员的法律知识和意识,促进法学界人员对医院管理、医学知识、医疗工作程序的熟悉和了解,为公平、公正地处理医患纠纷打下良好的基础。

(五)与公安机关的沟通

国家卫生计生委、公安部《关于维护医疗机构秩序的通告》明确规定,有下列违反治安管理行为之一的,公安机关依据《中华人民共和国治安管理处罚法》予以处罚;构成犯罪的,依法追究刑事责任。

1. 在医疗机构焚烧纸钱、摆设灵堂、摆放花圈、违规停尸、聚众滋事的。

2. 在医疗机构内寻衅滋事的。

3. 非法携带易燃、易爆危险物品和管制器具进入医疗机构的。

4. 侮辱、威胁、恐吓、故意伤害医务人员或者非法限制医务人员人身自由的。

5. 在医疗机构内故意损毁或者盗窃、抢夺公私财物的。

6. 倒卖医疗机构挂号凭证的。

7. 其他扰乱医疗机构正常秩序的行为。

当遇到上述7种行为时,应迅速报告当地公安部门,并积极配合公安部门工作,努力劝说患者只有按法律程序办事,才能妥善处理有关问题。

对有严重过激行为的人,并给医院造成实质性的名誉损失和经济损失的,医院应按法律程序追究其法律责任。在处理此类事件时,医疗机构应当做好与上级行政主管部门、公安部门、患者所在单位的联系和沟通,请求支持和帮助,及时报告有关情况和动向,同时向患者讲明医患纠纷的处理程序和具体办法。

(六)与媒体部门的沟通

新闻媒体有着其他部门不可取代的社会舆论导向和社会监督作用。当新闻媒体介入医患纠纷,尤其是出现与事实不符并产生负面影响的报道时,医院应主动与新闻媒体沟通,坦诚接受记者采访,主动向新闻媒体说明情况,让其了解事实真相,消除误解,避免扩大不良影响。对善意的批评报道,医疗机构应给予重视,认真分析情况,并及时加以改进。

（七）与社会其他部门的沟通

妥善处理医患纠纷常常需要借助社会各界的支持和帮助,如维稳部门、第三方调解机构、患者单位等。医疗机构应加强与社会各界的沟通,搭建沟通平台,防止纠纷升级。

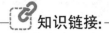

知识链接:

及时解决医患纠纷,杜绝"医闹"事件发生

近几年来,由于医院在经营方面过分地强调其经济利益,同时由于药品和其他医用材料的价格虚高,致使百姓看病贵和看病难的呼声越来越高,再就是媒体的片面宣传、对医务人员和医院进行非公正的报道,使医院和医务人员的形象受到了前所未有的伤害,同时也使社会对医院和医务人员产生了诸多的误解甚至仇视,这无形之中加剧了医患之间的不和谐关系,使医患之间互不信任,不信任就不能进行积极有效的沟通,尤其是在医患之间信息严重不对称的情况下,不能积极有效地沟通,对于医方和患者都是无益的。由于不能积极地沟通,一旦医务人员在医护活动中稍有偏差和不慎,即使对于患者的疾病无妨,也会成为医患纠纷的导火索,引发矛盾的冲突,或使原有的矛盾加剧,患方借此时机对医方的失误无限上纲,大加指责,同时提出一些无理的要求,若达不到目的就采取一些非理性的行为,来达到自己的目的,"医闹"的产生就是如此。

实际上,医疗纠纷的百分之七八十与医疗行为和医疗技术是没有关系的,百分之二十是极少的一部分,可能存在误诊、误治、不负责任。但更多的仍是相互之间的沟通不够,这点是毋庸置疑的。

"医闹入刑"通过立法于2015年11月1日起施行,刑法修正案(九)草案表决稿于全国人大常委会第16次会议上通过,并将于2015年11月1日起施行。修正案中明确指出,"致使工作、生产、营业和教学、科研、医疗无法进行,造成严重损失"的,将被追究刑事责任。这意味着"医闹入刑"获得正式通过。刑法修正案(九)将现行刑法第二百九十一条的"聚众扰乱公共、交通秩序罪",变更为"聚众扰乱社会秩序罪",情节认定包括"致使工作、生产、营业和教学、科研、医疗无法进行,造成严重损失"。这意味着"医闹"今后将入刑。该刑种的处罚级别也被提高,从原本的"首要分子处五年以下有期徒刑、拘役或管制",提高为"首要分子处三年以上七年以下有期徒刑"。

社会上"医闹"事件频发,严重影响了正常的医疗秩序,威胁到医务人员和患者的人身安全。虽然公安部、国家卫生计生委、最高法、最高检等部门陆续出台了多项规定,试图遏制"医闹"现象,但由于种种原因,全国各地仍不断有"医闹"事件发生,作为医务工作者还需及时解决医患纠纷,避免"医闹"事件的发生。

课后思考

1. 学了本章内容,谈谈你如何理解医患纠纷与医患沟通的关系。
2. 医患纠纷一旦发生如何处理?
3. 如何防范医患纠纷的发生?

（周 祎 杨 平）

第七章

内科医患沟通

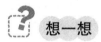

医患关系现状

2008年6~7月份,中华医院管理协会对全国270家各级医院进行了相关的调查,据调查统计的数据:全国三级甲等医院每年发生医疗纠纷有100例左右,到法院诉讼的有20~30例;二级医院每年发生20例左右,到法院诉讼的有5例左右,而赔偿的数额三级甲等医院一年一般在100万左右,此外,全国有73.33%的医院出现过患者及其家属用暴力殴打、威胁、辱骂医务人员。

阅读以上资料,你对此事件的看法如何?

第一节　心脏科医患沟通

一、患者的身心特点与社会因素

(一)人格因素

与心脏科疾病、心血管内科疾病相关的人格因素主要有A型人格和D型人格这两种。

A型性格的人争强好胜、进取心极强,喜欢竞争、渴望成功,说话、行走速度比较快,具有紧迫感、常感到时间不够用,他们比较冲动,不够友善,有时还具有攻击性。一些研究人员还发现,与其他性格类型相比,具有敌意性的A型性格的人吃得多,吸烟多,锻炼少。即使因为疾病让其戒烟戒酒,他们很快也会复抽复喝,而且这些人到了中年后,体重超重,血压和胆固醇也会增高。另外,由于A型人格时常处于紧张状态下,一些A型人格会对外界充满敌意,且情绪容易愤怒。在这样的情形下,A型人格的人体内会分泌一些特殊神经内分泌递质,从而促使血液中的血脂蛋白成分改变,血清胆固醇和甘油三酯平均浓度增加,而导致冠状动脉硬化。因此A型人格的人患心血管病,特别是冠心病、心脏冠状动脉硬化的较多,严重情况下,甚至可随时发生心肌梗死而猝死。

D型人格，又被称为忧伤型人格，主要包括负性情感和社交抑制两个维度。处于D型人格的人往往会体验到很多的不愉快、忧伤、焦虑、紧张和担心等；思想上会对生活中的负性刺激持久关注，如对一些不愉快的事情更为关注，并体验到更多的压力；在人际交往中，总感到紧张和不安全，会压抑自己最真实的感受，出现迎合和讨好，因为这样可以避免导致他人的不认可或拒绝。大量的研究结果表明，持久的、慢性的心理忧伤会对人体的心脏产生负面影响，因此，焦虑、易怒、孤僻的D型性格的人，很容易患冠心病、发生心肌梗死。也有研究发现，D型性格的患者在接受手术后，心脏病再次发作或因发作导致死亡的概率会更高。

（二）紧张情绪

冠心病的诱发原因还包含情绪等心理因素。如果长期慢性地保持着紧张的工作状态或者紧张的情绪，会使人体交感神经兴奋度升高，导致心率随之加快，身体外周血管也会收缩，进而血压升高，也损害了血管和心脏。因此，长期处于紧张状态下的个体容易罹患冠心病；其次如果患者已经存在明显的冠状动脉狭窄疾病，在情绪激动、暴躁或高度紧张的情况下就容易导致血管的收缩痉挛，从而加重冠心病的进程，甚至导致急性症状的发生。

（三）焦虑情绪

焦虑是一种常见的负面情绪，是心血管疾病的明确诱因之一。在临床中，一方面焦虑影响并加重疾病的发生发展，如长期焦虑的人群中，高血压的发生率增加数倍，发生脑卒中、心绞痛和心梗的危险也会提升，同时病死率也会增加，而在冠心病患者中，焦虑会增加急性心梗及恶性心律失常发生的风险；另一方面，疾病本身也会导致焦虑的产生，如冠心病患者经常有胸闷、胸痛症状，高血压患者血压波动会导致头晕，慢性心力衰竭患者生活质量下降，心律失常患者有心慌等不适，都会令患者产生焦虑情绪。可以说二者相互影响和并存。

（四）抑郁情绪

大量研究发现，抑郁是冠心病的重要危险因素，其危险程度与吸烟、高血脂、高血压类似。首先对于抑郁患者，抑郁本身会诱发或加重心血管疾病，而且抑郁会伴随一些躯体症状，以心血管方面的症状（如胸闷、胸痛、气短等）较为常见。其次，对于那些已经患有心血管疾病的患者，相比较没有抑郁症的冠心病患者，有抑郁症的患者体内血小板凝集功能增强，心律异性降低，心脏自主神经张力改变，同时受到疾病的影响，抑郁症状会加重，对医嘱的依从性也降低，并且拒绝改变生活方式。

（五）主要社会因素

1. 生活方式　不良的生活方式，如不良的饮食习惯：像经常食用煎炸、烧烤、烟熏、腌制、加工或罐头等不卫生食物，食用高蛋白、高油、高脂肪、高胆固醇、高盐、高味精，高糖食物，而对蔬菜、碳水化合物、纤维素和水果较少涉及；不良的工作习惯：上下班以车代步或上班时在计算机前的久坐式工作；不良的生活习惯：主动或被动吸烟、过度饮酒等；缺乏运动等，这些都和高血压、冠心病发病率高度相关。

2. 吸烟　吸烟对心血管疾病也有负面影响。吸烟能使血管内皮功能紊乱，增加血栓生成。同时长期吸烟者低密度胆固醇升高，高密度胆固醇降低，而动脉粥样硬化的发生与血浆高密度脂蛋白胆固醇水平呈负相关，低密度脂蛋白胆固醇是冠心病发病的独立危险因素。吸烟还容易使低密度脂蛋白易于氧化，氧化的低密度脂蛋白是损伤血管内皮细胞及其平滑肌细胞的主要物质，从而引起周围血管及冠状动脉收缩、管壁增厚、管腔狭窄和血流放缓，造成心肌缺血、缺氧。另外，长期吸烟导致的血管内皮损伤，极易导致斑块脱落，形成血栓，从而增加患冠心病心绞痛、心肌梗死、脑梗死等一系列心血管疾病概率。

3.酒精 酒精和心血管疾病也有关联。酒精能够刺激脂肪酸从脂肪组织释放,使肝脏合成前β-脂蛋白增加。前β-脂蛋白和乳糜微粒在血液中消除较慢,加重高脂血症,即使每日饮少量烈性酒,也可以促进肝脏胆固醇的合成,引起血中胆固醇及中性脂肪含量增高,从而引起动脉粥样硬化。

4.压力 随着社会发展,人们承受的生活、经济、工作等方面的压力越来越大。虽然它看不到摸不着,但我们每个人都真真切切地感受到了它的存在。压力会增加人体内儿茶酚胺的分泌。受到儿茶酚胺的刺激,心肌细胞会长时间处于兴奋状态,进而更容易出现肥大、增生的现象,最终导致心脏病。另外,对于已经患有心血管疾病的患者,他们感受到的压力和痛苦要比健康人大很多。高压下分泌的一些激素再加上本身就有的高血压、高血糖、高血脂等疾病,会更深地损伤血管内皮。

二、诊断中的医学沟通

(一)重要病史项目及其意义

1.胸痛 胸痛是心血管内科较为常见的症状,在心血管疾病中,胸痛可能是由于内脏缺血而导致的心绞痛、急性心肌梗死、心肌病产生的症状,也有可能是心脏神经官能症。因此胸痛不仅要和别的内科疾病产生的症状相鉴别,在心血管内也要相互鉴别。因此,医生在问诊时要着重了解疼痛的部位、性质、持续时间、影响因素和伴随症状。

2.心悸 心悸是个体在主观上对心脏跳动不适的感觉。心悸可以在心脏活动完全正常的情况下产生,例如正常人在剧烈运动、精神高度紧张或高度兴奋时、饮浓茶或咖啡等咖啡因含量高的饮料后,饮酒或吸烟后出现。在临床上,心悸的病因较多,有的是心脏器质性病变,有的是由于功能性的因素所致,因此要注意鉴别。例如心悸伴烦躁、汗多、便秘、消瘦等,提示该患者可能患有甲状腺功能亢进;绝经期女性心悸伴有面部潮热、出汗等,提示有更年期综合征;心悸伴乏力、面色苍白提示有心脏神经官能症。

3.心慌气短 心慌气短可能和心情、年龄有关,也可能是心、脑疾病造成的。常见于冠心病、高血压、风湿性心脏病、肺源性心脏病、心功能不全、各种心律失常、心脏神经官能症等多种功能性或器质性心脏病以及贫血、甲状腺功能亢进的患者身上。同时也是窦性心动过速的伴发症状。

4.咯血 咯大量鲜血较常见的是二尖瓣狭窄所致。某些先天性心脏病如房间隔缺损、动脉导管未闭等引起肺动脉高压时,也可发生咯血。

5.晕厥 晕厥是由脑缺血或缺氧引起的意识丧失,一般突然发作、时间短暂。常分为心源性、脑源性和反射血管性3类。在心血管内科多为心脏瓣膜病、心律紊乱、心肌缺血等原因导致的心源性晕厥。

6.水肿 水肿是指血管外的组织间隙中积聚过多的体液,是临床常见症状之一。多种疾病都有可能导致水肿,而对于心血管疾病来说,风湿病、高血压、梅毒等各种病因及瓣膜、心肌等各种病变引起的充血性心力衰竭,缩窄性心包炎等也会导致水肿。另外,心脏病出现的水肿主要体现在下肢上,在中老年患者中较为常见。主要是因为心功能不全,逐步导致右心衰竭和全心衰竭,这个时候心脏的泵血功能就下降,静脉的血液滞留在下肢不能流动到上面,导致了下肢的水肿。

7.家族史和个人史 由于心血管疾病中有许多是存在家族遗传的,例如高血压、冠心病、糖尿病、高脂血症等,因此在病史收集时,家族史的询问也至关重要。除此之外,收集患者的饮食习惯、吸烟史、饮酒史、体力活动情况、生活和工作情况,也对心血管疾病的诊断和治疗有一定的帮助。

（二）重要体检项目及其意义

1. 血压测量　　血压的测量对心血管疾病患者的诊疗至关重要,因此在临床中要注意采用正确的测量方式多测量几次。对于初诊的高血压患者,考虑测量双上肢血压至少2次,取其平均数。另外,由于心血管疾病患者有时会出现心律不齐或者心音强弱不等的现象,因而容易产生心音脱漏或者脉搏短促,因此在测量血压时,容易出现一次测量的结果不可靠,两次测量的结果不一致的现象,对此,可以考虑多测量几次,取平均值;或者采取测量卧、立位血压,或者下肢血压。

2. 视诊　　心内区的视诊主要观察心前区是否隆起和凹陷,心尖冲动、心前区异样搏动。心前区隆起主要见于幼年时期患心脏病(如先天性法洛四联症、风湿性二尖瓣狭窄等);心脏增大患者,心前区异常搏动主要见于右室肥大、大动脉(主动脉或者肺动脉)扩张的患者;负性心尖冲动主要见于粘连性心包炎、重度右室肥大所致的极度顺钟向转位(左室向后移位)。除了心血管方面的体征外,还要以全局观点进行系统检查。例如,高脂血症、冠心病者可出现早发角膜环、睑黄斑、耳垂纹。重症慢性心力衰竭可见巩膜黄染。长期卧床的心力衰竭者的水肿,可仅见于骶部及大腿的低位处。

3. 触诊　　主要用于检查心尖冲动以及心前区搏动,震颤,心包摩擦感等。例如,心包摩擦感多见于心包炎;心前区震颤多见于先天性心脏病或心瓣膜病。不过心脏触诊在孕产妇患者中较难发现阳性体征,但外周脉搏变化会提供有用的信息。

4. 叩诊　　叩诊的目的是确定心界,判定心脏大小、形状及其在胸腔内的位置。叩诊的顺序一般是从下至上,由内向外,先左后右。一般双心室增大多见于扩张型心肌病、克山病、重症心肌炎、全心衰竭等。心浊音界向左下移位提示左心室增大,多见于主动脉瓣关闭不全或高血压;左心房及肺动脉扩大,心腰饱满或膨出、心浊音界如梨形,提示二尖瓣狭窄;向两侧扩大见于扩张型心肌病或者大量心包积液,后者的心浊音界随体位变动而变化。

5. 听诊　　听诊主要听的是心脏瓣膜开闭时产生的声音,在临床上听诊时要注意心率快慢、心脏节律、心音强弱和分裂,额外心音,心脏杂音、心包摩擦音。一般第一心音增强见于二尖瓣狭窄,减弱见于二尖瓣关闭不全;第二心音主动脉内压力增强(A2增强)见于高血压,;第一、第二心音同时减弱多见于心肌严重受损和循环衰竭、心包积液、胸腔积液、肺气肿以及肥胖人群。心音性质改变的时候,如出现钟摆率、胎心率等情况,可能见于急性心肌梗死、重症心肌炎等。另外,心脏杂音可为诊断心脏瓣膜疾病(狭窄或者关闭不全)和先天性心脏病(如房间隔缺损、室间隔缺损、动脉导管未闭合等)提供重要线索。

6. 周围血管检查　　周围血管是外周血管的通称,周围血管的异常对心血管疾病的诊断有一定的提示作用。如脉律不齐多见于心律失常、伴有短绌脉提示心房颤动。血管紧张度反映动脉硬化程度。常见的异常脉搏有交替脉、水冲脉、奇脉和无脉等,分别提示心肌受损、主动脉瓣关闭不全、心脏压塞(或心包缩窄)和多发性大动脉炎。对发病年龄小且无家族遗传史的高血压患者,注意检查腹部血管杂音,排除腹主动脉缩窄或肾动脉狭窄的可能;对于多发性大动脉炎、动脉粥样硬化的患者,还需要对一些特定部位进行检查,如颈部、上胸部、腹部、背部等,确定这些部位有无血管杂音。

7. 其他检查　　临床上,还要观察心血管疾病患者外观的一些异常体征,如发绀、颈静脉怒张、颈部血管搏动、杵状指（趾）、下肢水肿及呼吸急促等。

（三）重要检查项目及其意义

1. 血常规检查 血常规检查是临床上最常用的检测项目，但其对心血管疾病的预后判断却有着重要价值。大量研究发现，高血压、糖尿病、吸烟、高脂血症及超重者白细胞计数、中性粒细胞计数及单核细胞计数均有显著增高。而且，随着危险因素的增多，白细胞、中性粒细胞和单核细胞的计数均不断增加。另外，贫血是心力衰竭患者常见的并存疾患，是影响心血管疾病患者预后的重要因素，容易使心力衰竭患者的活动耐力下降，贫血也是肺动脉高压患者不良预后的预测指标。

2. 血生化检查 血生化检查对心血管疾病的诊断、鉴别和患者恢复状况的检测具有重要价值。例如，对于初次就诊的高血压、高血脂、糖尿病、冠心病患者，血压、血脂的测定可以帮助患者了解自身疾病并方便选择治疗方案。对疑诊急性冠脉综合征（ACS）的患者，血清肌酸激酶（CK）和同工酶（CK-MB）、血清肌钙蛋白（cTnT、cTnI）的测定具有一定的帮助；对疑诊心力衰竭的患者，测定血清脑钠肽（BNP、NT-proBNP）有助于与肺源性呼吸困难相鉴别；对持续性心动过速、心房颤动的患者，需要测定甲状腺功能；对拟接受抗凝治疗的心房颤动患者，要动态监测凝血功能（凝血酶原时间和国际标准化比率即INR测定）。

3. 心电图 心电图是心脏每一心动周期所产生的电活动变化图，可以有效记录人体正常心脏的电活动。对心律失常、心肌缺血、心肌梗死、判断心肌梗死的部位、心脏扩大、肥厚的诊断有帮助。如果心电图记录时恰好是症状发作时，则检出率的可能性更高。对于常规心电图不能确诊的患者，可以考虑做运动负荷心电图（即"活动平板"），边跑步边测心电图，了解运动状态下心脏的负荷状况，监测是否有心律失常的情况。

4. 24小时动态血压监测 24小时动态血压监测可以测定一个人昼夜24小时内，每间隔一定时间内的血压值，对早期高血压的诊断；原发性、继发性和复杂高血压的鉴别，高血压并发症的预测具有重要意义。在临床上，血压波动明显的，并疑似"白大衣性高血压"、难治性高血压可以考虑采取此方式。

5. 放射学检查 胸部X线检查可以反映心脏大体的形态变化，能显示心脏各房室和大血管的大小、形态和位置等变化，以及肺循环的血流动力学情况。冠心病、辅助心房颤动消融以及判断心力衰竭、心肌缺血等方面可以考虑采用心脏CT血管造影（CTA）；对于疑诊心肌疾病（如心尖肥厚型心肌病、心肌致密化不全）、心包疾病（如缩窄性心包炎）、主动脉夹层的患者，可考虑采用CT或者磁共振显像检查。

6. 超声心动图 超声心动图是应用超声波回声探查心脏和大血管以获取有关信息的一组无创性检查方法。它对于心腔大小、心壁厚度与运动的了解、心内分流的判断，瓣膜结构与功能和心室功能（收缩功能、舒张功能）、大血管（主动脉、肺动脉）异常等，对诊断瓣膜病、先天性心脏病、心肌病、心肌梗死、心室功能异常以及心包积液等提供重要信息。

7. 放射性同位素心脏动态功能检查 放射性同位素心脏动态功能检查，是将一种寿命只有几小时的放射性药物如放射性碘，快速注射进静脉内，然后再用一种叫γ射线照相机连续记录放射性碘通过心脏及大血管时的动态分布情况。由于放射性元素药的浓聚作用，就可以产生一种和心血管形态一样的放射性分布图，而与此同时，在短时间内它也不透出血管壁外，从而γ射线照相机就可以对血管和心脏血池进行显像。鉴于这种诊断方法是通过放射性同位素在心脏内的均匀分布进行体外成像的，如果心血管内出现占位性病变，就会在图像上形成明显的放射性稀疏或缺损区。放射性同位素对心血管疾病的检查，通常分为心血管闪烁照相,心脏功能同位素检查和心肌同位素扫描这3种:同位素心血管闪烁照相可诊断二尖瓣狭窄或关闭不全、心包积液、心肌病、左房黏液瘤、上腔静脉阻塞、大动脉瘤及大血管畸形等。心脏功能检查主要是:心室射血分数、舒张期与收缩期末容量、每搏量、心排血量、肺血容量、瓣膜逆流及冠状动脉血流量等。同位素心肌扫描,可以探查心肌梗死、心肌缺血和心肌血流灌注的储备功能等。

8. 心导管术和心血管造影 心导管术指的是从周围血管插入导管、送至心腔及大血管各处的技术,用于获取信息,达到检查、诊断目的,还可进行某些治疗措施。导管可送入心脏右侧各部及肺动脉,还可送入心脏左侧各部及主动脉,也可经导管注入造影剂或进行临床电生理检查。这种方法对心血管疾病(如复杂先天性心脏病、严重瓣膜病、肺动脉高压、限制型心肌病、缩窄性心包炎、心导管术)的诊断和鉴别诊断提供重要信息。另外,心血管造影和冠脉造影对冠心病,特别是冠脉病变的程度和范围具有重要帮助,为疾病的诊断、治疗方案的选择提供重要依据,但选择性冠状动脉造影比一般心血管造影具有更高的潜在危险性和并发症发生率,所以在做好医患沟通和患者知情同意的同时,医生应做好各种安全检查。

9. 其他检查 除了以上检查外,胸内科还有一些其他检查,如心脏电生理检查、直立倾斜试验等。心脏电生理检查是以整体心脏或心脏的一部分作为检测对象,主要记录心内心电图、标测心电图和应用各种特定的电脉冲刺激,是诊断和研究心律失常的一种重要方式。对于窦房结、房室结功能评价,预激综合征旁路定位、室上性心动过速和室性心动过速的机制研究,以及筛选抗心律失常药物和拟订最佳治疗方案,均具有实际意义。直立倾斜试验是一项用于检查静脉血管是否正常的辅助检查方法,可用于诊断血管神经性晕厥。

三、治疗中的积极沟通

(一)针对性的医学与健康教育

1. 针对性的医学知识 患者及家属对疾病的基本知识掌握,例如疾病的病因和危险因素,发病机制、可考虑的治疗方法、疗程等,有助于患者配合治疗,让医患沟通更加顺畅。

例如:高血压是一种以血压升高为主要临床表现而病因尚未明确的疾病,一般和遗传、环境、生活习惯、年龄等因素相关。高血压的症状因人而异。早期可能无症状或症状不明显,仅仅会在劳累、精神紧张、情绪波动后发生血压升高,并在休息后恢复正常。随着病程延长,血压明显持续升高,逐渐会出现各种症状,如头痛、头晕、注意力不集中、记忆力减退、肢体麻木、夜尿增多、心悸、胸闷、乏力等。严重高血压还会对心、脑、肾等器官产生损害和病变,如脑卒中、心肌梗死、肾衰竭等。在临床上,一旦确诊为高血压后,要终身服药,进行降压治疗。降压治疗的最终目的是减少高血压患者心、脑血管病的发生率和病死率。在临床用药的过程中,由于病因不同,高血压发病机制不尽相同,临床用药应区别对待,选择恰当的药物和剂量,以获得最佳疗效。治疗应从小剂量开始,逐步递增剂量。而且在诊疗的过程中,医生还需要将患者心血管危险因素状况、靶器官损害、并发症、合并症、降压疗效、不良反应、用药选择等信息一并告诉患者。并提醒患者改善生活方式治疗,增加其依从性。

冠心病一般指冠状动脉粥样硬化性心脏病,是冠状动脉血管发生动脉粥样硬化病变而引起血管腔狭窄或阻塞,造成心肌缺血、缺氧或坏死而导致的心脏病。高血压,血脂异常、超重或肥胖、高血糖、糖尿病,不良生活方式、缺少体力活动、过量饮酒等都是冠心病的危险因素。

心力衰竭是一组综合征,主要是由于心脏结构或功能性疾病而导致的心室充盈或(及)

射血功能受损而造成的。该病如果得不到及时的治疗,很大程度上会影响患者的生存质量和生存期限,发生猝死的风险很大。因此,对于该病的治疗,首先要了解病因,根据病因进行治疗:感染、心律失常、治疗不当、过度体力劳累或情绪激动、原有心脏病变加重或并发其他疾病都有可能产生心力衰竭。例如高血压并发心力衰竭,首先就要进行降压。此外,对于患者,特别是对于慢性心力衰竭的患者,建议其控制并减少体力活动,根据病情参加一些适当的体育运动,如散步等;避免精神刺激,减少心脏负荷,这样可以有利于心功能的恢复。

2. 针对性的健康教育　心血管疾病虽是在中老年期集中发病,但随着人们生活习惯的变化,发病年龄逐渐向低龄走去。因此,心血管疾病的预防要从年轻时开始,特别是有高血压、高血脂、糖尿病等家族遗传史的个体,在生活习惯等方面要更加注意。

(1)饮食习惯:避免过饥过饱,伤及脾胃,影响营养的吸收与输入。增加人体必需的营养素如蛋白质、脂肪、糖类、维生素、无机盐和水等。选择含胆固醇量低的食品(糖麸与谷类食品)与蔬菜,多喝水或淡茶水,可以减少肠内胆固醇的吸收,防止高脂血症与动脉硬化,进而降低血栓的可能性。因为血栓容易在血管的拐角处或者瓶颈处堆积,钙化。同时血栓越来越多,使血管直径缩小。心脏为了保持足够的供血量就增加血压,造成高血压疾病。如果血压过高,可能导致血管崩裂,于是产生出血性心脑血管疾病。如果由于堵塞供血不足,即为缺血性心脑血管疾病。

(2)适量运动:运动除了可以促进血液循环,降低胆固醇的生成外,还能促进肠胃蠕动、预防便秘、改善睡眠。心血管疾病患者最好选择一些轻度的有氧运动,例如,心脏病患者选择散步;高血压患者最好选择散步、慢跑、太极拳、骑自行车、游泳等。

(二)开展心理辅导

由于心血管疾病常使患者处于焦虑、恐惧、抑郁的情绪之下,在日常的工作学习和生活中,由于受到情绪影响而致人际关系恶劣。同时,自身的机体也会受到影响加重病情,造成恶性循环。

因此,对其进行心血管疾病治疗的同时,要督促对方进行精神上的药物和心理治疗。例如,当发现患者情绪较为异常的时候,建议其去精神卫生科进行诊断,再根据诊断和测评结果对不同类型的心理问题采用不同的心理干预,在药物治疗的基础上进行心理辅导。例如,对紧张焦虑型患者采取支持性的心理治疗,通过暗示使其放松,并增加其安全感,消除对方焦虑、恐惧的心理;对抑郁型患者采取解释性和指导性相结合的心理治疗,照顾对方敏感多疑的特点,多进行心理安慰,以减轻其抑郁情绪。

另外,对于大多数患者,也需要关注他们的心理状态,特别是失眠、焦虑症,做到早识别、早治疗、早控制。同时建议他们在日常生活和工作中保持心情愉快,不要精神紧张,避免情绪过于激动。对于内向性格的患者,建议他们学会向他人倾诉,排解心理矛盾。

(三)适度告知危险

心血管疾病由于病种不一,治疗和预后效果都不同。大多数器质性心血管疾病预后效果一般较差,特别像心律失常、慢性肺源性心脏病伴随严重呼吸系统病变等。对于一些出现严重并发症的心血管疾病,如先天性心脏病并发感染性心内膜炎等并发症发生在心血管本身的,或由于心血管疾病并发呼吸道感染等发生在心血管以外的其他部位,预后更为严重。因此,医患在沟通的过程中,首先要将患者的病情如实告知患者及其家属,同时要对病情发展、用药和治疗的利弊一并告知,这样既能让患者对疾病本身有清晰的了解,同时有利于提高患者依从性，还能减少医患纠纷。

例如：心肌梗死患者一般起病较急，并且还伴随很多的并发症（包括心律失常、心力衰竭、心脏破裂等），危害非常大，病死率也很高。对此，医患要及时沟通，让患者及其家属了解心肌梗死的特点、常见病因、病变的发生发展、可选用的治疗方案。医生要结合疾患症状、体征和相关辅助检查结果，综合考虑是否需要手术治疗。并将所有的考虑一并告诉患者及其家属。

再比如：冠心病患者的心脏性猝死率较高。临床上和冠心病患者及家属交流的时候，要细致解释病情，告知疾病的可能发展，特别是可能出现的并发症和意外情况都要告知，还需要提醒患者不要过度劳累、避免情绪激动、尽量戒烟少酒，消除或降低猝死的诱发因素。当发生猝死现象，在进行抢救时，要纠正高危因素，必要时早期除颤，做好医患沟通，置入临时心脏起搏器，选用适当的抗心律失常药物。

（四）尊重知情选择

要尊重患者对于治疗的选择，如果选择药物治疗，要提醒患者服药方式、可能产生的副作用等信息。例如，对于高血压患者来说，降血压药物种类繁多，选择适合的药物、合理服用至关重要。有的患者由于用药不当不仅影响药物疗效，甚至可能引起严重不良反应，因此要提示患者相关信息，并尊重患者的药物选择。对于必须要进行的手术，要明确告知要进行的手术方式、此次手术及术后可能发生的并发症和风险、可能存在的其他治疗方法并且解答患者关于手术的相关问题。总之，对于任何治疗方案，医方都有责任和义务告知患者治疗方案的适应证、利弊、风险和费用，共同商定治疗方案，并将选择决定权交给患者。

（五）引导配合治疗

心血管疾病是危害人类健康的严重疾患，是造成死亡的主要原因之一。这种疾病种类繁多，病因复杂，并且起病多较隐匿，患病早期并无明显症状。一些患者可能在定期体检或因其他疾病就诊时发现。对此类疾病的重视度并不高。以高血压为例，由于高血压属于慢性病，需要持续服药。但在临床中有大量的患者从不服用降压药，或者希望能迅速降压而不停更换降压药。对此，医生要通俗易懂地将高血压的特点、危害以及降压药的作用、特点、用法告诉患者或其家属，并且嘱咐他们如果服用降压药后血压降至正常水平，只能说明此时选用的降压药和服用的剂量基本合适，使血压得到控制，并不能说明高血压已得到治愈或心、脑、肾血管受累发生的病变已恢复正常，所以仍应坚持治疗。当血压平稳一段时间后，可以在医生的指导下适当减少药量。除了帮助患者正视疾病外，引导其配合诊疗也是医生日常工作之一。以冠心病检查中的冠状造影为例，一些长期患有冠心病的患者在就诊时提供的症状多是胸闷、气短、心悸等，虽有服药经历，但并没有系统检查。因此，医生为了了解病情，更加方便治疗，可以引导并建议患者采用冠脉造影的检查方式。在沟通的时候，医生除了要将冠心病的特点、常见病因和病变的发生告知患者或其家属外，还要告知造影对冠心病诊断的帮助，例如了解病变的范围和程度，为选择治疗方案提供可靠依据等。

四、常见医患沟通案例解析

（一）充分的医患沟通是避免医患矛盾的重要保障

在临床治疗过程中，医患的目的都是战胜疾患。在共同目的的基础之上，医方要了解患者的心理特点，感受患者的情绪情感；患者在看到医者的辛苦劳作后，也会理解医方的行为。此外，医方要给予患者各方面的知情选择权，告知患者具体的病情、转归和是否有后遗症等，帮助患者作出合理选择的同时,告知患者如果出现意外,医方可能采取的挽救措施,这样既能让他们做好有可能出现的最后结果的思想准备,也能让他们看到医方的努力,会对医方有更好的信任。

案例:患者,女性,58岁,患有主动脉中度狭窄,二尖瓣中度狭窄伴关闭不全、房颤伴心功能不全,拟行双瓣置换手术。患者心衰入院后,医务人员积极进行术前准备,处理心功能不全,期间多次与患者家属沟通病情,并通过模拟示教的形式使家属理解手术的必要性。由于所在科室高度重视,术前谈话沟通签字在医务科介入的情况下进行,并进行了录音录像。沟通中不仅谈及了麻醉手术的危险性,而且谈及了术后可能出现的风险。手术的顺利结束使家属脸上露出了入院以来少有的笑容,但医务人员并没有掉以轻心,术后谈话和重症监护室的谈话中都强调了各种术后风险。不幸的是,次日患者出现了肺部感染并引起急性心力衰竭,原已极度扩张变薄的心肌没有渡过术后的危险期。事后,悲痛的患者家属听取了专家小组的解释后,表示理解医务人员的工作。

(二)有效的积极关注促进医患关系

在医患沟通的过程中除了要告知必要的病情信息,医生还要对患者的言语和行为的积极面给予关注,促进患者向积极正面的方向发展。

案例:患者,女,58岁,因活动后胸部压迫感入院检查,无吸烟、饮酒嗜好。诊断为心绞痛。患者对此较为担心,害怕随时会心绞痛发作而造成死亡。对此医生给予如下解释:"心绞痛是冠状动脉供血不足引起的心肌急剧的、暂时性的缺血与缺氧所致的临床综合征,其特点是阵发性的前胸压榨性疼痛,常发生于劳累或情绪激动时,持续数分钟,休息或用硝酸酯制剂后缓解。患者当前的病情属于1级(也就是最低等级),又是属于稳定型心绞痛,即情况较稳定,心绞痛发作的频度、诱因,疼痛的部位,性质及持续的时间等大致相同,多数患者能预知在什么情况下(如走多远,走多快,上多少台阶等)会发生心绞痛。所以情况还是比较乐观的,不必担心自己随时会有意外发生,通过规范的治疗,充分建立侧支循环后症状可以缓解或长时间不发作,甚至消失。但是也必须重视自己日常生活有规律,避免那些可以诱发心绞痛的因素,如过于劳累、情绪波动等。相信病患可以调理好自己的生活,控制症状的进一步发展。"

医生在实事求是的基础上对患者的病情进行总结,对患者积极面给予较多的关注,并帮助患者树立乐观、正确的价值观,提升了他们战胜疾病的信心。

在实际的医疗过程中,会由于各种情况导致沟通障碍,如医患医疗信息不对称、治疗前沟通不到位等。面对这样的沟通情况,医生要尽可能地逐一缓解医患之间的矛盾,努力做到顺畅沟通。

(三)患者对疾病认识不足而导致的沟通障碍

由于医患双方掌握的医学知识背景不同,所处的环境、位置也有所差异,导致了其对疾病的认识存在差异。医患双方在对医学知识的占有上不对等,再加上患者对疾病的预防、预后缺乏应有的重视。很多患者认为在医院里,医生就可以让自己痊愈,出院就完全健康了。没有意识到疾病的预后存在差异性,同时疾病的转归也需要一个过程。对于心血管疾病的患者来说,大多数都希望有根治的方法:如果采取手术治疗,认为手术就能解决所有问题,没有必要坚持二级预防;如果采取服药方式,即使日常服药,也不注重生活方式的改变,忽视如吸烟、饮酒等危险因素。

案例:患者,男性,78岁,患有大面积心肌梗死。对其随时有可能发生的生命危险,医务人员已经达成共识,在下达病危通知的同时对其本人和家属从多个层面多次强调绝对卧床的重要性。但某日半夜3点,患者想大便,医生护士都高度重视,嘱其在床上使用便盆以避免过度用力。患者及家属开始相当配合,但半个小时后出现不耐烦情绪,认为医生护士刁难患者,一定要去洗手间,并声称所有责任自负。在多方劝阻无效的情况下,患者持续吸氧并且未撤掉监护仪,由医护陪同在床边解大便,结果造成心脏破裂,抢救无效死亡。事后,患者家属欲找医院理论,但面对医务人员的所作所为,自觉理亏。

在此事件中,医生已经做到明确告知并且多次提醒,但由于患者对自身疾病的认识不足而产生了意外。对此,医方在和危重患者进行沟通的时候,要努力做到:尽量获取患者和家属的信任;认真并全面地告知病情,在患者可以理解的前提下让他们尽可能了解疾病的病情、治疗和转归,从而使他们理解医生的工作,"丑话说在前头"能提升患者对自身疾病的认识、提高治疗依从性,减少医患纠纷的发生;让患者感受到医方的重视和关心,让他们了解到医患的目的都是战胜疾病而不是对立的;做好自我保护,医疗文书的书写和谈话要细致全面。

(四)因药物带来的沟通障碍

很多心血管疾病需要长期服药,像高血压,一些患者可能需要终身服药。但在临床上,很多刚刚确诊为高血压的患者对降压操之过急,希望短期内能尽快降至正常水平,因此希望服用快速降压药,但很多时候,患者并没有认识到这些降压药并不适合自己。面对患者此类意愿时,医方要明确告知患者切勿过急降压,如果使血压突然下降过猛或过低,会导致心、脑、肝、肾等重要器官因缺血、缺氧而发生功能障碍,甚至造成严重后果。还要提醒患者要持之以恒服药,避免间断随意用药,且不能因血压升高就服药,血压降低就自行停药。要告知患者高血压症状的轻重与血压的高低程度有时并不一致,所以无症状不一定血压就正常。如果间断服药,高血压不仅不能有效控制,还可能导致心力衰竭、冠心病、心肌梗死、脑梗死或脑出血、肾功能不全以及尿毒症等严重后果。另外在药物治疗中,许多药物都会有不良反应,个别不良反应会是致命的。对此,医患随时沟通,医生要积极主动地及时了解患者最新状况,患者也要将用药反应及时反馈给医生。

案例:患者,男,68岁,患有慢性支气管炎,阻塞性肺气肿10余年。因伤风感冒1周入院,发热、咳嗽、咳痰、胸闷、气短、心悸、乏力、双下肢水肿、尿量减少、食欲减退。在当地卫生所诊治,静脉输液(药物不详),口服药物有氢氯噻嗪25mg,每天2次,地高辛0.25mg,每天3次,用药3天后呼吸困难和心悸加重,头疼、眩晕、失眠;厌食、腹胀、恶心、呕吐;出现绿视及视物模糊不清等。急诊入院。体格检查:36.7℃,脉搏92次/分,不规则,呼吸32次/分,血压110/70mmHg。神志恍惚,发绀,颈静脉怒张,肺部有干湿啰音,哮鸣音,杵状指,心界扩大,心律不齐,三尖瓣区闻及收缩期杂音,剑突下有明显心脏搏动,肝大、肝颈静脉回流征阳性,腹水征阳性,下肢水肿。心电图提示:频发室性期前收缩。化验检查:地高辛血药浓度3.6ng/ml。诊断:①肺源性心脏病;②地高辛中毒。治疗:立即停用地高辛,吸氧,补钾,给予苯妥英钠、地高辛抗体和扩血管药。

此案例主要是由于用药出现毒副作用而造成的。由此可见,在对患者进行用药,特别是可能产生毒副作用的药物,首先在有其他可供选择的治疗方案上,尽量不选择此方案;其次如果患者选择类似地高辛、洋地黄毒苷类药物,要明确告知患者可能出现的副作用,注意检查患者的胃肠道反应、中枢神经反应、心脏反应等,并提醒患者一旦出现严重反应,要及时告知,避免毒副作用加深。

第二节 呼吸科医患沟通

一、患者的身心特点与社会因素

（一）情绪上的悲观失望

呼吸系统疾病主要包括慢性阻塞性肺病、支气管哮喘、支气管扩张、肺癌、肺结核、间质性肺病等。大多为慢性病，由于病程长，反复住院，药物疗效差，一些患者甚至出现一年住院3~4次，加之长时间受到疾病折磨，精神经济负担重，一些患者及家庭会出现因病致穷的现象。经济基础差的患者一入院就有较重的思想负担，出现郁郁寡欢、心事重重，易产生悲观失望心理，担心反复检查治疗和长期用药，对治疗失去信心，甚至厌烦拒绝治疗。

（二）紧张焦虑情绪

由于呼吸系统疾病最明显的症状就是呼吸困难，有时由于病情发展快或者发病急，患者会立刻出现呼吸困难、甚至有濒死的感觉。一些患者对此产生严重的焦虑，害怕出现此症状，时刻处于紧张的情绪下，一些患者由于害怕症状出现而产生坐卧不安、大汗淋漓、全身不适、出现烦躁等现象。另外，对于一些住院患者来说，可能需要做一些特殊检查，如胸腔穿刺、支气管镜等，由于患者对检查目的、检查过程、注意事项了解度不高，因此常常会害怕有意外发生而紧张焦虑，同时对于检查结果，患者也会担心其好坏而惶恐。对此，医生在对患者进行诊疗的时候，要做到知情同意，对患者的症状和心理表现要尽量安慰，缓解其紧张情绪。当患者烦躁时要设法分散其注意力，指导患者作深而慢的呼吸，以缓解其症状。

（三）恐惧情绪

呼吸系统疾病一般急症、危重症较多，一些疾病起病急，病情发展迅速，病情恶化度较高，死亡风险较高，例如，甲型H1N1流感、SARS、支气管扩张、重症哮喘、张力性气胸以及高危肺栓塞等。特别是甲型H1N1流感、SARS，一些人提到这些疾病名字时，就会有很强的恐慌感。与此同时，呼吸系统疾病的一些症状也会加深患者的恐惧感，例如，大量咯血常引起患者恐惧，一旦窒息发生，患者和家属的恐慌感更会增加。

近些年，呼吸系统疾病无创诊治手段明显增多，支气管镜检查、经脾肺穿刺活检等技术已经得到较为广泛的应用，气道内、胸腔内、支气管动脉内介入治疗以及气管插管、机械通气等也已深入开展。这些治疗措施在给患者带来治疗、康复福音的同时，也不可避免地带来了创伤、痛苦、严重的并发症以及死亡。例如经脾肺穿刺活检可能因发生气胸、血气胸而导致死亡。对于这些治疗操作风险，患者和亲属常常内心充满恐惧，进而影响医患合作。

（四）自卑心理

呼吸系统疾病的症状一般较为明显，并容易与传染性疾病相关联，一些人甚至不具备对这两种疾病的甄别能力，所以呼吸系统疾病患者较容易因症状而产生自卑心理。例如过敏性鼻炎合并过敏性哮喘患者在症状表现上常有打喷嚏、流清涕和咳嗽，这些症状和流感的症状较为相似，因此在人群中会遭到刻意的回避和疏远；慢性阻塞性肺病、支气管扩张、肺结核患者会出现大量咳痰和咯血症状，人们会对此产生厌恶感而远离他们；慢性咽喉炎、支气管炎等会有长期咳嗽的症状，这对患者本人及周围人的学习、工作和生活造成颇多不良影响；一些老年女性患者可能应剧烈咳嗽而引起小便失禁，由此而陷入难堪；由于肺结核的传染性，患者担心会传染给周围人；终末期肺气肿、肺间质纤维化患者常会由于病情较为严重而导致生活不能自理、自主感丧失,而这样的不自理和感觉会让患者有很强的自卑感。对此,医患沟通时医生要多注重人文关怀,给予患者必要的鼓励,不能因为患者的症状而歧视他们。

(五)呼吸系统疾病伴发的精神障碍

由于呼吸系统疾病导致呼吸功能不全,在此基础上出现呼吸生理学、血流动力学和脑代谢的多方面改变,从而引起精神症状。常见的伴发精神障碍的呼吸系统疾病主要包括肺性脑病和支气管哮喘。其中,肺性脑病的精神症状以意识障碍最多见,一些患者还会出现精神分裂样表现、焦虑抑郁状态、神经系统的症状和体征(常见有扑翼样震颤、痉挛发作、肌阵挛、锥体束征、眼球运动障碍、眼底静脉扩张、视盘水肿、视网膜出血等);支气管哮喘伴发的精神症状则分为情绪障碍型、妄想型和癫痫样意识障碍型。

(六)主要社会因素

1. 大气污染 近些年,随着全球工业的发展,大气污染对人体的健康影响越来越受到关注。由于人体的肺脏是暴露在大气污染的主要器官,大量研究均表明大气污染对呼吸系统疾病的影响。当空气中降尘或二氧化硫超过$1000\mu g/m^3$时,慢性支气管炎急性发作明显增多,其他粉尘如二氧化硅、煤尘、棉尘等可刺激呼吸系统引起各种肺尘埃沉着症,工业废气中致癌物质污染大气,是肺癌发病率增加的重要原因。再例如,颗粒污染物对慢性阻塞性肺病、哮喘症状发展有一定影响。另外,由于肺功能在儿童期是发展较为迅速的,而儿童呼吸道特殊的生理特点和大量户外运动时间,使得儿童呼吸系统对大气污染更为敏感,因此大量研究发现,大气污染可使儿童肺功能发育速度减慢。

2. 吸烟 众所周知,吸烟是健康的杀手,由吸烟导致疾病的发病率和吸烟引起的死亡人数每年都呈上升趋势。吸烟时和人体主要接触的器官是呼吸系统,因此它和呼吸系统疾病关系较为密切:首先,香烟烟雾接触到呼吸道黏膜,干热的烟雾可引起刺激性咳嗽,同时又使这些黏膜变得十分干燥并慢性充血。为了使呼吸道黏膜继续保持湿润、黏膜细胞代偿性地分泌过量的黏液,这些过量的黏液排出体外,就是平常的痰液,长期吸烟者普遍有慢性咳嗽、痰多。此外,烟雾中的烟尘微粒比空气中的微粒多5万倍,而且烟尘微粒中含有很多有害物质,它们可使纤毛中毒、受损,可使分泌的黏液发生凝固,从而使纤毛和黏液失去抵抗和保护的功能。于是,大量的毒物以及细菌均可乘虚而入,进入并停滞在支气管及肺泡里,这就可能引起呼吸道炎症。长期大量吸烟会引起慢性支气管炎甚至导致肺气肿。此外,由于烟雾中的尼古丁、苯并芘、亚硝胺和少量放射性元素钋等均有致癌作用,因此大量的研究资料也发现吸烟是肺癌病死率增加的重要原因。

另外,由于吸烟对环境特别是局域环境产生影响,因此,吸烟不仅损害自身身体健康,烟雾还会造成"二手烟"污染空气并危害他人,大量研究发现,吸二手烟的人群患肺癌和慢性阻塞性肺病的概率也较高。

3. 呼吸系统相关公共卫生事件显著增多 近10年来,突发公共卫生事件越来越受到全球各国政府及公共卫生领域的重视。在突发性公共卫生事件中,由传染病引起的事件占多数,其中又以呼吸系统传染性疾病为主。例如,一些新的、传染性强的、病死率高的病原体(如新型冠状病毒、禽流感病毒、甲型H1N1流感病毒)大幅度增加。此外,由于婚外性交和毒品滥用导致的艾滋病和艾滋病相关的肺部感染(如卡氏肺孢子菌肺等)显著增多。器官移植的增多也导致肺部感染机会显著增多。与此同时,滥用抗菌类药物也致使耐药菌感染显著上升。新型结核病由于其耐药性,也再次成为呼吸系统相关的公共卫生问题。

4.吸入性变应原增加　随着全球工业化以及社会经济的发展,社会中,特别在大城市,可引起呼吸系统变应性疾病(哮喘、鼻炎等)的变应原的种类及数量增多,如地毯、窗帘的广泛使用导致室内尘螨数量增多,宠物饲养(鸟、狗、猫)促使动物毛变应原增多,此外空调机的真菌、都市绿化的某些花粉孢子、有机或无机化工原料、药物及食物添加剂等;一些促发因子的存在,如吸烟(被动吸烟)、汽车排出的氮氧化物、燃煤产生的二氧化硫、细菌及病毒感染等,均是哮喘、过敏性肺泡炎等过敏性肺病患病率增加的重要因素。

5.社会人口老龄化　当今社会,人口老龄化现象越来越明显。而随着年龄增长,个体的呼吸系统器官也逐渐老年化,呼吸道器官将发生形态学变化,例如细支气管及肺泡管扩张、胸壁弹性及呼吸肌功能下降;气管、支气管黏膜萎缩;纤毛变型和异常使纤毛运动失调等。此外,咳嗽反射及喉反射敏感性下降或咳痰无力、其潜在性脏器功能下降、免疫功能减低及胸腺萎缩等诸多因素,使老年人呼吸系统感染增加。由于呼吸系统器官老年化,也加速了原有呼吸系统疾病的进展。此外,由于个体随着年龄增长,身体各项功能都逐渐衰老,一些老年人群中患有多种基础疾病如冠心病、高血压、糖尿病等。这些疾病也会对呼吸系统产生影响。再加上由于患病而导致的营养不良、贫血、肾功能不全,心肺功能减退等症状,高龄老人在上述疾病的基础上如果发生肺部感染,则更容易产生呼吸衰竭而危及生命。

二、诊断中的医学信息沟通

(一)重要病史项目及意义

1.职业　疾病和个人的职业、生活习惯都是积极相关的。呼吸道作为人体的一个开放系统,由于呼吸作用,肺脏持续地与外界环境密切接触,所以了解患者的职业和生活史对疾患的诊断具有重要意义。呼吸系统疾病中的职业病一般出现的频率较高,在呼吸内科还存在一些疾病就是以职业工种来命名的,如"煤工尘肺",指的是煤矿工人长期吸入煤尘所引起的肺部弥漫性纤维性病变为主的尘肺。采矿工人主要接触纯煤粉尘,称为煤肺。可以说,没有职业性的尘埃接触史就不会患职业肺病。因此在对患者进行诊疗的过程中,要仔细询问患者有无接触各种无机、有机粉尘物质;有无长时间接触化工原料等。对患者职业史的询问不仅是患者当前的职业,还要包括患者以往所有的职业经历,因为有些职业病可能会出现延缓发病的现象。一些职业病还需要了解家属成员的职业,例如石棉肺可由石棉工家属间接污染而患病。另外,在询问职业史的时候,还要了解患者工作时的防护情况,如是否使用防护衣罩,衣罩的性能,防护措施以及空气源等。因为一些患者虽不直接接触危险物质,但在有害物质存在的环境中工作,环境可能对其产生很大影响。

2.生活史　某些呼吸系统疾病和患者的生活习惯、生活史也是积极相关的。比如患者在患病前是否接触病畜及产品;患者居住的环境是否有室内煤炉、煤灶但并无通风设施;患者居住的环境是否刚刚装修完,是否采用了环保材料等。除了外在环境外,患者自己的生活习惯也要详细询问,例如患者是否抽烟、烟龄、日抽支数。另外,一些呼吸系统疾病还有家族史,如支气管哮喘、肺泡微石症,这些都需要医生在诊断的时候问及。

3.咳嗽　咳嗽是呼吸系统疾病最常见的症状之一,它是人体清除呼吸道内的分泌物或异物的保护性呼吸反射动作,通过咳嗽产生呼气性冲击动作,能将呼吸道内的异物或分泌排出体外。由于咳嗽的病因很多,即可能是由于感染,也有可能是由于可阻塞、压迫或牵拉呼吸道等物理因素致使管壁受刺激或管腔被扭曲变窄的病变;吸入刺激性化学因素或过敏因素等。因此,在问询时医生要详细了解患者咳嗽的时间长短和节律,急性还是慢性,昼夜有无差异,是否与季节变迁、气候变化或接触异味有关;咳嗽的程度、音调高低和音色,例如是否有高音调金属色;体味变化对咳嗽是否有影响,是否伴有咳痰等。这些细节的了解对疾病病因的判断具有重要意义。例如,咳嗽时无痰或痰量甚少,多见于急性咽喉炎、支气管炎、早期肺结核、胸膜炎等;咳嗽时伴有痰液可见于肺炎、支气管炎、支气管扩张症、肺脓肿、纤维空洞性肺结核等;发作性干咳,夜间多发,多见于咳嗽变异型哮喘;长年咳嗽,秋冬季加重,多见于慢性阻塞性肺病;高亢的咳嗽伴随呼吸困难多见于肺癌累及气道;持续且逐渐加重的刺激性干咳伴气促多见于特发性肺纤维化、支气管肺泡癌。

4. 咳痰　痰是气管、支气管的分泌物或肺泡内的渗出物,并不包括口、鼻、咽喉的黏液。咳痰是呼吸系统疾病常见的症状之一。医生在询问和诊断的时候,应根据患者的综合情况进行判断,比如了解观察痰液的量、气味、颜色(红色、黄色、白色等)、性状(黏液痰、脓性痰、浆液性痰、泡沫性痰等)。例如,一般痰并无气味,当放置时间长时由于痰内细菌的分解作用产生臭味,厌氧菌感染时,痰有恶臭,见于肺坏疽、肺脓肿、支气管扩张,支气管肺癌的晚期。

5. 咯血　咯血指的是气管、支气管和肺组织出血,经口腔咯出。因此当患者出现咯血时,必须首先与口腔、咽、鼻出血进行鉴别。例如有时鼻腔后部出血量较多,但如用鼻咽镜检查见血液从后鼻孔沿咽壁下流,即非咯血而是鼻腔出血。除此之外,还需要根据患者的实际情况了解咯血量、性状和伴随症状、有无周身出血倾向等。譬如,青壮年咳嗽咯血伴有低热者应考虑肺结核,而如果患者为中年以上,尤其是男性吸烟者,应注意肺癌的可能性。

6. 呼吸困难　呼吸困难是呼吸功能不全的一个重要症状,医生在诊疗的时候除了观察患者的呼吸频率、深度和节律之外,还要仔细询问发病的诱因、起病的缓急和病程的长短,是突发性还是渐进性,是吸气时困难、呼气时困难还是吸气呼气都困难。例如,呼气性呼吸困难的患者,呼气相延长并伴有哮鸣音,见于支气管哮喘和阻塞性肺病;吸气性呼吸困难患者,表现为喘鸣,吸气时胸骨、锁骨上窝及肋间隙凹陷,多见于喉、气管狭窄,如炎症、水肿、异物和肿瘤等。

7. 胸痛　胸痛是呼吸系统疾病中临床上较为常见的症状。由于很多疾病都可能诱发胸痛,因此临床医生在面对主诉为胸痛的患者时,必须掌握全面临床资料,细致分析。应首先区别胸痛起源于胸壁或胸内脏器病变,如已肯定病变来自胸腔内脏器官,应进一步作病变的定位(哪一个脏器)。要详细询问胸痛起病的缓急,疼痛的部位、范围、大小及放射部位,疼痛的性质、程度以及持续的时间、诱因、加重和缓解方式以及伴随症状等细节。例如,胸痛常在吞咽时发作或加剧多见于食管炎、食管裂孔疝、弥漫性食管痉挛、食管肿瘤;而饱食后胸痛且有上消化道出血可能是自发性食管破裂而导致的。

（二）重要体检项目及意义

1. 视诊　呼吸系统的视诊主要是观察患者的胸部,首先在外形上有无胸廓畸形,其次观察其呼吸运动、频率和节律。例如呼吸中枢已受损,病情危重且处于临终状态前的患者易出现潮汐呼吸和间停呼吸等。另外,视诊时还应考虑体位的变化,是否对症状产生影响。同样是呼吸困难,端坐呼吸困难的患者多由于充血性心力衰竭或二尖瓣狭窄;平卧呼吸困难的患者多见于肺叶切除术后、肝硬化(肺内分流)低血容量等。

2. 听诊　听诊是呼吸道疾病体格检查的重要方式之一。医生在临床工作中,应仔细听取音的强度、音调,性质,确定呼吸比。听诊过程中一般由肺尖开始,自上而下,从外向内,从左向右,由前胸到侧胸及背部,左右对称部位进行对比听诊。判断患者有无异常肺泡呼吸音、干啰音、湿啰音和胸膜摩擦音。一般来说,正常人胸部除了支气管呼吸音部位和支气管肺泡呼吸音部位外,其余部位均为肺泡呼吸音。所以当肺泡呼吸音增强、减弱或消失,呼气音延长,呼吸音增粗均为异常。啰音是呼吸音以外附加的声音,由气管、支气管或管腔部分阻塞等病变所致,依声音的性质不同,分为干、湿啰音两种,一般干啰音见于气管、支气管的炎症,痉挛及管腔狭窄;双侧广泛性干啰音见于支气管哮喘,慢性支气管炎,心源性哮喘,花粉症,棉尘肺;湿啰音多见于支气管肺疾患及各种原因所致的左心衰竭、肺水肿等。

3. 叩诊 叩诊的范围是整个胸腔,一般从一侧到另一侧,从前后到两侧胸腔对称进行。重点评估肺结构病变的情况,膈肌移位的情况。正常人的肺部叩诊音为清音,但在正常肺脏的清音区范围内,若出现浊音、实音、过清音或者鼓音时则为异常叩诊音。其中浊音多见于肺部炎症所致肺组织含气量减少时;实音的病理状态多见于大量胸腔积液或肺实变;过清音临床上多见于肺组织含气量增多,如肺气肿、哮喘等;鼓音病理情况下多见于肺内空洞、气胸。另外在叩诊的过程中还注意检查胸膜的敏感性或是否疼痛。当叩诊敏感、疼痛且伴随咳嗽症状时,可能是胸膜炎;而无咳嗽症状伴随时,可能是肋骨骨折等其他疼痛性疾病。

4. 触诊 触诊的重点是确定气管位置、评估双侧胸廓扩张度和语音震颤、有无胸壁压痛、胸膜摩擦感、皮下气肿等。临床过程中医生若发现一侧胸廓扩张受限,常提示该侧有病变,如胸腔积液、气胸、胸膜增厚等。语音震颤检查时,医生要两手交替对比检查两侧是否相同,注意有无单侧、双侧或局部的增强减弱或消失。病理性语音震颤增强主要见于肺组织实变,如大叶性肺炎实变期等。病理性语音震颤减弱主要见于肺气肿、胸腔积液、气胸等。

(三)重要辅助检查项目及意义

1. 血液检查 血常规及免疫血清学检查,对于呼吸道支原体和细菌、病毒感染的诊断均有一定价值。当呼吸系统感染时,常规血白细胞和中性粒细胞增加,有时还伴有毒性颗粒;嗜酸性粒细胞增加提示过敏性因素或寄生虫感染。其他血清学抗体试验,如荧光抗体、对流免疫电泳、酶联免疫吸附测定等,对于病毒、支原体、细菌等感染的诊断有一定帮助。

2. 抗原皮肤试验 抗原皮肤试验主要用于哮喘检查及变应原测定,这样可以指导和帮助患者避免接触变应原。另外还有助于过敏性鼻炎、过敏性哮喘及结核病的诊断。

3. 痰液检查 由于痰液检查具有无创性、标本收集方便,易被患者接受等特点,在临床上它有助于呼吸系统疾病的诊断、观察疗效和预后判断。譬如,痰液涂片、痰培养有助于呼吸道感染的病原学诊断,查找致病微生物,并做药敏检查,可为病因治疗提供可靠依据。一般痰液检测可分为一般性状检查、显微镜检查、隐血试验与含铁血黄素检查和免疫学检查。其中反复痰液脱落细胞学检查有助于肺癌的诊断。

4. 胸腔积液检查 胸腔积液常规检查有助于渗出液及漏出液的鉴别;胸腔积液脱落细胞学及胸膜病理检查有助于结核性和癌性胸腔积液的鉴别。胸腔积液中找到癌细胞有确诊价值。对于常规检查中不能明确病因的胸腔积液,可以通过胸腔镜或者支气管镜代胸腔镜在直视下作胸膜活检来进行确诊。

5. 影像学检查 影像学检查主要包括X线(片)及胸部CT,可了解心、肺、纵隔有无病变,胸腔有无积液。胸部X线摄片是呼吸系统影像学检查最基本的方法,也是健康体检的重要项目。在检查方法上,采用正位与侧位摄影,以全面观察病变的部位及形态。CT有平扫、增强等多种选择。其中CT胸部平扫是呼吸系统疾病常用的检查方法,可以对多数呼吸系统疾病作出正确诊断。增强扫描用于肺门及纵隔淋巴结与血管的鉴别、淋巴结的定性诊断,如结核性与肿瘤转移的区别,及肺内结节病灶的鉴别诊断等。动态CT扫描可在相关层面上根据扫描时间和血管影像的密度变化区分主动脉、肺动脉和肺静脉充盈期,用于血管病变的诊断。

但在纵隔、胸膜病变的诊断中有误诊的可能,此时磁共振和超声效果会好很多。磁共振:对诊断纵隔疾病及肺血栓栓塞症有帮助。除此之外,正电子射线计算机体层扫描技术(PET-CT)可以对包括肺部在内的全身进行肿瘤筛查,对肺部阴影小病灶及纵隔肿大淋巴结的定性,特别是支气管、肺部早期肿瘤的定性能提供更精确的诊断。但是由于费用较高,所以要参考患者的经济实力。

6. 支气管镜和胸腔镜检查 支气管镜和胸腔镜检查是肺部疾病最常用的一项检查项目。广义上包括经支气管镜病灶活检、支气管黏膜活检、经支气管镜透壁肺活检及经支气管镜针吸活检。该检查对支气管和肺部疾病的诊断与鉴别诊断有帮助,特别是对支气管、肺部肿瘤和结核的诊断提供可靠依据。

7. 肺活检 肺活检主要用于肺周边部病变或弥散性肺病变的诊断和鉴别诊断。一般通过纤维支气管镜、X线、痰液、微生物学等检查不能定性的肺内肿块性病变,可采用这种方式。一般主要通过超声或CT引导下行经脾肺穿刺活检获取组织作病原学、病理学检查。其结果,肺活检组织病理检查见肿瘤细胞,可确诊为肿瘤;见结核肉芽肿,可确诊为结核;见炎症性病变,考虑为肺部感染。由于肺活检牵扯到手术,因此医患要做好充分沟通,术前应充分知情同意,并做好应急预案。

8. 放射性核素扫描 放射性核素扫描是指患者通过雾化吸入或静脉注射一些放射性核素,可以有效检查肺区域性通气/灌注情况,对诊断肺血栓栓塞症和血流缺损及占位病变有帮助。正电子发射计算机体层扫描技术(PET)对肺部小阴影及肺癌纵隔淋巴结有无转移可做鉴别诊断。另外,放射性核素免疫显像,肿瘤受体显像,基因显像和肿瘤报告基因显像等技术对肺部肿瘤早期诊断具有一定参考价值。

三、治疗中的积极沟通

(一)针对性的医学与健康教育

1. 针对性的医学知识 例如,对于肺结核确诊的患者。由于肺结核病程长且易复发,所以在对患者进行治疗的过程中要进行全程督导化疗,每次用药都要在医务人员的直接监督下进行。如果发生未用药或者未按时服药,也要听取医嘱建议,采取补救措施。要提醒患者用药的必要性和规律性,只有这样才能降低复发率并减少死亡。另外由于肺结核具有传染性,临床过程中,医生还要动员刚确诊患者的家庭接触者主动接受检查,并指导患者预防家庭内传染。

对于慢性阻塞性的疾病,如果患者的病情在稳定阶段,最主要的是提醒患者避免发病的高危因素,控制职业和环境污染,戒烟,减少或避免有害气体或有害颗粒物质的吸入。只有这样,才能减轻气道和肺的异常炎症反应。

对于哮喘患者,医生了解每一个病患哮喘发作的激发因素,并告知患者,教育并引导他们避免诱因,如:呼吸道病毒感染,室内滋生于床铺、地毯、沙发、绒制品等处的尘螨,动物的皮毛,情绪波动,精神创伤,接触冷空气,剧烈运动,及食用易过敏食物等。要明确告知其疾病的反复发作性,让其熟悉哮喘发作先兆表现及相应的处理办法;教导患者在家中自行监测病情变化并进行评定,掌握峰流速仪的使用方法,随身携带止喘药,学会疾病发作时进行简单的紧急自我处理方法。要认识哮喘的发作先兆,如打喷嚏,鼻痒等;有条件的患者可以记录哮喘日记;由于一些哮喘发作可能是致命的,所以要提醒患者知道什么情况下应及时去医院就诊;对于日常使用的平喘药物,其作用、用量、不良反应等也要认真掌握;平时多补充水分。急性发作期要多饮水,并进半流质食物,以利于痰液湿化和排出。由于哮喘的反复发作和长程性,医生可以采取一些必要措施对患者进行长期系统管理,共同制订发作期处理方案,提醒患者长期定期的随访保健,以提高患者依从性。

2. 针对性的健康教育 对于呼吸道疾病患者,最主要的是教导他们,要其避免接触污染的环境,降低有害物的吸入,比如污染的空气、汽车尾气、烟、香水等,尽量避免在交通拥挤区域或工业区活动,空气质量差时(如雾天)避免室外活动;避免室内燃煤取暖、烹饪造成的污染,避免接触油漆,使用家用无毒清洁剂等。

患者的饮食要以清淡、易消化为主,注重改善营养,多食用蔬菜,水果,少食或者禁食辛辣刺激性食物;生活规律,戒烟戒酒;多饮水。不同患者根据疾病不同有不同的要求,例如对于肺脓肿患者,在全身消耗严重的情况下修复困难,机体需要较强的支持疗法,除给予必需的输血、补液外,主要应依靠患者自身加强营养,给予高蛋白、高维生素、高热量、易消化的食物,食欲欠佳者可少量多餐。

患者的日常生活习惯要良好,注意休息,避免受凉及劳累;尽量避免在炎热和寒冷的天气外出,避免受凉感冒;注意防寒。

体育锻炼可以增强体质、提高机体免疫力。所以,患者平时可以进行适当锻炼,体育锻炼以活动后无明显气急、心跳加速及过分疲劳为度。患者可以考虑自身体质,选择散步、快走、慢跑、医疗保健体操、太极拳、羽毛球、游泳等。日常多进行深呼吸训练,即腹式呼吸,吸气时腹部鼓起来,呼气时凹下去,慢慢进行深呼吸,以防肺气肿的发生或加重。

(二)开展心理辅导

由于呼吸系统疾病的病程大多较长,所以患者的心理状态也会随着疾病进程的发生发展有一定的改变。医务人员也需要对此进行关注。例如,对于肺脓肿患者,由于咳出大量脓性臭痰,无论对本人还是对其他人都是一种不良刺激,医务人员应富于同情心,表现出高度的责任感,妥善安置好患者的床位,消毒各种医疗容器,减少空气中的异常气味。当患者进行体位引流时,协助叩背,并鼓励患者坚持体位引流,以得到彻底治疗。对于胸腔积液的患者,由于疾病本身病程长、呼吸困难,疼痛明显,特别是癌性胸膜腔积液的患者,身心都将承受痛苦和压力,常有焦虑、急躁的情绪,因此医务人员要多与其沟通、交谈、增加信任感;告知患者负性情绪对机体的影响,会影响治疗效果;给予患者积极关注,增强其信心,消除不良心理,积极配合医方治疗。

(三)适度告知危险

呼吸系统的急危重症和疑难病例所占的比例较多,例如支气管哮喘急性发作;急性呼吸窘迫综合征;呼吸衰竭;肺栓塞;肺水肿;大咯血(24小时>600ml,或一次>100ml,或持续咯血需输液输血者,或因咯血引起气道阻塞出现窒息者);气胸;气管异物;喉梗阻等。一些急危重症患者虽经过积极救治,但仍有可能出现病情恶化甚至死亡的现象。另外,呼吸科一些治疗的同时也可能会增加患者患其他疾病的风险。例如:吸入糖皮质激素广泛应用于慢性阻塞性肺部疾病中,可以减少慢性阻塞性肺部疾病急性加重、改善肺功能、提高患者生活质量。但是吸入糖皮质激素往往会导致该类患者肺炎风险增加,因此患者或其家属在接受治疗前有必要了解治疗的必要性、预期疗效、可能的并发症及风险,并签署知情同意书。同时,作为医方,也有必要做好各种应急处置预案。

此外,呼吸系统疾病的药物治疗会涉及抗菌药,药物的不合理使用会造成严重的毒副作用。呼吸系统感染治疗中合理地应用抗菌药,防止耐药和二重感染。同时要告知患者药物可能产生的毒副作用,并要求其对药物的反应要及时汇报,例如抗结核药物也许会导致严重的肝、肾损伤。

（四）尊重知情选择

不同的疾病可以有相同的临床症状,同一疾病又有不同的治疗方法。呼吸系统疾病及其相关疾病成千上万种,每种疾病都有不同的治疗措施,而治疗措施的不同,预后也会截然不同。因此,医方要尊重患者的知情权,对于不同的疾患,我们都要向其提供尽可能多的治疗方案,并对治疗方案的疗效、预后、花费、风险等信息进行全面介绍,方便患者作出选择,并尊重患者的选择权。例如,肺癌患者可供选择的治疗方案有手术切除、内镜下消融、化疗、放疗、分子靶向治疗等。在临床治疗中,治疗方案要根据患者的基础情况、组织病理类型、生物标志、分期、患者意愿及费用而定。例如,一般外科手术可以根治早期肺癌,即单纯通过外科手术就可以根治 I a期肺癌。通过微创手术切除病灶,然后常规清扫肺门和纵隔淋巴结。

（五）引导配合治疗

在临床治疗过程中,医生应该经常不断地向患者及家属解释及教育,善于言表的医生主要体现在他的导引及施教作用。在呼吸系统疾病的治疗中,医生的引导,患者的配合也是至关重要的。因此,医生要时刻关注患者及其家属的治疗态度,做好他们的心理疏导工作,引导其配合治疗。呼吸系统疾病中有许多疾病是病程长、反复发作且要持续用药的,例如支气管哮喘、慢性阻塞性肺病等,面对这样的疾患,很多患者会有放弃治疗的打算。针对这类患者,医生不仅要给予对方医学知识,更要对他们的积极面进行关注和鼓励,用一些治疗成功的案例来激励他们继续治疗,同时也可用一些反面例子中的教训来告诫他们放弃治疗的危害。医患交流时,医生也要和家属多进行沟通,引导其配合医生共同治疗和照顾病患。

四、常见医患沟通案例解析

（一）关于患者对疾病认识不足的医患沟通

在治疗的过程中,特别是对肺癌患者的治疗中,很多患者及家属认为已行手术治疗,不需要再进行辅助化疗控制危险因素。对此,医生应将患者的病情发展、预后可能性明确告知患者,例如,虽然肺癌病灶已经切除,但仍有可能存在微小转移病灶。病情和相关医学知识的详细告知会使患者对疾病的转归有清醒的认识。

案例:患者男性,59岁,1个月前体检发现右肺有阴影,入院后做复查。患者有高血压、糖尿病病史,在家族中,其父亲和妹妹均死于肿瘤。入院检查后,脑MRI,骨ECT,腹部CT均显示正常。气管镜发现肺部右上叶开口见菜花样新生物完全堵塞管腔,病理为低分化鳞癌。胸部CT显示右主支气管分叶状影,约4.5cm×4.5cm,部分突入右上叶管腔,右上叶前段雾状影,腔静脉后,隆突下,主动脉弓下多发淋巴结肿大,最大直径2.5cm。诊断为右肺中心型肺癌CT2N2M0,Ⅲa期。入院一个月后,同步化放疗: NP+6MV放疗DT: 40GY/20FX,骨髓抑制Ⅱ度,胃肠道反应Ⅰ度。入院两个月后,行右肺上叶切除+纵隔淋巴结清扫术。术后患者拒绝辅助化疗。经治医生所在的治疗小组组长当即与患者及家属进行沟通,再次向患者详细讲述化疗的重要性。手术是不能完全清除干净所有癌细胞的,会有一些隐藏在血液、淋巴中的微小癌细胞,成为今后复发转移的根源,所以建议术后应该进行辅助治疗。后患者表示同意化疗方案,并签署知情同意书。4次右上叶后段肿瘤放疗后,纤维组织增生,大量泡沫细胞伴坏死,散在多核巨细胞及个别坏死肿瘤细胞残骸。气管、支气管组LN一枚（2cm×1cm）,隆突下LN一枚（1.5cm×1cm）,肺门LN一枚（1cm）见多量泡沫细胞及坏死,均未见癌转移。上纵隔淋巴结两枚(0.2cm),气管前后LN一枚(1.5cm×0.5cm),叶间LN一枚(0.2cm)均未见癌转移。支气管切端阴性。患者状态良好,后持续到院随访。

(二)因做支气管镜检查而出现的沟通障碍

呼吸系统疾病的检查诊疗阶段有很多检查方法,一些方法可能会给患者,特别是高龄患者带来不适感,有时还会出现并发症。因此在给予患者相应检查之前,要明确告知检查的意义,并告知可能产生的不适感、可能出现的并发症,可能的结果和解释,同时告知检查的局限性,让患者在充分知情的情况下自行作出选择。

案例:患者女性,68岁,肩及腰腿痛6个月,以左侧显著,向颈部、左乳旁及下肢放射。左肩关节及腰椎正侧位片示:左肱骨溶骨性损害,L$_{1-3}$椎体退变增生,诊断为肩关节周围炎及腰椎骨性关节炎,给予对症治疗。治疗中症状逐渐加剧,下肢肌肉萎缩,继而作CT检查示,肺部有阴影,怀疑左中央型肺癌并胃转移。医生建议做纤支镜活检,患者及家属不同意。医生随后和患者进行了细致的沟通:老年人处于脊椎退行性改变的高发期,故以腰腿、颈肩痛为首发症状的肺癌多见于老年患者,而肺癌往往通过血道转移至骨骼,有的甚至在原发肺癌未被发现之前就发生了转移。如不加以仔细分析和鉴别,极易误诊。通过支气管刷片,取活检,灌洗液,找到癌细胞,对病情的确诊有帮助。医方还告知患者,如果患者担心纤支镜检查的不适感,可以采用无痛纤支镜检查。患者经过商量后决定行支气管镜检查,在被告知具体情形后签署了知情同意书。后纤支镜活检报告显示为低分化肺鳞癌。

(三)因药物耐受性而出现的沟通障碍

慢性疾病的患者,在重复用药条件下会形成对药物反应性逐渐减弱的状态,即所谓的药物耐受性。因此,当慢性疾病急性发作时,原有的药物治疗可能产生的疗效就不太明显。对此,医生在用药后要细致观察患者的治疗反应,对治疗的疗效及可能出现的问题,及时给予患者及家属反馈,并根据患者的反应调整治疗方案。

案例:患者男性,62岁,间断咳嗽、咳痰伴喘息近5年,2周前患者于受凉后流涕、咽痛,而后转为咳嗽、咳痰伴喘息,痰量多,痰黏稠不易咳出,自服急支糖浆、甘草片等未见缓解反而逐渐加重,尤其夜间明显以致影响睡眠。自发病以来食欲差,进食少,情绪烦躁,吸烟史30余年,每日吸烟量20支左右。

检查体格检查结果显示:BP 120/70mmHg, HR 90次/分, P 18次/分, T 36℃。双肺呼吸音粗,双肺可闻及少量散在细小湿啰音及哮鸣音。辅助检查结果显示:血常规WBC $12×10^9$/L,中性粒细胞分类78%。X线(片):双下肺纹理增粗、紊乱。

对此患者,医生采取的治疗方式主要有:①控制感染:静脉滴注抗生素,克林霉素每次0.6g,每日2次(选用窄谱抗生素,尽量避免使用广谱抗生素,以免二重感染或产生耐药菌株)。②祛痰、镇咳:口服必漱平(盐酸溴己新)辅以中成药复方鲜竹沥液(避免应用强效镇咳药如甘草片、可待因等,以免抑制中枢及加重呼吸道阻塞和炎症,导致病情恶化)。③解痉、平喘:口服茶碱缓释片每次0.1g,每日2次。④雾化疗法:生理盐水5ml,庆大霉素2ml(局部抗炎),α-糜蛋白酶4000U(稀释痰液),地塞米松5mg(控制炎症、对抗过敏和减少组织增生)制成配制液,每日吸入2次,每次30分钟。

经过5天的治疗后,慢性喘息性支气管炎急性发作并未得到控制,反而有加重迹象。患者和家属难以理解。对此经治医生当即与患者及家属进行了充分的沟通,表示考虑主要原因可能是克林霉素对于感染的致病菌抗菌效果差,考虑到患者高龄、体弱,慢性喘息性支气管炎的病程长,加之平素经常口服或静脉应用抗生素治疗,体内可能已产生耐药菌。因此建议转诊到呼吸专科,根据病原菌药敏试验选用抗生素治疗。患者及家属表示同意,并有相应的沟通签字记录。入院治疗2周,现咳嗽、咳痰、喘息症状基本缓解,偶有轻微咳嗽和少量痰液。呼吸专科医生认为治疗有效,现已进入缓解期,可转诊回到社区进一步治疗。出院后即再次到社区门诊就诊。

第三节　消化科医患沟通

一、患者的身心特点与社会因素

(一)忧郁和焦虑

消化系统疾病主要是由于胃、肠、肝、胆、胰、腹膜及肠系膜等多个内脏器官的病变而导致的,多为慢性病,复发概率大,治疗过程冗杂漫长,患者往往对自己的病情异常担忧,情绪上容易出现忧郁、焦虑、烦躁、紧张和恐惧等;认知上容易对疾病的痊愈缺乏信心,有的患者甚至在反复发作的过程中产生轻生的念头。另外,对于一些经济状况不好的患者,由于消化科疾病需要进行反复检查,并且还要服用各种药物,治疗费和医疗费的压力较大,一些患者往往会担心医药费以及自己疾病对家人带来的影响,从而惶惶终日,十分恐惧和忧虑,增加了病患的心理负担。

(二)恐惧情绪

消化系统疾病由于牵涉到多个内脏器官,一般病情较为复杂,并发症较多,有些疾病起病急、病情发展迅速,一些疾病常需要进行侵入性检查或介入治疗。由于疾病的反复和治疗的痛苦,许多患者常感到恐惧。例如重症急性胰腺炎患者会出现剧烈腹痛,肝硬化并发的食管胃底静脉曲张破裂后所致的大量呕血,患者因此常有濒死感,对此深感恐慌。另外在治疗过程中,虽然有一些现在已经常规的检查和治疗,如内镜检查,但对此患者仍有恐惧感,难以接受插镜时的恶心、窒息等不适的感觉痛苦,亦担心出现出血、穿孔等可能的并发症。此外,消化系统肿瘤(如胃癌、大肠癌、肝癌、胰腺癌等)的发病率较高,且被诊断时都已到了中晚期,此时肿瘤的治疗效果、预后效果都差,常常会让患者产生恐惧,也对患者及家属产生巨大的精神创伤。

(三)与心理障碍相关度较高

心理障碍和消化科疾病是相互影响、相互作用的。一方面,心理障碍患者可能会出现消化科疾病患者所具有的相关表现,例如在消化科门诊经常可以见到这样的患者:反复做过一大堆化验检查,检查结果显示没有明显器质性病变,患者自身却反复诉腹痛或腹胀不适,辗转奔波于全国各地久治不愈,不仅耗资巨大,疗效甚微,还常被视为"怪人",严重影响正常生活和工作。这些人就是典型的由于心理障碍而产生生理反应的胃肠道心身疾病患者,许多有精神状态亚健康或精神疾病的人群最常见的主诉就是胃痛和腹痛,而怎么检查也检查不出原因,然后被病痛折磨得更苦恼。这类患者大多会表现为"负面情绪-症状-加重负面情绪-加重症状"这样一种恶性循环的现状。在临床上,他们的病因可能并不在胃肠,而在心理负担。

另一方面,负面情绪还会加重或放大一些本来比较轻微的器质性病变。由于人类的内脏系统广泛受到自主神经的支配,消化道属于内脏,而人的情绪所属的高级中枢会影响到自主神经系统,从而情绪也会影响胃肠道蠕动、分泌、血供等。比如一般单纯的胃溃疡,容易治好,2周左右就可以恢复,但如果患者的负面情绪一直存在,胃黏膜就会持续出现缺血现象,糜烂和溃疡仍然会反复发生,腹痛感也会长期存在。事实上,任何慢性疾病均可发生焦虑、抑郁等身心疾病,而心理压力和负面情绪会进一步影响人体,反过来加重疾病。

(四)主要社会因素

1. 不良生活方式和饮食习惯　俗话说: 病从口入。这句话用在消化系统疾病再准确不过了。人体的消化系统主要包括食管、胃、小肠、大肠、肝、胆和胰腺等器官,其主要功能是消化食物,吸收营养物质和排泄物质。因此,不良的饮食习惯,会对消化系统器官的功能造成紊乱,甚至产生病理损害。与此同时,近年来随着人民生活水平的提高,加之现代社会工作节奏快、工作压力大,人们的生活方式也发了巨大变化。一些不健康的生活方式和饮食习惯出现的频率越来越高,人们消化道疾病的发病率也逐年升高。以发病率呈现逐年上升趋势的胃食管反流病为例,其主要症状有胃灼热和反酸、吞咽疼痛和吞咽困难等。这类疾病易反复发作。大量研究发现,吸烟、过量饮酒、咖啡、浓茶、高脂肪饮食等都可以降低食管下括约肌压力,使胃内容物反流到食管。另外,作息时间不规律、过度劳累、情绪波动也更容易导致该病复发。一些胃食管反流病患者都有这样的体会,服药后胃灼热感等不适症状很快得到控制,一旦停药,生活中稍有不慎,如进食容易引起反流的食物(如红薯)、熬夜饮浓茶咖啡、工作不顺发火生气,均可能导致本病复发,使胃灼热感、反酸等不舒适症状再次发生。除此之外,大量研究表明,慢性胆囊炎、胆石症的急性发作多与高脂餐饮有关。经常食用腌制食品,较少食用新鲜蔬菜水果与胃癌的发生有关,饮食的不卫生容易导致慢性胃肠炎等疾病的发生率增加。

2. 过度饮酒　近年来,饮酒的人群显著增加,过度饮酒的人数也明显增多。临床数据表明,因饮酒过度而引发消化道疾病的非常多,其中消化道出血、急性胃炎和急性胰腺炎是过量饮酒最易引起的三大类消化道疾病。例如,在秋冬季节,一些地区的人们都喜欢喝酒取暖,加上秋冬季节临近年底和新年,聚餐和人们饮酒量都增多,过度饮酒的人不在少数。但由于秋冬天气寒凉,血管容易收缩,肠胃自身的损伤与修复平衡遭到破坏。加上酒精对胃黏膜具有较大的破坏作用,此时如果大量饮酒,就极易造成剧烈呕吐,导致急性胃肠道出血,出现呕血现象。如果患者本身就患有胃溃疡等基础性疾病,消化道出血的可能性就会更高。严重时甚至可能出现便血。如果患者身体疲劳,又食用了不干净、比较杂碎、不易消化的食物,那么引起急性胃炎的可能性就会比较大,常表现为呕吐、腹痛。急性胰腺炎和胆囊炎的发作则与饮酒和饮食不当特别有关系。过量饮酒和大量摄入高脂肪、高蛋白食物,是引起急性胰腺炎的最主要原因。除此之外,流行病学的数据也显示,过度饮酒与酒精性肝病、肝硬化、急慢性胰腺炎的发生和发展关系密切。

3. 吸烟　随着医学知识的普及,吸烟和呼吸道健康之间的关系也日益为大家所重视,然而吸烟也与消化道健康关系密切。由于烟草中含有的尼古丁对迷走神经能产生影响,会破坏正常的肠胃活动,引起胃黏膜血管收缩,使胃黏膜中保护胃黏膜的前列腺素合成减少,因而使得胃黏膜受到伤害。另外,吸烟也会刺激胃酸和胃蛋白酶的分泌,所以烟瘾者的胃病发病率也较高。

4. 精神社会因素　大量的研究表明,精神社会因素与消化系统疾病相互影响,相互作用。当今,随着社会经济的发展,人们面对繁重的工作量、紧张的工作环境、巨大的工作负担,无论是身体还是心理上都承受着巨大压力。重压之下,体内消化酶因压力而分泌减少、胃肠能力减弱或产生胃溃疡,消化系统也承受着重压。同时,压力的缓解,情绪障碍的接触也会对患者的疾病有积极影响,国外有报道,溃疡性结肠炎症状的改善可减轻患者的情绪障碍,同时减轻患者的情绪障碍又可改善溃疡性结肠炎的症状。

二、诊断中的医学信息沟通

(一)重要病史项目及意义

病史的采集一般从患者的主诉开始,医患沟通要以主诉症状为重点,先由简易问题询问开始,逐渐深入地进行有目的、有层次、有顺序的询问,深入了解主诉症状,然后针对与鉴别诊断相关的阳性或阴性症状进行询问。在消化内科的病史收集上,为了了解患者的整体情况,患者的饮食、大便、小便、睡眠和体重变化是要结合症状进行询问、收集的。

1. 饮食习惯和个人史　消化系统疾病通常和个人的饮食生活习惯息息相关,在了解患者病症的临床表现的同时,要重视收集患者的个人信息、饮食习惯和个人史。临床研究表明,精神压力过大、负面情绪较多、不吃早餐、幽门螺杆菌感染等都会诱发消化道溃疡;儿童发生溃疡病除了与遗传因素有关外,还和儿童爱吃油炸食物、甜食和黏食,少吃蔬菜等饮食因素有关。因此在收集基本临床信息的时候,要了解患者的饮食习惯,如饮食是否规律,是否定时进餐,是否经常不食早餐或喜好夜宵,是否存在两餐之间的加餐;是否喜好食用高热量或辛辣刺激食物;是否喜好腌制食品;是否少食新鲜蔬菜和水果等。如果患者饮酒,则应详细询问患者饮酒年数、日均饮酒量,饮酒频度、所饮酒的酒精度数等。另外,消化道疾病也存在家族遗传现象,如炎症性肠病、原发性胆汁性肝硬化,肝豆状核变性、消化道恶性肿瘤等疾病均具有家族遗传性,因此家族史的收集也是至关重要的。

2. 腹痛　腹痛是消化科较为常见的一种临床症状,通常是由各种原因引起的腹腔内外脏器的病变而导致的。由于腹痛发病的诱因有很多,所以应重点了解患者腹痛发生的急缓轻重、疼痛部位、伴随症状,还要结合患者的性别、年龄、起病情况、既往病史。例如,一般而言,胃肠道穿孔、肝脾破裂、急性胰腺炎、胆绞痛、肾绞痛等疼痛多较剧烈,而溃疡病、肠系膜淋巴结炎等疼痛相对轻缓。但疼痛的感觉还要结合患者的年龄,对于一般感觉迟钝的老年人来说,疼痛感都较轻,甚至像急性阑尾炎直到穿孔时才感腹痛。另外,腹痛的伴随症状在鉴别诊断中甚为重要。伴发热者提示为炎症性病变,伴吐泻者常为食物中毒或胃肠炎,仅伴腹泻的为肠道感染,伴呕吐可能为胃肠梗阻、胰腺炎,伴黄疸者提示胆道疾病,伴便血者可能是肠套叠、肠系膜血栓形成,伴血尿者可能是输尿管结石,伴腹胀者可能为肠梗阻,伴休克者多为内脏破裂出血、胃肠道穿孔并发腹膜炎等。

3. 腹泻　腹泻也是消化科较为常见的一种临床症状,分急性和慢性两种。对于该症状,要着重了解起病过程,病程长短、持续性或间断性发作、排便的次数与大便性状、有无伴随症状等,还可以参考常规化验特别是粪便检验中获得的依据,另外患者发病的年龄、性别,日常饮食情况,经常使用的药物,以及服用止泻药或导泻药的使用情况都应了解。

4. 黄疸　对于黄疸患者,要仔细观察期皮肤、巩膜等组织的黄染、排泄物的色泽改变、消化道是否有腹胀、腹痛、食欲缺乏、恶心、呕吐、腹泻或便秘等症状。由于黄疸可能是胆盐血症的表现之一,所以还需要询问患者是否有皮肤瘙痒、心动过缓、精神委靡和头痛等。另外,病史和服药史的询问对黄疸疾病的病因诊断也有重要的帮助。例如,急性胆管炎、胆源性胰腺炎等疾病会突发黄疸,并伴随腹痛、发热;病毒性肝炎通常为中等程度黄疸,且伴随食欲减退、乏力;无痛性、进行性加重的黄疸可能为壶腹周围肿瘤。

在病史收集的过程中,医生问诊的言语要通俗易懂,避免使用患者不熟知的医学术语。

例如,在询问患者是否总有大便和总有拉不完的感觉时,不宜使用医学术语是否有"里急后重"等,因为这些术语即使对文化程度较高的患者来说也是较难理解的,还容易发生误解,进而导致沟通不畅甚至引起诊断的错误。

另外,医生在问诊时还要避免使用暗示性问诊。暗示性问诊指的是一种能为患者提供带倾向性特定答案的问诊方式,如"你的上腹痛会在进食后减轻么?","你的上腹痛会在进食油腻后加重么?",当遇到一些依赖性较强的患者,为了满足医生的想法时,他们可能会随声附和,由此带来错误的答案。

(二)重要体检项目及意义

腹部是消化系统疾病体格检查的重点,检查的范围一般上起横膈下至骨盆、前面和侧面有腹壁组成、后面为脊柱和腰肌。检查的内容主要包括视诊、触诊、叩诊和听诊,其中触诊较为重要。

1. 视诊 视诊阶段,主要注意患者有无腹胀,检查肠型、肠蠕动波和腹式呼吸。医生应注意观察患者腹部外形,正常人腹部外形平坦对称,观察患者腹部是否膨隆或凹陷,一般弥漫性全腹膨隆见于腹水、胃肠胀气或巨大卵巢囊肿等;局部膨隆见于肿块或肿大的脏器等;腹部凹陷如舟状者见于恶病质及严重脱水;局限性凹陷见于手术瘢痕收缩。注意观察患者的腹壁皮肤,是否有皮疹、色素、腹纹等。注意患者的腹壁静脉是否显露,如果腹壁静脉怒张可以考虑肝硬化及上、下腔静脉梗阻。注意观察患者的胃肠型和胃肠蠕动波,如果可见胃型或胃蠕动波可能是幽门梗阻者;如果可见肠型或肠蠕动波则可能是肠梗阻。

2. 触诊 触诊是腹部检查的重要方法。检查应由非疼痛部位开始,逐渐移向疼痛部位,顺序是自左下腹开始逆时针方向依次检查全腹各区,找出压痛及反跳痛、腹壁紧张部位、范围和程度。一般触诊分为浅触诊法、深部滑行触诊法、双手触诊法、深压触诊法、钩指触诊法、冲击触诊法等。医生要根据患者的临床病症采用有针对性的诊法。例如浅触诊法一般用于检查腹壁的紧张度及有无压痛、肿块、搏动感;深部滑行触诊法一般用于检查腹腔脏器或肿块,触诊肝、脾时尤其需注意与呼吸运动的配合。

3. 叩诊 叩诊是为了了解肠胃道充气情况、腹腔内有无积气、积液和肿块,以及肝、胆、胃、脾、膀胱等脏器的大小和有无叩痛等。因此,一般分为肝叩诊、胃泡鼓音区叩诊、脾叩诊、肾叩诊、膀胱叩诊。有时为了检查有无腹水的存在,还会根据游离腹水随体位转换而发生浊音区的改变进行移动性浊音叩诊

4. 听诊 听诊时应注意全面的腹部听诊,注意肠鸣音、血管杂音、摩擦音和搔弹音。其中肠鸣音是听诊的重点,一般超过10次/分为肠鸣音活跃,同时伴响亮、高亢、金属音为肠鸣音亢进,可能是机械性肠梗阻;持续听诊3~5分钟未听到肠鸣音,且刺激腹部仍无肠鸣音,为肠鸣音消失,常见于麻痹性肠梗阻或急性腹膜炎。搔弹音可协助测定肝下缘、微量腹水及扩张的胃界。

(三)重要检查项目及意义

实验室一般检查、内镜检查和影像学检查是消化系统疾病诊疗中常用的检查,例如食管胃肠功能检查、肝功能试验、消化系统X线、放射性核素、胃镜、纤维十二指肠镜、大小肠镜、腹腔镜、胆道镜、B超、消化道超声内镜、CT、MRI、经皮经肝胆道造影、十二指肠镜逆行胰胆管造影等。由于每个检查都有局限性且需要一定的费用,因此,医生应在患者做检查前和其进行充分沟通,告知各种检查的必要性和局限性、特点、费用、风险等,和患者共同商议,选择恰当、合理的检查方案。

1. **血液检查**　临床上,胃肠道出血时多伴有小细胞性贫血,是否输血主要通过血红蛋白和血细胞比容下降程度来进行判断,消化道急性炎症时或有白细胞计数升高,炎症性肠胃病或者肠结核可有血沉和C-反应蛋白升高。肝炎标志物检查有助于了解有无肝炎病毒感染,肝功能试验有助于了解肝功能状况,有无黄疸等;AFP、CEA、CA19-9等肿瘤标志物检测对消化道肿瘤的诊断有重要的提示作用。

2. **粪便检查**　粪便检查是消化科临床常规化验检查项目之一。通过此项检查可较直观地了解胃肠道一些病理现象,间接地判断消化道、胰腺、肝胆的功能状况。内外痔及肛裂出血、直肠癌出血可产生鲜血便等;上消化道出血可出现柏油便(黑而有光泽);细菌性痢疾、溃疡性结肠炎、大肠癌等会出现脓血便;灰白色便见于胆道梗阻(陶土样便)和钡餐检查后(排钡);带有黏液见于小肠及大肠炎症。感染性或非感染性腹泻多出现便稀,如急性胃肠炎;呈米汤样见于霍乱、副霍乱;若量大、次数多,呈黄绿色伴有膜状物则可能为肠道菌群失调,假膜性肠炎。有时粪便中可见到未消化的食物、结石及寄生虫虫体和大片段。

3. **内镜检查**　内镜检查是20世纪消化病学一项革命性的进步,现在已经成为诊断消化系统疾病的一项重要的检查手段。采用内镜检查可以直接观察到消化道腔内的各种病变,还可以取活组织作病理学检查,并可以将之摄影、录像留存以备分析。现阶段,临床上主要用于发现胃肠黏膜的糜烂、溃疡、肿物、狭窄或血管等病变,定性诊断如是否为炎性、肿瘤或恶性病变需要借助于内镜下活检进行确诊。由于消化道的不可直视性,内镜检查近些年得到越来越多的应用。除了常规胃肠内镜外,小肠镜、胶囊内镜、超声内镜以及共聚焦内镜、放大内镜、窄带内镜等技术和设备逐步开始得到应用和推广。现代随着技术的发展,消化内镜也可以有一定的治疗功能,一般治疗范围主要包括:消化道出血、消化道狭窄、消化道异物、胃肠道肿瘤、胃肠扭转及穿孔、胆胰疾病、胃减容(减肥)等。例如,早期胃癌的内镜下切除术、胆总管结石内镜下取石术等。

4. **影像学检查**　影像学检查主要包含腹部B超、X线、CT或MRI等影像学检查技术。B超由于其无创性,是消化系统检查中使用较多的一项检查,普遍用于腹腔内实体脏器检查。在检查的过程中,B超可以显示肝、脾、胆囊、胰腺等,从而发现这些脏器的肿瘤、囊肿、脓肿、结石等病变,还可了解有无腹水及腹水量,对腹腔内实质性肿块的定位、大小、性质等的判断也有价值。普通X线检查也是诊断胃肠道疾病的常用手段。腹部平片可判断腹腔内有无游离气体,钙化的结石或组织以及肠曲内气体和液体的情况。另外,随着科技的发展,电子计算机X线体层显像(CT)和磁共振显像(MRI)也越来越得到普遍应用。这类检查由于具有高敏感性和分辨率,可造成轻微的密度改变反应,对病灶的定位和定性效果较好。例如,CT对腹腔内病变尤其是肝、胰等实质脏器以及胆系病变如肿瘤、囊肿、脓肿、结石等有重要的诊断价值;对弥漫性病变如脂肪肝、肝硬化、胰腺炎等也有很高的诊断价值。由于MRI所显示的图像能更为精确地反映组织的结构,对占位性病变的定性诊断具有一定的帮助。此外,放射性核素检查也越来越多地用于研究胃肠运动如胃排空、肠转运时间等。

5. **胃肠道动力检查**　由于消化道特别是一些胃肠道动力异常性疾病,依据视力所见是不能确定诊断的。因此需要胃肠道动力检查,通过pH监测、胃肠测压及最近的胃电图来确诊一些疾病。例如,食管腔pH的监测有助于诊断胃食管反流;食管腔压力测定有助于诊断和鉴别食管运动障碍性疾病;肛门直肠测压和直肠电对于功能性排便异常的诊断很有价值。

6. **活组织检查和脱落细胞检查**　消化疾病中的活组织检查主要是在内镜检查的基础上,在内镜窥视下直接取材,如胃镜或结肠镜下对食管、胃、结直肠黏膜病变组织,或腹腔镜下对病灶取材。超声或CT引导下细针穿刺取材是活检中较为常用的方法,如对肝、胰或腹腔肿块的穿刺。一般在临床上,获取组织作组织病理学检查具有确诊价值,对诊断具有重要的帮助。

三、治疗中的积极沟通

(一)针对性的医学与健康教育

1. 针对性的医学知识　让患者和家属了解并掌握一定的医学知识,既有利于疾患的康复,也有利于医生的治疗。在临床工作中,一般向患者传递的医学知识主要包括向患者及家属介绍患病的主要诱因、疾病过程和临床表现;引导并教育患者积极治疗原发病;指导并监督患者按医嘱正确服药,及早识别药物疗效和不良反应。如有必要,医生还要根据患者身体和心理状态选择适合的教导计划,提供适合患者及家属所需要的学习资料。例如,消化性溃疡如果具有反复发作的特点,常和幽门螺杆菌感染有关;胃溃疡必须和溃疡型胃癌相鉴别,一般需要在内镜下取组织行病理检查才能确定诊断,通常治疗6~8周后还需要内镜复查;如有呕血/黑便、呕吐隔夜宿食、腹痛性质改变等临床表现时,应尽快来医院就诊等。溃疡性肠炎是一种慢性疾病,临床上如疑及或诊断此病,应详细、如实告知患者及家属有关本疾病的发生机制、临床特点、诊断方法、治疗方案,还要告知患者此病疗程长、易复发等特点,让患者了解并认识到长期、规范用药的必要性,同时也要注意帮助患者树立与疾患斗争的信心,以便患者能理解、配合,治疗过程中应注意定期的门诊随访和复查,要在医生指导下用药等。这些与疾病的相关知识介绍可以帮助患者和亲属理解疾病、配合治疗、提高医疗效果,降低复发风险等。

2. 针对性的健康教育　对与疾病相关健康知识的了解和把握、良好生活习惯、方式的养成对消化系统疾病的预防和治疗具有重要意义。因此医患在沟通的过程中,有必要为患者及家属提供相关的健康教育知识。譬如关于饮食方式,不恰当的饮食方式会增加肠胃负担,因此消化系统疾病的患者较为科学的饮食方式应该为少食多餐、以面食为主、忌食用高脂肪和高蛋白食品;忌食用过甜、过咸或者刺激性食物等。酒精的摄取也要注意。在中国的餐饮文化中,酒已经成为一种文化,很多人在餐桌上因为应酬需要而需要饮酒。但由于饮酒特别是酗酒和肝硬化、脂肪肝、急性或慢性胰腺炎有密切关系,也影响一些消化道疾病的治疗效果。对于大多数患者来说,戒酒是必要的。而对于普通人来说,如果因为应酬需要,确实需要喝酒,那么也要把握好量,切勿过度,并且最好是选择低度数的酒。此外,喝酒的间隔时间要长,最好是等上一顿酒代谢后再喝,可以有效减少酒精对消化道黏膜的刺激。根据经验,喝一次酒至少需要3天以上的时间,吸入人体内的酒精才能被身体基本排泄干净。也就是说,两顿酒之间,至少要间隔3天以上。

再比如,吸烟对于消化系统疾病的影响主要在胃肠部位。大量研究发现,烟瘾患者胃病的发病率较高、治愈率较低,复发率也较高。因此,对于一些消化疾病的患者,特别是胃食管反流病、慢性胃炎、消化性溃疡、炎症性肠病的患者,医生要提醒其吸烟的危害,并且嘱咐患者戒烟。

(二)开展心理辅导

由于消化系统疾病和心理因素的相关度较高。因此,医生在诊疗消化系统疾病的时候,对于心理因素的考虑要放在首位。判断疾病是否由于心理因素才产生的,是否需要心理治疗。在排除心理因素作为疾病的首要发病因素后,对其进行诊疗的过程中,由于消化疾病本身病程长、费用高等问题,疾病会带来各种负面情绪以及可能产生的心理困扰,因此也要将心理辅导贯穿始终。例如,在认知交流上,医生要注意使用心理学知识建立融洽的医患关系,取得患者及家属的信任,介绍疾病相关信息,增强其与疾病斗争的信心。在情绪交流上,医生要注意站在患者的角度考虑问题,考察对方的情绪情感,善于运用"语言"。例如在治疗初期,要让患者了解自身疾病,未来要经历怎样的治疗,痊愈的概率有多大,缓解对方的恐惧和疑虑;在进行仪器治疗和药物治疗时,要让患者完全知情,并尽可能将治疗的过程、费用、可能的结果一并告知患者,还尽可能缓解对方的恐惧和焦虑。总之,让患者感受温暖和关怀,既对医患沟通有帮助,也对患者的疾病治愈有重大影响。

(三)适度告知危险

和消化系统疾病相关的风险主要有三种,第一种是疾病本身的风险,第二种是治疗过程中可能出现的风险,第三种是由于疾病或者治疗产生的营养风险。对于第一种风险,由于消化系统疾病中常有各种临床急症重症,像消化道大出血、重症急性胰腺炎、急性化脓性胆管炎等,这些疾病本身就含有较高的风险。因此,医生在治疗前要充分告知患者家属疾病风险性,让对方对任何可能的病情变化都有充分的心理准备。对于第二种风险,医生在治疗的过程中要明确告知治疗的必要性、过程的规范性及可能的副作用,以便使患者及家属能有充分的思想准备并能积极配合治疗。例如,内镜检查和治疗是消化系统疾病中较为常用且效果较好的一种方法,内镜检查之前,医生要充分告知患者及家属内镜检查或治疗的必要性、检查的具体操作过程、操作中或者操作结束后可能出现的不适或者并发症,也要清楚地表达一旦出现并发症后可以采取的应急措施,从而帮助患者和家属了解治疗过程、治疗过程中可能出现的结果以及医生的准备,进而使患者及家属能积极配合检查或治疗。第三种营养风险主要指的是由于营养因素导致不良临床结局的风险。由于消化系统疾病的患者容易因内脏各器官不适而出现厌食、禁食、吞咽困难和疼痛等症状,可能造成营养物质的摄入减少或吸收障碍。因此,医患沟通时也需要对此进行说明并提出解决方案。

(四)尊重知情选择

消化系统疾病采用较多的治疗方法有内科药物治疗、外科手术、影像介入或内镜下治疗等。由于每种治疗方法都具有一定的针对性和适应性,且花费的费用也不一样,因此医生要结合疾患特点向患者提供相关信息,如治疗的方式方法、检查可能的风险和并发症、检查前后的注意事项、风险、治疗费用和可替代方案,并尊重患者的选择。另外在提供信息的时候,尽可能采取书面和口述信息相结合的方式,例如,在进行内镜检查和治疗时,一些患者可能由于自身知识水平有限,对相关的书面资料并不了解,此时医生的口述可以帮助其理解和明白;而同时有些医生在口述中涵盖的信息可能不够全面,口述解释外的相关信息通过知情同意书也更能表述清楚。当前,由于科学技术的发展,国外一些医院还会采取播放一些治疗或检查的影像治疗,而这种直观的表述有时也会为患者的治疗方案选择提供帮助。

(五)引导配合治疗

在消化系统疾病的治疗中,医患的配合将直接影响疾患的检查和治疗。例如,消化系统疾病的检查和治疗需要在检查前至少禁食6小时。如有明显吞咽困难,前一日晚餐应进流食,晚8时以后禁食,必要时还要延长禁食时间。如果患者不配合,检查和治疗将无法进行。因此,医生在诊疗、检查前向患者解释检查目的,介绍检查方法,解除恐惧情绪,引导患者配合检查。另外,医生在引导患者及家属积极配合治疗时,要根据患者的年龄、文化程度、理解能力等自身特点,针对患者所患疾病,选择通俗易懂的言语,充分告知患者和家属相关疾病知识和治疗方案,在心理和认知上首先取得对方的信任,从而引导对方在行为上配合治疗。

四、常见医患沟通案例解析

(一)患者应对疾病认识不足而导致沟通障碍

在临床工作中,一些患者及家属由于自身医学知识有限,对疾病的了解程度并不高,因此,对于疾病的严重程度、病情中可能出现的并发症或不良预后认识不足,对治疗中可能出现的各种反应都难以接受。一旦患者入院治疗后情况恶化,就容易认为是医生诊疗错误,这就容易造成医患之间的沟通障碍。

案例:患者,男性,45岁。主诉巩膜黄染2天,柏油样便1天。家属2天前发现患者巩膜黄染,未介意。1天前患者柏油样便一次,量约100g,来医院门诊检查:体格检查贫血貌,睑结膜略苍白,皮肤巩膜黄染,腹部膨隆,未见腹壁静脉曲张,上腹部轻压痛,无反跳痛或肌紧张,肝脾触诊不满意,移动性浊音阳性,双下肢轻度可压陷性水肿。未接种乙肝疫苗,两对半提示:表面抗体、核心抗体阳性。腹部彩超示:肝硬化、脾大、腹水。既往史饮白酒20年,平均每日80~100g,入院后未再饮酒。自从收入住院后,给予止血、保肝对症治疗,未再大便。1天后患者出现大汗、幻听、幻视、谵妄。患者家属表示异议,认为是医生诊断和用药错误。医生当即与患者家属进行了沟通:由于患者平时饮酒量较大,患者目前表现为酒精戒断综合征或肝性脑病,并就酒精戒断综合征和肝性脑病的特点、相关的治疗方案和可能出现的并发症以及如何加强治疗等与家属再次进行了充分的沟通,强调治疗的必要性,家属表示理解后签署患者授权同意书,同意进行药物治疗。后患者症状逐渐缓解。

另外,在治疗的过程中,由于患者的医学健康知识掌握也不足,医生也应提早告知。如有必要,还应告知如果不注意可能造成的后果。如一些肝硬化患者在住院期间食用黄瓜、苹果后突然出现喷射性呕吐新鲜血,可能是由于食用过硬食物导致食管曲张静脉破裂出血。因此,对于疾病的相关医学健康知识和饮食要求也要明确提早告知患者,防止病情恶化。

(二)因治疗并发症导致的沟通障碍

在临床过程中,任何检查和治疗都具有一定的局限性和可能出现的并发症。对此,在诊疗前,医生要明确告知患者及家属相关信息,特别是手术治疗的局限性和可能出现的并发症,防止患者认为治疗有误而产生指责、埋怨甚至不配合治疗,错过最佳治疗时机的现象。

案例:患者,女性,因结肠息肉收住入院。入院后经检查无相关禁忌证,患者签署知情同意书后行肠镜下切除术。手术结束后结果良好,患者自我感觉也较好,但在术后第3天出现大量鲜血便,医生决定行直肠镜下止血治疗。但患者及家属认为此次出血是由于手术失误造成的,且对直肠镜下治疗更为担心。经治医生了解此事后,如实告知肠镜下切除肠息肉是有可能出现迟发性出血的,这是治疗的并发症,有时难以避免。然后,经治医生又详细介绍了此并发症出现的原因,直肠镜下止血治疗的意义、操作过程和计划采用的治疗方案等。在与患者进行充分沟通后,患者及家属同意进行手术并签署了知情同意书,后医生行直肠镜下予以止血夹止血,病情很快得到控制,后患者康复出院。

(三)因药物联合治疗而出现的沟通障碍

在临床上,有时医生为了有效地治愈疾病和患者自身疾病的复杂性,常常联用两种或两种以上的药物,虽可快速缓解症状、缩短病程、提高治愈率、提高患者对医生及医院的满意度,但选取多种药物同时治疗的时候,就会遇到药物相互作用的问题。一些药物相互作用,疗效得到提高的同时,毒性也有可能加大;一些药物相互作用时毒性虽然减轻了,但是疗效也降低了。因此,在临床上要联用药物时,医生应最大可能地提高疗效同时降低毒性,避免毒性加大而疗效降低的情况。同时,由于个体差异性,医生在用药时尽可能多询问病史病情,用药后仔细观察患者的用药反应。

案例:患者,男性,62岁,因"肠炎、痔疮"在门诊予5%葡萄糖+先锋铋2g+利巴韦林300mg+地塞米松2mg,混合静脉滴注。入液约10ml后,患者即出现全身瘙痒,红色皮疹,呼吸困难,意识丧失,肢体湿冷,血压10.6/7.2kPa,呼吸促,心率110次/分,律齐,唇、上眼睑水肿,诊断为"过敏性休克",患者家属情绪激动,同时表示异议。医生当即予肌内注射肾上腺素1mg,静脉注射地塞米松10mg后送入ICU进一步监护抢救,继予静脉滴注地塞米松及扩容、升压等抗过敏、抗休克治疗。与此同时积极与患者亲属进行沟通,劝说亲属以配合抢救患者为第一,如果仍然对治疗有疑义,可以走法律途径解决。在医务人员积极奋战下,经8小时的监护抢救,患者神志清醒,呼吸平顺,血压15/8kPa,心率80次/分,律齐。亲属情绪也随之平稳,由不信任转为理解。患者再经48小时留观后,痊愈出院。

第四节 肾脏科医患沟通

一、患者的身心特点与社会因素

肾脏病是常见病和多发病,如果病情恶化可能还会发展为尿毒症,严重危害人们健康。现阶段,较为常见的肾内科疾病包括:急慢性肾小球肾炎、肾病综合征、IgA肾病、间质性肾炎、肾小管酸中毒、急性肾衰竭、慢性肾衰竭、膜性肾病,以及各种继发性肾病,如:系统性红斑狼疮肾炎、高血压肾损害、糖尿病肾病等。肾病是一个发病率较高的疾病,且容易反复发作、久治难愈,并发症还较多。因此,肾脏病患者常具有以下心理和行为特征。

(一)情绪不稳定

很多患者在被诊断为肾脏疾病,特别是慢性肾病的时候,往往会经历"震惊-伤感-退缩"等几个时期。对于患病的现实,患者往往不能接受,希望诊断是错误的,因而情绪波动大,易出现暴跳如雷或悲痛欲绝或自怜自艾等现象。而对于长期住院的患者,因为该病的反复发病倾向重,迁延不愈,更容易使患者出现各种负面情绪。

1. 焦虑和恐惧 肾脏病病程长,病情易反复,患者的情绪也会随着病情的变化而变化。一些接受激素治疗的患者可能会并发高血压、高血糖或感染等症状。而大多数患者对于疾病缺乏了解,要么是通过网络或书籍进行快速"充电",试图迅速了解和自己有关的疾病知识,要么通过询问病友,从他们那里获取相关信息。但通过这样获取的信息是过于片面的信息,他们对疾病的了解程度虽然不同,但却有一个共同的特征,即把注意力片面集中到了疾病发展及治疗的不利方面,担心预后不良、恐惧死亡,但缺少和疾病作斗争的信心。特别像慢性肾脏病或维持透析的终末期肾病,治疗较痛苦(像穿刺所致的剧烈疼痛)、病程较长、反反复复,都会让他们产生紧张和恐惧情绪。

2. 抑郁 抑郁是肾透析患者最常见的情绪反应。一些针对慢性肾病患者的研究发现,超80%的患者会出现抑郁情绪的变化。患者由于受到长期疾病的折磨,像肾透析患者身体频繁透析可能会有不良躯体反应,长期透析使经济方面的压力越来越大,预后相对较差,情绪上难以接受。另外,一些患者因长期住院治疗,个人形象会出现改变;还有一些患者会出现性功能减退;一些患者由于身体不适而引起失眠;周围病友病情恶化甚至离世,以上因素均加重了患者的悲观、失望等情绪,临床表现为神经落寞、敏感、厌世、脾气暴躁、郁郁寡欢和社交退缩。

3. 多疑 慢性肾病以病程长为特点,而长时间患病容易对患者的人格产生影响,患者易出现敏感多疑,依赖被动,以自我为中心等现象。透析患者由于不停地血液透析,有的患者觉得自己是一个支离破碎、不完整的机体,觉得自己人格解体了;有的患者觉得自己已经机器化,成为人工肾的一部分,甚至将机器人格化为自身的一部分。

(二)不遵医心理和行为

从社会因素来说,肾脏疾病的治疗,特别是慢性肾脏病的治疗费用是需要长期支出且较为昂贵,这对于大多数患者来说是一个沉重的经济负担。加上治疗效果可能并不如预期且会反复发病,肾脏病患者可能会出现拒绝治疗、拒绝同情等不遵医心理及行为,有的患者甚至会出现轻生念头。从患者自身情况来说,一些晚期肾脏疾病患者都会产生很多神经、精神症状,即:躯体疾病伴发的精神障碍,各种心身疾病所引起的心理异常,认知力、判断力减退或消失,轻者使患者不愿继续进行治疗或故意厌恶治疗,重则使患者经常产生轻生、自杀等危险倾向。

(三)主要的社会因素

1. 经济负担加重 肾脏疾病患者主要的经济负担包括化验费、药物费以及住院费,透析患者可能还包括透析费。有研究指出,在我国,血液透析患者平均周费用为1200元,腹膜透析患者为900元左右,如果出现各种感染情况,医疗费用将更加昂贵。除了直接基本经济负担外,患者还有承担交通费、护理费和营养费等间接经济负担。这对一般家庭来说都是一笔不小的开支,即使我国大多数公民都有医疗保险,但也要承担一定的经济负担。

2. 社会支持降低 肾脏疾病的痛苦、反复和迁延以及治疗带来的经济负担都会对患者及所在的家庭带来不同程度的心理负担。像慢性肾病由于水肿、低蛋白血症、高脂血症,并且容易伴发感染、血栓、肾衰竭、心力衰竭等并发症,不同的症状要采取不同的方式治疗,而治疗时间长,效果微弱,对患者的生活方式产生了重大的影响。很多患者因病被迫放弃了正常的学习和工作,面临社会角色的转变,社交活动的减少,一些患者就选择待在家里或者医院中,进而感觉自身的社会价值降低或丧失,社会活动范围明显缩小,获得社会支持的机会也大大降低。

3. 生活质量下降 对于肾脏病患者生活质量的研究,现有国际上专门用于评估肾脏病透析人群与健康相关的生活质量量表(KDQOL-SF)。大量的研究发现:长期的疾病和治疗对患者身心与社会生活都产生了重要的影响,使总体生活质量下降。慢性肾功能不全、糖尿病肾病患者在日常生活中还需要进行饮食的控制,有时如果控制不当,可能还会产生营养不良和贫血等症状,进而影响患者的生活质量。

二、诊断中的医学信息沟通

(一)重要病史项目及意义

1. 既往史 大多数肾脏疾病,特别是慢性肾衰竭患者,既往病史非常重要。因此要尽可能详细地记录患者在早年(儿童及青年时期)经历和重大疾病病史。另外,很多肾脏疾病属于继发性疾病,像糖尿病肾病、高血压肾损伤、狼疮肾炎、紫癜肾炎等。病史的收集,对疾病的了解和诊断具有重要帮助。

2. 现病史 临床问诊最重要的就是要获取患者详尽的病史。对于初诊患者,医生首先要安抚其情绪,然后尽可能全面地收集病史。对于反复就诊的患者,可以适当参考以前的诊断,但有时以前的诊断可能并不准确,所以还要细致地收集和判断,才能获得精确病史。在收集的过程中,症状的产生和具体表现(尿量和性状变化、是否具有水肿等)、病情发展的精确时间,疾病的伴随状况或相关疾病信息(如是否具有上呼吸道感染、肠胃炎等,因为这都有诱发肾炎的可能性)都需要询问。除此之外,还需要询问症状发生时及临近时的所有活动。比如血尿前的运动情况等。

由于肾脏病种类众多,不同类型肾脏疾病的进展速度不同,像慢性肾病,病史可能短则几年,长则十几年,而新月体肾小球肾炎可能在很短时间内出现肾功能恶化。因此时间点及对应的症状都要尽可能详细地记录下来。

3. 用药史 在问诊阶段,医生需要详细记录患者近期的用药情况,主要包括药物的起始使用时间、剂量、维持时间等。患者的长期用药史对临床诊断至关重要。例如,长期服用止痛药可能会诱发造成肾小管间质毒性。其他药物(如金制剂、青霉胺)也会导致可逆性的肾小球性改变。除了药物的直接肾毒性外,有些药物会增高血压。在所有的高血压患者中都应警惕药物导致血压升高的情况。服用雌激素、孕激素、糖皮质激素和环孢素可能会导致高血压。降压药可能会导致肾功能恶化,尤其可发生在有肾血管病变基础的患者或血压迅速下降时。例如,肾血管疾病患者(如孤立肾伴动脉粥样硬化性肾动脉狭窄)使用血管紧张素转换酶抑制剂时可能导致肾衰竭。而且在临床中,很多药物的肾外毒性会因肾脏病变而加大,因此任何临床经验尚不丰富的用药都需要谨慎。多种药物的联合应用可能会导致急性过敏性间质性肾炎。而非甾体类抗炎药引起的间质性肾炎常在服药后数个月产生。老年患者常因关节痛等症状而需要长期服用非甾体类抗炎药,这些患者对药物的肾毒性更为敏感。很多因素会增加这些患者对药物毒副作用的敏感性,诸如年龄增大后肾功能下降,其他重要器官也因年事高而衰竭(如心衰),同时使用几种可相互作用的药物会增加患者对药物的敏感性等。低蛋白血症会减少药物与血浆蛋白的结合,从而增加药物的潜在毒性。值得关注的是,糖皮质激素可能会影响药物和血浆蛋白的结合,提高药物的游离形式。某些时候他汀类药物可能导致横纹肌溶解,尤其是在联合使用环孢素或吉非贝齐的患者中。他汀类药物诱导的肌溶解会明显加重联合ACEI治疗的慢性肾病患者的高钾血症。

很多患者在叙述病史时会忽略他们使用的非处方药,因此详细地询问止痛药和非甾体抗炎药是有必要的。同样也需询问患者是否服用中草药,因为其中某些成分可能会导致间质性肾炎。临床医生还需要注意某些隐性用药,如导泻药、利尿药或催吐药等,这些患者会有严重的钾丢失或撤药后的水肿复现。

4. 月经婚育史 对于女性肾脏疾病患者,应尽量了解她们的月经婚育史。肾功能受损的患者月经初潮可能会出现延迟的现象;一些肾衰竭患者甚至可能会发展为闭经,而在一些老年患者中,可能由于血小板或凝血异常导致经量过多,持续大量阴道出血会导致严重的缺铁性贫血,患者可能需要黄体酮和补铁治疗。

另外,肾脏疾病也会因为女性的妊娠而诱发或加重,大多女性因为妊娠而血压升高,进而诱发肾脏疾病。因此采集这类患者的病史时需要询问患者孕期的血压情况,所用的治疗手段,是否伴有蛋白尿,是否最终顺利生产等。有尿蛋白的患者在妊娠期间尿蛋白量常增加,可至肾病综合征的程度,在这些患者中有时很难鉴别子痫前期和既往无症状的肾小球疾病。孕妇常更容易发生泌尿系统,特别是上泌尿道的感染,菌尿较为常见,但某些症状的上泌尿道感染可能是由于肾脏的结构异常导致的,需要在患者分娩之后进一步检查。反复的流产提示可能存在抗心磷脂抗体和(或)狼疮抗凝物,需要警惕系统性红斑狼疮的可能,需要详细询问患者的分娩过程以及新生儿体重等。分娩后的急性肾衰竭可能为溶血尿毒综合征,而且有时是不可逆的。

5. 家族史 在肾脏疾病中有遗传性肾脏疾病,而一些遗传性疾病,像红斑狼疮、高血压、糖尿病等可能也会造成肾脏病,所以在病史收集时还需要询问患者子女、父母、兄弟姐妹和其他相关亲属的健康状况。医生可以通过调查医疗资料、问诊亲属来获得详细的疾病家族谱,这对于遗传性肾脏疾病的诊断尤为重要。当有些家庭对相关检查、遗传检测抱有疑虑时,要主动和患者及家属进行有效沟通。另外,IgA肾病中也发现家族聚集现象。不过有些时候也较难鉴别是遗传因素还是环境因素导致疾病的家族聚集倾向。遗传疾病具有异质性,某些类似的疾病在不同的家族中可有不同的遗传方式,Alport综合征,肾单位肾结核-髓质囊性变等。糖尿病肾病有明确的遗传易感性,1型糖尿病患者中有高血压家族史者更易发生糖尿病肾病。

(二)重要体检项目及意义

1. 血压测量 由于肾脏病与高血压关系较为密切,常"形影不离",高血压本身会导致肾脏的损害。肾脏主要由肾小球组成,肾小球实际上是一团毛细血管网,如果长期的血压升高会造成毛细血管壁的损害和硬化,引起肾脏缺血,导致肾脏功能减退,这样逐渐发展,就会引起所有的肾小球硬化,最终出现肾功能不全。因此,血压的测量应作为肾脏病的检查常规。

2. 水肿程度 肾脏是身体排出水分的重要器官,由于肾脏患病而使水分不能排出体外滞留在体内时,称为肾性水肿。水肿是肾脏疾病较为常见的症状之一,轻者仅有局部水肿,例如眼睑和面部水肿,重者则胸部积水或腹部积水甚至全身水肿。因此在视诊的时候,要注意观察眼睑和下肢,还可以辅助胸腹部查体判定有无胸腔积液和腹水。

3. 肾脏局部体征 当患者出现尿频、尿急、尿痛并伴随发热的时候,如果还有输尿管压痛、肾区叩痛,则可能是肾盂肾炎。

4. 皮肤检查 由于红斑狼疮可能和肾病有关联,所以,观察到患者有蝶形红斑的时候,要考虑红斑狼疮的可能性。而且对于肾炎患者,还要注意皮肤有无紫癜,以提示是否为紫癜性肾小球肾炎;糖尿病患者常有下肢胫前黑斑;要注意眼睑甲床口唇的颜色,判断有无贫血,若患者无出血但有贫血情况,应检查肾功能,判断是否为慢性肾功能不全。

5. 其他 对于肾病综合征的患者,特别是中老年男性,要注意检查舌体是否肥大,心脏有无扩大等,以鉴别是否有无淀粉样变性。

(三)重要检查项目及意义

1. 尿常规检查 尿液异常是肾脏病的主要表现之一。在大多数情况下,常规的尿液分析检测就能说明问题,而且费用相对比较便宜,为肾脏病的诊断提供十分有用的线索。一般尿常规检查内容包括尿的颜色、透明度、酸碱度、红细胞、白细胞、上皮细胞、管型、蛋白质、比重及尿糖定性。

2. 血液生化检查 肾脏病患者除尿液检查外,尚需做血液方面的检查,特别是生化检查。临床上常把血液检查作为肾脏疾病诊断治疗的参考依据,目前临床常做的血液检查有:血浆蛋白、血浆胆固醇、血浆非蛋白氮、血二氧化碳结合力和血钾、钠、钙、镁、磷等。血浆蛋白是诊断肾病综合征和肾小球肾炎的主要依据;血浆胆固醇增高者多见于原发性肾小球肾炎。

3. 影像学检查 影像学检查对于肾脏疾病的诊断有一定的意义,其项目包括:肾脏的X线检查,像尿路平片,排泄性尿路造影,直接尿路造影和肾血管造影等;肾脏的B超检查和肾脏的CT检查。其中肾脏B超检查是人们熟知的检查项目,通过它我们可以了解肾脏的大小、形态、有无结石、积水和囊肿等情况,另外B超检查无痛苦,无创伤,且不受肾功能影响,快速、无创、可复性强,为较理想并且是临床较常用的检查方法。而CT检查能更加精确、直接地显示肾脏的断层影像,软组织分辨率高,图像清晰,解剖关系明确,对疾病的检出率、诊断正确率较普通X线检查要高,但费用也相对更高。

4. 肾活检 由于许多肾脏疾病的临床表现与肾脏的组织学改变并不完全一致。因此为了鉴别临床表现近似但病理并非相同的肾脏疾病,肾活检是最为有效的检查。如同样是急进性肾炎,病理类型决定是激素冲击配合免疫抑制或是应用血浆置换;糖尿病患者出现肾病综合征,肾活检病理能确定是糖尿病肾病还是又合并了其他肾小球疾病,确定是否可以应用激素及免疫抑制剂。有不良用药史的肾功能不全患者,肾活检病理能确定其有无肾间质损害,如果及时停药并加用适量激素,肾衰竭就可能逆转。临床上,肾活检已成为进一步明确疾病的具体病因和病理类型,诊断肾脏疾病、指导治疗和判断预后的一种重要手段。

三、治疗中的积极沟通

(一)针对性的医学与健康教育

1. 针对性的医学知识 由于肾脏疾病种类繁多,病况复杂,因此医生要就患者的实际情况进行沟通,告知患者及家属疾病的发病原因、临床特点、治疗药物和方案,帮助他们从医学的角度看待疾病。

在肾脏病女性患者中,泌尿感染是较为常见的一种现象。很多患者对此并不在意,进行一两次就诊后,如有不适只是去药店自行购买抗生素服用,并不再次就医。这种行为容易使患者的病情反复无常,耐药性也会增加。所以,对于这样的患者,在首诊时对其病情进行全面评估,判断上或下尿路感染,对于复杂尿路感染应明确病因,有无泌尿结石、肿瘤、畸形、多囊肾等。在评估和判断结束后,还要告知对方治疗方案和疗程,并提醒患者及时复诊,不滥用抗生素等注意事项。

慢性肾脏病(CKD)一般病程漫长,如果病情发展不好,可能会导致慢性肾衰竭。当前临床医生对慢性肾病的处理是分期进行的,因此沟通的重点也是因"期"而异的。对于1期和2期的早期患者,应注重日常生活习惯和饮食治疗,在医学上积极地寻找原发病,仍有活动性病变证据时考虑肾活检检查,根据病理给予相应治疗。在这两个阶段,治疗机会和诊断风险是并存的。而对于3期的患者,此时可能会出现一些并发症,因此要定期检查贫血、骨、矿物质代谢紊乱的指标,并给予相应处理。到了4期的时候,医生要对患者进行肾脏替代治疗的宣教,并对准备血液透析的患者提前做好动静脉瘘。当慢性肾衰竭到5期时,则需考虑肾脏替代治疗:腹膜透析、血液透析、肾脏移植(表7-1)。另外,在整个治疗阶段,慢性肾脏病患者都需要注意饮食,控制血压,减少蛋白量[一般来说,CKD1-2期原则上宜减少饮食蛋白,推荐量为0.8g/(kg·d)。CKD3-4推荐蛋白质的摄入量为0.6g/(kg·d)]和预防感染。总之,虽然慢性肾脏病的病程长、治疗效果不明显、预后差,但只要医患合作,应该能够减缓病情发展,减少并发症的发生率,降低家庭和社会的经济负担,增加患者的生存时间和生存质量。

表7-1 CKD的分期及治疗建议

CKD的分期	1期	2期 轻度异常	3期 中度异常	4期 重度异常	5期 肾衰竭
肾小球滤过率 ml/(min·1.73m^2)	≥90	60~89	30~59	15~29	0~14
相当于正常肾功能的程度	100%	50%~100%	30%~50%	10%~30%	<10%
临床症状	可有泡沫尿、血尿、血压上升	夜尿次数增多,血压上升,贫血	易疲劳,出现水肿	食欲下降,恶心,胸闷,尿量减少
建议	及早到肾内科就诊,改善生活方式	饮食疗法,必要时药物治疗	药物治疗,继续饮食治疗,接受透析前咨询教育	透析疗法(腹膜透析、血液透析),肾移植

　　成人肾病综合征的病况较为复杂,同样是大量蛋白尿和低蛋白尿的病症,但病因既可能是肾脏微小病变、膜性肾病等各种原发肾病,也有可能是由系统性红斑狼疮、乙肝、肿瘤等非肾脏疾病导致,这些疾病的首发症状都体现在肾。因此,患者需要通过一系列检查化验来进行诊断。同时还要判断患者是否存在并发症、有无治疗禁忌证等。治疗的前提是正确的诊断,但无论是诊断还是治疗,都需要医患良好的沟通,相互配合,共同合作。

　　2. 针对性的健康教育　饮食是肾脏病患者日常生活最需要注意的,特别像蛋白质的摄取量。肾病综合征患者,虽然有大量蛋白尿和低蛋白血症,但高蛋白饮食只会增加肾脏的负担,所以应选择含优质蛋白质的食物,如牛奶、鸡蛋、瘦肉等,并控制蛋白质的摄入量。对于慢性肾脏病患者只需摄取必要的营养、不加重肾脏负担即可,要着重保护残余肾功能。因此,肾脏病患者的饮食最重要的是结合自己的身体状态,安排合理的菜单。

　　在运动方面,适度地运动可以维持体力,但过度的运动则会加重肾脏负担。所以对于运动的适合程度,因为有个人差异,最好与主治医生沟通。肾病综合征活动期,大量蛋白尿时要多卧床休息;隐匿型肾炎稳定期,若只有镜下血尿,只要不过度劳累,作息有规律且并无伤风感冒或其他感染,可以进行正常的学习和工作;慢性肾炎患者,在轻度或中度肾功能不全时可以维持较轻的工作;即使尿毒症期,也可以适当运动,增加抵抗力。具体病情具体对待,患者要根据自己情况多与医生进行交流。

　　除了饮食和运动外,健康教育还包括:告知反复泌尿系统感染的患者要多饮水,改变憋尿的习惯、注意保暖、锻炼身体、增强体质;教导过敏性紫癜肾炎患者如何寻找并避免变应原;告知血液透析患者透析期间要控制体重,以保护残余肾功能;告知血液透析且已经实施动静脉瘘手术的患者要避免局部碰撞重压,保持自检好习惯。

　　(二)开展心理辅导

　　肾脏病或慢性肾衰竭病程多较长,因此树立战胜疾病的信心,对战胜疾病至关重要。随着社会的进步,心理学亦逐渐受到重视。医学心理学提示我们,人体的健康与疾病不仅与他们的遗传因素和各种理化因素有关,而且与他们的人格特征、情绪状态、心理活动、社会文化背景等因素亦有着密切的关系。大量的临床事实告诉我们,不仅药物对肾脏病有较好的疗效,而良好的心理护理更有利于疾病的治疗和身体的康复,对此应引起每位医生和患者家属的注意。肾脏病患者因为心情郁闷,精神紧张,或情绪激动,皆可直接影响到血压,从而加重肾脏负担,引起病情加重。因此,患者应学会自我进行心理调整,保持心情舒畅和情绪稳定。另外,肾炎特别是肾脏病等顽固性病例,由于治疗效果较差,病情常反复加重,患者难免产生一些不良情绪,对肾脏病康复十分不利。像情绪紧张时,到达肾脏的血液量就减少,肾脏的功能就降低了。因此,应该进行科学的心理调整,努力克服各种负面情绪。

(三)适度告知治疗风险

高水平的医疗服务需要更高层次的沟通,更容易获得患者认可。如已经开展多年的肾穿刺技术,虽然现在技术越发成熟,安全性也提高很多。但仍可能出现血尿、血肿、麻痹性肠梗阻、动静脉瘘、失血性休克等并发症,存在万分之一以下大出血必须肾切除的概率。因此,对治疗中可能出现的风险,应如实告诉患者,不应夸大,避免让本应能接受治疗的患者失去机会。对高风险的患者,除了告知风险和治疗的必要性,更要告知患者及家属医方的防范措施和一旦出现并发症的处理预案,以获得患者的理解和配合。如表7-2所列的为腹膜透析、血液透析和肾移植的优缺点。

表7-2 腹膜透析、血液透析和肾移植的优缺点

	优势	不足
腹膜透析	较好地保护残余肾功能 贫血程度较轻 居家治疗,生活更自主 对心血管系统影响程度较小 自动腹膜透析治疗只需每晚操作一次,白天完全自由	需要在腹部永久留置一根透析导管 每天需要3~4次换液操作 有发生腹膜炎的可能性 家中需要一定空间来储存透析用品或进行换液操作
血液透析	治疗由医务人员完成,无需自己参与治疗过程 无需在家储备治疗物品 对居家环境无严格要求	依赖机器,透析时间地点固定,通常需要每周2~3次往返医院 每次透析需要进行血管刺穿,有一定痛苦,当血管通路条件不足时无法进行血液透析 肝炎(乙肝、丙肝)、艾滋病等的感染概率较高
肾移植	无需建立透析通路 接近正常肾功能 疾病恢复正常生活 饮食限制少	手术有风险 有发生术后排斥的可能 术后需要每天服药,药物有副作用 服用免疫抑制药可使身体对其他疾病的抵抗力降低 肾源紧张,等待时间不确定

(四)尊重知情选择

医方在制订治疗方案时,除了要考虑患者自身病情、病理类型,还要根据患者的经济情况,了解患者经费来源后,要主动和患者或家属交代病情及治疗方案,对于特殊检查、药品、材料或大笔费用先与其沟通,如有需要还要反复向患者及家属解释和确认。像急进性肾炎患者,应根据病理类型选择最佳治疗方案。如为抗肾小球基底膜新月体肾炎,除必须进行血液透析之外,还要进行血浆置换,以降低患者体内抗原-抗体反应,不过费用昂贵。考虑到该病病况较差,预后差,病死率高而肾脏生存率低,患者所付费用与预后并不一定成正比。因此,医生要积极地与患者进行全面沟通,给予对方相关的治疗方案及预后效果预测,还要尊

重患者和家属对治疗方案的选择,提出合理建议,以确定最终的治疗方案。对于病情重、费用高、住院时间长的患者,医生做好相应的处理,既要保证患者的医疗安全,又要得到患者、商业保险、社保以及医院的认可。

(五)引导配合治疗

由于肾脏疾病中慢性病较多,医患合作交流的时间和机会也较多。所以,医患在沟通交流之前,首要任务是相互信任。作为医方,医生扎实的专业知识、通俗易懂的语言和和蔼的态度会给患者留下好印象,使其安心接受治疗。在实际的沟通过程中,医方可以考虑组建沟通团队,团队人员可以由肾脏病专科医生、肾脏病专科护士、血液净化专科护士及营养学等方面的专业技术人员构成。必要时可以加入心理辅导人员或在终末期肾脏病治疗较为成功的患者和家属。这样的团队组建一方面可以以权威的角度告知患者及家属患者的病情危重程度、预后、可能出现的问题和解决办法,还可以方便对患者进行用药管理和心理疏导。同时,多科室的合作还能打破科室、医院之间的藩篱,做好医医沟通,为患者提供更全面的服务。

四、常见医患沟通案例解析

(一)患者应对疾病认识不足导致的沟通

在临床诊疗过程中,由于病情的复杂性,一些疾病需要反复检查确认。如在肾脏内科采用肾活检对一些肾脏疾病的诊断具有重要意义,但由于检查的风险性和可能的并发症,一些患者和家属并不能接受与理解。而当病情急速恶化时,患者会产生极度的紧张、焦虑情绪,并会对医方产生责备和怀疑。因此,医生在诊疗中要多与患者进行沟通交流,不断强化病情的发展和检查的必要性,并尊重患者选择。努力获得患者的理解和信任对救治疾患有重要帮助。

案例:患者,男性,20岁。2个月前出现恶心,呕吐2个月,入院前1个月,无明显诱因出现乏力,手足发麻,入院前1周发现颜面及双下肢水肿,并感腹胀,未给予特殊处理。入院前4天发现尿量减少,24小时尿量约为400ml,伴有左侧胸痛,无心悸、胸闷、咳嗽、咳痰及腰痛,无肉眼血尿,到医院门诊就诊,门诊以蛋白尿原因待查收入院。患者自发病以来,精神食欲差,睡眠尚可,大便颜色稍黑,小便量少,体重无明显减轻。入院检查后发现有大量蛋白尿、低蛋白血症,诊断为肾病综合征,并怀疑是急进性肾炎。建议做肾活检进一步明确诊断。由于患者及家属均担心肾活检的风险性,不同意肾穿刺,但同意激素治疗。于是,医生采取激素疗法。但治疗一周后出血咯血,量约200ml。此时,患者及家属表示对病情不理解,认为治疗出错。对此,医院积极组织多科室医生进行会诊,根据患者病情发展的特点,考虑患者为"急进性肾炎",在抗感染的前提下给予了适当的激素冲击加免疫抑制剂治疗,并给予患者精心护理。同时和患者家属就患者的病情和发展,以及"急进性肾炎"的病理机制进行解析,并动员患者及家属进行肾活检以明确诊断,患者表示拒绝,并有记录在册。在医务人员的极力抢救下,患者病情趋于好转。患者情绪趋于稳定,并逐渐认识到自身病情的危险性。

(二)因治疗费用而引起的沟通障碍

肾脏内科的许多疾病是一项身体、精神、金钱多项损耗的慢性疾病,目前除了肾移植之外,肾病没有治愈的方法。得了肾脏疾病(特别像尿毒症)的人群及家庭往往陷入了长期的困境。一些患者在进行血液透析过程中,不仅承受着精神折磨,还要负担高昂的费用。对此,很多患者对治疗费用异常重视。而在临床治疗中,一些"看起来差不多"的血液净化模式中,例如,血液透析、血液滤过、血液灌流等,其适应证、费用都不尽相同。对此,医方应和患者进行耐心、详细、细致的解说。

案例:患者,女性,45岁,因患慢性肾衰竭而进行常规血液透析4年。近期,患者因脑出血入住脑科。患者脑水肿和周身水肿现象较为严重,且全身多脏器出现衰竭。根据患者的病情,医生提出做持续性血液净化疗法。由于此疗法费用昂贵,家属对此产生不满,认为医院仅为赚钱才推荐做这个疗法。对此,经治医生对家属耐心解释了持续性血液净化疗法和普通透析的不同:由于患者现在心、脑血管系统比较脆弱,如果进一步采取普通透析的方法,可能会加重心、脑血管的负担,患者可能无法承受。并为家属比较了普通透析、持续性血液净化疗法的后果和收益,尊重患者及家属的看法,让其自行进行选择。后来患者同意进行持续性血液净化疗法,经多科室努力合作,抢救成功,患者出院后继续进行普通透析治疗,又持续了多年。

(三)患者因躯体疾病伴随心理障碍而导致的沟通障碍

不同的个体具有不同的性格特征,因此,同样的疾病不同的患者可能会有不同的反应。肾脏疾病,特别是慢性肾病或者肾病综合征,一般病程长、疗效慢、易反复,需要长期的治疗观察,而病情的反复或加重会给患者心理带来沉重压力和诸多负担,一些患者会由于消极情绪或者心理障碍而容易与医生发生沟通障碍,甚至产生医疗纠纷。因此在临床工作中,医生要注意识别有心理障碍的患者,并及时请心理医生或精神科医生进行协助治疗。

案例:患者,女性,58岁。因肾衰竭透析3年多。前段时间因高血压、心绞痛、心律失常入院治疗。入院后按照诊疗常规安排相关检查,医生诊断其为心血管并发症。在予以治疗的过程中,患者夜间睡眠差,失眠严重,白天和医务人员的配合度较低。在和家属的交流中,发现患者近期心境低落,兴趣低下,对自身价值评价较低,生活被动,回避社交,语言流畅性差,和此前的性格相比有较大的反差。经分析患者的个性特征及其临床表现后,医生邀请心身疾病专业的医生会诊,诊断为轻度抑郁症。邀请心理治疗师予以针对性的心理治疗并辅以抗抑郁药物和心理咨询。2周后患者情绪和睡眠情况得到缓和。在血压控制良好的情况下予以药物治疗后,患者心律失常和心绞痛症状得到缓解,很快就出院了。

(四)因药物治疗反应的个体差异而出现的沟通障碍

药物进入个体的机体内,肾脏是药物高积聚、高代谢、高排泄的主要器官之一,因此,肾脏疾病患者,特别是血液透析患者,其肾脏几乎不能排泄或代谢药物,且对药物的不良反应极具敏感性。同时,由于不同患者对同一药物反应的个体差异较大。因此,在对患者用药时,要严格遵循相应的技术规范,做好相应的风险预案。同时要做好患者及家属的医学知识科普,让患者了解药物治疗存在一定的风险和不可预测性。高水平的医疗卫生服务是更高层次的沟通,更容易获得患者的认可。

案例:患者,男性,46岁。因间断意识障碍3天入院诊疗。患者1年半前确诊为慢性肾功能不全,尿毒症期。一直维持每周3次,每次4小时的血液透析。患者入院1周前因咳嗽、发热在社区医院治疗,医院予以青霉素治疗共3天,患者咳嗽、发热症状好转。入院前3天出现神志模糊,幻觉,语无伦次,烦躁及淡漠交替发作。无抽搐,意识丧失。入院时患者慢性病容,神情淡漠。检查心腹功能正常,病理反射未引出,左肺底可闻少量湿啰音。透析前后,血生化下降明显。考虑到患者的病情可能是由于用药引起,入院后停止可疑药物,但仍然继续维持每两周五次的血液透析。患者精神障碍逐渐缓解,但神志仍淡漠。由于肺部感染未治愈,给予患者头孢曲松钠静脉滴注10天。患者再次出现甚至淡漠加重,简短意识模糊,谵妄,应答不切题,出现幻觉和行为失常。对此,患者家属情绪激动,认为医生"给错药了""治坏了"。

医务人员组织多科室会诊,尤其是与精神科医生合作。精神科会诊诊断为:躯体疾病伴发精神障碍。医务人员为患者制订了周密的治疗方案:停用头孢曲松钠,增加血液透析频率到每周3次,给予冬眠合剂治疗。同时针对患者的病情,积极与患者家属进行沟通,一周后患者以上的精神症状逐渐消失。患者出院后继续维持原有的血液透析,并一直在医院随诊。

第五节 内分泌科医患沟通

一、患者的身心特点与社会因素

内分泌系统是由内分泌腺和分布于其他器官的内分泌细胞组成,对人类机体的活动起着重要的作用。各种腺体不但维持和调节人体最基本的生命运动,还对人的神经活动、正常感觉、反射和思考起着维持和调节的作用,是人体精神活动的物质基础。可以说内分泌系统是和人类的精神状态(特别是情绪)密切相关的。因此,内分泌及代谢性疾病患者的身心特点、情绪表现一般较为明显。主要有以下几点。

(一)主要的情绪特点

1. 慌乱和烦躁 大多数内分泌代谢性疾病患者需要终身治疗和用药,并且要定期复查。当患者了解这一事实的时候,常表现出慌乱、烦躁、紧张甚至难以接受的心理状态。例如,当患者发现自己血糖或血压高并诊断为高血糖或高血压且需要终身服药时,一些患者并不愿意接受诊断结果,常出现反复就诊,去不同的医院或找不同医生进行就诊,以期待能推翻诊断。另外,一些患者为了避免终身服药,会四处寻医问药,希望能发现可以"治愈"的良方,故很容易上当受骗。另外,有时内分泌紊乱本身也会导致慌乱或烦躁,例如,更年期女性经常会出现一些脾气急躁、情绪变化较大的情况,出现出汗、脾气变坏等,这可能是女性内分泌功能出现紊乱导致的。

2. 敏感和多虑 当内分泌代谢性疾病的患者接受诊断并开始治疗的时候,患者的心理也会开始由烦躁变得敏感和多虑。一些糖尿病患者对身体的每一个微小变化都担心是糖尿病的并发症。一些患者迫于经济压力无法及时复诊、定期随访,有时仅根据自身感受来判断自己的病程并以此作为服药的标准,但又担心疾病进展,表现为思虑重、多且烦躁矛盾的心理状态。一些患者在治疗初期可能对药物有不良反应,会对医生产生不信任感而拒绝治疗。例如一些糖尿病患者在最初使用胰岛素的时候发生了较严重的低血糖现象,导致一些患者对胰岛素产生抵制情绪,拒绝再用胰岛素。另外,有时疾病本身会造成患者敏感多虑的情绪,例如甲亢会造成患者的神经系统异常症状,如暴躁易怒、敏感多疑等,患者会因为一点小事而与人发生争吵,情绪很容易激动。

3. 焦虑和恐惧 内分泌及代谢性疾病有许多是难以治愈的终身性疾病,如糖尿病,在临床治疗中一些糖尿病患者还可能会出现多种并发症,伴随高血压和血脂紊乱等。由于患者对糖尿病知之甚少并存在很多误解,而疾病病程较长,长期治疗费用较高,个人及家庭的经济压力较大,患者因此容易产生焦虑心理、害怕被社会遗弃;又由于担心疾病会影响自己的将来,产生恐惧心理甚至恐惧死亡等。

4. 怀疑和否认 怀疑和否认是患者在得病早期最明显的情绪和行为倾向。患者被诊断为某种疾病的时候,往往不能接受这一事实,认为是医生诊断有误,否认自己患病。特别是在糖尿病患者身上,一些患者自认为糖尿病无非就是血糖高点,对身体并无大碍,因此不注意饮食,更不在乎病情的发展,导致病情进一步恶化。

5. 自卑　在众多疾病中,身体外形的改变多与内分泌和代谢疾病相关,包括面貌、体形和身体的异常变化、特殊体态以及毛发改变、皮肤黏膜色素沉着等身体外形异常。例如侏儒症和巨人症都是由垂体中生长激素的异常而导致,这些患者在进行正常的社交活动中,容易因为自身的身体外形和常人不同而产生自卑心理。还有像垂体病变中的垂体功能亢进,在早期可能出现性欲增强、体型改变等,继而便发生性欲减退,但患者在就诊时对于自己的性功能异常情况会羞于启齿或不愿与医生沟通。又如糖尿病在饭前要进行胰岛素的注射,而当患者外出吃饭,在一些社交场合多因注射而感到自卑和尴尬。

（二）主要的社会因素

1. 生活方式改变　在过去的一个世纪里,由于人们衣、食、住、行、娱等日常生活中的不良行为,以及社会、经济、精神、文化各方面不良因素导致个体在躯体或心理的慢性非传染性疾病越来越多,例如:肥胖、高血压、冠心病等心血管疾病,脑卒中等脑血管疾病,糖尿病和一部分恶性肿瘤。发达国家在对这些慢性非传染性疾病进行了大量的流行病学调查研究后提出,这些慢性非传染性疾病的主要病因就是人们的不良生活方式,并将其取名为"生活方式病"。现代人们不合理的膳食、饮食过于"精细",肉类及油脂摄入量过多,谷类食物消费偏低,维生素、矿物质等微量元素摄入不足,高盐高糖因素,又缺乏运动,容易肥胖,而肥胖往往又导致胰岛素处于抵抗状况,导致血脂升高,骨质疏松,血糖、尿酸升高。因此,很多内分泌及代谢疾病其实是和人们不良的生活方式相关的。

2. 生活压力增加　生活上的压力和工作长期疲劳会导致情绪紧张、心烦意乱、记忆力减退、注意力涣散、缺乏旺盛精力、做事力不从心,甚至会出现头晕、头痛、失眠、食欲不佳等表现,进而使中枢神经功能失调以及自身免疫功能紊乱,从而使2型糖尿病、自身免疫相关性甲状腺疾病等内分泌代谢病发病率增加或疾病加重。

3. 人口老龄化　近年来,随着国家和社会对卫生、营养和疾病的控制以及人们自身生活水平的提高,人们的平均寿命不断延长。而随着人口老龄化的出现,糖尿病、骨质疏松症、甲状腺疾病等内分泌代谢病发病率大幅度提升。如随着年龄的增长,机体外周组织对胰岛素的敏感性逐渐降低,加上胰岛B细胞分泌功能下降,进而导致2型糖尿病;钙、磷代谢的负平衡而发生老年性骨质疏松;甲状腺激素合成和分泌功能下降,进而发生老年性甲状腺功能低下等。

4. 环境污染　除了一些因素以外,由于环境污染以及各种违规食品添加剂的大量使用,使外源性激素所致内分泌功能紊乱及代谢疾病发病率增高成为不可忽视的问题。例如,减肥药中添加甲状腺激素而导致医源性甲亢的发生;在人工饲养的禽类及鱼类饲料中添加固醇类激素以及一些水果中施用的早熟剂、防腐剂等而导致外源性皮质醇增多症以及儿童性早熟的发生率近年来明显增多;此外,一些所谓的"保健品"中添加的各种激素也是内分泌功能异常的原因之一。最新的研究发现,作为常用的食品添加剂,被广泛用于加工食品以帮助保存食物质地、延长保质期的乳化剂,可能会扰乱肠道菌群的组成和位置并诱导肠道炎症,促进炎症性肠疾病和代谢综合征,其中代谢性疾病主要包括2型糖尿病、心血管和（或）肝脏疾病。此外,严重的环境污染是女性内分泌失调的又一大因素。尤其是空气中的有毒气体,进入人体后经过一系列的化学反应,间接导致月经失调、内分泌失调等诸多问题。

5. 健康知识匮乏　现代人对于外在经济物质和内在精神修养的追求越来越多,同时对自身的健康也越来越关注。但这种关注度仅停留于"健康很重要""身体健康是革命的本钱"等这样简单的认知层面。对于健康知识如何获取、获取哪些具体的健康知识，这些健康知识对我们自身健康有哪些影响，大多数人对此了解甚少。基本健康知识的匮乏是糖尿病、血脂紊乱、骨质疏松症等内分泌代谢疾病发生发展的重要原因。虽然现代医学指出内分泌代谢疾病和个体的遗传机制相关度较高，但相比较近几十年来这些疾病迅速提升的增长率，在人类漫长的进化过程中，遗传物质并没有发生较大的改变。而与此同时，人类对健康知识的掌握并没有增长。因此，疾病的发生发展和人们健康知识的匮乏有很大关系。以糖尿病为例，由于现代一些人缺乏健康知识，生活习惯又多食少动，加上老龄化问题，使得人们患糖尿病的危险性显著增高；在已诊断的糖尿病患者中，很多患者并没有及时获取所患疾病的诱因、治疗方法和效果及预防、自我护理、饮食指导、用药指导等，表现为对血糖控制的重要性不了解，长期血糖控制差，还没有养成定期检测和并发症筛查的习惯，有的患者甚至出现了晚期并发症才就诊，而此时病情已经无法逆转了。

二、诊断中的医学信息沟通

（一）重要病史项目及意义

重要病史的询问可以帮助医生对患者进行整体把握，如通过腺垂体、神经垂体、甲状腺、肾上腺皮质和髓质、性腺、甲状旁腺等所引起的各种病态来对患者进行初步诊断。

1. 既往史 了解患者的健康状况和既往病史，对当前的诊疗具有很大帮助。例如，一些有结核病史的患者，如果发现他们皮肤色素沉着、乏力消瘦，诊断更倾向于慢性原发性肾上腺皮质功能低下。另外，针对女性患者，要了解其月经分娩史：有无非正常分娩史、产后大出血史，有无分娩巨大儿史；有无原发性和继发性闭经、月经稀少、溢乳、宫内生长障碍、不孕等。

2. 现病史 了解并记录患者发病后的全过程，即发生、发展、演变和诊治经过。弄清患者主要症状的特点，对内分泌疾病的诊断与鉴别诊断十分重要。例如，对于甲亢患者，应让其描述其代谢亢进症状，如怕热，多汗、心悸、消瘦等发生及发展。老年甲亢症状多不典型，常以心血管症状及肌病为主，也可为淡漠型。少数甲亢可为绒毛膜癌所致，应予以警惕。诊断甲亢时，应除外神经官能症及结核、肝炎等。对于糖尿病患者应具体记录多饮、多食、多尿、消瘦情况，对可能的并发症如眼病、心血管病、肾病、肌病、神经系统病症、糖尿病皮肤病变，以及晚期的下肢缺血、溃疡、坏死，均须细心观察，认真了解。另外，对易并发的各种感染、结核、酮症酸中毒、非酮症高渗性昏迷均应注意发现。另外，内分泌疾病可由内分泌系统以外的病变引起，如结核病引起肾上腺皮质功能不全，又如肺癌引起异位ACTH综合征等。对不常见的垂体肿瘤、垂体前叶及肾上腺皮质功能亢进或不足、尿崩症等，做好病史采集，并进行详细的体格检查。

3. 病情的发展和演变 对于内分泌系统的器质性病变而言，病情的呈现一般是不断发展和变化的。如早期的嗜铬细胞瘤患者，其阵发性高血压可能是1年发作1次，每次持续数分钟。而随着肿瘤的变大，高血压发作的频率将逐渐增加，严重的话会达到1天发作多次，且每次发作持续的时间延长。所以，掌握患者病情的发展和演变也是非常重要的。

4. 生活史和家族史 了解患者的出生地及生活环境；评估患者的婚姻状况及生育情况，了解患者是否有性功能异常等规律；患者的日常生活是否规律，有无烟酒嗜好，特殊的饮食喜好或者禁忌。如果患者处于青春发育期，或者来自高海拔地区或碘缺乏地区，当出现弥漫性甲状腺肿大的时候,要考虑是否是单纯性甲状腺肿大。另外,许多内分泌疾病都有家族倾向性,如甲状腺疾病、糖尿病、肥胖症等,应询问患者家属中有无先天性遗传性疾病史,家族中有无相似疾病史,有无生活环境、生活方式、经济状况变化等。

(二)重要体检项目及意义

1. 一般检查　因为内分泌疾病患者在外貌体态上会有所体现,所以要注重一般的体检项目:例如身高、体重、体重指数、智力、神志状态、血压、腰围、腹围、臀围、特殊体形和特殊面容(肢端肥大症、呆小病、黏液性水肿、格雷夫甲亢、库欣综合征)等。以体重和体重指数为例,即使体重未达到肥胖的标准,但腰围达到了肥胖的标准,则可考虑诊断为腹型肥胖。检查体脂分布还可以判断是均匀性肥胖还是向心性肥胖,单纯性肥胖多为均匀性肥胖,皮质醇增多者多为向心性肥胖。

2. 皮肤检查　有无黄斑、黄色瘤、黑棘皮病、紫纹、痤疮,有无皮炎、下肢溃疡、色素沉着增加或减退、痛风结石等。在甲状腺功能问题上,甲亢患者皮肤细腻、温暖而潮湿;甲减患者皮肤干燥且脱屑多。当患者皮肤色素减退,苍白干燥,可能是垂体叶功能低下;当患者皮肤及黏膜色素沉着,尤其是面部及皮肤皱褶处明显,则考虑是原发性肾上腺功能减退。另外,皮质醇增多症患者皮肤菲薄,下腹部及大腿内侧等部位易见粗大的皮肤紫纹。

3. 毛发检查　体毛的观察(如阴毛、腋毛、体毛分布及密度,并询问有无变化)对于内分泌科也是极重要的。例如当女性患者体内雄性激素水平增高或作用增强时,患者会出现体毛增多、上唇胡须特别是阴毛增多并呈男性分布状,对于这样的症状,要警惕肾上腺肿瘤或增生以及其他有可能导致雄性激素水平增高的情况。

4. 眼睛检查　甲状腺疾病有时伴随眼部疾患,所以内分泌体检要进行眼部检查:有无格雷夫甲亢眼征、上睑下垂、球结膜充血水肿、角膜溃疡、眼外肌麻痹、晶状体混浊、角膜老年环等。有些眼部疾病可能的深层次原因是内分泌问题,例如一些患者视力下降,或被诊断为白内障,有可能根本原因是由于甲状旁腺激素分泌过少,血钙低,晶状体钙化所致。

5. 甲状腺检查　检查时要注意甲状腺有无肿大及程度、甲状腺质地,有无结节和包块,有无触痛,有无震颤和血管杂音,有无局部淋巴结肿大等。一般甲状腺肿可分3度:Ⅰ度不能看出,但能触及;Ⅱ度既能看出肿大,又能触及,但在胸锁乳突肌内;Ⅲ度甲状腺肿明显并超过胸锁乳突肌内缘。甲状腺功能亢进、单纯性甲状腺肿、甲状腺癌、慢性淋巴性甲状腺炎等疾病都能引起甲状腺肿大,所以要进行鉴别。例如,甲状腺功能亢进的患者,肿大的甲状腺质地柔软,触诊时可有震颤,可能听到"嗡鸣"样血管杂音,是血管增多、增粗、血流增速的结果;甲状腺癌的患者触诊时包块可有结节感,不规则、质硬。因发展较慢,体积有时不大;慢性淋巴性甲状腺炎患者的甲状腺呈弥漫性或结节性肿大,这点易与甲状腺癌患者混淆。所以在触诊时,可以考虑是否能摸到颈总动脉搏动,借此作鉴别。

(三)重要检查项目及意义

由于人类的内分泌腺较多,其中主要的内分泌腺就有垂体、甲状腺、胸腺、肾上腺、胰岛、卵巢或睾丸。同时,内分泌疾病的临床表现特异性较少,实验室检查对诊断和治疗有一定帮助。例如,通过测定血液和尿液中的激素及代谢物水平来帮助确定相关内分泌腺体的功能状态;通过影像学检查如CT或MRI等,可以帮助确定内分泌腺体病变的性质及部位,还有一些疾病要通过动态功能检查来进一步明确诊断。一般来说,实验室检查可分为代谢紊乱的证据、激素分泌证据和动态功能测定这三个常用的检查项目。其中代谢紊乱的证据包含血糖、血钙、蛋白的检查;分泌激素异常的证据包括血、尿中激素及其代谢产物等;内分泌功能试验包含幸福试验、抑制试验、激发试验、拮抗试验、负荷试验等。具体而言,有关糖尿病的检查有葡萄糖糖耐量试验(OGTT)、馒头餐试验、尿蛋白二项、糖化血红蛋白(HbA1C)等;甲状腺及甲状旁腺的实验检查有:T_3、T_4的测定,FT_3、FT_4的测定,TSH的测定,TRAB的测定,PTH的测定;肾上腺皮质和髓质功能检查有:ACTH的测定;皮质醇的测定;地塞米松抑制试验;血管紧张素醛固酮系统测定。

在临床卫生活动中,检查可以为医生诊疗提供帮助,但并不意味着检查就一定能够明确诊断,可能会出现多项检查后诊断仍不明确的现象。这时候,医生既需要对疾病进行进一步的观察,也需要对患者的情绪及心理进行安抚。因为患者就诊时本身就有焦虑的情绪,认为医生问诊后,检查做完后就会有结果,可以确诊了,并迫切地希望得到治疗。如果此时医生给予患者一定的安抚并让其继续做检查,患者可能会认为医生冷漠、治疗不积极、不关心患者等而产生医患矛盾。因此,医生在对患者进行检查和让其进行检查前,需要详细告知患者可能要做的检查以及做这些检查的原由和必要性。当检查结果出来后,医生要及时向患者和家属解释检查结果并作出反馈;如还需要进一步的检查,则要向患者进行说明,要让对方在充分知情的情况下主动参与并配合实验室检查。

三、治疗中的积极沟通

(一)针对性的医学与健康教育

1. 针对性的医学知识　内分泌及代谢性疾病一般病程较长且需要定期监测和随访,因此通过医患沟通,让患者了解自身疾病的相关医学知识,获得患者的配合,对病情的发展、治愈和预后具有重要意义。

对于糖尿病患者来说,自我管理能力是影响疾病的重要能力。对于患病早期的患者,需及时告知对方糖尿病的病因、自然病程、危害以及如何防止慢性并发症。对于已经服用降糖药物和需要使用胰岛素的患者,要告知其血糖自我检测的重要性、方式方法和时期。另外,还应告知对方如何调整饮食、规律运动以及维持理想的体重、戒烟限酒,放松身心。

对于血脂紊乱、痛风以及原发性骨质疏松症患者。除了告知其疾病的危险因素以及对健康的影响之外,控制并选择合理膳食对其是至关重要的。另外,还需鼓励患者选择并进行恰当的体育运动,督促患者定期复查,并遵医嘱服药以确保治疗达标。

对于甲状腺功能亢进或低下的患者,如需要药物治疗或手术治疗,治疗前向其详细解释治疗原理、疗程和预后的问题。在生活上,患者还需要多了解食用碘量对甲状腺疾病的影响。

对于腺垂体、肾上腺皮质以及甲状腺功能低下的患者,要强调替代治疗终身服药的必要性以及随意停药的危险性,如果伴有其他疾病时,如何调整替代治疗药物的剂量等。特别是肾上腺皮质功能低下的患者,要充分教育患者及亲属懂得如何应付不测事件,比如患者应随身携带写有自己姓名、所患疾病和所服药物的卡片。当因其他疾病需住院治疗的时候,要首先告诉主治医生自身疾病,以免错失抢救时机。

2. 针对性的健康教育　引导患者进行健康的生活方式。健康的生活方式,就是从日常生活点滴做起,从改变吸烟、酗酒等不良生活习惯做起,从合理安排膳食结构做起。近些年,一些医学专家针对"生活方式病"使用了两个新概念——"生活方式药"和"生活方式管理"。其中,"生活方式药"主要指那些不是用于治疗疾病,而是用于改善因不良生活方式所引起的有关症状和疾病的"药物"。这类药物不同于保健食品,也不是人们常说的天然补品,它是药品类的一小部分,如各种维生素、微量元素制剂、某些有特殊防病功能以及能纠正人体某些不适的其他类药品。服用这些药品，当然不可能带来致命的威胁，也不会产生明显的副作用，却能消除不良生活方式带来的负效应，预防和治疗某种文明病，从而提高身体素质，促进健康；生活方式管理是预防"生活方式病"的有效武器，任何可以改善生活方式的原则和方法都是"生活方式药"。预防生活方式病的根本措施是学习和掌握健康知识、养成良好的生活方式和改变不良习惯。

（二）开展心理辅导

众所周知，个体的心理状态会对疾病的发生、发展、治疗和治愈有重大的影响。内分泌代谢疾病由于涉及体内大量激素的工作，因此和人的心理卫生密切相关。一方面，疾病的发展会影响个体的心理状态，例如，甲状腺功能亢进（甲亢）患者几乎都伴有精神变化。表现为紧张、易激动、情绪易变；尽管体力上感到疲劳，但仍想去干点事情；注意力集中的时间不长，有近事记忆损害。严重甲亢者可呈现精神症状、谵妄、昏迷甚至死亡。少部分患者，特别是老年人患慢性甲亢者，常表现为抑郁、淡漠和厌食。另一方面，个体的心理状态也会影响个体的生理健康。大量研究和实践表示，当人处于极端情绪时，会反射到神经系统，造成激素分泌的紊乱；而即使不是极端情绪，持久的负面情绪也会对人的激素分泌产生影响。因此，在针对内分泌代谢疾病患者进行治疗的时候，医生既要关注其生理疾病，也需要关注其心理健康。

对于已经患病的患者，要积极地对其进行心理辅导。让患者接纳自身疾病，接受治疗，注意日常生活方式。例如1型糖尿病患者由于确诊时间多为青少年期，是他们求学、创业、恋爱的大好时光，当患者得知自己患此病，且得知没有根治的可能而将终身依赖外源性胰岛素治疗时，常会产生愤怒、悲伤的情绪，同时感到被剥夺了生活的权利与自由，对生活失去信心、情绪低落，整天沉浸在悲伤的情绪中，对治疗采取消极的态度。对此，医生采取心理辅导可以帮助患者改变错误的认知，接受现实，耐心细致地介绍有关糖尿病知识、高血糖的危害性和治疗可能发生的并发症，帮助他们认识疾病，加强他们对饮食、运动及科学用药的重视程度，使其改变对疾病怀疑、拒绝治疗及满不在乎的心态。

（三）适度告知危险

1. 对于糖尿病患者，要明确告知患者糖尿病的病程较长，病情易反复，并发症较多，例如病程越长，致盲的风险越高。对于在使用降糖药物特别是胰岛素的患者，在使用之前要告知可能的低血糖风险，让患者了解低血糖的临床症状以及如何处理低血糖的发作。

2. 对于甲状腺功能亢进的患者，药物治疗是较为常用且较推荐的一种方法。但服用药物可能伴随一定的副作用，因此，要告知患者可能出现的副作用，并提醒患者副作用显著时要立即停药并及时就诊。

3. 对于腺垂体功能减退症的患者，在开始替代治疗前，要告知患者替代治疗的原由和必要性；缓解患者对激素副作用的担心；并重点提醒患者当合并其他疾病时应适当增加糖皮质激素剂量，不可随意停药，否则危及生命。

（四）尊重知情选择

在临床治疗中，同一种疾病可能有不同的治疗方案。例如甲亢Graves病，一般采取的治疗方式有药物治疗、手术治疗和放射性同位素疗法。这3种疗法各有优缺点，所以患者在选取治疗方法前，医生要告知各种治疗方案及其优缺点。例如，放射性同位素治疗的优点在于治愈率较高，超过半数的患者可达到临床治愈，但仍不排除一些患者在治疗后可能会出现甲状腺功能降低而需要终身服用甲状腺激素替代治疗或者甲亢复发。想要药物治疗的患者首先要判断其自身是否有禁忌证,医生还需告知患者药物治疗需要定期随访、疗程长、停药后复发的可能性以及药物的副作用。让患者在充分了解相关信息后再根据自身实际情况进行选择。

由于内分泌代谢疾病在采取药物治疗的时候,可能要伴随着终身服药和定期检测。患者的经济情况是医生在治疗中必须考虑的因素,治疗前,医患要对治疗方案和可能的经济消费进行沟通和交流。例如,经济情况不好的糖尿病患者,如果选择了廉价的降糖药物,医生要提醒患者可能出现的药物副作用。总之,治疗方案的选择上,医患要及时沟通和交流,医生要多站在患者的角度考虑问题,设身处地为患者着想。

(五)引导配合治疗

内分泌代谢疾病治疗是急需患者自身配合,自己管理监控的。因此,内分泌代谢疾病的治疗不能单纯依靠医生,还要从患者抓起,提高患者的治疗依从性,引导患者养成良好的生活习惯并教育其掌握必要的急救措施,两者并重共同维护患者健康。例如,因水肿、蛋白尿就诊的糖尿病肾病患者,如果在治疗前未进行充分的医患沟通,患者及家属常常会抱怨治疗效果差,水肿和蛋白尿改善不明显等。如果告知患者糖尿病肾病已经无法逆转这样的消息,患者则会产生很大的精神压力,终日担心尿毒症的到来。因此,医生要根据患者的实际情况,告知对方所患疾病的基本知识,在治疗过程中可能出现的各种反应,如何与医务人员配合争取良好的治疗结果,医生会采取哪些措施尽可能地维持病情稳定等。医生的坦诚加上患者的理解和信任,对积极的治疗结果有非常大的帮助。

四、常见医患沟通案例解析

(一)患者因对疾病认识不足而导致的沟通障碍

患者因缺乏医学知识,加之对自身疾病认识不足,希望用尽可能简单、方便、无风险的治疗方式治疗自己的疾病。一旦医生建议采用的治疗方式有一定风险性,就不愿意服从。对此,医生要多和患者及家属进行交流与沟通,根据患者疾病的特点,反复进行医学知识普及,提高患者的依从性。

案例:患者唐某,男性,62岁,退休职工。患糖尿病13年,前10年一直采用降糖药物进行降糖,近3年采用胰岛素皮下注射控制血糖,血糖控制良好。患者还患有冠心病、心绞痛、心脏病多年。近半年经常出现胸闷、心慌、气短、腹胀复发率极高。入院做冠脉造影,诊断为:冠状动脉三支弥漫病变。医生建议做冠状动脉旁路移植手术。患者表示担心,想通过心脏支架来治疗。主治医生了解患者的意愿后,和患者及家属进行沟通。根据患者的病情和发展,解释冠状动脉旁路移植术和心脏支架手术的适用性。患者在充分了解自己所患疾病的严重性和治疗的相关知识后,同意行冠状动脉旁路移植手术,并签署了知情同意书。手术较为成功,出院后患者主动定期到门诊随访。

(二)因用药副作用而出现的沟通障碍

众所周知,"是药三分毒"。药物在治疗疾病的同时可能也会产生一些副作用,这些副作用可能会对患者的身体健康产生影响。为避免因药物副作用而发生医患纠纷,医方在对患者进行药物治疗前要和患者及家属进行细致沟通,例如,有关用药的理由,药物可能出现的不良反应等。用药后医务人员也应仔细观察患者的治疗反应,对治疗中可能出现的问题做好应急方案,及时与患者进行沟通,并根据患者的反应相应调整方案。

案例:患者,男性,32岁。2个月前出现因心悸、怕热、多汗、乏力、体重下降等症状前去医院就诊,诊断为"甲状腺功能亢进症",开始口服丙硫氧嘧啶(PTU),100mg,3次/天,心悸、怕热、多汗症状减轻。2天前出现咽痛、发热,体温39.2℃,为求明确诊断而入内分泌科。患者家族无甲亢家族病史。入院检查后体温39.2℃,神清,急性热病容,皮肤潮湿,单纯性突眼征阳性,咽部充血,扁桃体Ⅱ度肿大,表面无脓苔,甲状腺Ⅱ度肿大,质地柔软,结节阴性,心界不大,心率:110次/分,律整,心音有力,双手平举前伸时细震颤阳性。辅助检查显示FT_3、FT_4显著降低,同时血白细胞计数也降低。对此,诊断为甲状腺功能亢进症(Graves病)、粒细胞缺乏症、急性上呼吸道感染。患者及家属表示不解,心想是来治病的,怎么反而又添了新的病。对此,经治医生对患者解释道,患者粒细胞缺乏的原因考虑是抗甲状腺药物(丙硫氧嘧啶)的不良反应。抗甲状腺药物的常见不良反应是粒细胞减少和皮疹。粒细胞减少可发生在口服抗甲状腺药物治疗的任一时间,以初治的2~3个月、复治的2~3周较为容易发生。该患者在服药前血白细胞计数和中性粒细胞计数均正常,服药2个月后出现粒细胞缺乏。在行骨髓穿刺和血液检查无问题后,所以认为是抗甲状腺药物的不良反应所致。

针对患者的症状:即刻停用抗甲状腺药物(PTU),采用无菌隔离,绝对保证患者的卧床休息,使用高效广谱抗生素,粒细胞集落刺激因子及糖皮质激素等。患者粒细胞计数增高,症状有所缓解。病情好转后医方建议患者改用手术治疗或I^{131}治疗。患者在听取医生的解说后,表示同意。后患者治疗效果明显,并定期到门诊随访。

课后思考

1. 请列举一些内科患者常见的情绪特点。

2. 一位女性患者,47岁,从事金融工作。近十年有慢性萎缩性胃窦炎病史,1个月前胃镜检查仍提示慢性萎缩性胃窦炎,病理报告:肠上皮化生。患者得知检查结果后认为自己已经患有胃癌,出现紧张、焦虑、恐惧等负面情绪,对生活及工作兴趣骤降,总感觉生命即将终结。对此病例,你认为应如何与患者进行沟通?

3. 在医疗工作中,常发现年纪大的慢性疾病患者"孤独心理"严重,如果你在临床中碰到这样的患者,该如何处理?

(唐梦瑶 何闰华)

第八章

外科医患沟通

目标：

1. 掌握外科医患沟通的主要方法。
2. 熟悉外科患者身心特点。
3. 了解不同外专科医患沟通的共性特点和个性差异。

左肾透明细胞癌根治术致脑出血

患者，女，68岁。以"左肋腰部疼痛5天"入住某市人民医院泌尿外科。入院诊断：Ⅳ期肾癌。家属要求手术治疗，科内讨论后同意手术治疗，因患者年龄偏大、体质差，存在胸椎转移，术前行重大手术报告，医务科已向患者家属交代病情，家属同意手术，遂在全麻下行"左肾肿瘤根治术"。术后予心电监护、吸氧、抗炎、止血，支持补液治疗。术后病理诊断：左肾透明细胞癌。患者上午手术，至下午仍未清醒，血压偏高。麻醉科、神经内科会诊，行CT检查示"颅内出血，出血量40~50ml"，按会诊意见，滴注20%甘露醇125ml，推注血凝酶（立止血）1支，并请脑外科会诊协助治疗。患者及亲属认为脑出血是院方存在医疗过失。

阅读以上资料，你对此事件的看法如何？

第一节　外科特征及患者特点

外科是研究外科疾病的发生发展规律、临床表现、诊断、预防和治疗的学科，外科疾病分为创伤、感染、肿瘤、畸形和功能障碍五大类，通常以手术切除、修补为主要的治疗手段。手术治疗的创伤性和高风险性决定了外科是医患纠纷的高发区。手术患者的心理会产生变化和疑问，与手术患者及其家属进行良好的沟通交流，能让患者以最佳的心理状态来接受手术，并可以深入了解手术后患者身体恢复的情况。近年来，随着科学技术的进步和手术技术的提高，手术治疗范围不断扩大，治疗效果不断提升，如过去没有有效治疗方法的某些先天性畸形、脏器功能衰竭等疾病已可以采取手术治疗，而且手术创伤性随着腔镜等微创技术的普及而逐渐减少，手术精细度和准确度随着手术机器人的开展而不断提升。因此，与其他治疗方式相比，外科疾病的手术治疗有其自身特点。

一、外科特征

（一）强调团队合作

任何外科手术治疗，因技术复杂，环节多，需要有临床科室、医技科室、后勤等多部门团队协作。手术过程中，主刀医生、助手、手术护士和麻醉医生的密切配合，是手术顺利完成的重要保障。

（二）辨证综合施治

手术是治疗外科疾病的主要方式，对有些疾病来说是唯一手段，如胃穿孔，必须紧急实施手术；对有些疾病来说是首选方案，如胆石症诱发胆囊炎急性发作，通常建议实施手术治疗，也可以先行保守治疗，无改善后再手术；对有些疾病来说只是治疗中的一个环节，如肺癌伴脑转移的患者，在手术切除肿瘤灶后，还需辅助放化疗等其他方法综合治疗。

（三）注重技术水平

手术是依靠医生操作技能表现的治疗方式，对医生的临床经验、专业功底、操作水平和应变能力等综合技术要求较高，尽管有诸多操作规范要求，但手术医生主观能动性发挥的余地相当大。此外，手术还对医务人员的无菌技术及感染管理要求严格，对医疗设备及器械的使用有相当高的标准和要求。

（四）存在医疗风险

手术治疗虽然以拯救患者的生命为目的，但手术治疗本身会对患者的组织器官造成一定的侵袭性，对人体造成损伤，对某些患者可能是灾难性损害，而且手术中有麻醉等风险意外，术后有引发各类并发症的可能。因此，手术对患者的身心健康有不可避免的风险性。

二、外科患者的特点

任何手术对患者都是生理和心理的强刺激，需要实施手术治疗的患者，在入院期间，其身心状态存在一定的共性特点。

（一）手术前患者的身心特点

焦虑和恐惧，是患者手术前最常见的心理反应，引起患者术前焦虑、恐惧的原因有两方面：一方面患者入院后求治、求医、求服务的求助心理迫切，急于向医生请教其所患疾病的相关知识，希望医生能制订完善的手术方案并实施精细手术，解除病痛的折磨，也希望得到医务人员的尊重和理解；另一方面，患者对手术安全，手术效果，医生的技术水平、经验和态度等均存在顾虑，缺乏必要了解。此外，患者担心手术造成的身体创伤，治疗费用超过自己的支付能力，手术后自己的学习、生活、工作受到不同程度的影响。

悲观和无助，也是较为常见的心理反应，部分患者因劳动能力丧失，或生活自理困难等原因，常表现出对外界事物不感兴趣，有些患者会出现"无能为力、无所适从、听之任之"等消极情绪，进而自暴自弃、放弃主动求治，甚至产生轻生的想法。

（二）手术中患者的身心特点

全身麻醉后的患者无主观心理感受，身体主要器官功能处于监测中，但会对麻醉前医务人员的言行举止用心倾听、揣摩，对麻醉醒来时的所见所闻格外留心。非全身麻醉的患者，会对手术中医务人员的语言交流、行为举止用心倾听、揣摩，对手术器械撞击声音格外留心。

（三）手术后患者的身心特点

手术后，患者遭受一定的生理和心理创伤，生理功能需要较长时间的恢复，焦虑、恐惧、紧张等心理反应也伴随始终。有些重大手术有可能引起患者部分生理功能丧失和体形改变，患者容易出现愤怒、自卑、焦虑、人际关系障碍等心理问题。有些患者可能因术后一时不能生活自理、长期卧床、难以工作、孤独、对手术效果不满意等原因，继发严重的心理障碍。

有些患者会受到医生和患者家属对病情的善意"隐瞒"，术后患者会敏感和多疑，对别人说话的声调、神态、表情等都会异常关注。有些患者对诊断是否准确、手术是否成功、术后并发症、医生水平和能力等方面也会产生怀疑，易出现敏感、害怕等情感体验。

手术患者群体涵盖不同性别、年龄、职业和学历层次，影响因素有较大的个体差异。一般认为年轻的患者反应较严重；女性患者相对明显；文化程度高的患者想法及顾虑较多；性格内向、不善言语表达、情绪不稳定以及既往有心理创伤的患者容易出现焦虑情绪。

第二节 手术患者的医患沟通

外科疾病往往需要以手术作为主要手段进行综合治疗，因此，患者的身心状态与手术密切相关。外科患者常带着自己独特的身心需求来接受治疗，通过有效的医患沟通，给予患者更多心理和人文关怀，调整身体功能，使其身心处于最佳的状态，有利于手术顺利开展，改善术后生活质量，减少医患纠纷。

一、患者的身心特点与社会因素

（一）患者的身心特点

1. 患者的心理特点

（1）焦虑和恐惧：手术对患者是一种强烈的心理刺激，因此焦虑和恐惧是手术患者常见的心理特征。不同年龄阶段的患者恐惧心理存在差异：儿童患者害怕手术后的疼痛，青壮年患者更加关注手术安全性及术后康复情况，老年患者则担心自身身体状况会增加手术的死亡风险。不同疾病患者的恐惧心理也有区别，如恶性肿瘤中晚期的患者主要担心疾病发展和手术预后较差。

（2）敏感和多疑：手术患者对声、光、温度等自然环境的变化特别敏感，稍有声响就紧张不安，对医生和亲属的说话声调、语气、表情、神态、动作等也会非常敏感，易盲目猜疑，如诊断是否准确、医生和亲属是否隐瞒、手术能否成功、医生的水平和责任心等。对躯体不适的敏感度提升，主观体验增强，这些心理都会影响手术效果。

（3）悲观和无助：因身体状况不佳，甚至丧失劳动能力或生活自理能力，外在形象也发生变化，使手术患者表现得异常悲观，少言寡语，对外界事物不感兴趣。有些患者如恶性肿瘤晚期伴转移者，因病情严重，预后较差，会产生自暴自弃，放弃治疗，甚至轻生的想法。

（4）高自尊和易激惹：手术患者认为自身是弱势群体，理应受到更多的关注和照顾，对医务人员的态度非常在意，稍有不妥即认为对其不尊重，会产生对治疗不配合，对医生不信任的现象；手术患者情绪易激动，会莫名愤怒、怨恨、自责等，常因小事而发怒。

2. 患者的行为特点 手术患者的外在行为表现会与其年龄、身份不相称，如在躯体不适时会哭泣，甚至喊叫，以期获得医务人员和亲属的注意，获得更多的关心和支持；对可以自行处理的日常事务也没有兴致，依赖他人处理，希望获得医务人员和亲属更多的帮助和照料。

（二）患者的相关社会因素

1. 生活方式习惯　外科手术患者常以消化、呼吸、神经、关节系统器官居多，造成疾病发生多与患者生活习惯有关，如饮食不当，喜食腌制食品、少食蔬菜和水果与胃癌发生有关，胆囊炎、胆石症的发生与高脂饮食有关，过度饮酒易发生急性胰腺炎，吸烟与肺癌发生密切相关，外伤者易引发脏器破裂、骨和关节损伤等。

2. 精神社会因素　随着现代社会的发展，人们面临的精神压力较大，精神社会因素也成为慢性疾病发生并发展成为肿瘤的重要因素。此外，患者病情也容易受到外界不良刺激或自身负面情绪的影响，导致临床治疗效果欠佳。

3. 社会支持系统　患者亲属是患者社会支持系统的最重要组成部分，由于手术患者大多发病急、病情重，亲属也缺乏相应的心理准备，会表现出焦虑、无助、恐惧等情绪体验；患者住院后，其家庭生活会发生不同程度的变化，家庭重心和成员角色、责任开始转化，行为模式相应调整，也会对患者造成较大的心理压力。患者亲属对患者病情、疾病相关信息、如何保障患者生命安全都会给予充分关注，期望得到最好的医治和精心的护理，对医生有更多的期待。

二、治疗中的积极沟通

（一）手术前的沟通

手术前，患者及其亲属希望了解手术的必要性和危险性。手术医生应根据患者的不同情况，采取不同方法对患者作针对性的解释和开导，消除患者顾虑。

1. 把握沟通方法（图8-1）

（1）尊重：医生要尊重患者的主体地位和人格，与患者在平等的前提下交换信息，达成一致，共同解决问题。由于医生和患者在疾病认知上存在一定差距，医生的理性认知与患者及其亲属的感性认知间存在差异，医生要换位思考，多站在患者的立场上，体验并理解患者的认知和感受，用心灵去感知、思考和体验，做到感同身受。

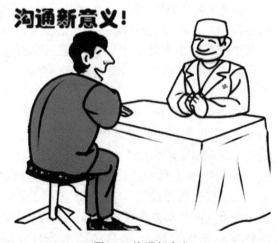

图8-1　沟通新意义

（2）倾听：患者的诉说既是医生采集病史的需要，又是患者内心痛苦的释放，可以消除忧愁与悲伤。医生要主动地倾听，不要打断患者的话，可以适时加以引导，通过患者的诉说，及时掌握患者的病情及心理变化，了解患者身心的真实感受，发现在治疗中忽视的细节。包括倾听患者的欲望和需求、情感和思想、为疾病所承受的痛苦。

（3）共情：医生要努力营造使患者感到轻松和安全的氛围，让患者及其亲属能够主动、自由地表达自己的意见，医生应接受、肯定患者的真实感受，以一种表明你了解他所述的真实情况和理解他对这件事的感受的方式来作出反馈，让患者意识到医生能体验到他的困扰和心境，对于重要的事，医生可以复述一遍，一来可防止患者自己说错，二来可防止医生听错，既能体现医生始终在关注患者内心的感知，还可以避免很多纠纷的发生。

（4）鼓励：医生要用心观察患者及其亲属在诉说过程中的细节，如表情变化、肢体动作等，从患者的细节表现了解其可能存在的顾虑或疑惑。医生在此过程中要善解患者的难言之隐，鼓励患者把自己的担心、不安说出来，解除压抑在心里的情绪，对患者的鼓励要具体、真诚而及时。

（5）具体：在解释一个复杂的问题时，可充分利用图像、资料、实物标本，将复杂的沟通过程简单化，可以巧妙地应用一些比喻、类比、举例的方法，让患者认同医生的行为。美国加利福尼亚大学洛杉矶分校的沟通调查，总结出了医生赢得患者信赖的"73855"定律，为医生开出了一张对症的"沟通处方"。医生通过与患者沟通赢得患者信赖，55%取决于医生与患者沟通时的肢体语言（包括眼神、表情、手势等）；38%取决于医生与患者沟通时的语音、语调；7%取决于医生与患者沟通时说过、写下的语言文字。医生的诊疗从与患者的第一个眼神交流开始，人的心能听到理性听不到的东西。外界对一个人的判断不仅是根据一个人的品格、学识，也根据你的讲话方式。医生透过自己的品格、学识外化出的行为决定患者对你的感受。

2. 告知手术方案　对医生而言，手术前要同患者做一次详细的谈话，告诉患者手术的名称、方法，手术中的感受，手术中可能出现的问题及处理办法，手术预期结果，可能发生的医疗意外，术后并发症及力所能及的应对措施，让患者了解手术的大致情况和适应办法。

针对患者在手术前可能存在的恐惧、焦虑、失眠等情绪，医生要以同理心不断鼓励患者，舒缓患者的情绪，争取患者最大程度地配合。医生必须以诚恳的态度、通俗的语言、悉心的关怀让患者意识到，你是站在患者的立场，本着对患者负责的原则，愿意为他们着想，去努力解决共同的问题，尽量用较短的时间争取患者的支持和理解。

3. 指导术前准备　医生在手术前要指导患者加强自我功能训练，调动患者的主观能动性，配合医生做好手术准备。如对胃肠道手术的患者，指导其练习床上大小便，练习正确的咳嗽和咳痰方法，手术前1~2天开始进流质饮食，术前12小时开始禁食，术前4小时开始禁水，以防因麻醉或手术过程中呕吐引起误吸、窒息或吸入性肺炎；对心理紧张的患者，培养患者的自我分析能力、控制能力和联想能力，让患者分析自己疾病是采取保守治疗好，还是采取手术治疗好，以主动控制自己紧张、恐惧的心理，告知患者，其亲人会在手术室外等候，使患者知道有许多人在关心他，尽量减少患者的无助感，提高患者手术期间的安全感和信任度，增加患者对手术治愈的信心，缓解心理压力；对术前出现睡眠障碍的患者，要告诉他睡眠是为了手术时减少体力消耗，有利于手术的进行；对害怕疼痛的患者，要让他明白为免除疾病长期折磨，手术是必要的，并告知患者现有的技术已能很好地控制疼痛，使患者平静地接受手术。

4. 术前谈话签字（图8-2）

（1）明确重要作用：手术前，医生要与患者、患者亲属谈话，并要求他们在谈话记录上签字，这是一种常规制度。通常情况下，医生是在征得患者及其亲属同意后才决定手术的。谈话签字说明两方面问题：一是医生是对患者人格和权利的尊重，手术是以损伤为前提的，患者是否接受这种治疗，自己完全有权决定。只有在紧急情况下，医生才能在无签字的情形下手术。二是患者及其亲属对医生的信任，对医生而言也是字字千钧，责任重大，具有法律意义。因此，医生应向患者及其亲属充分说明手术的必要性，以及不及时治疗可能产生的严重后果，以利于患者及其亲属作出决断。当患者充分体会到不进行手术会产生难以接受的后果时，患者及其亲属才会对手术后可能的并发症表示理解。

（2）理清谈话层次：在与患者及其亲属谈话时，应注意分清亲属与患者的关系及家庭成员的构成。一般来说,第一位是患者的配偶、父母、子女,第二位是患者的兄弟姐妹、祖父母、外祖父母。在同一序列中的每一个人都具有同等权利,这一点应加以注意,特别是当患者失去表达能力时,有时会因亲属的意见不统一而产生医患纠纷,此时应建议亲属先统一认识,然后再作出决定。

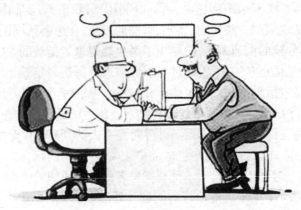

图8-2　和谐沟通

（3）谈话注意事项

第一要坚持实事求是,讲清楚手术治疗的意义,手术前期准备和具体方案,手术和麻醉风险等,对术中、术后可能出现的危险与并发症进行全面的说明与解释,特别是有可能危及生命的情况更要说到位,以使亲属在术前就有充分的认识和思想准备。同时,也要对医生为防止和应对风险及并发症所做的应对举措作适当的介绍,以取得亲属的信任和理解,谈话要实事求是,切忌主观片面,既要讲清情况,让患者和亲属明白,又要留有余地,任何夸大其词的说法都将可能成为医患纠纷的隐患。

第二要学会善意掩饰,若患者想知道实情,而亲属不愿意让患者知道,应在执行保护性医疗制度的前提下,满足患者的部分愿望;对于某些病情较重、预后较差者,应特别注意谈话技巧,直接与患者谈话时,可以有所保留,但对患者亲属则应把问题说清、说透。

第三要突出分类指导,医生不能千篇一律地向所有的手术患者和亲属都讲同样的几句话。要根据每个患者不同疾病的具体情况,有针对性地进行沟通,让患者及其亲属意识到,医生术前谈话不仅是履行工作程序,更是尊重患者权利,全面分析评判患者病情,保障手术顺利,共同提高愈后疗效的必要措施。

第四要明确风险共担,医生不能把患者及其亲属签字作为推卸责任的凭据,不能认为有了签字,就可以不承担风险,不承担手术的任何责任。同时,医生也需要将麻醉医生、护士和后勤保障情况作基本介绍,以使患者及亲属对手术保障措施有更全面的了解,增强患者及亲属的信任感,降低医患纠纷风险。

（二）手术中的沟通

手术进行中,是医患双方都高度关注的治疗阶段。医务人员除仔细手术外,还要认真执行查对制度和汇报制度,以免出现差错事故。由于疾病和个体的差异,术中仍然可能发生各种难以预料的情况,加之手术治疗手段的特殊性,决定了术中仍应进行实时的医患沟通(图8-3)。

1. 举止表情自然得体　医务人员应该做到仪表端正,成员之间只要一个眼神、一个小动作能互相心领神会即可。非全身麻醉患者对医务人员的一举一动都非常关注和体会,切

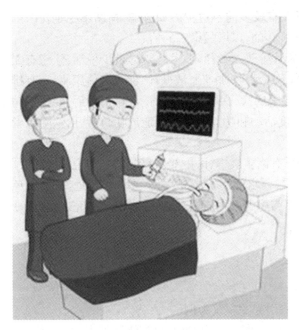

图8-3　放心手术

不可在非全身麻醉患者面前表露摇头、缩肩、跺脚等姿势，或者惊讶、可惜、无可奈何等表情，以免患者受到不良的心理暗示或知道不该知道的病情，甚至会把愈后恢复情况与术中观察联系在一起。

2. 言语交流注意分寸　医务人员在手术中不要谈论与手术无关的话题，尤其是患者在清醒状态下，无关的话题会让患者认为医务人员态度不认真，使患者产生恐惧感和不信任感，术后投诉在所难免，也增加后期医患纠纷的风险。也不要说容易引起患者误会的话，如"糟了"、"错了"、"做错了"、"接反了"、"血怎么止不住"等，以免引起医源性纠纷。如一位非全麻的患者，术中听医生说"脂肪层打结不要打成滑结了"，术后患者一直心存疑虑，担心医生打结没有打好，就不停追问医生打滑结的后果，经上级医生充分解释后，患者才避免反复焦虑。

3. 不良刺激尽量避免　手术中医疗器械的撞击声，医务人员的走动声，都会对患者产生不良刺激。医生在术前就要和患者说清楚，并告诉患者如何应对，以免引起患者不必要的恐慌。患者的恐惧和紧张情绪会导致生命体征的不稳定，增加疼痛的敏感度，影响麻醉效果和手术进程。医生术前要告诉患者不要将精力集中到医务人员手术交流、表情变化等，要放松心态，全力配合医务人员完成手术。

4. 术中有变及时沟通　因患者个体生理差异和手术的特殊性，手术过程中仍然可能出现与术前预计不一样的情况，如部分患者因病情出现变化、损伤程度估计不足导致术前方案需要调整，部分患者在手术过程中发现需要扩大手术切除范围，可能会损伤周边其他组织、器官或切除其他组织、器官，部分患者术中会出现意外大出血甚至危及生命的情况时，应立即下台与患者亲属沟通，根据术中情况提供可选择的手术方案和应对举措，在征得患者亲属同意并签字后方可继续手术，避免擅自更改治疗方案而导致难以控制的医患纠纷。

（三）手术后的沟通

手术顺利完成，并不意味着病情稳定了。术后仍随时可能发生病情变化，如心脏手术后的病情变化甚至是瞬息万变的。医生应重视术后患者的观察，细心与患者及亲属沟通，及时处理突发情况，稳定患者病情，保障患者生命安全。

1. 多嘱托，勤观察　手术结束后，医务人员尽管身体疲惫，但仍要耐心、细致地与患者或亲属沟通，要嘱托患者或亲属，在麻醉未完全清醒前保持患者头偏向一侧，以免呕吐造成患者窒息或引发吸入性肺炎；嘱托亲属要定期呼唤全麻患者，保持患者意识清醒。医务人员要定期巡查患者，与患者或亲属沟通了解术后病情变化，必要时需要连续观察患者，直至病情平稳。

2. 多沟通，强信心　医生应在手术结束后，及时向患者或亲属说明手术情况，并再次说明术后病情恢复的一般规律，可能出现的并发症及观察与治疗的方案。有些患者术后身心反应严重,虽然手术非常成功,但患者仍可能有较多的不适主诉和顾虑,情绪不稳定。医生要给予指导,让患者认识到术后病情是逐渐好转的,以增强患者的信心。

3. 多指导,促康复　正确指导患者的术后活动,如颈部手术后要尽量少说话,注意有无渗液,防止大出血;腹部手术后,患者要适当下床活动,加速血液循环,促进身体康复,一有排气要及时告诉医务人员;肺部手术后,要多咳嗽咳痰,保障气管通畅;骨科手术后,要保持功能位,加强功能锻炼等。医生要告知患者适度活动和功能锻炼不会造成切口裂开,消除患者疑虑。

4. 多说明,除顾虑　手术后,患者或亲属有诸多疑虑,医生要做充分的解释说明,消除顾虑。有些患者在麻醉药理作用过后疼痛严重,要求使用止痛剂,医生要注意合理使用,避免成瘾;有些患者术后心理压力较大,医生要多与患者解释病情,阐明手术已成功完成,会逐渐康复,帮助患者卸下思想包袱。

三、常见医患沟通案例解析

(一)普通外科医患沟通案例解析

以急性阑尾炎手术致脾脏、结肠部分切除引起的争议为例。

1. 病例摘要　患者,女性,63岁。因"下腹部疼痛4小时伴呕吐"就诊某市医院,拟"腹痛待查"收住入院。入院检查:下腹部压痛(+),反跳痛(+)伴肌卫。B超显示:急性化脓性阑尾炎。于当日下午2时30分在硬膜外麻醉下手术探查:术中证实急性阑尾炎伴小肠憩室炎。手术方式:阑尾切除+小肠憩室切除。术后予加强抗感染、补液及对症处理。1周后晚间患者出现腹痛、腹胀等肠梗阻症状,经积极保守治疗症状无改善,于第2天上午10时20分在硬膜外麻醉下行"肠粘连松解+横结肠造瘘",术后患者病情平稳。2个月后在硬膜外麻醉下行"造瘘肠管还纳术"。术后第8天,患者再次出现肠梗阻症状,在局麻下行"切口清创+结肠减压术"。术后肠镜检查:"降结肠狭窄",给予支持、对症治疗。1个半月后,在全麻下行"左半结肠切除术",手术顺利,但术后患者出现持续发热,胸片示:"胸膜炎伴胸腔积液",予以胸腔穿刺抽液处理。后复查腹部B超及CT提示:"脾周感染",又在全麻下行"脾周感染清除+腹腔引流术",术中发现脾下极部分坏死,予以清创、引流,术后加强抗感染、对症处理。因患者出现急性腹泻,予抗炎及调整肠道菌群等处理,但症状仍无好转,应患者要求转某医学院附属医院外科进一步治疗,经过积极的营养支持、抗感染治疗和腹腔引流,并给予B超定位下双侧腹腔积液穿刺治疗,治愈后出院。

2. 双方争议焦点

(1)患者观点

1)患者因腹痛住院治疗,住院5个多月后,因医院误诊、误治、不负责任导致患者先后做了6次手术,最终造成脾脏坏死,切除1/3。目前患者排泄时有腹痛,味觉感觉退化,抵抗力差(易感冒发热),生活不能自理。

2)患者第5次手术后,持续发热达21天,脾脏感染严重造成脾脏坏死,第6次手术进行脾脏切除1/3。脾脏是人体重要免疫器官,不能随便切除。

(2)医方观点

1)患者以"下腹部疼痛4小时伴恶心呕吐"入院,急诊手术,虽术前、术后诊断有所不同,但治疗方法正确,不存在误诊、误治情况。

2)患者住院期间,普外科医务人员尽职尽责,遵守医疗技术操作规范,履行自己的职责。

患者长期住院,多次手术治疗,治疗效果不尽如人意,主要原因是患者所患疾病与本身体质的关系,以及医疗技术的局限性,致使患者发生一系列术后并发症。

3)患者住院期间,不论手术还是特殊检查、有创治疗时,都充分尊重患者及其家属的知情同意权并履行告知义务,不存在故意隐瞒病情和治疗经过的情况。

4)行"横结肠造瘘还纳术"前无常规行纤维结肠镜和钡剂灌肠检查的规定,术前未做纤维结肠镜和钡剂灌肠检查与"降结肠炎性狭窄"和"左半结肠切除术"合并"脾周感染,脾下极坏死"之间无直接因果关系,前两者分别由于"腹腔残余感染"和术后并发症导致,与"横结肠造瘘"术前进行检查无因果关系。

5)医生在患者的诊疗过程中,遵守医疗技术操作规范,尊重患者及家属的知情同意权,不存在误诊误治,医疗行为无过错。

3.分析意见及结论

(1)医方对患者就诊时考虑不全面、不慎重,以致首次诊断有误,切口选择不当,手术探查不全面,难以充分冲洗、引流。第3次手术前未做系统、必要检查,因此医方在治疗过程中存在过失行为。

(2)由于医方的过失行为导致患者多次手术,形成手术并发症,造成患者最终脾脏、结肠部分缺失。

鉴定结论: 本案例属于三级丙等医疗事故,医方承担主要责任。

4.医患沟通要点

(1)医方对患者诊疗不全面: 急性阑尾炎是最常见的急腹症,但需要和其他急腹症加以鉴别。医方在患者入院后,应针对患者病情,给予各种原因的充分考虑,与患者进行全方位沟通,分析疾病的多种可能性,解释完善各类术前检查的必要性,并非乱开化验单、乱开检查单加重患者经济负担,取得患者及亲属的认可和理解。

(2)医方具体诊治医生对患者病情与上级医生沟通不畅: 前4次手术基本由同一手术组人员完成,这对手术并发症处理十分不利,也是造成病情迁延不愈的主要原因之一。因此术者在术中遇到难以处理的问题或术后出现并发症后,应积极请有经验的上级医生协助处理,必要时及早转至上一级医院诊治。

(二)泌尿外科医患沟通案例解析

以左肾透明细胞癌根治术致脑出血引起的争议为例。

1.病例摘要　患者,女性,68岁。以"左肋腰部疼痛5天"入住某市人民医院泌尿外科。入院检查: 腹部平坦,叩诊鼓音,双肾区无叩击痛,移动性浊音(−),左输尿管压痛点(+)。辅助检查: B超示左肾占位性包块; CT显示左肾肿瘤伴T_{11}、T_{12}转移。属于Ⅳ期肾癌,建议先行手术治疗,切除病灶后再行转移灶处理。家属要求手术治疗,科内讨论后同意手术治疗,因患者年龄偏大、体质差,存在胸椎转移,术前行重大手术报告,医务科已向患者家属交代病情,家属同意手术,遂在全麻下行"左肾肿瘤根治术"。手术历时1小时05分,术毕安返病房。术后予心电监护、吸氧、抗炎、止血,支持补液治疗。术后病理诊断: 左肾透明细胞癌。患者上午手术,至下午仍未清醒,血压偏高。麻醉科、神经内科会诊,行CT检查示"颅内出血,出血量40~50ml",按会诊意见,滴注20%甘露醇125ml,推注血凝酶(立止血)1支,并请脑外科会诊协助治疗。

2.双方争议焦点

(1)患者观点

1）医方未将患者的病情、可选择的治疗方式、可能出现的并发症等如实告诉患者及亲属，剥夺了患者及亲属的知情同意权、选择权，违反了诊疗规范。

2）麻醉医生对患者实施麻醉过程中疏忽大意，未合理实施麻醉及管理。

3）患者术后回病房长达6小时，期间持续昏迷、高血压状态，院方未采取任何措施，错过了最佳治疗时机。

（2）医方观点：患者诊断明确，术前准备充分，采取的手术方法合理，手术时机恰当，麻醉效果满意，出现颅内出血等并发症纯属意外，是患者病情及自身情况所决定的，与医方无关。

3. 分析意见及结论

（1）医方在患者的医疗过程中诊断正确，治疗方案无误，未违反医疗卫生管理法律法规和诊疗常规。

（2）患者手术后脑出血属于脑血管意外。

（3）医方在患者出现脑出血后所采取的处理措施正确。

（4）医方在诊治过程中，就患者的病情向家属解释不够，与患者沟通不够。

鉴定结论：不属于医疗事故。

4. 医患沟通要点

（1）医生和护士要加强对患者的观察和护理，保持良好的卧位。全身麻醉的患者应取去枕平卧位，并将头偏向一侧，以便口腔内的分泌物和呕吐物流出，保持呼吸道通畅。家属应按照医务人员的要求照顾患者，有的医院在术后几天不允许家属陪伴或探视，防止增加感染机会和其他情况发生，家属应配合执行。

（2）医务人员要告知患者术后护理的特殊要求，并请患者亲属积极配合医务人员做好观察和护理，如要观察患者能否坐起、能否喝水等；观察患者的生命体征，注意患者是否有面色苍白、脉搏细速、血压下降等情况；观察伤口有无渗血，有异常应尽快通知医务人员；观察患者呼吸情况、排尿情况及引流管引流液的颜色和引流量；注意防止意外损失，如坠床、舌头咬伤等。

（3）加强医患沟通，诊治过程中应就患者的病情向家属详细解释，告知手术可能发生的并发症，尤其是高龄患者要注意手术后发生脑出血、脑梗死，尽可能得到患者及其家属的理解。

（三）骨科医患沟通案例解析

以腰椎间盘突出症髓核摘除术后马尾神经损伤引起的争议为例。

1. 病例摘要　患者，男性，27岁。因腰痛、左下肢放射痛两年余，加重半年，就诊于某县人民医院骨科。患者曾在外院多方治疗，效果不佳。入院检查：腰椎无侧弯，腰4、5椎间隙左侧压痛、叩痛（＋），左腓肠肌压痛（＋），左伸拇肌力、胫前肌力减退，双侧膝腱反射、跟腱反射对称。CT提示：腰4、5椎间盘突出（中央型），入院后经术前准备，在硬膜外麻醉下行腰4、5椎板减压术+髓核摘除术。术中出血较多，患者于上午11时返回病房。术后次日，患者出现会阴部麻木，小便不能自解，并行保留导尿。查体：肛周3cm皮肤疼痛感觉消失，阴茎及龟头部痛觉消失。随后给予脱水、营养神经及对症治疗。

患者多次赴外地大医院求诊，均诊断为腰4、5椎间盘突出症髓核摘除术后，大小便功能障碍，髓核残留。

2. 双方争议焦点

（1）患者观点

1）术前，医方是否对患者的病情进行了解，以及是否告知手术可能造成的后果。

2）术前，医方是否对患者作腰椎MRI。

3）造成患者马尾神经损伤是否是医方手术操作不当或是手术并发症。

（2）医方观点

1）对患者的诊疗过程中，医方诊断明确，治疗方法选择正确。

2）马尾神经损伤是手术并发症。

3．分析意见及结论

（1）医方对该患者的病情复杂性和术中可能出现的困难估计不足。

（2）手术过程中，在椎管狭窄、神经根及硬膜囊粘连严重及出血视野不清的情况下，可考虑更改手术方案。

（3）医方对造成目前马尾损伤综合征和诊治过程中椎间盘残留应承担主要责任。

鉴定结论：本病例属于三级戊等医疗事故，医方承担主要责任。

4．医患沟通要点

（1）腰椎间盘突出症是临床常见病症之一，其主要治疗方法包括非手术治疗和手术治疗两类。医生在患者入院后，应结合患者病情，提供针对性诊疗方案供患者参考选择，尊重患者的病情知情权和选择权。

（2）腰椎间盘突出症手术是一种高风险、高难度的治疗方法，手术并发症有术中出血、血管损伤、硬脊膜损伤、马尾神经损伤、神经根损伤等，医生在术前应充分考虑，并告知患者风险，提出应对方案，获得患者及其亲属的理解。

（3）医生在手术过程中，在椎管狭窄、神经根和硬膜囊粘连严重及出血视野不清的突发情况下，要与患者或亲属进行及时术中沟通，分析与预期手术方案不一致的原因，提供更改手术方案的建议，调整手术方式会降低马尾神经损伤的风险，避免医患纠纷事件发生。

（四）神经外科医患沟通案例解析

以梗阻性脑积水患者更换分流管引起的争议为例。

1．病例摘要　患者，女性，17岁，因"脑积水术后11年分流管较短"，再次由某市级医院更换分流管（8月14日）。入院检查：发育不良，身材矮小，营养差，左颞部有首次手术瘢痕，左颈及胸前皮下能触及条状隆起，上腹有4cm手术瘢痕，心肺（－），双侧巴氏征（＋），戈登征（＋）。入院后8月15日行"脑室腹腔引流管置换术"，术后第9天出院，能下床行走。第二次手术后15天再次入院，查v-p管不全栓塞，于9月13日行"v-p分流管脑室端再通术"，术后分流管通常。第三次手术后3天见分流泵弹起慢，再次出现不全栓塞，于9月29日行第四次手术更换v-p分流管，术后分流管通畅，病情好转。但10天后，患者再次出现头痛、头晕、呕吐数次，查压分流泵压力大，于10月20日转入外地医学院附属医院行第五次分流管手术"右侧脑室腹腔分流管远端冲洗术"。于10月25日再次回该市级医院治疗。

2．双方争议焦点

（1）患者观点

1）医疗行为违反卫生法律法规。

2）医方在诊疗过程中存在过失。

3）医疗过失与患者目前的后果有因果关系。

（2）医方观点

1）医方对疾病的诊断明确,治疗及时。

2）诊疗中无违法违规存在。

3. 分析意见及结论　本例"梗阻性脑积水"诊断明确,但病因诊断不明确,多次住院均未检查明确病因及针对病因进行治疗,医院应负主要责任。

鉴定结论: 本病例属于二级乙等医疗事故,医方承担主要责任。

4. 医患沟通要点

（1）脑室腹腔分流术是目前对非肿瘤原因引起的梗阻性脑积水最主要、最有效的治疗方法。手术本身技术操作并不复杂,但技术细节非常重要,引流管堵塞和感染是最主要的并发症且发病率高。医生在术前应就该手术并发症的发生概率、产生的原因和处理方式与患者及亲属作详细解释,让患者及亲属有心理预期和准备。

（2）该患者多次手术效果不佳,脑积水没有得到及时、有效的缓解,医生应与患者及亲属沟通病情发生和发展变化情况,与患者及亲属沟通分析病因,若属于技术操作本身原因,应建议邀请上级医院医生会诊,协助处理; 若属于慢性感染导致分流管堵塞,应建议积极抗感染治疗,必要时行内镜下第三脑室底部造瘘术,供患者及其亲属知情、选择和理解。

（五）胸外科医患沟通案例解析

以食管癌术后致吻合口瘘引发的争议为例。

1. 病例摘要　患者,男性,59岁。因进行性吞咽困难,于2月20日入住某海军医院,术前胃镜和病理诊断为"食管鳞癌"。于2月25日在全麻下进行"食管鳞癌根治术",行食管-胃主动脉弓吻合器吻合术,术后病理为食管鳞癌,两切段阴性,淋巴结阴性。3月4日患者出现左胸闷,3月5日因"左液气胸"行"左胸腔闭式引流术"。3月6日证实"吻合口瘘",行"空肠造瘘术",并置管行胃肠减压。同年6月11日请外院专家会诊,认为瘘与肠道已形成窦道,可拔出胃管,进半流质饮食,加强营养。9月23日拔胸腔闭式引流管,对伤口进行换药。次年5月,患者胸腔仍有一处瘘管长期不愈。

2. 双方争议焦点

（1）患者观点

1）医方对患者术前准备不充分,手术方式不当,违反诊疗常规。

2）医方存在诊疗过失,导致患者"吻合口瘘"迁延不愈。

3）医疗过失与患者目前的后果有因果关系。

（2）医方观点

1）患者诊断明确,术前准备充分,手术方式选择恰当。

2）"吻合口瘘"属于正常术后并发症,术前已履行告知义务。

3）诊疗过程规范,院方无过失。

3. 分析意见及结论

（1）患者术前诊断明确,有手术指征,术前准备充分,术前履行告知义务。有家属签字,术者有资格进行此类手术,无违法和违反诊疗常规行为。

（2）手术按操作常规进行,手术方式正确,术后发生吻合口瘘属于手术并发症。

（3）医生对吻合口瘘发现及时,处理措施得当,无违反医疗规范情况。

（4）目前患者仍存在胸部瘘管,但缺乏近期临床资料。

鉴定结论: 本案例不属于医疗事故。

4. 医患沟通要点

（1）食管癌手术是胸外科大手术,需要全身麻醉,补液、输血、剖开胸腔、腹腔、切除大部分或全部食管,以自体胃或肠管代替食管,手术有致伤、致残甚至致命的可能性。

（2）手术是食管癌的首选治疗方式,医生需在患者入院后,将手术治疗、放射治疗和化学药物治疗等方法向患者及亲属作详细介绍。针对外科手术治疗,医生要及时与患者及亲属沟通,告知手术风险,术后可能存在的多种并发症,尤其是最常见的吻合口瘘,要全面告知。

（3）医生在术后要加强对患者的巡视检查,与患者亲属沟通术后护理的注意事项,要注意观察患者引流液的性状,介绍常见并发症的应对处理措施,消除患者亲属的顾虑。

（4）出现相应的并发症后,医生要解释吻合口瘘等并发症发生的主要影响因素,并进行及时、有效的处理,取得患者及亲属的理解和支持。

（六）耳鼻咽喉科医患沟通案例解析

以鼻腔异物诊疗引发的争议为例。

1. 病例摘要　患儿,男,3岁。因不慎将开小药瓶的小塑料锥掉入鼻腔,到当地卫生院就诊。入院诊断"右侧鼻腔异物",因该院技术手段有限,未做任何处理,转入县人民医院救治。入院后,医生给予鼻镜检查,患儿啼哭,不配合,发现鼻腔有少量渗血,后出现呼吸急促,烦躁不安,面唇发绀。上级医生实施抢救,检查患儿声门区有一白色塑料异物,予以取出,经采取一系列抢救措施无效,患儿呼吸、心跳停止,死亡。

尸检显示:患儿口唇黏膜青紫,口腔、鼻腔内有血性液体,喉头部见一血凝块。综合考虑为上呼吸道出血凝固于喉头部致窒息死亡。

2. 双方争议焦点

（1）患者观点:医方的诊治过程严重违反医疗常规,对处置幼儿鼻腔异物的危险程度认识不足,处置措施不当,对可能出现的后果未做充分的防范准备,在出现危险情况时,未能及时、有效地处置,存在过错,应当承担医疗事故责任。

（2）医方观点:对患儿的治疗只是处理方式欠妥当,完全是技术上的过错,行为上没有故意,属于职务行为,已经通过相关司法程序一次性解决,符合法律规范,医方不应当承担医疗事故责任。

3. 分析意见及结论

（1）患儿以"有鼻腔异物2小时"就诊,门诊诊断:气管异物不确切,专家组诊断:①右鼻腔异物;②喉梗阻;③窒息死亡。

（2）根据公安局讯问笔录和当事医生笔录,结合以下证据:①卫生院病历记录:小儿神清,无呼吸困难,诊断右鼻腔异物,未做处理,转上级医院;②尸检可见:患儿口鼻内有血性液体,喉头部见一血凝块附着;③医方在抢救过程中发现声门区有白色异物,予以取出(塑料)。综合以上3点,证明患儿陈述比较符合逻辑及病情演化过程。

（3）患儿死亡。由于医方在处置异物过程中操作不当,使异物下坠,患儿哭闹、呼吸急促致异物坠入声门,造成喉梗阻,呼吸困难窒息死亡。

（4）医方在诊疗过程中违反急诊处置耳鼻咽喉异物操作规范,未向家属告知可能存在的风险,过于自信,对风险估计不足,处置不当,病情危急时未能有效处置,存在医疗过失。医方在诊疗过程中的医疗过失与患儿死亡之间有因果关系。

鉴定结论:一级甲等医疗事故,医方承担主要责任。

4. 医患沟通要点

（1）鼻腔异物根据大小、形状、部位和性质不同,应采取不同的取出方法。医生应根据该患儿的异物性状,将手术方式告知患儿亲属。必要时需要在X线荧光屏或在鼻内镜监视下实施手术,可提高成功率和减少风险性。

（2）医生要严格执行急诊处置耳鼻咽喉异物的操作规范,加强和患儿亲属沟通,告知手术方式、可能存在的风险和应急措施等,履行知情同意并签字,既可以使患儿亲属有针对可能风险的心理预期,又能取得患儿亲属的认可和理解,降低医患纠纷风险。

第三节　麻醉患者的医患沟通

麻醉科的基本任务不仅是确保患者在无痛与安全的条件下顺利接受手术治疗,还包括麻醉前后的准备和处理,危重患者的监测治疗,急救复苏、疼痛治疗等。麻醉科医生在患者围术期始终扮演着重要的角色,对患者的心理、手术安全及其病情转归都起着举足轻重的作用。加强麻醉科医患沟通是提高麻醉科医疗服务质量和保障患者手术安全的重要前提。

一、患者的身心特点与社会因素

（一）对麻醉医生相对陌生

需要手术的患者在入院后,最先和收住科室的医务人员接触,一般仅在手术前一天才会与麻醉医生交流。首先,相对于手术医生而言,患者与麻醉医生的交流机会少,两者的信任度、亲和度相对较低,难以在短时间内取得相互信任,对患者的精神心理类型,麻醉科医生也掌握较少;其次,患者与麻醉医生的交流时间短,麻醉医生对需要实施麻醉的患者通常要进行术前探访,了解患者的疾病史、家族史、手术史等,交流时间短,但需要掌握患者的大量信息,并依此制订麻醉方案,尤其是急重症患者,时间紧、病情急,交流时间更短,造成患者对麻醉医生相对陌生。

（二）对麻醉药理作用心存恐惧

对于手术患者,对麻醉的恐惧从需要手术那一刻起就已经开始,但不同的患者会对不同的麻醉产生恐惧。有些患者因为局麻,会害怕听到手术中器械的声响,希望在睡眠中度过手术;有些患者因为害怕全麻后不会再次苏醒过来,对全麻非常恐惧;有些患者特别是第一次手术、急诊手术的患者,对麻醉充满各种疑惑、焦虑和不安,担心各种麻醉风险的发生。

（三）患者亲属对麻醉有诸多顾虑

患者亲属对麻醉知识同样缺乏,同样会对麻醉产生恐惧和疑虑,他们对麻醉医生具有高度的依赖和期望。患者亲属希望麻醉医生与患者和亲属有较为深入的交谈,让麻醉医生能充分了解患者对手术的认知程度、紧张程度、期望值及其对麻醉的基本要求,希望麻醉医生提供可靠的方案选择,做好紧急情况下的应对措施。

二、治疗中的积极沟通

（一）手术前的沟通

手术前,麻醉医生要向患者及其亲属详细说明麻醉的基本原理,患者在麻醉过程中可能存在的感受,提供完善的麻醉方案,缓解患者及其亲属的顾虑。

1. 把握沟通方法

（1）耐心:麻醉医生要认真倾听患者有关病情的陈述。手术前,患者与麻醉医生交流时,非常希望把自己的病情及与病情的相关信息详细地向医生陈述,以利于医生制订正确的麻醉方案,这时,每一位麻醉医生一定要有耐心,认真聆听患者及其亲属的陈述,特别是老年、幼儿亲属、恶性肿瘤患者这样的特殊群体,耐心倾听不仅体现医生对患者的尊重,而且可以全面获得患者病情的有关信息,有利于麻醉方案的制订。

(2)细心:医患沟通是医务人员和患者相互理解的过程,患者要把自己的病史、想法告诉麻醉医生,麻醉医生要主动发现可能被忽略但又可能造成不良后果的问题,通过相互交流,制订与患者病情相符的麻醉预案,很多医患纠纷、医患矛盾可能因为良好的沟通而止于萌芽状态。

(3)同情心:麻醉医生要站在患者的立场考虑问题,在与患者交流沟通时,要让患者感受到自己的诚意和善意,要感同身受,践行医者仁心,没有同情心的医生是不能从事医生这一救死扶伤的职业的。

(4)责任心:扎实的理论基础、高超的技能水平是做好医患沟通的前提,麻醉医生要以高度的责任心,把专业知识深入浅出地告诉患者及其亲属,细致解答患者及其亲属有关病情提出的各种问题,以扎实的专业基础、负责任的态度取得患者及其亲属的理解和支持。

2. 术前访视沟通

(1)掌握患者病情:择期手术患者手术前一天,麻醉医生应亲自去病房访视,认真履行麻醉前沟通,充分了解患者的病情发生、发展变化和当前病情现状和患者的需求,为制订麻醉方案提供有力的参考。

(2)解释麻醉机制:向患者及其亲属详细说明麻醉的必要性和麻醉的主要目的,阐明麻醉的基本原理、作用时间和麻醉过程中患者的可能感受。如局部麻醉患者是清醒的,在手术中能听到手术器械的声响;全麻患者会暂时失去知觉,麻药消退后会转为清醒等。麻醉医生应向患者及其亲属讲明道理,以消除患者及亲属的恐惧和疑虑。

(3)告知麻醉风险:医生要说明麻醉中和麻醉后、术后疼痛治疗可能出现的不良反应、并发症、意外情况和防治措施等,说明麻醉方法、麻醉药物选择及产生的费用。尤其是把麻醉可能发生的并发症和意外告知患者和亲属,耐心听取和解答他们提出的问题并客观地交换意见,以取得患者和亲属的理解、信任及充分合作,确定麻醉方案并签署麻醉知情同意书(图8-4)。

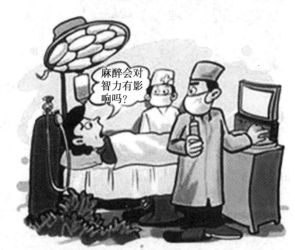

图8-4 告知风险

(4)调整术前心理:手术患者术前紧张、恐惧和消极的心理,会增加麻醉的困难和并发症的发生率。麻醉医生应重视术前访视,加强医患沟通,了解患者的全身情况,避免麻醉意外的发生。麻醉医生要尽量用通俗易懂的语言打消患者对手术麻醉的各种顾虑,而不仅仅是泛泛地用医学术语告诉患者各种并发症和可能的意外。此外,还应告知患者及其亲属,手术结束后,患者可能要进入麻醉恢复室或ICU观察,避免术后患者亲属未能及时看到患者而产生焦急、猜疑。

（二）手术中的沟通

1. 麻醉前的短时交流　麻醉开始前的几分钟，麻醉医生要与患者近距离、心贴心地交流，如询问昨晚睡眠情况、家庭成员都会在手术室外、已做好各项麻醉准备工作等，并告诉患者：自己在整个手术过程中都会陪伴在其身边，以缓解患者的紧张情绪。

2. 营造安全、轻松的环境　麻醉医生要通过细节表达对手术患者的关心和尊重，如摆手术体位时，只要条件允许，尽量不过分暴露患者；在气管插管麻醉时，适时告诉患者可能存在的不适感受并指导其应对，让患者感受到是在一种安全、轻松的环境下度过手术。

3. 术中变故及时沟通　因患者生理和心理差异，术中也可能会发生与术前方案不一致的特殊情况，如果因具体情况需要改变麻醉方式，必须及时与亲属沟通，并再次签署同意书。若出现不宜施行麻醉和手术的情况，如出现严重的高血压，或者术中出现麻醉意外，均应及时与亲属沟通，以取得理解。

（三）手术后的沟通（图8-5）

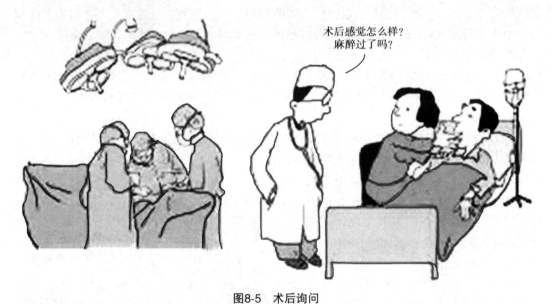

图8-5　术后询问

1. 告知麻醉情况　麻醉医生在手术结束后，应主动告知患者或亲属术中的麻醉情况，解除患者或亲属对麻醉的顾虑。

2. 提醒注意事项　针对麻醉清醒后的注意事项（如体位、进食等要求）以及可能出现的不适反应（如疼痛、呕吐等），麻醉医生要与患者或亲属进行沟通，既确保术后患者安全，又能再次取得患者和亲属的理解。

三、常见医患沟通案例解析

（一）麻醉科医患沟通案例解析

以股骨粗隆间骨折术后深静脉血栓形成引起的争议为例。

1. 病例摘要　患者，男性，48岁。因车祸导致左股骨粗隆间（粉碎性）骨折和左三踝骨折。于次日下午5时在硬膜外麻醉下行手术复位+内固定术。在麻醉诱导过程中，患者出现烦躁、抽搐，遂中止手术，后转至ICU监护观察治疗，患者病情逐步稳定。术后第5天上午11时，在全麻下行"左股骨粗隆骨折切开复位，套筒鹅头钉内固定术"，拆线后出院。出院10天到该院就诊,经彩超显示为深静脉血栓形成。患者因"左下肢肿胀疼痛7天",诊断为左下肢深静脉血栓形成,转入某医学院附属医院治疗,在腰麻下行"ATP血栓消融术",术中造影见左髂股静脉充满血栓,左髂静脉狭窄,给予血栓消融、球囊扩张,手术顺利。

2. 双方争议焦点

(1)患者观点:当事医疗机构采用不正当的麻醉方式和治疗手段,致使其形成麻醉血栓,是医疗事故。

(2)医方观点:麻醉方法选择恰当,出现麻醉意外后及时采取正确的治疗措施,患者下肢深静脉栓塞是并发症,不属于医疗事故。

3. 分析意见及结论

(1)当事医疗机构对患者诊断正确,手术指征明确,麻醉选择恰当。

(2)患者深静脉血栓形成是外伤(挤压伤)、骨折(下肢)、制动(卧床)等综合因素导致。

(3)第一次麻醉反应与患者深静脉血栓形成无因果关系,全麻造成血栓证据不足。

(4)当事医疗机构存在管理不规范、诊疗程序和病历书写不规范、与患者沟通不足、观察病情不够仔细等不足,但与患者的人身损害无直接因果关系。

鉴定结论:本案例不属于医疗事故。

4. 医患沟通要点

(1)下肢深静脉血栓形成的三大危险因素是静脉血流滞缓、静脉壁损伤和血液高凝状态,本案例患者深静脉血栓形成系股骨粗隆间骨折、术后长期卧床、制动、血流缓慢等因素综合导致。该患者具有下肢深静脉血栓形成的高危因素,麻醉医生要详细告知麻醉风险,针对该患者病情特点,告知患者及亲属可能存在的并发症。

(2)医生要告知患者术后注意事项,如在小腿下垫枕以增加小腿深静脉回流,鼓励患者的足和趾要多做主动活动或进行按摩,增加下肢血液循环;鼓励患者尽可能早期下床活动,必要时下肢穿医用弹力长袜等,通过与患者和亲属沟通术后注意事项,可以减少下肢深静脉血栓形成的概率,降低医患纠纷发生的风险。

(二)麻醉科医患沟通案例解析

以阑尾炎术中麻醉意外引发的争议为例。

1. 病例摘要 患者,男性,25岁。因转移性右下腹痛3天,于11月4日上午前往某乡镇卫生院就诊。查体: T 37.8℃,腹平软,肝脾肋下未及,右下腹麦氏点压痛(+),诊断为"急性阑尾炎",欲行手术治疗。经过相应准备和术前谈话签字后,于当日下午2点行术前麻醉。先行连续硬膜外麻醉,操作顺利,注射2%利多卡因(3~4ml)后,出现麻醉平面(T_9-L_3),无异常反应,15分钟后静脉注射哌非合剂1/2剂量,约1分钟后患者出现头晕、胸闷,经面罩给氧无法改善,继而出现烦躁、惊厥、发绀,BP 250/200mmHg、HR 180次/分,继而呼吸、心跳骤停,该卫生院立即对其采取气管插管,胸外心脏按压、建立人工循环、扩容抗休克、除颤、强心、利尿、抗炎等措施。当日下午4点左右,经该乡镇卫生院请求,该县人民医院内科、外科、麻醉科医生到场指导抢救。县人民医院医生于1小时后到达该乡镇卫生院。在此期间,卫生院医务人员一直在行胸外心脏按压,积极抢救,气管导管有血性分泌物随按压喷出。县医院医生经过对患者的检查评估,见患者深昏迷,双侧瞳孔散大,对光反射消失,扪桡动脉有搏动,立即嘱停止按压,听诊闻及心音、双肺满布啰音,自主呼吸浅促。清理呼吸道后,用麻醉呼吸机行机械通气。约1小时后SpO₂上升至90%左右,考虑病情危重,经与卫生院和患者亲属协商后,继续转入县人民医院抢救治疗。翌日晨,患者在监护和手控呼吸下转入该院,紧急胸部CT扫描后示左、右胸腔及纵隔均有少量积气,左右肺靠近背侧大面积实变,考虑为胸外心脏按压造成肺部挫伤。患者入院诊断:急性肺水肿、气胸。该县人民医院医生采取了积极的抢救措施,并多次院内会诊和请某市医院ICU主任医师会诊,经过9天的救治,患者生命体征平稳,但仍处于睁眼昏迷状态。11月13日,患者亲属提出要转上级医院治疗,该县人民医院考虑暂不宜搬动,但患者亲属执意转院,后在患者亲属签字同意下,于次日转某市医院诊治。

2.双方争议焦点

(1)患者观点

1)患者虽属于急诊手术,但术前准备不充分,未作充分的麻醉前准备。

2)医方未充分评估患者的身体条件,对可能存在的风险准备不足,造成患者出现麻醉风险后未能给予充分有效的救治。

3)在患者出现麻醉风险后,院方在诊治上违反诊疗原则,治疗方法不准确,未能针对病因进行及时有效的诊治,加重患者的病情。

4)院方未能对可能发生的风险进行有效预判和告知,导致出现麻醉风险时不能有效治疗,应承担主要责任。

(2)医方观点

1)院方对该患者诊断正确,麻醉的方法选择和操作无过错。

2)在患者出现麻醉意外后,院方组织力量进行积极抢救,并及时邀请县人民医院专家集中会诊,全力保障患者的生命安全,抢救措施及时准确,无医疗过失行为。

3)该患者出现的情况属于麻醉意外,与患者本身特异体质引发的过敏反应有关,与院方无关。

3.分析意见及结论

(1)患者急性阑尾炎诊断正确,连续硬膜外麻醉的方法选择准确,麻醉操作符合诊疗规范要求。

(2)患者在麻醉过程中,无明显过敏反应的临床表现,呼吸、心跳骤停可能与静脉注射"哌非合剂"有关。

(3)院方在实施手术前,未能将可能的风险和意外作准确预判,应对措施不充分,在患者出现呼吸、心跳骤停后,抢救措施有过失。

(4)院方的医疗过失与患者的人身损害后果之间有因果关系。

鉴定结论:该案例属于一级乙等医疗事故,乡镇卫生院承担主要责任,县人民医院不承担责任。

4.医患沟通要点

(1)麻醉属于高风险学科,"只有小手术,没有小麻醉",任何麻醉方法和技术操作都有可能发生并发症和意外风险,甚至危及患者生命,麻醉医生需要给予高度重视。

(2)麻醉医生要在术前与患者作充分沟通,了解患者病史病情、体格检查和各类实验室检查结果,重点沟通了解患者的手术麻醉史和术前用药情况,在此基础上,对患者的全身情况和麻醉手术耐受程度与风险作出评估,制订麻醉方案。

(3)麻醉医生要在术前与患者及其亲属详细说明可能出现的麻醉并发症和麻醉意外,通过耐心的倾听、科学客观的解释使患者对可能出现的风险表示理解和认同,医患双方共同签署麻醉手术知情同意书。

(4)麻醉医生不仅要告知患者麻醉方案,还需要就可能发生的并发症和麻醉意外,提出具体的应对举措,消除患者及其亲属的诸多顾虑。

(5)在患者出现麻醉意外后,在实施抢救的过程中,麻醉医生要与患者亲属保持持续沟通,分析患者的病情、主要原因、当前治疗举措和可能存在的风险,让患者亲属感觉到医生是本着为患者负责的态度,全力以赴地实施抢救,以取得患者亲属的支持和理解。

第四节　整形外科的医患沟通

整形外科是集医学、美学为一体,通过外科手术,改善或改变人体形态和面容而增加美感的学科,从医疗行为上看,它既有治身病又有治心病的特点;从患者身份上看,它既是患者又是顾客;从提供的医疗服务上看,它既有医疗行为又有商品行为。因此,整形外科患者除具有外科患者的共同特点外,其就医心理、诊疗需求、疗效期望有一定的特殊性。而且,美感是一种主观性很强的心理感受,与年龄、性别、个性、知识和经济背景等密切相关,医患之间由于审美观点的不同,缺乏有效沟通,容易引发医患纠纷和冲突。

一、患者的身心特点与社会因素

(一)患者的身心特点

1. 患者的分类　有整形需要的患者通常可以分为两类,一类是整形类,主要对有机体畸形或器官缺损的患者实施的整形治疗;另一类是美容类,主要对容貌或机体器官不满意的患者实施的整形治疗。分清整形患者的类别,有助于医生明确沟通要点并开展针对性沟通,满足不同患者的就诊需求,可有效降低医患纠纷风险。

2. 患者的就医动机　整形类患者,就医动机主要是器官的完整和功能的正常,对美观的要求相对处于次要地位,可以通俗地理解为"治身病";美容类患者,就医动机主要是外在容貌的美观和机体的愉悦,可以通俗地理解为"治心病",属于美容医学的范畴。

美容类患者由于和医生在审美观上的不同,是否更美,是否达到患者的就诊预期,需要引起医生的高度重视。医生如果在手术前没有充分了解患者期望的效果,或者没有足够的耐心进行充分沟通,即使手术成功也会出现患者不满意的情况,造成医患纠纷事件发生。因此,美容类患者是整形科医患沟通的重点群体,医生要掌握每位患者的就医动机和期望值,充分沟通,为诊疗过程的顺利开展打牢基础。

(二)患者的社会因素

1. 社会发展引领潮流　从国内来看,经济社会的快速发展,城镇化进程的加快,使城市人口激增,服务业发展迅速,工种齐全,由于服务业直接面对人群服务,因此对个体外在形象要求逐渐提高;从国际来看,近年来随着不断与国际接轨和国内外交流的逐渐扩大,美容已经成为一种时尚,整形美容已经成为一个产业,并突破传统整形的范畴,表现为三方面特点,一是从少数人的追求转变为大众需求,二是从单纯的整形需要转变为满足心理需求,三是从单一的手术治疗转变为手术、激光、注射等多种手段。因此,整形科医患沟通的难度不断增加,方式更加多样化,对医生也提出了更高的要求。

2. 价值观念趋于多元化　在信息渠道、来源方式多元化的背景下,人们的价值观念也受到不同程度的冲击和影响,以自我为中心、利己主义、注重个人主观感受的现象更加突出,心理问题越发普遍。价值观念的变化使得医疗风险不断增加,有效的医患沟通显得尤为重要。如有些求诊患者会把职场失意、婚恋失败、人际关系紧张等问题归咎于外在容貌,期望通过整形手术改变容貌为获取成功增加筹码,因此在沟通过程中需要关注患者的价值观念和心理需求,以免埋下纠纷隐患。

3. 更加注重心理体验　国家经济的快速发展,带动生活质量的不断提高,不仅总体收入增加,而且人均可支配的收入加大,美容已成为继住房、汽车、旅游之后的又一个消费热点。整形手术的范围也出现新的变化,从功能、形态方面发展成功能、形态、心理感受等多方面。出现了许多新的手术方式,如面部微整形、阴道缩紧、阴茎延长等手术术式,这就要求医生在医患沟通过程中更加注重患者的心理关怀。

4. 传统文化影响深远　面相是一门具有一定影响力的中国传统民间文化,人们认为面相对于一个人来说就是一个面部符号,用于区别不同的人。在实际生活和人们交往过程中,面相还具有情感表达功能,如亲和力的表现。这些情感密码就隐藏于面相中,具有一定的心理功能,如性别密码、年龄密码等。因此,整形美容手术的沟通本质上是认识患者的心理预期和手术标准,而患者的心理预期和手术标准具有地域性、时代性和民族性的特点,是医患沟通的重要前提。

二、治疗中的积极沟通

(一)把握基本沟通方法

1. 尊重患者主体地位　医生和患者由于掌握的信息不对称性,对疾病的认识和处理观念上也存在差异。从患者角度分析,在医院的特定环境下,患者及亲属属于求治方,期望医院给予全方位诊治,并达到预期目标,对医务人员较为尊重,有时甚至因为担心他人知晓而害羞、忐忑和畏惧。因此,医生更应该充分尊重求诊的患者,尊重患者的主体地位和人格。通过平等交流,了解患者的生活习惯、宗教信仰、个人嗜好等,并针对患者性格特点进行沟通交流,拉近医患之间的距离,构建相互信任的环境,使患者能主动配合医务人员的工作。如医生可以以聊天的方式向患者介绍其病情、治疗方案及医院的规章制度等,缓解患者的入院紧张感,这样既尊重了患者在就医过程中的权利,又帮助患者了解和遵守就医过程中的义务,使患者的身体和心理得到双重治疗。

2. 保护患者个人隐私　整形美容的患者与普通外科患者的心理上有区别,前者有些群体并非器质性疾病,而是对某些器官的外在形象不满意,需要进行美容修正,以达到自己的心理预期,但又担心会遭受身边亲属、朋友、同事的质疑。因此,整形科患者对个人隐私的关注度远高于普通外科的器质性疾病患者。《中华人民共和国执业医师法》明确指出,要保护患者隐私,对泄露患者隐私并造成严重后果的,要承担相应的法律责任。由于整形科患者对个人隐私更为关注,医生更要注重提高自身良好的医德,为患者保守秘密,绝不能泄露患者的隐私,更不能作为谈资、笑料向别人传播。(图8-6)

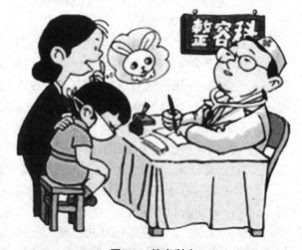

图8-6　整容科室

3. 严格执行知情同意　整形美容患者的手术一般由医生和患者共同决定。

医生在接诊患者时,应根据患者的具体情况,提出符合疾病发生、发展规律的个体化治疗方案,供患者参考选择。如重睑手术为达到平行式双眼皮的效果,就要对内眦赘皮进行修整,这就变成了两个手术,而且还有内眦形成微小瘢痕的风险,必须向患者详细说明,达成一致意见后方可治疗;有些因事故造成烧伤的患者,身心均遭受强烈创伤,希望在短期内恢复机体功能和容貌,治疗愿望异常强烈,要求较高,此时医生要进行耐心、细致的解释,正确认识病情,调整心理状态,积极配合医生的治疗。

整形科医生要在手术前将患者的真实情况、各种治疗方案的利弊、手术风险、术后并发症、病情发展、预后及转归、手术费用等向患者作详细说明,让患者感受到医生和自己的目标是一致的,通过完善的术前准备和交流沟通,解决患者的诊疗需求,达到患者的诊疗预期,而不是推卸责任。有些整形患者手术过程中需要使用人工材料,人工材料的生产厂家、产品特征、价格、质量、保质期等一系列问题都需要和患者作全面沟通,供患者及亲属选择。

4.注重言语沟通技巧

(1)真诚的态度:医生要用发自内心的真诚的语言与患者沟通,不虚伪,不做作,注重从患者角度去分析和解决患者的诊疗需求。要实事求是,把医学专业术语以浅显易懂的语言让患者理解;要换位思考,对患者负责,切实帮助患者解决问题;要适度表达,让患者理性对待诊疗预期和治疗标准,客观认识病情。

(2)耐心的倾听:患者在求诊时,医生要耐心、细致地倾听患者的诉说,尤其是诊疗要求,期望达到的治疗目标等,耐心的倾听有助于医生全面掌握患者的诉求;在了解患者的主要信息后,医生要对针对性的治疗方案作解释说明,介绍治疗效果和可能的并发症等;术前谈话,医生要诚恳、委婉,但要把事情说清楚;术后有些患者可能出现并发症或术后疗效不满意,患者及亲属情绪会非常激动,甚至和医生大吵大闹,医生要避免和患者及亲属正面冲突,先不做太多解释,而是默默倾听,等患者及亲属情绪宣泄完并趋于稳定后,针对其疑问再进行细致、全面的解释和说明,取得患者及亲属的认可和理解。有些患者通过广告等媒体宣传后,会对整形美容有过高的期望,对于这类患者,医生在谈话过程中要更为关注,对术前、术中和术后情况均要作细致沟通,调整患者及亲属的心理预期。

(3)温暖的表情:医生的表情也是医患沟通的重要组成部分,真诚的微笑等面部表情对患者会极富感染力,有助于提高医生的亲和力,也可以帮助患者缓解恐惧不安的心理,增加患者的安全感;坚定的眼神和不时的注视,会让患者感受到医生一直在关注自己,聆听自己的表达,增加患者对医生的信任感,拉近医患双方的心理距离,有助于构建和谐的医患关系。

(二)严格执行诊疗程序

1.评估患者机体的健康状况 整形外科患者的身体功能健康评估,不仅有普通外科的常规检查项目,还有其专科特点,如过敏反应、瘢痕体质、凝血功能等问题,都需要作详细的检查。在沟通过程中,医生要充分考虑到这些影响因素,并告知患者配合完成相关检查,有助于提高手术效果并改善预后。如隆胸吸脂手术要检查患者的凝血功能状况,面部手术患者要检查是否有瘢痕体质、线结排除和硬结等问题,全麻的患者需要检查其心脏功能等。

2.评估患者求诊的心理动机 整形类患者,常表现为心理压力较大,有一定的自卑感,其基本的心理需求是组织器官形态、功能的正常,这是患者的心理底线。对于美学要求不高的患者,能较好地配合医务人员的治疗,耐受力较强。美容类患者,其求诊的出发点就是对现有的器官外在形象不满意,因此对诊疗的美学标准较高,心理状态一般趋于高要求,该类患者沟通时需要调整患者的求诊期望值,让患者的美学目标与医生的预期设计目标相吻合。

3. 评估患者手术的客观条件　医生要对求诊患者的主客观条件进行评估,确定患者是否适合进行整形手术。对于不符合手术条件或术后效果不理想的患者,不能因片面的经济利益驱动而勉强实施手术。对美学要求高期望者的术后效果,要给予正确评估,不得随意夸大手术疗效;对无法达到患者要求效果的手术坚决不能实施。通常以下几种类型的患者不建议实施手术,一是性格偏执、倔强急躁、对美容手术有不切实际的要求和期望、不能听取医生意见的患者,医生应建议他们慎重考虑,以免整形效果不理想;二是把整形美容作为拯救自己人生的患者,由于其日常工作生活中遇到现实的挫折,把成功的希望寄托在整形美容上,这类患者在术后如果没有达到整形美容以外的目的时,即使手术成功,也会对手术结果不满意。

（三）关注重点沟通要素

1. 开展医学健康教育　整形外科的患者大多缺乏最基本的医学知识和美容知识,对诊疗过程的认识往往来源于非专科医务人员的介绍,对医生关于手术可能引发相应并发症的介绍也不甚理解。由于医生和患者掌握的医疗信息不对称,同时还存在言语表达、文化修养、知识结构和年龄层次的差异,尽管医生可能已经表达得非常充分,但仍可能产生片面理解甚至误解。因此,加强对患者的医学和美容知识宣传就显得十分必要,如一个生活习惯不良的患者,平时不注意外在容貌的整洁、清爽,即使实施一定的整形美容手术,术后也不会有根本性改观,医生应鼓励患者在手术后要养成良好的生活习惯,以取得事半功倍的效果。此外,医生还应对患者的诉求进行科学分析,耐心倾听患者的意见和要求,满足其合理诉求,纠正其不合理认知和诉求,并将有关注意事项记录在病程记录中,争取患者的理解和信任,避免不必要的医疗风险。

2. 告知患者手术方案　整形美容手术方案一般需要医生和患者相互沟通,双方共同决定,医生需要针对患者病症实际,制订符合患者身心特点、预期标准和经济条件的诊疗方案,供患者参考选择。整形美容患者手术时通常会使用一些人工材料,医生要将此类材料的相关信息提供给患者,如生产厂家、质量、价格等,供患者选择。人工材料使用后,医生还要将质量保证单、购货凭证等产品资料完整保留,以备患者有异议需要调查时能及时提供。

3. 适度告知手术风险　整形美容手术的对象多半是机体健康的成年人,大多以择期手术为主,除开展常规的外科手术医疗风险告知以外,多半没有构成医疗事故的太大风险,大多是因为手术效果没有达到患者预期而产生的纠纷。产生纠纷的原因有些是手术本身没有成功,但更多的源于术前或术中没有告知患者,或者沟通时有歧义所致,尤其是有些医生认为是常识性问题而忽略告知时,就会产生不必要的纠纷。此外,医生告知的时间、态度、表情也会影响沟通效果,如果医生过分渲染风险发生的可能性,就会使患者认为一定会发生,从而产生恐惧心理甚至拒绝手术,如全麻意外是典型的小概率事件,但后果非常严重,医生在沟通时如果过分强调其风险性,患者就有可能拒绝手术。

4. 引导亲属密切配合　整形美容的患者多数会呈现出马鞍样心理变化的状态,即手术时情绪高涨,手术后肿胀期因担心效果不好,毁容甚至造成残疾,多伴有后悔、情绪低落、抑郁等情况,随着肿胀消退,术后组织功能恢复正常,患者情绪也逐渐平复好转,自信心建立。在了解到患者的心理变化历程后,我们应意识到术后恢复期是医患纠纷的高危期,医生要与患者及其亲属多沟通,以免亲属的评头论足影响患者的情绪。此外,有些患者在整形手术前,亲属就不一定完全支持,此类患者亲属,医生更应该与其多沟通,希望他们对患者给予更多的肯定、鼓励和支持,多安慰、少评说,积极配合医生做好患者的治疗和术后康复。

三、常见医患沟通案例解析

以一例眼袋美容整形手术术后整形效果引发的争议为例。

1. 病例摘要 患者,王某,于2012年5月到某医疗整形美容机构进行祛眼袋手术,入院诊断:下眼睑松弛,行"双侧下眼睑祛眼袋+悬吊术"。2013年7月,患者认为院方的美容手术失败,造成其下眼睑退缩、眼苔缺失等不良后果,诉至法院并申请鉴定。检查显示:患者右眼下睑轻度变形,与左眼对比有轻度不对称;睑球分离现象基本消失,患者眼睛向上看时无显著变化(发生睑球分离后,患者再向上看时,分离现象更加严重)。双眼未见分泌物。术后瘢痕已不明显。

2. 双方争议焦点

(1)患者观点:医方未进行完善的术前相关检查,术前准备不充分。医方未就祛眼袋手术方案、术后可能存在的并发症进行详细告知;未介绍各类手术方式的优缺点。手术协议书和手术记录不符合诊疗规范。

(2)医方观点:患者术前诊断明确,手术方式准确,手术有效,下眼睑退缩、眼苔缺失等现象属于手术正常并发症,与医院无关。

3. 分析意见及结论

(1)医方无病历也无其他必要的诊疗记录,仅提供手术协议书和手术记录,不符合医院的诊疗规范要求。

(2)医方提供的手术协议书、知情同意书等告知单,仅是针对整形外科的常规性告知,为固定的格式化内容,医方未针对患者的祛眼袋术进行专项告知;未就祛眼袋手术各种术式的优缺点和术后并发症进行具体介绍,不符合诊疗规范。

(3)对该患者的手术术式,医方无诊断检查记录支持。

(4)医疗过失行为与患者下眼睑退缩、双侧下睑缘形态不对称、"眼苔"缺失存在因果关系。

鉴定结论:医方承担主要责任。

4. 医患沟通要点

(1)尽管该手术非普通外科的大型手术,但术前准备同样重要,需要和患者沟通术前检查的必要性,并根据患者实际完善必要的术前检查和相关准备,保障诊疗程序的规范和手术的顺利实施。

(2)该手术属于美容类,相对于整形类患者,其手术预后和手术效果要求较高,医生要认真分析患者的求诊动机,调整患者的心理预期。同时就祛眼袋手术的治疗原则、手术方式、术后可能并发症与患者及亲属作详细沟通,履行院方的告知义务,供患者知晓和选择,并对可能产生的并发症有一定的心理准备。

(3)针对患者实际,对患者皮肤的切除要按照既定手术方案实施,术中如有变化应及时和患者及亲属沟通,避免未尽告知义务,造成手术切除过度而增加术后并发症的风险。

第五节 重症患者的医患沟通

外科重症患者主要包括严重颅脑外伤、复合外伤以及器官移植等大手术患者。重症患者病情一般来势凶猛、起病急、变化快,常伴有紧张、焦虑、烦躁、濒死感,可能出现病情和情绪的各种变化,如悲痛欲绝、烦躁不安,甚至拒绝进食、拒绝治疗等,有些患者因车祸、刺伤等意外没有心理准备,担心自己的生命面临严重危险而出现急性心理创伤。因此,医生与患者进行有效的沟通,争取患者配合,积极实施救治,显得尤为重要。

一、患者的身心特点与社会因素

(一)情绪变化较大

急诊手术患者在紧张的抢救过程及突然离开熟悉的环境和亲人的环境下,极易产生焦虑和恐惧情绪,在进入监护室的2~5天内会先后产生否认、孤独及忧郁情绪;意外受伤患者还会有易愤怒、烦躁不安等情绪;还有些患者则会因认为监护病房环境对其生命安全有较大保障而产生依赖心理。

(二)亲属难以支持

由于重症患者在实施手术后通常会转入重症监护室进行治疗,患者亲属只能在规定的时间里短时间地访视患者,其余时间只能在监护室外等待。这种长时间的等待,决定了患者亲属具有希望及时了解患者病情及其转归的渴望,并因而容易产生焦虑、烦躁甚至是猜疑、愤怒的情绪。了解重症患者及其亲属的身心特点后,医生要作针对性沟通,以达到事半功倍的效果。

二、治疗中的积极沟通

(一)与重症患者的沟通

1. 与重症患者的语言沟通

(1)适时告知患者病情:患者身患重症后,因个人意志、心理素质、认知水平等方面的不同,有些患者表现积极乐观、意志坚强,能够配合医务人员的抢救治疗,主动承受治疗中的痛苦;有些患者表现消极悲观、意志薄弱,不能配合治疗,对紧急手术治疗和健康恢复缺乏信心。在遵守保护性医疗制度和尊重患者亲属意见的前提下,对心理素质好的患者,可将实际病情直接告知;对心理素质较差的患者,可部分告知病情,让患者配合治疗,树立战胜疾病的信心。

(2)应对患者负面情绪:医生要避免在患者面前谈论病情的严重性,没有一个意识清醒的急重症患者可以承受医生的一句"已难以救治了。"特别在患者极为痛苦时,更应对其进行安慰和鼓励,对于增强患者抗病的信心、减轻焦虑情绪和战胜恐惧都有着很大的作用。面对患者的发怒,医生应耐心、平和,理解其过激言行,切不可训斥患者,反之应鼓励其合理宣泄,给予充分的精神支持,让患者感觉到你感同身受(图8-7)。

(3)避免患者产生依赖:医生要了解患者产生依赖思想的原因在于对自身身体状况的不自信,沟通中应强调让患者尝试简单的恢复训练,为其建立"我办得到"这一信念。适时转移患者注意力,不让其想起不愉快的回忆,从而进一步克服忧虑。医生在与意识清醒的危重患者沟通时,应鼓励患者把自己对个人和事物的看法说出来,引导患者从客观的角度进行自我评价,适时与其谈论当前病情和治疗情况,并告知下一步治疗计划,关键在于让其明白该怎样配合,为其树立信心。

2. 与重症患者的非语言沟通

(1)面部表情:面部表情是最普通的非语言行为,通过面部表情,可以表达快乐、惊讶、恐惧、厌恶、愤怒、蔑视等不同感受。如眉间舒展、嘴巴放松表示快乐;眉头紧锁表示怀疑、紧

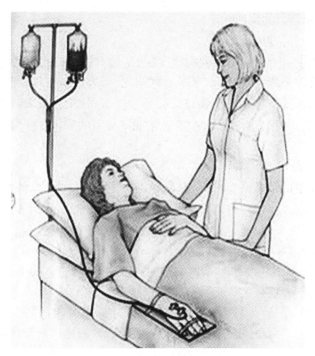

图8-7　询问关切

张；抿嘴和鼻孔张开表示生气等。微笑是人间最美好的语言，是保持医患关系融洽的润滑剂，微笑可以使患者心理上得到满足，相互之间的交流沟通顺畅；微笑可以美化个人形象，以及医院的对外公众形象，提高医院的美誉度。医生自然而真诚的微笑具有多方面的魅力，能使患者消除陌生感、增加信任感、安全感，营造出安全、可信赖的氛围，从而达到有效交流的目的，但要注意在有的患者和亲属面前不宜微笑，如病危可能随时死亡的患者等。

（2）眼神交流：眼神的变化可以传递不同的思想感情和信息，医生在沟通时避免眼光四处巡视，要不断注视患者及其亲属，才能让他们感受到你是在和他们用心交流，更能获得对方的认可和信赖。医生和患者的眼神交流要注意三点，一是注视部位，应以患者的双眼和口之间为宜，不宜注视女性患者的胸部和下体；二是注视时间，医生在交流过程中要不时用短促的目光注视患者，让患者感受到医生在聚精会神地倾听，但不能目不转睛地盯着患者，以免患者紧张、局促不安或造成不必要的误解；三是注视方式，要体现庄重和友善，避免有敌意的目光和漫不经心的眼神。

（3）肢体动作：医生的各种动作姿势也是一种"无声的语言"，监护室里患者更渴望得到尊重，有时可能一个极细小的动作便可对其造成心理伤害，甚至延误病情。例如医生倾听患者诉说时频繁改变姿势或使用手机，会让患者觉得漫不经心和不耐烦，从而伤害患者的自尊心；当患者痛苦时，轻轻抚摸患者的手或拍患者的肩；当患者高热时，摸摸患者的额部，都会带给患者无言的关心。

（4）外在仪表：医生的仪表和着装应力求整洁、端庄、大方。穿着、发饰等外在形象得体；化妆应把握好尺度，尽量化淡妆，给人以稳重大方和知识修养较好的美感，忌浓妆艳抹；首饰佩戴与自己的特征要融合，避免繁杂和奢华，外科手术医生忌佩戴戒指等首饰。总之，医生外在仪表要显得干练、精神，也可以给患者带来安全感，增加患者对医生的信任度。

（二）与重症患者亲属的沟通

1. 患者亲属的身心特点

（1）思想情绪不稳定：重症患者因病情严重，亲属对患者的生存希望、病情变化和预后情况没有把握，对就医环境、医生诊疗水平心存担忧，心理负担较重，甚至身心疲惫，尤其是患者病情每况愈下时，其身体和心理不良反应还会向亲属发泄，亲属情绪波动较大，出现焦虑、烦恼、恐惧等情绪，理性减弱，遇事冲动，特别是在患者病情极度恶化甚至死亡时，容易出现过激行为。

（2）社会生活受影响：由于患者病情危重，家庭生活重心转移到患者病情诊治中来，给正常的工作、学习和生活带来诸多影响，家庭经济负担逐渐加重，甚至有个别亲属因患者久治不愈而丧失诊疗信心等，使患者的社会支持受到消极影响，不利于病情预后，甚至对社会也造成负面影响。

2. 亲属沟通的注意事项

（1）明确重要作用：医生与患者亲属的沟通，重点是围绕患者的疾病情况、诊疗方案、预后转归、医疗费用、潜在危险、健康指导等方面。通过沟通，医生可以全面了解患者病情，尊重患者权利，提高服务质量。通过倾听患者亲属的期望，解释疾病的病情和发展转归，主要诊疗方案，护理患者的相关知识，可能存在的主要风险等，满足患者亲属的合理需求，提高诊治的针对性，提高患者的预后生活质量。

（2）关注心理感受：医生要了解患者亲属的身心特点和可能出现的不良心理与行为反应，沟通过程中要以宽容的心态，理解和包容患者亲属的不当言行，以足够的耐心与患者亲属沟通，做好他们的心理疏导，消除亲属不必要的担心和顾虑，缓解他们的心理压力。医生要指导患者亲属以积极乐观的心态去鼓励和支持患者，增强患者战胜疾病的信心。

（3）注重沟通策略：医生在与患者亲属沟通过程中，一要做到心平气和、坦诚相待，要尽量提供单独沟通时间，不仅是查房时的简单讲述。对不同文化教育层次、社会地位背景、职业特点和理解能力的患者亲属，要有不同的沟通方法。如对文化层次较低的患者，沟通时要通俗易懂，少用专业术语；对文化层次较高且懂得基本医学知识的患者，可以适量使用医学专业术语进行交流；对文化教育背景不清楚的患者，可以通过提问的方式，了解其对患者病情和预后的认识与理解，根据对方回答调整沟通的语言深度。二要做到实事求是、解释说明到位，医生要避免使用可能产生歧义的语言，以免对方产生误解而引起纠纷，要把患者的病情变化、转归和预后，手术治疗风险、并发症等情况作具体的告知和解释，不要对患者病情作预测，尤其是乐观的预测，做到既不夸大其词，也不刻意隐瞒，必要时可以举一些与患者病情类似的案例进行解说，以利于患者亲属更清楚地理解医生的解释，对病情预后也有相应的心理预期。对多次解释仍不理解的患者，医生应保持耐心和冷静，不宜表现出不耐烦的表情，避免患者亲属与医生产生对立情绪。

（4）坚持廉洁自律（图8-8）：病情危重的患者，因患者亲属求医治疗心切，会出现给医生送礼、宴请等现象，患者亲属送礼或宴请的原因主要表达以下诉求，一是选择主刀医生，想选择诊疗水平较高的医生亲自为患者手术，以求在手术过程中更加负责、更加关照；二是寻求心理寄托，患者及亲属在入院后，期望患者的生命安全有保障，即使出现意外事故或病情危及生命时，医生能在第一时间给予处理，全力以赴地挽救患者生命；三是从众心理驱使，部分患者及亲属认为术前送礼是"例行常规"，偏听他人信息以为"无礼不医"，或在一些医务人员的不良暗示下送礼；四是真诚表达感激，患者在住院期间受到医务人员良好的医疗服务，

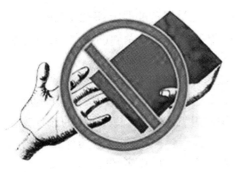

图8-8　廉洁自律

或者医生凭借精湛的医疗技术,将患者从濒临死亡中挽救回来,故亲属以送礼的方式表达对医生的感激。

针对上述情况,医生要在坚持原则的基础上妥善处理送礼问题,首先,不能暗示或直接索取礼物,利用职务之便让患者亲属被动送礼,这是以权谋私的违法行为,在社会上已经造成恶劣影响。其次,对于选择主刀医生和表达感激之情的患者亲属,医生不能表示蔑视和嘲讽,而应在向其说明完全理解他们的心情后婉言谢绝;对于寻求心理寄托、从众心理的患者亲属,如果婉言谢绝没有效果,可以采取"缓兵之计",暂时收下礼物,同时向上级汇报,并出具相关往来收据,待患者出院后退还,也可以通过帮助患者缴纳住院费的方式予以拒绝。第三,医生应为患者亲属提供详实的咨询服务,多巡查危重患者,协助护理人员改善病房通风情况等改善患者的就诊环境,消除患者及亲属的顾虑。

3. 亲属沟通的主要内容

(1)准确告知病情:由于重症患者起病急、病势凶猛、病情变化快、预后差、甚至有时患者还未到医院就已经死亡。因此,医生要将重症患者病情的严重程度、不良后果、并发症及预后情况,准确、客观、及时地告知患者家属,并说明经过全力抢救仍可能出现死亡等严重后果。家属了解这些情况后就会对患者病情的危重状态有一个全面的认识,对包括死亡在内的严重后果有心理准备。一旦出现病情恶化抢救无效,患者家属也能认同医生抢救的科学性、合理性。

(2)应对质疑愤怒:对于亲属的质疑,医生要表示真诚的理解,做到有求必应,及时解答,并告知亲属患者的病情及其可能的转归,以及下一步准备对其实施的治疗方案,随时保持和亲属的接触与沟通。对于亲属的愤怒,医生要及时找出亲属愤怒的原因,不急于与其辩白和争论,也不要急于否认,等待其情绪宣泄后,找好时机沟通。事的背后藏着情,莫先处理事,要先处理情。能用"情"解决的事莫用"理",能用"理"解决的事莫上"法庭"。

(3)指导术后探视:重症患者因通常在监护室治疗,亲属只能在有限的时间内探视,患者及其亲属相互的情感需要较为突出,因此,医生要加强对患者亲属的术前探视指导,避免过度的情感宣泄影响患者病情,探视前,医生应指导患者亲属不要在患者面前流露出悲伤情绪,强调在患者面前保持镇定的重要性,并应嘱咐亲属在探视时对患者说一些利于疾病康复的话。

(4)重视书面沟通:尊重患者及其亲属的知情权和选择权,在重症患者的诊治过程中,救治的方法可能有多种:有创和无创的处置,选择不同的急救药物,是手术治疗还是保守治疗等,各种治疗方法均有利有弊,有的可能效果快但副作用大,有的可能效果慢但副作用小,有的短期效果好但后期并发症多,有的短期效果不好但后期并发症少,有的紧急救治会对患者机体产生损伤等。因此,医生有必要将选择的治疗方案、治疗效果、可能的副作用及并发症、意外情况等信息告知患者及其亲属,让他们对多种诊治方案进行选择,尊重患者及亲属的知情权和选择权。

4. 严格执行操作规程　严格执行操作规范是医生的职责和权力,在实施操作时要与患者亲属进行有效沟通,不能认为操作程序对患者有利而不与亲属沟通。如果患者亲属从亲情角度出发,为缓解患者痛苦或顺应患者要求提出不符合医学规范的要求,医生应该耐心向患者亲属解释,说明遵守操作规程的重要性和合理性,争取获得患者亲属的理解,有利于消除潜在的医患矛盾。

5. 应对亲属的干预医疗行为 对缺乏医学知识的患者亲属,如果有减少诊疗措施,降低诊疗费用等要求,医生应充分考虑他们的经济困难,并深入浅出地解释各种诊疗措施的必要性,取得患者亲属的信任、理解和支持;对稍懂医学知识的患者亲属,如果对医生的诊疗方案有异议,甚至提出自己的诊疗建议,医生应在沟通中让患者亲属意识到,诊疗方案的制订是从患者及亲属的切身利益考虑,医生和患者亲属的出发点都是帮助患者解除病痛,要对诊疗方案有充分的自信;对情绪激动,诊疗过程稍有不顺即有过激言行的患者亲属,医生要设身处地地体会患者亲属的心理感受,耐心倾听患者亲属的意见,及时安抚他们的情绪,让患者亲属切身感受到医生对他们的尊重,对患者的重视和关心。

三、常见医患沟通案例解析

(一)重症患者医患沟通案例解析

以重症急性胰腺炎术后致死引起的争议为例。

1. 病例摘要 患者,女性,53岁。因突发上腹部绞痛伴呕吐胃内容物到某市级医院急诊就诊,以"腹痛待查"在急诊观察室输液及抗感染等对症治疗。次日凌晨2时左右,上腹部疼痛加剧。上午经B超检查提示:①急性胰腺炎;②慢性胆囊炎、胆囊结石。尿淀粉酶检查:7094U。血常规:WBC 16.3×10^9/L。以急性胰腺炎、胆囊结石、慢性胆囊炎收入院。入院体检:T 36.7℃;P 88次/分;R 22次/分;BP 130/90mmHg。痛苦貌,被动屈曲体位,皮肤、巩膜无黄染,腹稍膨,肝、脾肋下未及,剑突下及左上腹压痛(+),反跳痛(+),移动性浊音(-)。入院后予以抗感染、制酸、抑酶等对症治疗,腹痛好转。但体温波动在38℃上下。第二天上午11时在连续硬膜外麻醉下行胆囊切除,术中见胰腺肿胀,大网膜上大量皂化斑,胰周有包裹性积脓。行"胆囊切除、胰包膜切开、脓腔引流及腹腔引流术",术后继续给予抗感染、制酸、抑酶等治疗。术后第3天0时15分突发心搏骤停。经抢救无效死亡。

尸检提示:主要病变为:①急性出血性坏死性胰腺炎;②慢性胆囊炎伴胆固醇沉积、胆囊结石;③主动脉、左右冠状动脉粥样硬化。

2. 双方争议焦点

(1)患者观点

1)误诊为胆囊炎、胆囊结石、胆源性胰腺炎,实为十二指肠穿孔。

2)胆囊切除术手术不当。

3)对术后患者的诊疗严重违反诊疗、护理规范。

4)相关医生术后抢救措施不力。

(2)医方观点

1)对患者的疾病诊断明确。

2)实施的胆囊切除术手术指征明确,时机选择恰当。

3)患者死亡是疾病(猝死性胰腺炎)的自然转归,与医疗行为无因果关系。

3. 分析意见及结论

(1)该患者属重症急性胰腺炎,临床及病理诊断均成立,由于医方对该疾病的病理变化、转归及严重性认识不足,在其诊断、术前治疗、手术时机、手术方式及术后处理等方面均存在明显不妥。特别是术后病情观察不仔细、记录不完全,以致当病情发生致命性变化时,虽经抢救但仍难以挽救患者生命。

（2）其医疗过失行为与患者死亡存在因果关系。

鉴定结论:本病例属一级甲等医疗事故,医方承担主要责任。

4. 医患沟通要点

（1）重症急性胰腺炎属于急性胰腺炎的特殊类型,病情险恶,累及全身多个器官,易出现多种并发症,病死率较高。医生要与患者充分沟通,了解病情的发生、发展变化,完善相关检查,告知患者及亲属重症急性胰腺炎病情的严重性和预后情况,使患者及亲属有相应的心理预期。

（2）该患者同时患有胆囊结石和急性胰腺炎,需对胆囊结石合并急性胰腺炎还是胆囊结石导致胰腺炎加以鉴别,医生需要与患者及亲属沟通完善各类检查的必要性,分析在诊断未明确前不宜紧急手术的原因,取得患者及亲属的理解与配合。

（3）针对胆源性和非胆源性胰腺炎的不同诊断,告知患者及亲属不同的诊疗方案,分析不同诊疗方案的利弊,并介绍病情变化后的不同应对措施和诊疗计划,供患者及亲属知情和参考。

（4）医生需告知患者亲属该患者术后的护理注意事项,如术后生命体征、引流液性状、患者主观感受等,若病情有变化要及时与医务人员沟通;医务人员本身要加强对患者的术后观察,多与患者及亲属交流,及时、主动地去发现患者的病情变化。

（二）重症患者医患沟通案例解析

以结肠癌术后患者猝死引发的争议为例。

1. 病例摘要　患者,男性,73岁。因腹痛腹胀1个月余伴脓性血便就诊于某市人民医院,入院后予以结肠镜和病理检查,显示:结肠癌,行"右半结肠切除术",手术顺利。术后第5天,患者住外科普通病房,在家属协助下进食流质后出现呛咳,随即出现意识丧失、呼吸心跳停止的情况。值班医生和护士立即为该患者实施心肺复苏,胸外按压半小时后,患者自主呼吸、心跳和意识均未能恢复,宣布死亡。

2. 双方争议焦点

（1）患者观点:医院对患者术前检查不充分,未全面诊断患者病情,未能充分排查引发患者猝死的其他疾病隐患。手术后,医生和护士未及时对患者进行巡视,对患者康复期诊治和护理未给予充分关注,在突发意外后抢救不及时,对患者猝死负有主要责任。

（2）医方观点:患者入院诊断明确,手术方式恰当,手术成功有效。患者猝死是由于术后进食引发机械性窒息死亡,院方抢救及时,措施得力,无任何医疗过失。

3. 分析意见及结论

（1）患者结肠癌诊断明确,医院对患者的诊断、手术术式选择正确,术前检查充分,手术有效。

（2）患者猝死系流质饮食呛入气管引发机械性窒息死亡,属于意外事故,与医院的诊治无因果关系。

鉴定结论:本案例不属于医疗事故。

4. 医患沟通要点

（1）猝死在医疗过程中最难以处理,不是治疗上的困难,而是要注重与患者亲属的沟通。本案例患者术前、术中、术后均较为顺利,突然出现意外死亡,患者亲属在心理上难以接受,也是正常的心理反应,医生对患者亲属的心理要表示充分的理解。

（2）出现突发情况后,因患者起病急、病情重,医生在与患者亲属的沟通中,应该重点围绕猝死的突然性、严重性以及可能的原因等情况作详细的解释说明,并向患者亲属传递这样的信息,即猝死在临床上并不罕见,医生有充分的经验和能力去处理,争取患者亲属的理解。

（3）在抢救实施过程中,医生要保持与患者亲属的持续沟通,说明情况的严重性,表示医生会全力抢救,但该患者病死率较高,而且该病例年龄较大、机体功能相对较差,亲属也应有相应的心理准备。

（4）若抢救一段时间无效,在劝说患者亲属放弃抢救的问题上,医生要充分尊重患者亲属的选择权,只要患者亲属要求治疗,就不能够随便放弃抢救,尽管进一步的治疗也可能是无效的。要向患者亲属说明"继续抢救会增加患者的额外损伤,没有任何帮助"和"大多数人会选择放弃抢救"这两点,患者亲属更容易接受。

（5）关于患者猝死的具体原因,医生要向患者亲属表示只能通过尸检,但医生在表述时要注意语气,态度要诚恳、谦卑,让亲属能够接受并自行选择,这样也会让亲属感受到医生充分考虑到患者的利益,更能理解和接纳医生的诊疗工作。

（三）重症患者医患沟通案例解析

以肱骨外科颈骨折术后死亡引起的争议为例。

1. 案例摘要　患者,女性,56岁。因右肱骨外科颈骨折8天,疼痛难忍入院。既往有阑尾炎手术出现麻醉不醒的情况发生。入院后查体:步入病房,一般情况尚可。脊柱侧弯、后凸,胸廓畸形。入院常规检查无明显异常,于第二天下午13点15分在臂丛麻醉下（2%利多卡因10ml+0.894%盐酸罗哌卡因75mg,加生理盐水稀释至20ml）行切开复位钢板螺钉内固定术。术中患者主诉疼痛,辅助芬太尼0.05mg,面罩吸氧后平稳手术,术中患者血压、心率、血氧饱和度均正常,14点25分手术结束,但患者仍处于嗜睡状态,于16点10分静推纳洛酮0.4mg,患者短暂清醒。16点30分患者主诉胳膊疼痛,接上静推镇痛泵（地塞米松10mg、格拉司琼3mg、芬太尼0.5mg,加生理盐水至100ml,以2ml/h速度持续泵入）后出手术室。

术后患者一直处于嗜睡状态,术后第二天查房时发现患者双瞳缩小,张口呼吸,心电监护示血氧饱和度在75%~82%,心率120~130次/分,立即请麻醉科会诊,嘱给予面罩吸氧同时关闭镇痛泵,静推纳洛酮0.2mg后患者意识短暂恢复,血氧饱和度在97%~100%,随即再次嗜睡。请心内科、呼吸内科、神经内科值班医生会诊,听诊左肺呼吸音低,为排除为左肺栓塞,查D-二聚体,结果阴性;但未考虑肺性脑病,未发现颅内有定位意义损害。复查血常规、生化电解质正常,因考虑肺栓塞可能,给予肌注低分子肝素钙6000U,每日1次。心电监护显示血压、氧饱和度正常（维持吸氧中）,心率渐降至100次/分左右。6月25日晨停止心电监护和脉氧检测,改用常规测量血压、呼吸、脉搏,术后第四日5点50分左右,家属诉其呼吸不好,见呼吸急促,唇发绀,听左肺湿啰音,右肺呼吸音大致正常。立即加大给氧,拟作进一步处理。6点05分患者呼吸突然停止,抢救无效,于当天凌晨7点死亡。

2. 双方争议焦点

（1）患者观点

1）医方手术时间过长。6月22日中午12点40分患者自行步入手术室,一直到下午4点30分才看到患者走出手术室。

2）院方不同意转院。手术后直至6月24日上午患者还处于昏迷状态,当时患者的弟弟请求转院。但医生说:继续观察,这属于恢复阶段。

3）医生未进行任何抢救措施。到6月26日早上6点患者病危时，医生才进行临床抢救1小时，期间患者昏迷状态时院方未进行任何抢救。

（2）医方观点

1）手术过程中至患者死亡近90小时，患者一直处于嗜睡、昏睡状态。第三日唤醒时诉痛，有可能为胸痛。

2）严重胸部畸形，必然有心、肺血管畸形，更易诱发血栓，长管状骨骨折手术易诱发脂肪栓。

3）因药物耐受个体差异大，麻醉过深、手术创伤，加之患者体质差，致本来不太好的肺功能更易丧失代偿功能，因呼吸衰竭而死亡。

3. 分析意见及结论

（1）患者有肱骨外科颈骨折诊断明确，有明确的手术指征，手术方式正确，手术过程顺利。

（2）患者麻醉方法选择正确，臂丛神经阻滞入路及药物选择符合基本规范。

（3）术中因神经阻滞效果欠佳，而静脉使用芬太尼及术后镇痛泵符合常规。术中、术后出现嗜睡状态及产生的低氧血症，与患者胸廓畸形及对芬太尼高度敏感有关。

（4）针对患者的持续嗜睡状态，医方未能明确分析原因及采取有效治疗措施。围术期管理不足。

（5）患者死亡原因考虑为呼吸衰竭。

鉴定结论：本案例属于一级甲等医疗事故，医方承担次要责任。

4. 医患沟通要点

（1）该患者属于外科危急重症患者，医生要严格履行管理制度，在患者处于长期嗜睡状态时，应组织全院性的会诊和病例讨论，值班医生的普通会诊对解决重症患者的病情效果有限。

（2）该患者既往有麻醉不醒的病史，医生应对此高度重视，与患者本人及亲属详细沟通具体情况，针对本次手术可能发生的类似情况进行评估和预判，提出应对措施。

（3）该患者出现长期嗜睡不醒后，医生应及时与患者亲属沟通可能发生的意外风险，并针对患者出现嗜睡的原因与患者亲属进行沟通，正确分析其产生原因，开展有效的针对救治措施。

（4）针对该患者有先天性鸡胸的情况，医生要将手术方案、药物选择和剂量等方面内容与患者亲属详细沟通，让患者亲属意识到医生已充分考虑患者的实际，制订了针对性的诊疗方案，是从患者本身角度去考虑的。

课后思考

1. 手术后患者常见的心理特点有哪些？

2. 外科医生如何就多种手术治疗方法与患者和家属进行有效的沟通，并且选择最有利于患者的手术方案？

3. 微创整形手术患者的身心特点及影响因素有哪些？

（丁建飞　周炜）

第九章

妇产科医患沟通

目标:

1. 掌握妇产科诊断和治疗的医患沟通。
2. 熟悉妇产常见的医患沟通问题及解决方案。
3. 了解妇产科患者的身心特点与社会因素。

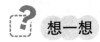**想一想**

孕妇突现症状胎心消失 医生就地用刀片剖腹救子

90了！ 40了！ 30了！ 胎心完全测不到了……2014年6月15日,在烟台市医院内,一名产妇在生产前突然出现脐带脱垂,眼见着胎儿没了心跳。

千钧一发之际,产一科主任严倩来不及送产妇入手术室,就地用无菌刀片实施手术,从剖腹到取出孩子只用了一分钟,为抢救婴儿赢得了宝贵时间。

阅读以上资料,你对此事件的看法如何?

第一节　妇科医患沟通

妇科是医疗机构的一个诊疗科目,是妇产科的一个分支专业,是诊疗女性妇科病的专业科室,分为西医妇科与中医妇科。妇科疾病包括: 女性生殖系统的疾病即为妇科疾病,包括外阴疾病、阴道疾病、子宫疾病、输卵管疾病和卵巢疾病等。医学中以妇女病为研究对象的科目,如妇科学,指医院中专治妇女病的一科。女性生殖系统所患的疾病才叫妇科疾病。妇科疾病的种类可分很多种,常见的有: 子宫肌瘤、卵巢囊肿、阴道炎、宫颈炎、宫颈糜烂、盆腔炎、附件炎、功能性子宫出血、乳腺疾病、不孕症、月经不调、子宫内膜炎和白带异常等。女性从青年期开始,就应该懂得月经、生育、妊娠、分娩和绝经等一些基本的医学常识,并经常保持乐观的情绪,这样就能避免或减少某些妇产科疾病的发生。妇科工作紧张忙碌,经常需要果断决策,面对特定患者群体涉及隐私、伦理问题多。妇科是医疗纠纷的好发科室,特别是非技术类医患纠纷多发。医疗行为经常牵涉伦理争议,常因侵犯隐私权而发生纠纷。

一、患者的身心特点与社会因素

（一）患者身心特点

由于性别差异,男女在沟通交流风格上存在明显差异。男性多倾向于针对实际情况,讨论实质问题;而女性则更倾向于试图通过情感交流来解决问题。许多妇科疾病与情感相关,如下丘脑性闭经、产后抑郁症、更年期疾病等,一方面说明成年女性是身体状况受情感明显影响的群体,另一方面也说明医生非常有必要了解妇科疾病的诱因。妇产科疾病也常常涉及患者的个人隐私,如性传播疾病可能与不洁性生活史有关;不孕症的发生可能与婚前性行为、人工流产等有关;这些疾病对患者的生理、心理以及社会生活等方面均造成了负面影响。若医患沟通不足,可能导致误诊和漏诊。另外,患者对阴道检查常常怀有害羞、惧怕心理,尤其对于男性医生,患者更容易产生厌烦和躲避情绪。针对女性患者的这些特点,妇产科医生尤其要以关切的言谈举止,促进医患关系的融洽。

1. 年龄跨度大,疾病谱广 女性自出生后新生儿期开始至绝经后的老年期,一生各个不同阶段均有患妇科疾病的可能,而且不同阶段的患病有其各自的特点。儿童期有患外阴和阴道炎的可能,但远较生殖年龄的女性少见;青春期女性因神经内分泌功能不健全,可能出现青春期功能性子宫出血或闭经;生殖年龄的女性生殖道炎症、月经紊乱、子宫肌瘤、子宫内膜异位症等妇科疾病的患病率高;绝经期妇女因卵巢功能衰退,可能引起更年期月经紊乱;老年妇女生殖道肿瘤发病率高。

2. 患病率高,受重视程度低 妇科疾病普查发现,妇科疾病患病率可高达40%左右,农村等经济欠发达地区以及城市特困人群中患病率则更高,尤以阴道炎、宫颈炎等更为常见,且患者往往不大重视此类疾病,认为对身体无多大影响而不进行正规的治疗,待疾病发生了不良转归则后悔莫及。如宫颈炎长期不治疗,炎症慢性刺激导致宫颈癌发生的情况,在困难人群中时有发生。

3. 妇科疾病一般特点 妇科的良、恶性疾病,各有其特点。如宫颈癌可以通过定期体格检查而发现癌前病变,早期病例通过及时和适当范围的手术,将癌症阻断于萌芽状态;卵巢癌往往发现时已是晚期,需要较大范围的手术、术后多次化疗等,且多数患者预后不良;滋养叶细胞疾病可以通过成功的化疗而治愈,治愈后的患者甚至可成功孕育下一代。妇科的一些良性疾病,如子宫内膜异位症,具有良性疾病、恶性行为的特点。这种发生于育龄女性,严重影响生育功能、生活质量的疾病,在绝经以前几乎不可能治愈,甚至反复发作。手术之后药物治疗,药物治疗之后手术治疗,需要打持久战。对于这些疾病,医患之间必须充分沟通,患者知晓各种治疗方法的利弊以及远期复发的风险,与医生共同决策,密切配合,才能达到治疗的理想效果。

4. 讳疾忌医,耐受性强 由于妇科疾病经常涉及婚姻、家庭和两性关系等个人隐私,生殖器官常被人们认为是最神秘的器官,妇女一旦患了妇科疾病,常会感到难为情,难以对人述说,不少患者不能及时就诊,或就诊时不能明确表述就诊的目的,医生询问病史困难,患者有难言之处,沉默较多。有些患者尤其是农村妇女,文化层次低,家庭、社会地位不高,耐受性很强,小病能忍则忍,大病才就诊,对某些妇科疾病不大重视,认为对身体无多大影响,或由于经济方面的原因而不进行正规的治疗,使病情延误而影响预后。

5. 涉及个人隐私多 妇科疾病常常涉及婚姻、家庭和两性关系等个人隐私。如生殖道畸形直接关系到性生活的质量;继发不孕症可能与婚前性行为、人工流产等有关;性传播疾病可能与不洁性生活史有关；前置胎盘可能与多次宫腔操作、手术史有关；分娩、引产等均和婚姻、家庭有关。妇科检查是妇科患者入院后一般难以回避的检查项目，有相当多的患者会感到羞愧，尤其是年轻的妇科男医生在门诊时常受到冷遇。一些从偏远农村来的患者，或者是上了年纪的患者更会手足无措、进退两难。若不检查怕影响疾病诊治，接受检查又实在太难堪，非常希望能换个女医生来检查。

6. 害怕做妇科检查，担心失去生殖器官　疾病的诊治过程离不开必要的体格检查和辅助检查，在妇科的临床工作中，常常有患者不愿接受妇科检查、诊断性刮宫等诊断方法。妇科疾病若需要手术治疗，比如子宫肌瘤、卵巢囊肿等，手术会摘除部分内生殖器官，如子宫、卵巢等。患者会担心自己术后丧失生育能力，特别是未婚或者无子女的患者，心理负担更重，情绪忧郁；有些会担心自己不再是女人，丧失了女性特征，发生性生活障碍，以致影响夫妻感情和家庭幸福，从而产生自我形象紊乱的问题。这就可能涉及能否保留生育器官、维持生育功能的决策，并可能影响到患者日后家庭生活，故患者对手术治疗的意义、有关情况，尤其是手术的必要性、危险性都有迫切了解的愿望。这也要求医生务必了解患者自身的愿望、对治疗的期待甚至是恐慌，向患者乃至亲属进行充分解释，与他们达成共识而作出适宜决策。

7. 年轻女患者的无所谓态度　随着性生活越来越开放，患宫外孕、未婚做无痛人流的患者越来越多，年龄越趋年轻化。这类患者具有年轻人激情开放的特点，对疾病的后遗症考虑甚少，尤其现在都做无痛人流，手术中不会感到很痛苦，这些患者出院以后避孕措施不当，一年中做几次人流都无所谓，对以后的生育影响完全无所认识和担心。

（二）社会因素

社会经济的发展和国民的健康状况、疾病的发生密切相关，特别是女性特殊的生理、心理特征，更容易比男性受到更多经济因素的影响而产生心理压力、心理冲突，造成身心功能的障碍。经济因素可直接影响妇女月经、妊娠、分娩、哺乳等正常生理功能，从而引起多种妇科疾病如闭经、功能失调性子宫出血、更年期综合征等。如患者缺乏社会医疗保障，经济困难，许多有效的治疗无法开展，甚至患者不能及时就医，延误了病情，影响治疗效果。患者长期的焦虑、抑郁可导致机体免疫功能、抵抗力下降，女性自主神经系统和丘脑、垂体内分泌功能紊乱，使疾病恶化。

二、诊断中的医学信息沟通

（一）病史询问

妇科疾病往往涉及患者的个人隐私，如性传播疾病可能与不洁性生活史有关，不孕症的发生可能与婚前性行为和人工流产等有关。该疾病对患者的生理、心理以及社会生活等方面均造成了负面影响。若医患沟通不足，可能导致误诊和漏诊；而医患充分沟通，则利于疾病的正确判断和恰当治疗。

1. 沟通方法　要具有专业的态度，良好的沟通技巧。①理解与接纳；②倾听与观察；③反馈与澄清；④提问与总结；⑤代述与重构，善用躯体语言。

2. 沟通时机和策略

（1）首诊沟通非常重要：绝大多数妇科患者因疾病而就诊，建议从首次接诊开始，即建立良好的医患沟通关系。这样，患者从就诊开始就感受到了医生的充分关注，知晓自身的诉求能够得到医生理解；特别是门诊就诊时间短，良好的第一印象是对医务人员产生信任的基础。良好的仪表仪容、言谈举止能使患者感到温馨、舒适；医务人员对患者的称谓是建立良好医患沟通的开端,在诊治过程中,要从语言、眼神及肢体上与患者充分交流,密切观察患者的反应,发挥自己的优势,注意随机应变,并让患者有思考的余地,诊疗活动结束后,与患者愉快的告别相送,可为今后的交往打下良好的信任基础。

(2)全程关切十分必要:医生也在诊疗过程中体现了对患者的关切之情,能够尽可能从患者的角度来思考问题和解决问题,从而作出正确决策。如对于痛经、子宫腺肌病患者,有多种治疗方式,手术或药物,孰重孰轻、孰先孰后,医生均要根据患者的年龄、对治疗的愿望、对生育的要求等来做决定,这就要求医生耐心倾听患者诉说,认真询问病史,了解既往治疗的效果,结合客观检查结果,准确判断病情。特别是住院患者因与医务人员接触时间较长,沟通相对比较容易建立一种稳定而有效的关系。住院患者病情一般较门诊患者相对严重,如需手术治疗,部分患者可能存在无助感,其心理需求及社会需求均需关注,但由于我国医护工作者的日常工作非常繁重,确实较难完全满足患者的各种需求,故有些发达地区的医院开始引入社会工作者,一部分心理反应较大或家庭问题严重者可由社工进行心理疏导。一些研究指出,患者如果同时接受感性、理性和应付类信息,他们的紧张、痛楚和不适感会更少,这时候他们更镇静,更加信任医务人员。另外一些研究显示,如果患者清楚知道手术后要做些什么,他们的治疗效果会更好。故我们医务人员应该做到选择分步交代病情或由轻至重交代病情,同时考虑女性患者细腻的心思与情感,解释病情时合理使用感性方式和理性方式相结合,必要时为患者提供相应的其他信息,将患者的恐惧感保持在适当的程度。

沟通始于首诊,贯穿全程,自始至终建立、维系和谐的医患关系。在妇科门诊,有不少"病急乱投医"的患者,其中多半是炎症等常见病、多发病。她们可能因为羞怯、图省事等心理,自行购药或去非正规的诊疗场所接受治疗,导致误诊误治或错过了首次规范治疗的最好时机,为后续治疗带来不必要的麻烦。门诊医生要详细询问,以良好的沟通技巧掌握问题实质,以合理的检查对病情进行准确判断,使者得到适当的治疗。例如,细菌性阴道病、滴虫阴道炎或念珠菌阴道炎,若不针对具体的炎症种类而盲目用药且疗程不够,极其容易反复发作,并导致微生物耐药。

(二)相关检查

与患者及亲属正式沟通,作出诊断和处置意见之后,需完善各种体格检查、实验室检查、影像学检查等。有些检查的风险以及费用需要与患者沟通,让其知道检查的目的和必要性,让患者知晓并认可。签署同意书时详细告知检查注意事项、检查时间、标本留取等,不要让患者认为光消费做了检查而不见治疗,会滋生不信任及逆反情绪而易引起医疗纠纷。检查结果回报要告知患者并进行分析,对病情作出较精确的评估,并制订出具体的治疗方案。估计所需的治疗周期、治疗时间及治疗费用,让患者做好时间上、精神上及经济上的准备。

为了让患者体验更加人性化的妇科检查,应该注意做到以下几点。

1. 创造舒适环境 妇科室房间不宜过大,室内干净,物品放置整齐,温度适宜,灯光符合检查要求,各种器械尽量不外露,减少对患者不良的刺激,备好屏风、润滑油等必需品。

2. 消除对妇科检查有关知识缺乏带来的恐惧感 针对患者的心理矛盾,加强评估及卫生知识的宣教,改变她们对健康的理解,树立正确的健康观,使其产生科学、有益的健康行为。耐心讲解与妇科检查有关的知识,包括检查的目的和意义、检查的过程、配合的方法、深呼吸的技巧等。

3. 满足患者的基本需求 建议医生在妇科检查时加强与患者的沟通,每次检查时根据患者耐受能力,尽量减少检查人次,如患者需要,检查时可由护士及家属陪伴左右,给予安抚。

4. 维护患者的尊严　妇科检查时有些患者会因为生殖器官的暴露而感到自己丧失了尊严,所以检查时应注意适当遮盖,尽量减少身体的暴露,尽量减少检查人数,特别注意检查时不要谈论与检查疾病无关的话题。

5. 尽量减少检查时的不适感　教会检查时配合的方法,深呼吸技巧,检查时陪伴患者,注意良好的遮蔽,给予适当的安抚,以避免患者因紧张或配合不好而造成的种种不适。检查时选择大小合适的手套及阴道扩张器,使用润滑油,动作轻柔,尽可能将不适降到最低限度。

另外,患者对阴道检查常常怀有害羞、惧怕心理,尤其对于男性医生,患者更容易产生厌烦和躲避情绪。针对女性患者的这些特点,妇产科医生尤其要以关切的言谈举止,促进医患关系的融洽。

三、治疗中的积极沟通

(一)治疗过程中的积极医患沟通

1. 选择合适的沟通方式　根据患者的具体情况,有方向和计划性地进行沟通。①对存在恐惧心理的患者,应注意通过轻松柔和的沟通方式,让患者不自觉消除心理负担。沟通中要注意向患者详细介绍医院的环境,以让患者尽快融入医院环境中,利于身心的放松;同时,要向患者适当讲解手术的相关情况,以让患者对手术能比较了解,要注意多向患者讲解手术成功的概率,并通过实例让患者明白手术的安全性,以及一旦出现风险后的可应对性,以让患者彻底卸下心理负担。②对于存在焦虑、担忧的患者,也应多向她们讲解手术的成功率和安全性,让患者尽快消除不良心理,积极主动地配合手术治疗。③另有部分患者存在羞怯心理,由于自身病情类型或者手术中会有男医生参与等原因,患者会存在一定程度的羞怯,对手术难免产生紧张,应多向患者讲解医学常识,让患者明白任何疾病都无需感觉羞怯,说明身体健康的重要性及手术治疗的必要性,另外,告知她们男医生在场时会有女医务人员同时在场,以利于她们正确面对病情,并逐步克服羞怯心理。

2. 采用多样化的沟通方式　为增强医患之间的沟通机会,应注意采用灵活多样的沟通方式,可以采用一对一的沟通交流,让患者能无顾忌地说出自己的心理情况;也可以通过讲座等集体形式,让患者能对基本的手术常识等比较清楚;还可以通过邮件方式,让部分不愿当面向医务人员诉说的患者能有更适合他们的沟通方式。

3. 给予患者知情权　对于手术相关检查及手术基本情况,通过沟通让患者了解,并签订相应的知情同意书,以保证手术能严格按照科学的流程进行。

4. 术后及出院时的沟通　妇科是以手术为主的科室,在手术前后做好充分沟通至关重要。对手术作出决策,需要患者和亲属的理解与积极配合。医生既根据医学原则和规范,也要了解患者对自身疾病的认识及治疗需求(如对于良性疾病,卵巢、子宫等器官去留的想法等),与患者商讨以便作出最适宜的治疗决策。例如,对于子宫肌瘤而言,是剔除肌瘤还是切除子宫,是腹腔镜还是开腹手术或阴式手术等,要使患者知晓各种方法的疗效与风险,使患者充分理解目前医生能够做到的程度以及可能遇到相应的风险,让患者深思熟虑,以决策者的角色和医生取得共识,一起决定手术方式。对于恶性疾病而言,疾病本身对于患者及其亲属都是坏消息。医生应该以恰当的方式向患者及其亲属传达坏消息,说明治疗的方法、预后,无论怎样的情况都应该同时给予鼓励。

对于必须手术的危重急症患者,一方面尽快准备手术,一方面也要向患者和亲属充分交代手术的必要性、急迫性以及风险性,使其有思想准备。对于暂无手术适应证的妇科急症,如病情尚平稳的宫外孕,需要密切观察患者病情变化,及时监测血人绒毛膜促性腺激素(human chorionic gonadotropin, HCG),以决定下一步治疗方案,更需要医生详细向患者及亲属解释流程,取得其理解和配合。

1. 入院后病情交代　医生通过详细询问病史、全面的体格检查,加上必要的实验室检查及辅助仪器检查,综合分析比较、推论,初步对患者疾病的诊断、治疗、预后有一正确的判断后,在尽可能短的时间内向患者及家属交代病情,包括目前主要诊断、治疗、预后、下一步需做哪一些诊疗项目,做这些诊疗项目的目的,大致费用,术前准备时间,大致手术时间,患者完全康复大约需要多少费用及时间。患者都希望早日手术治疗,充分的术前准备是手术成功的重要步骤,应耐心向患者解释术前准备的重要性,争取患者积极配合。尽可能向患者介绍所患疾病的知识,介绍本人的专业技术情况、医院对患者所患疾病的诊疗水平,目前最新医学科学发展对所患疾病的诊疗效果,让患者或家属对病情及诊疗、预后有一个客观了解,有一个恰当的心理准备和期望值。向妇科癌症患者及家属交代病情时一定注意保护性医疗制度,向患者或(及)家属讲明选择各种治疗方法的利弊,从患者的生理、病理、心理、经济和家庭等多方面综合考虑,制订治疗方案,并尊重患者及家属的意愿。

2. 术前谈话　术前谈话是手术前要经历的重要步骤,手术和治疗前必须让患者充分知情,自主选择。交代手术的必要性、手术方式、范围、可能出现的问题及对策和准备。有些患者和家属在谈话之后顾虑重重,迷惑不解甚至恐惧拒绝实行手术,其原因在于医生在谈上述问题时过于简单生硬,该交代的都交代了,但应该解释的、消除顾虑的、树立信心与医生配合的却谈得很少,患者家属又怎能接受和迎接将要施行的手术呢? 在与患者的谈话中,不仅要交代术中、术后可能出现的并发症和意外情况,这些并发症及意外可能给患者的生命健康造成哪些危害,更重要的是要向患者及家属强调上述情况在绝大部分患者是可以避免的,是很少出现的,即使出现也会有有效的治疗手段,绝大部分患者手术是成功的,通过手术是可以恢复健康的。通过上述交谈,使患者及家属树立信心,增强勇气。但同时也要耐心向患者解释清楚,医学科学发展到今天,许多方面仍有它的局限性。有些少见的并发症及意外是由于个体差异或医学技术本身的原因造成的,不是人为因素造成的。比如由于当今冷冻切片病理检查技术本身的局限性,导致个别情况下肿瘤患者术中快速冷冻切片病检结果与术后病理诊断结果不符,出现良性肿瘤报告为恶性或恶性肿瘤报告为良性的情况。术前一定要向患者及家属解释清楚。并签署《冷冻切片病理检查知情同意书》。当然这决不是医方有意推脱责任,术中会根据患者的综合情况并结合冷冻切片病检结果,作出手术范围、手术方式等的判断。万一出现上述不良后果,患者及家属也会谅解,从而减少或避免医疗纠纷的发生。

3. 术中沟通　若术中诊断与术前诊断不符,需变更手术方式及手术范围,特别是需扩大手术范围,切除器官或重要组织时,一定要由主治医生下台向家属讲明情况,征得家属同意,并在《手术同意书》上签字后再进行手术。手术中患者清醒时,必要时也应口头征求患者的意见。手术中出现意外情况,如术中大出血,麻醉意外等,也应及时向家属讲明。

4. 术后沟通　术后及时向家属讲明手术情况、手术是否顺利、术后诊断、治疗、注意事项等,使家属积极配合治疗,促使患者早日康复。如术后恢复过程中出现一些并发症,应及时向患者或家属讲明。

5. 出院时沟通　患者出院时,应详细向患者交代出院后的注意事项及后续治疗,特别是对于文化程度较低、经济条件较差的患者,除了向其交代上述事项外,更应该向其讲明不按医嘱及时随诊或进行后续治疗的后果的严重性,让患者充分认识到随诊的重要性,以免延误病情。临床上由于沟通不到位而引发的医疗纠纷已屡见不鲜。我国学者陈国翔等曾报道一起妇科手术引发的医疗纠纷,就是由于患者出院时医生没有详细交代出院后的具体随诊事项及正规后续治疗,患者出现较严重的并发症,虽然医方不承担民事赔偿责任,但患者因此而出现由身心因素造成的并发症。

(二)引导患者积极配合治疗

在医疗活动中,让患者愿意表达自己的处境和想法,通过倾诉缓解自己的心理压力,增加了对医务人员的信任和合作,使双方在治愈疾病这一目标上达成共识。医生要表现出积极治疗的态度,让患者感到医院正在为有1%治疗希望的患者做100%努力。要用自己积极的心态感化患者,以利于诊疗。

(三)针对疗效不满意的解释

1. 患者诊断不明确或治疗效果不佳时的沟通　对于症状不典型,或者罕见,或合并有多个器官疾病,或目前医疗技术条件所限难以很快诊断明确的疾病,医生要以全院多科会诊乃至院外会诊的方式,积极推进疾病的诊断和治疗。要坦诚、及时地与患者和亲属沟通会诊情况,讲明患者病情和下一步采取的诊疗措施。

2. 病情发生变化时的沟通　患者在手术时、手术后、化疗时、化疗后、放疗后,病情会发生变化,有时是较严重的变化,甚至危及生命。如:术后大出血、弥散性血管内凝血(disseminated intravascular coagulation, DIC)、化疗药过敏性休克、假膜性肠炎、放射性直肠炎等,医生需及时与患者沟通,分析病情变化的原因及预后,并采取相应的治疗措施。积极治疗,使患者伤害降低到最小。

3. 对特殊情况的告知

(1)手术前后的沟通:有时候需要面对一些个体化治疗的手术,需要充分与患者商议,把可以做到的程度以及可能遇到的相应风险充分告知,让患者经过深思熟虑后起到一个决策者的角色,了解到需要承担的风险,并签署知情同意书。手术结束后,由术者或第一助手向亲属交代手术中的情况。术后经管医生与患者就病理结果进行沟通,制订术后的处理方案。对于出现手术并发症的患者,应该积极与患者沟通,不可隐瞒,坦诚告知并积极治疗。

(2)化疗前的沟通:一些妇科恶性肿瘤患者,手术之后本应该接受化疗,但患者对化疗存在偏见或忽视了术后化疗,如滋养细胞肿瘤,仅用化疗就可以治愈。对于患者的不同情形,医生要有的放矢地耐心与其沟通。另外,年轻患者有保留生育功能的愿望,期待疾病治愈后达成做母亲或再生育的愿望,则更要针对个体化进行治疗。经过详细的沟通,可以发现患者对放、化疗的担忧,如:脱发、呕吐、腹泻等。医生需努力开导患者,打消患者顾虑,鼓励患者树立起战胜疾病的信心,取得患者及亲属的理解和积极配合。同时也要告知放化疗期间、放化疗之后的不良反应,让其知情、理解,并按要求签署知情同意书。

(3)出院后的沟通:任何治疗都是有连续性的。妇产科有相当一部分疾病与卵巢功能相关,如子宫内膜异位症;也有部分恶性疾病,如滋养叶细胞疾病、早期宫颈癌等能够得到成功治愈。疾病治疗后的定期随访非常重要,更需要连续的沟通。在随访之中,患者感受到医务人员一直在关心她,牵挂她,对她的病情有整体的掌握。

(4)健康教育,防病于未然:定期体检可以筛查出早期的宫颈病变、子宫内膜病变等。这对于女性的健康有着巨大的帮助。所以,医生的重要责任之一,是在与患者沟通之时,传达预防意识。现在众多医院都有适合不同人群的科普形式,如青春期性教育,更年期一日门诊,针对肿瘤患者的携手俱乐部等。

四、常见医患沟通案例解析

（一）避免谈论医疗诊查以外话题

案例：妇科婚检

一对男女到当地医院进行婚前体检。接诊的妇科医生唐突地问了一句："您以前怀过孕吗？"女青年十分纳闷,立即回答说："没有"。该医生又信口开河地冒出一句："没怀过孕怎么有妊娠纹呢？"女青年急忙解释说："自己原来比较胖。"诊室与接诊室用屏风相隔,医生的这些话被等候在屏风外面的男青年听到了,此时的男青年顿起疑心,不仅认为是奇耻大辱,而且坚决退婚。蒙受不白之冤的女青年,为了自己的声誉,为了还自己一个清白,拿起了法律武器进行维权。

经法院审理,最后判决医疗机构赔偿原告2400元,并由医院和责任医生向原告赔礼道歉。法院认为医生的问诊超出婚检的范围,属于非法行为。故妇科医生在问诊检查时应注意避免谈论与诊疗无关的话题。

（二）如何与拒绝医疗的患者沟通

案例：女性患者,29岁,停经45天,下腹剧痛,伴头晕恶心2小时,阴道出血就诊急诊。

患者停经45天,自查尿HCG(＋),4天前阴道少量流血,量少色暗,2小时前突发下腹痛,头晕恶心就诊急诊。查体：T 36℃,P 102次/分,BP 80/50mmHg,急性病容,面色苍白,出冷汗,可平卧,接诊医生询问病史后,告知患者需要后穹隆穿刺检查。患者以"穿刺会导致流产"为由而拒绝。医生告知患者需行超声来确定是否为异位妊娠,患者又以"超声检查会影响胎儿"而拒绝。

经接诊医生耐心的解释,明确告知疾病诊断的重要性,以及现在患者具有休克症状,超声检查对于胎儿的影响微乎其微,患者最终同意接受检查,被确诊为异位妊娠并及时行手术治疗,预后良好。

患者有权拒绝医生提出的某种检查或治疗措施,但医生必须要告知患者拒绝医疗可能出现的严重后果：①对患者的生命构成严重威胁；②对患者原有疾病的治疗中断,病情可能出现反复甚至加重,可能会使以后的治疗变得更加困难甚至无法救治；③有可能会导致患者出现各种感染、伤口延迟愈合和疼痛加重；④有可能会导致某个或多个器官功能下降、部分或全部丧失；⑤将会使原来的各项治疗花费变成浪费等。医生应尽量与患者沟通,并讲明严重后果,为防止可能导致的医疗纠纷,应将患者拒绝医疗和沟通的情况记录到病程记录中,并让患者签字确认。

（三）如何与不遵守医院规定的患者沟通

案例：老年女性,因盆腔脏器脱垂20余年,要求手术治疗入院。

患者86岁,因盆腔脏器脱垂,要求手术治疗而入院。患高血压、冠心病和糖尿病等20余年。在手术前1日,因为想念家中的小孙子,患者执意请假回家。值班医生苦口婆心告诉患者,高龄且合并症多,离开医院可能劳累过度或因情绪激动造成心脑血管意外等。患者不顾劝阻,夜间以上厕所为由偷偷回家,路上意外跌倒。之后,亲属以医院管理不善将医院告上法庭。

患者住院后,院方不能够限制患者的人身自由,患者有权提出离院外出活动,但无疑增加了医院管理的难度。因此,主管医生或值班医生应向患者详细讲明外出的危险,包括因病情变化可能导致的各种医疗风险及其他不可预知的风险(例如车祸伤害)和应注意避免的事项,明确医院对患者外出期间发生的不良后果不负有责任。医生应该将沟通内容记录到病程记录中,并要求患者填写请假申请,纳入病案。

（四）如何与自动出院的患者沟通

案例:育龄期女性,因异位妊娠住院行保守药物治疗。

患者33岁,异位妊娠诊断明确。于3日前行甲氨蝶呤（MTX）治疗,目前住院观察血HCG下降情况。患者坚决要求出院,主管医生向其交代病情,异位妊娠随时有破裂、出血性休克严重危及生命等危险,不适宜在院外观察。患者听完以后,知晓病情的严重性,在医院继续观察,在血HCG下降满意,经医生准予出院。

因各种原因,患者在未康复时可能会提出出院的要求,虽然在自动出院过程中存在着一定的风险,诸如病情恶化、感染加重、器官功能衰竭等不良后果,但自动出院是患者的权利,因此主管医生应和患者及亲属讲清后果,将内容记录在病程记录中,并让患者和亲属签字确认,以避免不必要的纠纷。

（五）妇科沟通具体情境分析

1. 患者概要　患者女性,49岁,工人,高中文化,汉族,丈夫为某公司的业务员,家庭经济富裕。

2. 诊疗概况　患者因患"子宫肌瘤"在某医院行全子宫切除术后半个月,阴道流血3小时,于周一上午8:30左右前来就诊。由于门诊患者较多,此患者候诊约1小时。首诊医生是一位进修医生。根据病史和症状,该医生考虑阴道流血可能系阴道残端出血所致,未作妇科检查,嘱患者口服止血药"新安络血",如出血多再来医院。1小时后,患者因出血量大增来院就诊,遂收入院治疗。患者入院时,患者的丈夫对当日门诊医生意见很大。

3. 患者及家属的心理和表现　入院时,患者和家属对子宫切除后阴道流血感到恐惧和不安。当日上午就诊时,挂号、候诊、处方批价、交费和取药,在医院耗费了2个多小时,而与医生交流的时间仅几分钟,感到受轻视。门诊医生仅询问病史,未作进一步检查,对病情未作解释,患者和家属认为医生工作不认真,未作体格检查,处理不当,以致延误了病情。患者家属情绪非常激动,嗓音粗大,要追究门诊医生责任,病房医生无法进一步了解病情。

4. 沟通过程与成效　由于门诊医生的处理不当,患者未能得到恰当的治疗,患者和家属对医方不满意实在情理之中。然而,患者就诊的最终目的在于尽早明确诊断,尽快得到合理的治疗。当患者的病痛被解除后,医患之间的矛盾便会基本解决。针对当时的情况,床位医生考虑,过多的语言解释可能耽误时间。于是,医生首先安慰了患者几句,让她不要紧张,取得患者和家属合作,并寻找出血原因。当发现阴道残端有活动性出血后,给予缝合止血。待出血基本控制后将病情详细向患者解释,消除了患者的恐惧心理。当患者的紧张情绪缓解后,家属的情绪也有所好转,为医患交流创造了条件。在交代病情过程中,向他们介绍了必要的医学知识,使他们知道阴道是有菌环境,阴道残端出血是全子宫切除术后阴道顶端缝合处缝线化解所致,是难以完全避免的术后并发症,并非手术失败。另外,本着实事求是的态度,承认了首诊医生未按诊疗规范检查是不对的,取得了患者及家属的谅解。一周后患者痊愈出院。

5. 沟通要点和分析　首诊医生的不足是:①未按诊疗常规办事,没有给患者做必要的检查,仅凭经验作出诊断,使患者感到她工作不负责任。②病情交代不仔细。③处理方法不全面、不正确。

当医患关系紧张难以沟通时,医生应避免争辩,暂时回避矛盾,安抚患者和家属,并积极处理患者,待病情稳定后再交流。在交代病情时,通俗地向他们介绍医学知识,使他们理解受生理和病理因素影响,临床上出现手术并发症的可能性是存在的,任何手术没有百分之百的成功率,但大多数并发症在得到正确处理后可以痊愈。医生诚恳地承认工作中的不足或失误,可得到患者及家属的心理认可和原谅。

第二节 产科医患沟通

产科学是一门研究女性妊娠期、分娩期及产褥期全过程并对该过程中所发生的孕产妇及胎儿、新生儿的生理和病理改变进行诊断处理的临床学科,是一门协助新生命诞生的临床医学学科。近年来,医疗纠纷呈逐年增长趋势、产科已成为纠纷的主要学科。对于产科患者来说,自古以来大家都普遍认为女人生孩子是一件正常而又简单的事情,当出现产科合并症或发生并发症的情况时,大多数患者及家属都无法理解和接受,如果在这个时候不能进行良好的医患沟通,可能就会导致医患矛盾甚至发生医疗纠纷。产科工作者工作繁杂,战线冗长,疲劳作战,而产妇及家属期望值高,缺乏承受医疗风险的思想准备。随着医学模式的转变,人们对医疗服务的要求越来越高。近年来,产科医疗纠纷的发生在各级医疗机构中"名列前茅",产科医疗纠纷高发的主要原因除与医学技术发展的局限性、治疗过程中的高危性以及结局的不确定性等有关外,也与医患之间缺乏有效的沟通存在很大关系。因此,掌握良好的医患沟通技巧、建立和谐的医患关系,对减少产科医疗纠纷、维护医患双方的共同利益都具有重要意义。

一、患者的身心特点与社会因素

(一)患者身心特点

1. 产前保健期间 忧虑、害怕甚至始于怀孕的准备阶段。这样的心理状态可以一直持续到产后。准备妊娠时,着急尽快能够妊娠;一旦妊娠,就担心是否是宫外孕、胎儿有无异常、会不会流产等。尤其是那些有过不良妊娠史的夫妇更为焦虑。而不良的心理状态可通过中枢神经系统和自主神经等的影响,引起交感神经-肾上腺素系统和肾素-血管紧张素-醛固酮-前列腺素系统的功能失调,使子宫及其动脉收缩,从而影响胎儿神经系统的发育;或出现前列腺素增多,促使子宫发生收缩而导致流产或早产;还可引起反复的或持续的血压升高,出现妊娠高血压综合征。有研究发现,如果怀孕时孕妇有严重紧张、焦虑心情,则孩子成长后情绪常不稳定。因此,在孕妇的孕期保健检查中,要增加心理指导内容,以消除孕妇不必要的紧张情绪,这对保证胎儿的健康发育,预防流产、早产和妊娠高血压综合征等都有重要的意义。

2. 忽视孕期保健,拒绝孕期治疗 "瓜熟蒂落"是民间形容妊娠、分娩的一句俗话,它反映了长期以来人们对妊娠和分娩的认识程度。妊娠、分娩是女性生育年龄阶段的一个生理过程,在这个过程中可能出现许多病理变化。加强孕期保健,进行产前检查可以发现并及时处理某些病理变化,使孕妇安全度过妊娠和分娩期。由于少数人对孕期保健认识不足,不能按时进行产前检查,或认为孕期服药对胎儿不利,拒绝任何孕期治疗,以致孕期的某些病理现象未能及时被发现,或者未能及时得到治疗。然而一旦因延期就诊或延误治疗出现不良结局时,患者和家属不能正确面对现实,将责任推给医方,由此而引起的医疗纠纷时有发生。

3. 临产前 我国绝大部分产妇是初产妇,由于缺乏对分娩的直接体验,以及社会媒体对分娩痛苦不适当的宣传,产妇在分娩期常产生显著的心理变化。另一方面,由于独生子女的普及,社会和家庭对分娩的重视程度提高,这些因素加重了产妇的精神紧张程度。对宫缩引起的阵痛、破膜后的阴道排液和见红时的阴道出血,产妇及亲属往往忐忑不安。担心分娩过程中出现意外或胎儿异常时,则精神更加紧张。当产妇有分娩先兆进入待产室时,因对周围环境感到陌生,会产生焦虑情绪,出现失眠、食欲下降,引起疲劳、脱水和体力消耗,可出现宫缩乏力而难产。

4. 分娩过程　初产妇普遍对分娩过程存在焦虑和紧张,孕产妇和亲属一方面非常依赖医务人员,若稍有意外又非常容易迁怒于医务人员。正常产程不超过24小时,部分能够顺利阴道分娩;部分因产程进展异常而需要手术助产,如剖宫产、产钳和胎吸等;更有少见而危急的情况(如胎盘早剥、脐带脱垂等)需要紧急剖宫产。此时,进行医患充分沟通的难度较大,此时产妇的状态基本已经无法进入"共同抉择的"非理智状态。

5. 盲目追求剖宫产　部分产妇及家属因为惧怕分娩时的疼痛,或误认为剖宫产对胎儿和产妇有利,对剖宫产可能出现的麻醉和手术并发症以及对胎儿的不良影响缺乏了解,在分娩方式的选择上医生与产妇或家属难以沟通,不能取得一致意见,经常有产妇或家属在无任何手术指征的情况下强烈要求剖宫产。

6. 病情变化迅速　产科疾病往往病情变化快,尤其是分娩过程中出现的一些并发症,如脐带脱垂、子宫破裂、羊水栓塞、产后出血等,一般均在瞬间发生,且会对母儿产生严重危害,一旦发生,家属往往不能理解,极易造成医患纠纷。因此,要求产科医生具备很强的应急和应变能力,遇到紧急情况能够沉着冷静,立即作出正确判断,及时处理,避免不良后果的发生。

7. 病因不明多,举证困难　产科很多疾病原因不明,如有些孕妇习惯性流产,夫妻双方检查均找不到原因;妊娠期间突然胎死宫内,经观察分娩过程及产后婴儿尸检,有相当大一部分原因不明;新生儿脑瘫,根据资料统计,只有约10%与分娩过程中发生窒息有关,有相当一部分与孕期感染有关,还有部分则原因不明,如果医患双方发生纠纷,医院要想举证,只能证实医疗行为有无过错,至于不良结局发生的原因,则举证困难。

8. 诊断技术局限,不能完全满足产妇的期望　产妇及家属优生优育的愿望特别强烈,对新生儿的期望值也特别高。然而,由于目前的诊断技术仍有一定的局限,有些先天残疾儿在分娩前难以确诊。如脊柱裂,在脊髓尚未膨出的情况下,B超很难发现;唇腭裂,根据胎儿在宫腔内的体位不同,有些可以发现,有些则难以诊断;先天性心脏病,随着心脏超声技术的发展,某些类型的先天性心脏病在宫内即可诊断,然而大部分的先天性心脏病宫内诊断仍有困难;其他一些畸形,如多指(趾)、缺耳、肛门闭锁、外生殖器畸形等,宫内诊断也有困难。

产科具有特殊性,妊娠和分娩是一个自然的生理过程,而在某些情况下又是一个病理过程。由于妊娠和分娩的特殊性、复杂性和现代医学的局限性,妊娠和分娩存在一定母婴并发症和不良妊娠结局的可能。另外,分娩是一个动态变化的过程,随时可能因为产力、机转的异常而导致难产,出现胎儿宫内窘迫、新生儿窒息和产后大出血等异常情况,危及母婴生命。所以必须通过有效的沟通让孕产妇及其家属清楚地了解该过程存在的风险及医生需要采取的措施,一旦出现异常情况,家属要有思想准备,从而及时作出正确的选择并积极配合治疗。

（二）社会因素

1. 生育政策影响因素　以往由于我国实行计划生育政策,一对夫妇只能生育一个子女,因此,产妇及家属优生优育的愿望特别强烈,对新生儿的期望值也特别高。一旦在产前保健或者分娩过程中出现意外,如现代医学手段不能检出的胎儿畸形或缺陷、妊娠中出现的并发症(如妊娠高血压综合征、胎盘早剥并发死胎、前置胎盘等)、分娩中突发的危急情况(如脐带脱垂致胎死宫内、产后大出血)等,产妇及其家属往往不能接受现实,从而引发纠纷。

随着全面二孩政策的放开,越来越多的"70后"或"80后"选择二胎,其中相当一部分产妇有过剖宫史或为高龄孕产妇,这些人再次分娩过程中容易出现子宫收缩乏力而难产、大出血等。同时,这个年龄段的妇女也存在其他一些高危因素,大家都知道女性理想的生育年龄在22~26岁,跨入35岁以后再怀孕,生育力都会逐渐下降,妇科疾病增多,不孕和流产的风险势必会升高。即使怀孕后,高龄孕妇唐氏畸形筛查高危的比例明显增加,而且产妇在怀孕时患高血压、心脏病等内科并发症概率也会增加,这些问题都极大地增加了母胎的风险。

2. 环境因素的影响 环境因素和胎儿发育、缺陷的发生密切相关。统计资料表明,近年来出生缺陷发生率逐年上升,和环境污染的影响密不可分。出生缺陷是围生儿死亡的主要原因之一,也是引起死胎、死产以及影响新生儿健康成长的重要原因。出生缺陷可因环境因素、遗传因素或两者的相互作用而发生。近年来,引起出生缺陷的环境因素成为研究热点。研究发现,出生缺陷与母亲妊娠期接触有害理化因素(如放射线、高温等物理性因素,铅、镉和锌等化学性因素),主动或被动吸烟、接触有机溶剂和环境污染物以及接触农业毒物、饮用水消毒副产物等有关。

3. 社会保障因素 医疗卫生事业发展与社会经济的快速发展不相适应,医疗保健制度不完善与风险分担机制不健全,加之某些媒体对分娩痛苦、医患沟通和医患纠纷的不恰当报道以及群众健康意识和维权意识的不断增强,使孕产妇及其家属对医疗工作缺乏必要的理解与宽容,很容易将医疗过程中对医务人员的不满意与妊娠结局联系在一起,从而造成医患关系紧张和医疗争议事件增加。

社会和心理因素在产科疾病的发生中起着重要的作用,与疾病的诊治效果也密切相关,可直接影响产科疾病的转归。在临床工作中,医生应努力寻找影响产科患者健康的社会、心理因素,以患者为中心,重视社会、心理因素在疾病中的作用。医务工作者除了具备扎实的医学知识和心理学知识外,还应博览群书,广摄社会学、教育学和哲学等人文科学知识,从而更好地与患者建立良好的人际关系。尤其重要的是应随时关注生物、心理和社会医学模式在本学科的最新研究进展,并作出综合评价和改革推广。如家庭式分娩和导乐陪伴分娩,是近几年来产科推广、运用的新的分娩模式。家庭式分娩是指产妇在独立的家庭化待产室、产房内,由产妇丈夫或其他家庭成员陪伴通过整个分娩过程,使产妇减少紧张、焦虑和孤独无助的情绪;导乐式分娩是西方国家兴起的一种新型、进步而又回归自然的分娩方式,是由一名具有分娩经历、极富爱心的妇女从临产前即开始陪伴产妇,给予心理安慰和疏导,赢得产妇的好感和信赖,从而使产妇在分娩过程中能放松紧张情绪,树立信心,增加自然分娩的机会,减少头位难产及剖宫产的比例。这两种分娩方式正是适应生物、心理、社会医学模式而产生的,帮助孕妇顺利、安全度过分娩期的产科改革新举措,深受产妇及家属的欢迎,在产科学界得到广泛的推广和应用。

二、诊断中的医学信息沟通

(一)诊断在是否计划妊娠中的沟通

计划妊娠和非计划妊娠,严格意义上是划分为两个部门:产科与计划生育科。对于接诊医生,在明确诊断妊娠的前提下,应该尊重患者的意愿。计划妊娠首先是一种理念,需要向待孕家庭大力宣传倡导,计划妊娠是基于当前人类对生育行为的科学认识,希望生育的夫妻有意识地主动对自己的妊娠行为作出安排,根据男女双方生殖生理的规律,将身心和环境调整到最佳状况,选择适宜的授受孕时机,创造良好的妊娠环境,以期获得一个满意的妊娠结局,包括母亲安全和孩子健康。如果说孕产期保健质量很大程度上由社会公共服务水平所决定,那么孕前保健授受孕时机的选择则更多取决于个人,计划妊娠至少包含以下几方面:对各种相关知识的了解,生育年龄和适宜授受孕时机的选择,不良行为方式和环境的改善,均衡营养的摄入,心理和生理上的调整以及经济上的准备等。有些人还需要根据自身情况,如是否有遗传病病史或处于某种特殊的工作和生活环境等,接受婚前孕前优生健康检查和遗传优生咨询,以及专科医生的诊治等。避孕节育方法的调整对计划妊娠非常重要,它与计划妊娠的各种措施是否能够施行密切相关。虽然现代避孕方法的有效性不断提高,但即使在正确使用的情况下,意外妊娠仍不可能完全避免,意外妊娠后是否可以继续妊娠需要经过专科医生的检查和评估来确定。特别需要强调的是,计划妊娠是男女双方共同的责任,在授受孕环节上,男方对生育质量有一半的决定性作用,如患者选择终止妊娠,应告知适合的后续治疗的方案: 药物流产、人工流产和引产等的治疗方式,可能出现的近期以及远期并发症,注意事项等。如患者选择继续妊娠,应告知孕期保健的必要性、孕期保健的具体步骤以及必要的检查和用药。同时,应告知患者新生命的决策应该由夫妻双方共同决定,建议患者与亲属慎重商议后再决定。

(二)诊断胎儿畸形、妊娠合并症时的沟通

我国有完善的孕产妇三级保健网络,绝大多数孕妇能够按时进行保健,接受孕期指导,及时发现妊娠合并症、并发症,得到及时诊断和治疗,保障妊娠安全。对于绝大多数孕妇的孕期是平顺的,但对于诊断胎儿畸形或者妊娠合并症时医患的沟通显得尤为需要重视。诊断胎儿畸形对于孕妇和整个家庭的打击很大,不仅是短期的影响,可能会影响到孕妇的一生甚至一个家庭的稳定。然而对于胎儿畸形的处理,在医疗上有严格的指征: 有的畸形对于胎儿是致命的,或者对于新生儿的预后非常不利,这样的医疗建议是引产即终止妊娠。但是部分胎儿畸形对新生儿预后影响不大,或者后期医疗可以进行补救,比如唇腭裂、简单的先天性心脏病等。这就需要孕妇及亲属进行决策。

对于妊娠合并症诊断后的沟通主要注意以下几方面: ①对于孕妇的影响; ②对于胎儿的影响; ③继续妊娠的风险及可能发生的意外; ④终止妊娠的风险及可能发生的意外; ⑤对于再次妊娠的影响。

(三)妊娠期超声、磁共振检查前与患者的沟通

B超检查,在一般常规检查过程中我们并不陌生,例如单位体检,通过B超可以直观地观察各个器官是否正常,是否正在发生变化; 它也是医生临床诊断的"第三只眼"。诊断超声在产科的应用日益广泛,对其安全性问题也应有清醒的认识,虽然通过B超可以透视孕囊发育情况,胚胎形成,以及胎儿发育的每一个过程。通过非法的途径,鉴别婴儿的性别在我国是违法的。从原理上讲,B超只是一种声波传导,不是电离辐射和电磁辐射,这种声波对人体组织没有什么伤害。但有些研究表明诊断级超声对早孕绒毛无论是在超微结构、生化功能、DNA、细胞增殖与凋亡等方面都存在着一定的影响,超声照射时间越长、所用仪器输出的超声波声强越高,对绒毛组织的影响越大; 尽管很多研究都证实超声照射所引起的各种改变有可逆性,但其对胚胎组织潜在的危害性不能忽视,因此,在早孕期进行超声检查时,一定要坚持最小剂量的原则,对孕囊的整个检查时间控制在1分钟之内为宜,且不要短时间内反复

多次检查。在整个妊娠期不可以随意做B超检查,没有时间和次数的限制。孕期到底需要做多少次B超要依据具体情况而定,医生要跟患者解释清楚。

　　磁共振成像(magnetic resonance imaging, MRI)没有利用电离辐射成像原理,为短波段电磁波,是相对安全的一种检查手段。1983年第一次有报道孕妇MRI检查。但由于胎儿的特殊性,做任何检查都应当极为慎重。磁共振产生的强磁场和电磁辐射是否存在潜在影响还尚不确切,因此MRI对未分娩胎儿的安全性还未建立。但磁共振的人体效应主要表现为热效应。MRI可以通过多平面重建及大范围扫描,使得对胎儿复杂畸形的观察更加容易,临床上MRI已作为超声的辅助方法用于胎儿脑部畸形的诊断以及先天性膈疝的诊断。虽然目前没有确切证据证明孕期运用核磁检查有增加胎儿出生缺陷的风险,但是MRI检查时进行的静脉内造影剂可以很容易透过胎盘,造影剂的安全性目前尚不明确,因此不推荐进行MRI下静脉造影。至少妊娠10周内应避免用静脉MRI造影剂。如无必要,孕12周之内属于胎儿器官形成期,应当尽量避免不必要的磁共振检查。对于孕妇的观念,任何的影像学检查都让她们联想到"辐射"二字,同时担心流产、早产、新生儿畸形等。实际上,对于常规影像学检查,MRI以及超声是安全的。因此,实验室检查、影像学检查等的风险以及费用需要与患者沟通,让其知道检查的目的和必要性,让患者知晓并认可,签署同意书。同时详细告知检查注意事项、检查时间、标本留取等;不要让患者认为消费只做了检查,不见治疗,会滋生不信任及逆反情绪而易引起医疗纠纷。检查结果要及时告知患者,进行分析,对病情作出较精确评估,并制订出具体的治疗方案,估计所需的治疗周期、治疗时间及治疗费用,让患者做好时间上、精神上及经济上的准备。

三、治疗中的积极沟通

(一)妊娠期用药的沟通

　　用药前或更换药物时,向患者或亲属交代使用药物的作用,可能发生的不良反应及防范措施、用药注意事项和医疗费用等情况。对于使用贵重药物要签署特殊用药知情同意书,用药后要了解患者可能出现的不良反应及疗效等情况。

　　妊娠期用药有严格的要求,在正规的药物上市之前会有严格的FDA分级,其中A类是对于人类妊娠无害,比如维生素等。而B类是对于动物妊娠无害,但无法在人类试验,基本也认为可以使用,但要详细和患者交流。而其他用药一定要详细地与患者分析病情,使用可能带来的风险,包括不使用可能会带来的风险,让患者有充分的思想准备和知情权。

　　有些有条件的医院现在设立了"妊娠期用药风险评估与沟通专科门诊",解决了困扰临床医生和患者的药学专业问题。在没有专门门诊的医院,孕妇遇到类似问题只能咨询产科医生,而会增大产科门诊量,加上对药物本身的了解度有限,往往只能为孕妇提供限于本专业常用的药物信息,而对非本专业用药,能提供的信息较少。同时,对于孕妇来说,遇到妊娠期用药的疑惑找不到合适的人咨询,得不到专业的答复,有的人就会到网上搜寻答案,但这些答案往往不能保证科学性。并且很多孕妇因为得不到咨询而形成心理负担,甚至造成妊娠期心理健康问题。由临床药师承担起这项工作,就会解决临床医生遇到的相应问题,也可以找临床药师会诊,孕妇也可得到专业的答复。

(二)医学需要和非医学需要终止妊娠的沟通

　　《中华人民共和国母婴保健法》第十八条规定:经产前诊断,有下列情形之一的,医生应当向夫妻双方说明情况,并提出终止妊娠的医学意见:①胎儿患严重遗传性疾病的;②胎儿有严重缺陷的;③因患严重疾病,继续妊娠可能危及孕妇生命安全或者严重危害孕妇健康的。《关于禁止非医学需要的胎儿性别鉴定和选择性别的人工终止妊娠的规定》已经国家计划生育委员会委务会议、原卫生部部务会议和原国家食品药品监督管理局局务会议审议通过施行。非医学需要终止妊娠需要符合审批制度。故根据各种情形,医生需按照相关规定和具体病情,与孕妇或家属进行沟通。

妊娠合并症诊断后需要提前终止妊娠的沟通主要注意以下几方面:①对于孕妇的影响;②对于胎儿的影响;③继续妊娠的风险及可能发生的意外;④终止妊娠的风险及可能发生的意外;⑤对于再次妊娠的影响;⑥现在医学能解决的问题;⑦终止妊娠后早产儿或者流产儿可能出现的情况。

(三)分娩过程中的沟通

妊娠分娩过程中可能出现的情况,都应详细、及时、客观地做好入院宣教和病情交代,让产妇及家属充分了解分娩的整个过程。很多医疗纠纷就是在出现严重后果时,由于产妇或家属的误解或不理解而造成的。

1. 分娩过程中的沟通 产妇进入分娩室待产,由于对相关分娩知识不甚了解,分娩室工作人员为促进产程的进展根据情况鼓励产妇活动,产妇及家属不理解,会认为是对产妇的关爱不够。根据医院感染管理的规定,产妇家属不能随便出入分娩室,等候的家属不能及时地了解到产程的进展情况,会产生焦虑的心理,如果在产程中出现异常情况,家属便很难以接受。如果过早进入分娩室待产,产妇及家属会要求改变分娩方式行剖宫产术,但由于没有医学指征而未满足患者要求,产妇会因为不能忍受宫缩疼痛而失去经阴道分娩的信心;家属也会因为产妇疼痛的呻吟而动摇了对产妇自然分娩的支持。医务人员需要做好沟通和解释工作,避免产妇及家属质疑医务人员的责任心和服务态度。

2. 分娩过程中发生并发症时的沟通 从围生医学角度来说,分娩时所有产妇及其胎儿都处在高危状态。分娩是对母亲和胎儿健康状况的一个考验,尤其出产时的几小时,此时身体状况是很重要的。胎儿还要经受挤压,对胎儿和母亲都是考验。分娩时候会产生一些意外,出现并发症。包括:胎膜早破、脐带脱垂、胎儿窘迫、产后出血、子宫破裂和羊水栓塞。部分产妇能够顺利阴道分娩,部分因产程进展异常而需要手术助产,如剖宫产、产钳、胎吸等。更有少见而危急的情况(如胎盘早剥、脐带脱垂等)需要紧急剖宫产。此时,需要医务人员的准确判断、果断决策和积极干预,保障孕产妇、胎儿和新生儿的安全。在争分夺秒的环境下,进行医患充分沟通的难度较大,此时产妇的状态不允许"共同抉择"。这就需要医务人员取得产妇和亲属的绝对信任。分娩过程中,要以安慰鼓励为主,让产妇努力配合并消除恐惧。若在产前保健时、在临产后,医务人员已经给孕妇和亲属概要讲解分娩过程和可能遇到的风险以及应对措施,孕妇和亲属已大致知晓,则使沟通过程容易许多。

(四)急诊剖宫产、阴道助产时的沟通

在分娩方式选择上,大多数孕产妇无论从自身还是孩子的角度考虑,均以安全和健康为首要因素。在整个围生期保健中,利用每次与孕妇的接触机会,通过医患沟通不断强化对阴道分娩与剖宫产利弊的认识。从医学的角度正确认识阴道分娩与剖宫产的利弊,从孕产妇的健康利益、长远利益出发处理分娩问题。因产程进展异常而需要手术助产,如剖宫产、产钳、胎吸等,更有少见而危急的情况(如胎盘早剥、脐带脱垂等)需要紧急剖宫产。急诊剖宫产可分为真正紧急手术(分娩时胎心异常、脐带脱垂、子宫破裂、严重的胎盘早剥、前置胎盘伴广泛出血等)和一般紧急手术(先露异常、宫缩乏力、产前胎心监护异常、前置胎盘伴轻度出血等）。前者需要立即手术，后者需要适当快速手术。急诊剖宫产往往在缺乏详细的产前检查、病理情况未及时纠正、术前辅助检查未系统进行，又合并分娩开始后出现的产科情况甚至内科疾患的情况下进行手术，其术中、术后并发症，手术危险性，新生儿窒息及母婴死亡率均明显高于择期剖宫产，这表明急诊剖宫产有着对孕产妇更不安全的潜在因素。故而每个医院的产科在完备急诊抢救设施的同时，要积极加强孕期管理和产时监护、合理掌握剖宫产指征、建立良好完善的紧急手术和一般急症手术预案、适时施行剖宫产术、加强术后的监测和治疗。

正确掌握急诊剖宫产适应证，并非要盲目地增加择期剖宫产以减少急诊剖宫产。分娩期孕产妇和胎儿皆可能在瞬间发生意外，应特别警惕。仔细观察母儿发生异常的倾向，如产程停滞、忽略性肩先露、胎头位置异常、相对头盆不称致先露梗阻、子宫破裂、子宫内翻及产后出血等。故对每一位入院的孕产妇应详细询问并记录病史，进行必要的全身检查、辅助检查和实验室检查，作出初步的综合评价。应该在潜在问题出现时就通知有关人员，而不是在已经决定剖宫产时。虽然这些可能是假的预告，但这样可以避免不必要的和潜在的重大延误。要准确记录产程图，严密观察产程进展，及时发现潜在性难产信号。特别要注意胎头下降的加速期，此期胎头下降延缓，在产力良好的情况下观察时间不宜≥1小时，应尽早作阴道检查，适时决定分娩方式。一旦需行急诊剖宫产，术者必须是手术熟练的高年资医生，因胎头压迫子宫下段时间长，组织水肿，质脆，加上深入骨盆，易引起并发症。

此时，需要医务人员的准确判断、果断决策和积极干预，保障孕产妇、胎儿和新生儿的安全。此时要言简意赅地明确告知：现在所做的是保护您和孩子的生命安全。

（五）发现新生儿畸形时的沟通

胎儿畸形是指胎儿在子宫内发生的结构或染色体异常。胎儿畸形约占活产儿的3%。全世界每年约有500万出生缺陷婴儿出生，平均每5~6分钟就有一个，85%以上发生在发展中国家。我国先天残疾儿童总数高达80万~120万，占我国出生人口总数的4%~6%。严重的畸形可导致胎儿/新生儿死亡或严重残疾。尽管产前保健曾积极地筛查过新生儿的染色体畸形与外观畸形，但仍有大量疾病做不到产前筛查诊断明确。在对孕产妇进行胎儿畸形筛查时，就应该充分地告知，使孕产妇和亲属对医疗效果抱有客观的期望值，能够积极配合。而这样是会使一些不那么完美的孩子降生，除了要和亲属坦诚地交代病情以外，还应该竭尽所能提供后续治疗以及新生儿预后的情况。

（六）产后的沟通

1. 分娩后　传统的重男轻女思想，对传宗接代的期盼，在当今并不是个别现象，尤其是在农村家庭、独生子女的家庭、或者是已经生育过一个女孩的家庭，希望生育男孩的愿望较为强烈。如果医务人员在婴儿分娩后在语言上或在书面上稍有不慎，容易产生纠纷。所以要充分掌握产妇及家属的期望，从患者角度思考问题，言语表达要客观真切。

胎儿分娩后，产妇往往情绪激动，急切关心新生儿是否有异常和性别，甚至会问许多细节问题。此时应该在保证临床安全的前提下尽可能告知患者，并提醒患者胎盘娩出以及后续助产步骤是非常关键的，以便让患者继续配合治疗。此时产妇的情绪和子宫收缩密切相关，过度的兴奋、失望和悲伤均可影响子宫收缩，并可能导致产后出血。胎儿娩出后，应该立即行早吸吮，以有效地诱发机体分泌催产素，增加子宫收缩。母婴皮肤接触，缓解了产妇的紧张情绪，也能够减少产后出血，促进母乳分泌更多和更早，促进母乳喂养的成功。若分娩过程中发生并发症，则应该格外关注产妇精神状况，适时给予疏导和告知，促进医患配合。

2. 产褥期

（1）指导养育新生儿：目前我国的产妇多为初产妇，照顾新生儿以及自我护理能力较差，医务人员应该主动予以指教。对于产妇以及亲属的疑问应耐心解答，并告知在即将来到的几天或几周产妇以及新生儿会有怎样的变化，指导产妇顺利康复和新生儿健康成长。

（2）关注产后抑郁的发生：特别要注意的是，在产后的初期，产妇和亲属的注意力往往一致性地转向了新生儿。然而，此时却是女性情绪障碍的高发时期之一，10%~85%产妇在产后10天内情绪低落，在第3~5天达到顶峰，表现为情绪波动、易激惹、悲伤、疲劳、惶恐等；产后4周内产后抑郁症患病率达到6.5%~15%，可能导致母婴关系不良、新生儿或婴儿喂养以及教育困难；自身难以得到适当的产后指导、远期患抑郁症风险增加、孩子远期精神疾病风险增加。此时，产妇自杀风险虽然低于正常人，但仍然是某些国家（如英国、澳大利亚）产妇的首位死亡原因。

所以，医务人员要高度关注产后妇女，与产妇和亲属多交流。不仅关注分娩相关的生理性恢复或病理状况，也要关注其情绪、精神问题，发现那些容易被忽略却是有着潜在危害的问题，促进其全面康复。

四、常见医患沟通案例解析

（一）妊娠期服用药物的沟通

案例：患者刘某，26岁，G5P1孕16周⁺，已有一子健康。平素月经规则，辅检：B超提示胎儿发育明显小于正常水平。于末次月经后第10~25天服用维胺脂胶囊2# po tid及妊娠95天时服用一次50mg氟康唑分散片，患者及家属四人一同就诊，情绪比较紧张。

患者末次月经后10~25天服用维胺脂胶囊，其为维A酸衍生物，结构式近似全反式维A酸，具有调节和控制上皮细胞分化与生长，抑制角化作用，适用于治疗重、中度痤疮，鱼鳞病、银屑病、苔藓类皮肤病。FDA分类：X类。动物实验证明，本品有致畸作用。胎儿畸形主要包括脑积水、小头、小耳、耳道发育不全等。国外学者建议，妇女停药2年内应避孕，而国内说明书中也明确规定服用该药后半年内需严格避孕。氟康唑，FDA分类：C类，早孕期间应用氟康唑对胎儿安全性的研究资料还有限，但若在首3个月内每日连续使用本品≥400mg时，可能导致胎儿一种常染色体隐性遗传病。而患者该药服用在妊娠3个月后，且仅服用一次，影响相对较小。

综合分析，患者妊娠期用药风险评估等级为：较大。主要风险来自维胺脂胶囊，建议停用该药后至少半年内严格避孕，因其具有明确致畸性，且目前B超提示胎儿发育明显小于正常水平，故不建议继续妊娠。另告知患者备孕期禁止服用此类维A酸衍生物药物，如超过月经周期未来月经要考虑怀孕可能，不要随意用药，避免药物对胎儿的影响。

案例：患者黄某，22岁，G2P1孕8周⁺，已有一女健康，平素月经规则。于妊娠第27天及32天服用紧急避孕药，具体不详，另妊娠前3个月多次服用紧急避孕药，为6~8次。另10月份其工作办公室装修，气味重。患者希望继续妊娠，但又担心药物对胎儿的影响，特来门诊就诊。

患者近3个月来多次服用紧急避孕药，且妊娠后服用2次。紧急避孕药，FDA分类：X类，孕妇妊娠以后5周，胚胎性腺开始发育，避孕药中的雌激素和孕激素对胎儿性器官的发育会产生不利影响。避孕药可使胎儿发生四肢畸形、内脏畸形或者脊柱、肛门、外生殖器畸形。并且口服避孕药会增加染色体畸变率，尤其是染色体断裂率会显著增高。孕妇近3个月来连续服用紧急避孕药，且妊娠后连续服用两次，次数较多，风险增加，另外，装修使用的油漆、涂料等,其中含有多种有毒物质,如甲醛、苯等,易造成胎儿发育畸形和流产。故综合考虑,建议终止妊娠。

综合分析,患者妊娠期用药风险评估等级为:较大。主要风险来自多次服用紧急避孕药,避孕药可使胎儿发生四肢畸形、内脏畸形或者脊柱、肛门、外生殖器畸形等,故建议终止妊娠。建议换用其他方式避孕,避免短期内频繁服用紧急避孕药,一般一年不超过3次,一个月经周期不超过1次,因其容易导致月经紊乱,内分泌失调,对再受孕产生影响。

(二)孕妇本人要求终止妊娠的沟通

案例:育龄期女性,33岁,停经12周,要求终止妊娠。

孕妇本人到计划生育门诊,要求终止妊娠。手术完成后,患者的爱人却将医院告上法庭,宣称医院与患者侵犯了患者爱人的生育权。计划妊娠和非计划妊娠在治疗过程中,严格意义上划分为两个部门:产科与计划生育科。对于接诊医生,在明确诊断妊娠的前提下,应该尊重患者的意愿。同时提供医疗建议:如患者选择终止妊娠,应告知适合的后续治疗方案:药物流产、人工流产、引产等的治疗方式,可能出现的近期以及远期合并症,注意事项等。如患者选择继续妊娠,应告知孕期保健的必要性、孕期保健的具体步骤以及必要的检查。同时应告知患者新生命的决策应该由夫妻双方共同决定,建议患者与亲属慎重商议后再决定。

案例:育龄期女性,34岁,孕期健康检查,结果显示唐氏筛查(唐筛)不合格。执意要终止妊娠。

医生详细解释唐筛高风险结果并不代表胎儿一定是唐氏儿,只是胎儿的患病风险比人群的患病风险高,建议该孕妇进行羊水细胞检查,俗称"羊水穿刺"。唐氏筛查是一种通过抽取孕妇血清,检测母体血清中甲胎蛋白(AFP)、绒毛膜促性腺激素(HCG)和游离雌三醇(UE$_3$)的浓度,并结合孕妇的预产期、体重、年龄和采血时的孕周等,计算生出先天缺陷胎儿危险系数的检测方法。目前包括早孕期筛查、中孕期筛查、早中孕期整合筛查,其中一站式早筛(85%~90%)和早中孕期整合筛查(90%~95%,一站式早筛+孕中期唐筛)检出率较高。其次,唐氏筛查所得出的结果并不是一个完全准确的数值,只会是一个相对的比例,即使筛查结果显示孕妇属于高危人群,也不能确定腹中胎儿一定患有唐氏综合征;同时就算孕妇筛查后属于低危人群,也不能完全排除腹中胎儿患有唐氏综合征的可能性。并且就算检测出来属于高危人群也不可怕,需要询问就诊做进一步的确诊筛查,目前相关检查做得较多的有无创产前检查、羊水穿刺等。无创产前检查是通过抽取孕妇外周血,高通量测序检测胎儿游离DNA,评估胎儿是唐氏儿的风险,其检出率在99%。羊水穿刺染色体核型分析是一种产前诊断技术,对唐氏儿的检出率为100%,且能够检出其他染色体的数目及大片段的结构异常。经过医生耐心的解释,该孕妇按照产科医生建议做了羊水穿刺。经过近一个月痛苦的等待,结果显示该孕妇胎儿并不是唐氏综合征患儿,染色体没有显示异常,后悔险些放弃自己健康的宝宝。

(三)妊娠合并症诊断后的沟通

案例:育龄期女性,停经34周,血压升高、尿蛋白(+++)3天。患者诊断重度先兆子痫,已完成地塞米松促肺成熟治疗。医生建议患者剖宫产终止妊娠,患者认为现在还未"瓜熟蒂落",拒绝剖宫产。医生向患者及亲属解释:①患者现在病情恶化,继续妊娠会使得病情加重,出现心脑血管意外、子痫等;②现在胎儿已经完成促肺成熟治疗,出生后会有儿科大夫到场积极抢救并且转入儿科病房,预后较好;③如果继续妊娠,可能会有多器官合并症,如果发生胎盘早剥等意外,危及胎儿生命;④同时存在早产儿风险;⑤终止妊娠后,医生会继续关注患者病情变化及新生儿情况。患者同意剖宫产终止妊娠。手术顺利,新生儿2000g,Apgar评分10分,母子顺利出院。

对于妊娠合并症诊断后的沟通,主要注意以下几方面:①对于孕妇的影响;②对于胎儿的影响;③继续妊娠的风险及可能发生的意外;④终止妊娠的风险及可能发生的意外;⑤对于再次妊娠的影响;⑥现在医学能解决的问题。客观的告知,使患者及亲属患者充分了解病情以及医务人员能够尽力做到之处,促进患者进行理智的选择。

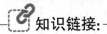 **知识链接:**

什么是产后抑郁?

随着生活压力增大,抑郁人群逐年攀升,而其中由于产后生理因素导致的抑郁症也在逐年增加。产后抑郁症是女性精神障碍中最为常见的类型,是女性生产之后,由于性激素、社会角色及心理变化所带来的身体、情绪、心理等一系列变化。典型的产后抑郁症是产后6周内发生,可持续整个产褥期,有的甚至持续至幼儿上学前。产后抑郁症的发病率为15%~30%。产后抑郁症通常在6周内发病,可在3~6个月自行恢复,但严重的也可持续1~2年,再次妊娠则有20%~30%的复发率。产后抑郁症又被称为"隐形杀手"。据我国相关文献报道,国内产后抑郁症的患病率为12%~13%,比西方国家17%~18%的患病率稍低。相比其他抑郁症患者,产后抑郁症患者更容易出现"扩大性自杀"行为。

做好积极有效的医患沟通能尽早发现和积极预防产后抑郁,避免严重后果。

课后思考

1. 妇科患者的心身特点有哪些?

2. 32岁孕妇,文员,大学文化,因"宫内妊娠39周,不规则腹痛3小时:入院孕期系统产检未见异常,入院时评估胎儿体重3.5kg,骨盆测量正常,无头盆不称,入院后产妇自然临产,产程进展比较快,于5小时后顺利娩出一女婴,体重3.7kg,Apgar评分9-10-10,母婴返回病房修养。第二天新生儿科医生查房发现新生儿右侧锁骨不连续,经摄片证实锁骨骨折,产妇和家属意见很大。请分析产妇和家属的心理特征,作为医生你如何与患者进行沟通?

3. 模拟妇科良性肿瘤术后医生与患者的沟通练习。

(周 祎 何闰华)

第十章

儿科医患沟通

 目标：
1. 掌握儿科诊治的医患沟通特点。
2. 熟悉儿科患儿的体态语言。
3. 了解儿科患者的身心特点与社会因素。

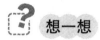 **想一想**

自 闭 症

自闭症（autism），又称孤独性障碍或孤独症，是一种以社会交往障碍、语言发展障碍、情感缺陷与刻板重复行为障碍为主要临床表现的行为障碍综合征。儿童自闭症通常在3岁前症状已出现，自闭症对言语性的交流以及社会互动产生显著的影响。家长和医务人员应尽早发现自闭症儿童，采取以下措施进行干预：①注意激发儿童的兴趣和动机；②加强认知和理解能力的训练；③注意环境的设置和安排；④在自然情绪下进行沟通训练；⑤强调生活化、功能化的学习内容；⑥系统使用自然环境教学的策略；⑦扩大沟通环境和沟通对象。

第一节 儿科疾病特点和社会因素

一、患儿及家长身心特点

（一）儿科患者的身心特点

1. 表达能力差 患儿常常不能清楚地表达自己的意愿或不适，因此儿科被称为"哑"科，患儿可能会表现出哭闹、烦躁不安等状况。有时连年长儿也不能完整、准确地自我表达病情，常靠家长代为叙述。

2. 对疾病的耐受力低 3岁以内的婴幼儿，由于处于生长发育初期，患儿的中枢神经发育不完善，对外界刺激的反应较强，容易泛化。

3. 情感控制能力低 患儿在检查及治疗时不易配合的心理活动大多随诊疗情景而迅速变化，情感控制能力和成人相比明显低下。尤其是3岁以下的患儿，来医院时一看见穿白大褂的医生，就出现精神紧张、哭闹不安等负性情绪。孩子注意力相对不集中、转移较快，容易被外界事物所吸引。有些孩子生性好动，年龄小、害怕生人、害怕疼痛。在医务人员询问病史时常常很难控制与他们的谈话,做体格检查、治疗时部分患儿也会出现不合作的情况。

4. 性格改变 有些患儿患病后在大人的鼓励下,能够战胜疾病带来的身体痛苦和心理压力,练就了勇敢、坚强的性格。但有些孩子生病后,父亲和祖辈的焦虑和紧张情绪会影响孩子,对孩子有求必应,孩子易受这种情绪的感染,认为疾病是一个砝码,可以换来自己想得到的东西。一场大病后变得爱发脾气,对家长的依恋及依赖性增强。一点要求不满足,就大哭大闹。

(二)家长的身心特点

1. 紧张焦虑的情绪 家长常常因为孩子生病而出现焦虑担忧、无助等不良情绪,住院患儿的家长更是如此。孩子生病不仅牵动着年轻父母的心,往往也牵动着孩子祖辈的心。家长来到医院的陌生环境,从而产生紧张和焦虑。同时对于主管医生的医疗技术水平、药物治疗的副作用、侵袭性的检查以及住院后加重的经济负担等产生的担忧也会接踵而来。

2. 对治疗效果期望值高 孩子身体健康是所有家长的心愿,一旦发现孩子病了,马上送到医院就诊。由于对疾病的发展过程不了解,对正常的诊疗过程不理解,往往不配合或过于干涉甚至拒绝。如有的家长抱着发高热的孩子一天内多次看急诊,希望孩子的病立即治愈。

3. 对高年资医务人员较为依从 家长看病时希望孩子得到医务人员最好的治疗和护理,对年资高的经验丰富的医生比较信任、依从性好,而对年轻医务人员产生不信任、不尊重。如刚刚进入临床的实习医生,由于缺乏医患沟通的技能,缺乏临床经验,操作技术不熟练,容易使家长产生怀疑、挑剔、轻视和不信任,拒绝实习医生参与操作的情况时有发生。

4. 医疗信息缺乏 家长由于缺乏相应的医学知识,不理解医学的高风险性,有些家长认为应该"包治百病","医到病除",而对现代医疗技术解决不了的问题,有的家长会认为是医生的医术不高,"花钱未治好病"的怨愤直接发泄到医方,从而与医生产生分歧。

二、儿科疾病特点

(一)疾病谱和成人不同

儿科疾病谱常围绕小儿的生长与发育特点,其年龄越小与成人差异越大,不同年龄阶段小儿的解剖、生理、病理、免疫等方面均各有其特点,并且相同的临床症状在不同年龄阶段小儿的病也各不相同。有些疾病是儿童期特有的,如佝偻病是因生长期缺乏维生素D所致的一种慢性营养缺乏病、多见于2岁以下的婴幼儿。儿科疾病谱与成人不同,如心血管系统疾病,小儿以先天性心脏病为多见,成人则以冠心病多见。其他的儿科先天性疾病、遗传代谢性疾病发病率相对成人要高。

(二)疾病起病急、进展快

小儿出生自母体获得的抗体约在出生半年后基本消失,易患感染性疾病。儿科疾病大多起病急,变化快,尤其是新生儿及体弱儿在严重感染时,往往临床表现不典型,仅表现为反应低下,缺乏典型的症状及体征,例如新生儿败血症时易患化脓性脑膜炎,而缺少典型的临床表现,易造成漏诊;如发生病毒性感染,并不仅表现为鼻、咽、喉等上呼吸道感染,还会出现腹泻、呕吐等消化系统症状,导致脱水等全身症状,甚至发生休克。小儿病情变化多端,进展快,易反复,但只要诊断及时、处理得当,临床上不少病情危重的患儿都能经及时诊断、治疗后迅速转危为安,直至痊愈;也有某些患儿特别是新生儿、体弱儿,防御疾病能力差,虽然起病时较轻,但由于病原体毒力较强、机体抵抗力较弱等原因,使病情骤然加重,甚至突然死亡。

（三）免疫功能尚未完善

小儿各器官发育尚未成熟,其皮肤、黏膜、淋巴系统、体液免疫以及细胞免疫等免疫功能随年龄增长而完善,小儿体内的细胞免疫和体液免疫的功能均较差,白细胞吞噬能力也较低,其他体液因子如趋化因子、补体、调理素等活性较低,因而防御疾病能力差;婴幼儿体内IgA特别是分泌型IgA水平较低,易患消化道及呼吸道感染。

三、社会因素

儿科是医疗纠纷发生率居高的部门,我国自20世纪80年代是第三次生育高峰,受计划生育政策的影响,人口年龄结构发生了变动,目前已进入新一轮的人口生育小高峰。我国与发达国家相比,儿童人口数与儿科医生数的比值存在很大差距,全国约80%的医疗资源都集中在大城市,尤其是高水平的儿科医生大多集中在大医院。由于卫生资源配置不合理,出现大医院患儿人满为患,小医院患者稀少的状况。一些综合医院儿科有萎缩的现象,急剧增加了儿童专科医院的医疗任务,难以满足日益增长的医疗需求,医疗纠纷时有发生。增加儿科专科医生培养,通过建立良好的社会环境来改善医患关系,这是进行有效医患沟通的必要环节。

第二节 儿科医患沟通

医务人员所接触患儿各不相同,其家庭情况也是千差万别,采用同样的方法对待所有的患儿及其家长,这显然是行不通的。医务人员要从患儿和家长的具体情况出发,在整个诊治过程中充分考虑到患者的愿望和实际经济状况,找到切实有效的切入点,同时可根据患儿不同年龄特点与家长进行有针对性的认真、积极的沟通,给患者更多的决定权,以达到最佳的医疗效果。

一、诊疗过程中的沟通

儿科患者是一群特殊的群体,婴幼儿一般无法用语言来表述其不适和需求,即使是那些大龄儿童,有时候也难以正确描述其不适症状。而家长作为患儿的"代言人",在医生和患儿之间起到了桥梁和纽带的关键作用。因此,要想与患儿及家长进行有效的医疗沟通,医务人员必须了解不同的年龄阶段心理发育不一样,患病时的反应也不一样。医务人员要有耐心,培养关心爱护患儿的意识,依据各年龄段的特点,通过不同的方式进行有效沟通,给予孩子关爱、尊重,采用多种多样的沟通方式和途径。

1. 婴幼儿沟通 当医生询问病情时,患儿不会说话,通常不能告诉医务人员,到底是哪里痛、哪里不舒服,而是通过哭闹、烦躁、不安,不爱吃东西,呕吐或腹泻等症状表现出来。这时应尽量让长期照顾患儿的家长代为叙述其生活习惯,关于如何喂养,睡眠规律、大小便情况以及最近新出现的症状等。注意动作轻柔、熟练、敏捷,以减少对患儿的额外刺激。对于那些能够听懂话的患儿要有耐心,通过用亲昵的语言、称呼患儿的乳名、温和地爱抚,来消除患儿内心的陌生感和恐惧感。以安抚、引导为主,尽量让患儿主动地配合医生的检查工作。对于已经会说话的患儿尽量使用简单的语言,调动孩子的积极性,在其回答问题后要给予多夸奖,多鼓励。

2. 学龄期儿童的沟通 在与学龄期儿童的沟通时,要多交流和互动,这个年龄阶段的儿童其认知功能和学习能力都非常强大,已经形成自己独特的个性。但他们在患病时,仍会表现得十分依赖父母,医务人员要充分了解其性格特点和喜好,多谈些他们感兴趣的话题来获得他们的信赖和认同。在交流时语气亲和,语调活泼,使用鼓励性语言,注意并适时地给予重复和肯定,表示自己在认真倾听和注意患儿。同时,也要给予患儿眼神上的鼓励,以表达自己的理解和支持。在沟通交流过程中,不要随意打断患儿的叙述,尽量使患儿能够脱离对家长的依赖,能够主动地配合医疗和护理工作。此外,有的患儿性格活泼好动,注意力难以集中,这就需要医务人员要有足够的耐心,多次与患儿进行反复沟通,做相关的体格检查,以获取正确有用的信息。

3. 青春期儿童的沟通 随着孩子年龄的增长,有些孩子会有表现的欲望,希望得到别人认可。认为自己是勇敢的人,具有无所畏惧、吃苦耐劳的精神面貌,不希望自己被当做小孩子和弱者来保护和对待。在与青春期患儿沟通时,其独立性和主动性会逐渐增强,患儿自己有很多想法,如有些患儿则因为担心治疗的花费情况、疾病影响自己未来的生活、或是耽误课程想早日出院等原因,往往会隐瞒自己的某些症状。所以,在与这些患儿沟通时,要尽量用平等的态度,努力使自己成为患儿的"速成朋友",为其详细地讲解病情并分析其中的利害关系,采纳患儿提出的正确意见和建议,展现出医务人员对其的正视和尊重,使患儿能够及时主动地向医生反映自己的不适症状。同时,医务人员也要考虑到孩子的心理承受能力是有限的,注意在治疗过程中及时发现他们的情绪变化,不断地鼓励他们勇敢地面对疾病和治疗所带来的压力及痛苦。

二、了解患儿的体态语言及缓解其心理状态

(一)了解患儿的体态语言

儿科历来被称为"哑"科,医务人员要了解患儿各种体态语言的含义,如通过面部表情、身体动作、声音与医务人员建立各种联系,以达到与医务人员的相互理解。婴幼儿不能诉说身体不适及感受,医务人员在接诊时,要以看和听的方式为主,以便了解患儿的体态语言。在医患交流过程中,患儿的体态语言能否被医务人员正确解读,是实现良好的医患交流,达到良好沟通的基本保证。

幼儿及儿童患病后,在语言上往往不能准确地自我表达。儿童患病后,大都会由活泼好动转变为无精打采,对父母的依赖性增强,并且会特别留意医务人员的非语言性行为。医务人员应从患儿的面部表情、动作、态度中进行细致的临床观察,及时发现病情变化,给予及时的处理。

(二)缓解患儿的心理状态

患儿在就医时会产生不同程度的医疗恐惧,而且年龄越大,其医疗恐惧的程度就越高。医务人员在见到患儿和家长时应面带微笑,态度和蔼可亲,耐心和细致关爱患儿,消除陌生感,营造一个轻松、和谐的就医环境,使家长有被尊重的感觉。医务人员要声音柔和、亲切地称呼患儿的名字或乳名,在体格检查时,一些患儿不能主动配合且耐心有限,医生需要尽量缩短查体时间,并可通过观察患儿的表情来判断其感受。同时,在查体时要注意保护患儿的隐私,注意细节,如查体前搓暖双手,查体结束后为患儿盖好被子等。

医务人员还应注意满足孩子"皮肤饥饿"的需要,如搂抱婴幼儿,抚摸患儿的头部,轻拍他们上肢和背部,使之获得亲切、友好的满足感,增强患儿的信任感和安全感。对住院的幼儿及儿童应主动接近他们,多加爱抚交谈,讲清生病住院的道理,帮助熟悉环境,合理安排患

儿的生活作息制度,并为他们介绍小伙伴,鼓励他们积极参加集体活动,消除紧张恐惧心理,主动配合对疾病的治疗。

三、患儿家长有效沟通并营造良好的医疗环境

(一)患儿家长有效沟通

1. 将治疗方案告知家长　医生应将治疗方案告知患儿家长,进行通俗易懂的解释和说明,将检查或治疗经患儿家长同意,完善知情同意书,充分尊重患者的权利,严格执行谈话签字制度。例如先天性心脏病进行心导管介入性治疗,向家长告知手术的目的、基本知识、可能的并发症及危险性等。在手术中可能会遇到封堵不成功而需要急诊手术,对治疗措施的选择和决定患儿家长都应该清楚地了解并表示是否同意,在此基础上取得他们的信任,减少由此引发的医患纠纷。如对白血病患儿,医生在化疗之前应详细介绍化疗方案,可能出现的并发症,如白细胞计数降低、严重感染、脱发、消化道症状等,告知愈后可能复发等。

2. 引导患儿和家长配合治疗　医务人员应把握各阶段的医患沟通时机,如门诊沟通、入院沟通、住院期间沟通、出院沟通和随访沟通等。提倡家长陪伴儿童住院,让家长参与患儿疾病治疗的全过程以配合治疗。同时,使患儿住院后不会感到孤独,缺乏安全感,同时,也应重视患儿家长的心理变化和身体健康状况,防止他们心理负担过重、过度疲劳而患病。

3. 针对性地进行健康教育　医务人员应体谅患儿父母及亲属的心情,耐心鼓励患儿和家长有充分的时间诉说病情。观察家长的反应,帮助家长重复表达说过的事实,要有耐心,详细解释,确保表述问题的准确性,以提高有效的沟通率。应针对患儿的疾病特点,解释病情,引导患者正确地对待疾病,进行相关医学知识与健康知识教育。例如对高热惊厥、脑电图轻度异常的患儿,医生告诉其家长6岁以下幼儿由于其大脑神经系统发育不完善,高热容易引起惊厥,但一次短时间抽筋对其智力不会有大的影响,脑电图可以暂时的轻度异常,不会留下严重的后遗症,家长不必为此过多地担心。

4. 治疗中的风险告知患者　本着实事求是的原则,告知患儿家长孩子疾病治疗的效果或风险,真实、准确地进行表述。医务人员和家长之间的谈话应避免让患儿听到,不应在患儿面前显示出消极的情绪。医生不能过于善心而出现交代病情时不交代到位,只是和颜悦色、轻描淡写地说明病情,会使家长误认为病情很轻微,可能会引起不必要的医疗纠纷。例如对确诊为白血病的患儿,医生应明确向家长交代病情,实事求是地讲清疾病的严重性,要引起家长的重视,避免家长的疑虑和侥幸心理,要使其乐观面对现实并积极配合治疗。

(二)营造良好的医疗环境

医院的陌生环境会使患儿缺乏认同感,从而表现出紧张、焦虑、恐惧等负性心理,不愿配合诊治等行为。然而,医院环境是影响医患沟通效果的重要因素,良好和谐的就医环境,对患儿及家长的心理能产生积极的正面影响,如门诊的诊察室与病房要求保持安静、光线和湿度适宜、清洁整齐、卫生明亮、空气流通及适当的温度等。反之,如医院门诊大厅吵吵闹闹、候诊室拥挤不堪、医生的诊室里患儿及家长川流不息,空气混浊,这样不良的就医环境,使患儿及家长感受不到真切和难以体验的人文关怀,是造成医患纠纷、沟通障碍、医患关系不和谐的重要因素。

在布置病房和装饰墙壁时应选用白色、粉红色、浅蓝色、浅绿色等构成比较柔和、清新的色调,同时可在墙壁上涂有使儿童心情愉悦的、带有颜色的卡通动物;在病房内张贴一些宣传图、祝福的词语和患儿绘画;护士和患儿的着装、病房被褥要注意色彩,给患儿以安静、平和与舒适感;病室可设游艺室,备有必要的玩具和文娱用品,作为恢复期患儿的娱乐场所。

第三节　常见医患沟通案例解析

(一)案例

1. **患儿资料**　鹏鹏,男,5岁。父母均为经商,家庭经济状况良好。在鹏鹏3岁时不幸得了急性淋巴细胞白血病(L1),在当地市级医院治疗一个疗程后好转出院。出院后鹏鹏同正常的孩子一样生活,能跑能跳、能说能笑,其家长逐渐放松再入院继续住院进行巩固治疗。然而,好景不长,3个月后,患儿出现了发热、皮肤瘀斑、食欲缺乏等症状,这时患儿家长才慌了神,急忙将孩子送到省级医院进行治疗。入院后,医生立即对鹏鹏进行血常规、骨髓穿刺、X线等相关检查,确诊为急性淋巴细胞白血病复发。在省级医院里,鹏鹏接受了正规化疗后病情好转,经骨髓穿刺检查均显示完全缓解。

2. **家长的心理活动**　在初次入院治疗时,家长对于患儿得了白血病并不完全相信,总觉得厄运不会发生在自己孩子身上,特别是在患儿出院后,看到孩子健健康康,完全看不出一点得绝症的样子。正是因为患儿家长存在着侥幸的心理,另一方面,患儿家长都是做生意的,文化水平不高,对疾病知识不够了解,没有充分意识到疾病的严重性,以至于延误了患儿再入院巩固治疗的时间,使得患儿急性淋巴细胞白血病复发。当家长被告知孩子确实得了急性淋巴细胞白血病而且已经复发时,家长感到非常的痛苦和悔恨,觉得是自己耽误了孩子的巩固治疗。

3. **沟通的效果与解析**　针对鹏鹏的情况,医生与其家长展开了深入的沟通,详细地介绍了这种病的临床诊断及特点,并分析可能出现的并发症,同时评估了鹏鹏的预后。及其郑重地告知了患儿家长,鹏鹏的情况不好,以后长期生存的可能性不大,最好在病情缓解时进行造血干细胞移植,不能靠化疗来进行治疗,来控制患儿的疾病进展。然而,如果不积极治疗,鹏鹏的生命将危在旦夕。面对满脸愁容的家长,医生鼓励患儿家长坚持下去,虽然鹏鹏的疾病治愈难度较大,预后不好,但我们仍不能放弃与病魔抗争的信心,只有不放弃,才会有希望,我们要用顽强的毅力坚持下去。并嘱咐家长在面对鹏鹏时一定要乐观,不能让鹏鹏丧失信心,鹏鹏最亲近的人给予他的力量是不可估量的。

在医生与患儿沟通后,鹏鹏的父母终于坚定了继续治疗的决心,表示一定会积极配合医务人员,对鹏鹏进行治疗。在开始治疗后,医生在每天查房时都会关心、鼓励鹏鹏,告诉他一定会好起来的,好了以后就能出院,去和其他小朋友们一起做游戏、上幼儿园等;护士在给鹏鹏打针时,也会夸赞他今天真勇敢、像个男子汉,病房里没有比鹏鹏更勇敢的孩子了。鹏鹏在病房里的心情比较好,每天都乐意接受治疗。经过医务人员和家长坚持不懈的努力,鹏鹏的疾病终于得到了控制,进一步向更好的方向发展。

(二)案例

1. **患儿资料**　圆圆,女孩,4岁,出现四肢无力2天,且进展迅速,出现四肢瘫痪,伴呼吸急促、呛咳等症状,急诊入住儿科重症监护室十八小时后,圆圆出现呼吸困难、声音低微等症状。护士迅速通知医生,立即给予患儿简要询问病史及体格检查,初步诊断为吉兰-巴雷综合征。医务人员安慰家长,需要给圆圆做腰椎穿刺及相关检查,通知家属签署手术同意书,检查发现圆圆血象正常、脑脊液细胞蛋白分离,确诊为吉兰-巴雷综合征,采取相应的处理。入院后第二天,医生在巡视病房时发现圆圆主诉胸部不适,呼吸困难、喝水呛咳,吞咽困难,体检发现病情加重,可能并发了呼吸肌麻痹,病情危重,已经向患儿家长告知病危。

2. 患儿家长的心理活动 入院时,家长可能存在以下几种心理:①圆圆出现四肢无力2天,迅速出现四肢瘫痪要住院,全家人都非常紧张、焦虑;②吉兰-巴雷综合征这种病严重吗? 是否影响圆圆将来的生长发育及智力?③住院后孩子的病咋还不见好? 还越加严重呢?

3. 沟通的效果与解析 儿科医生告诉家长孩子患的是吉兰-巴雷综合征,需要家属积极配合治疗,询问孩子的病史时非常仔细,在实验室检查报告出来后,告知家长诊断为吉兰-巴雷综合征,需立即收入NICU治疗。圆圆刚进NICU时,NICU医务人员立即接了圆圆及家长,护士把孩子安置到病床上,立即通知医生,为患儿制订了详尽的检查和治疗方案,并把圆圆的家长请到办公室谈话,明确告之圆圆患的是吉兰-巴雷综合征,之前患儿病情不太稳定,出现呼吸困难、呛咳、吞咽困难,病情危重,并告诉了家长治疗方案、可能出现的并发症以及预后等。入院后第二天患儿并发了呼吸困难、气促、胸闷等呼吸肌麻痹的症状,并迅速告诉家长,患儿病情危重,医务人员立即进行抢救,主要采取措施如保持呼吸道通畅、给予鼻饲、气管插管等。4小时后圆圆症状缓解,各项生命体征稳定,精神状况、食欲明显好转,未再出现呼吸困难等现象,住院观察6天就准备出院。

医务人员与家长沟通的成功之处在于:①医生了解病情及时,立即安慰、关心圆圆家长,并主动介绍圆圆病情,真实、准确地进行表述,让家长知道患儿的病情;②治疗之前详细介绍圆圆的具体治疗以及可能出现的并发症等;③医务人员对患儿关心、富有责任心;④当患儿出现吉兰-巴雷综合征合并呼吸肌麻痹,病情加重时,医务人员立即通知家长告知患儿病危。医生此时如实交代病情,实事求是地讲清疾病的严重性,使家长对疾病有正确的认识和较充分的心理准备,在患儿病情好转时及时告诉家长,包括孩子的精神、食欲状况等细节,使患儿家长及时知道孩子的全部状况,让家长放心,对医务人员更加信任。

(三)案例

1. 患儿资料 磊磊,男孩,5个月3天,瘦小,不能抬头,喂奶有停顿。家长精心喂养,孩子长得缓慢,比较瘦弱。磊磊一哭嘴唇就发紫,哭得厉害时甚至全身发紫。近日天气变化,昨日起磊磊咳嗽、奶量减少,近日孩子清晨:刚醒后就闹,伴面色发紫,气接不上来,因哭吵后青紫、气急被送到医院儿科急诊室。医生体检听诊胸骨左缘三、四肋间隙有3、4级全收缩期响亮的杂音、两肺布满湿啰音、可闻及奔马律。经超声心动图及其他检查诊断为室间隔缺损伴急性充血性心力衰竭,给予吸氧、强心、利尿、扩管等处理后,患儿病情好转。

2. 家长心理 家长存在以下几种心理:①磊磊是三代单传的独苗,得知孩子有先天性心脏病后,全家都很着急,不知道该怎么办?②磊磊妈妈感到奇怪,为什么孩子一哭嘴唇就发紫? 磊磊爸爸说家族中从来没有小孩患心脏病史,咨询医生磊磊的先天性心脏病是怎样发生的?③先天性心脏病将来会影响磊磊的智力吗?④磊磊的病情会越来越严重吗? 平时要注意什么? 何时手术比较好?

3. 沟通效果与解析 磊磊因哭吵后嘴唇青紫、气急被送到医院儿科急诊室,医生安慰着急的家长并获得家长的信任和配合,仔细询问病史后体检听诊发现心脏杂音,立即和磊磊家长沟通,向家长交代病情,同时联系拍摄胸片、心脏彩超、心电图等检查,经检查明确诊断为室间隔缺损(中型)伴急性充血性心力衰竭,立即采取吸氧、强心、利尿、扩管等处理措施,发作后采取了正确的治疗措施,有效控制了缺氧发作。患儿病情稳定后,当家长想了解先天性心脏病相关信息时,耐心详细地解释疾病的诊断情况、治疗手段、重要检查的目的、结果及预后,使家长能够充分获知与疾病相关的信息。

医务人员与患儿家长沟通的成功之处在于：①医生安慰家长，并获得家长的信任，配合病史问诊和检查及治疗；②医生仔细询问病史后体检听诊发现心脏杂音，立即和家长沟通交代病情，同时联系相关检查，明确诊断法洛四联症伴缺氧，发作后采取了正确的治疗措施，有效控制患儿病情，让家长满意和信任医务人员；③了解家长的所需所想，使家长能充分获知与疾病相关的信息。详细介绍先天性心脏病的治疗方案、并发症、预后等。

通过上述案例可以看出，良好的儿科医患沟通在于医疗活动过程中，发挥着至关重要的作用。有效的沟通需要注意以下几方面的问题：①向家属交代病情时，要实事求是，不能夸大，也不能隐瞒。对重病患儿的家长，要严肃、郑重突出介绍疾病的严重性与如不及时进行治疗的后果，让其家长意识到即使进行积极的治疗，也可能有生命的危险。有时，现在孩子看起来好像很健康，但实际上患儿存在着病情潜在的危险。在介绍病情时，要严肃认真，有理有据，让家属认识到不能存在侥幸的心理，积极主动地配合、参与治疗。②医务人员在工作中要充满爱心、同情心，对待患儿一视同仁，不能对患儿及家长的厚此薄彼而产生歧视心理，也不要因为患儿哭闹流露出不耐烦的情绪。患儿大都敏感而脆弱，一旦对医务人员产生抵触心理，将不易改变。③在患儿面前要避免流露出消极情绪，现在的孩子大都聪明而敏感，甚至会从不经意的谈话中猜测出自己的病情情况。因此，医务人员要在面对患儿时保持良好的情绪，告诉其家长不要在患儿面前表现出悲观消极的情绪。④高超的医疗技术和熟练的操作水平是赢得家长及患儿信任的根本。医务人员只有凭借精湛的医术和护理水平，才能真正地征服患儿及家属，让他们放心并愿意把自己的健康和生命交托予医务人员。

（四）案例

1. **患儿资料**　宝宝，男孩，3岁8个月。高热2天伴咳嗽、流涕，发病第2天被妈妈带到医院看病，但宝宝害怕看病，害怕打针吃药，害怕抽血等检查，当进入医院大门就哭着要回家。2天前宝宝从幼儿园回家后就没精神，晚上妈妈摸宝宝额头很烫，测肛表体温39.2℃，妈妈抱着宝宝就上了医院。挂号看急诊的孩子比较多，候诊40分钟才轮到看病。宝宝一进诊室看见年轻的男医生就大声哭闹。医生简单问了病史，重点听了心肺，拿着压舌板就伸向宝宝的小嘴，可宝宝头摇得像个拨浪鼓，就是不肯张口，妈妈怎么哄也没用，医生只好用力按着他不让其动，慢慢打开了宝宝的嘴巴，宝宝哭得像泪人似的。医生啥也没说就开了处方，妈妈问医生开了什么药，医生头也没抬说："拿了药就知道了，下一个患者"妈妈叹了口气不敢再多问，抱着宝宝离开了诊室。

宝宝发热几天了，妈妈又带着孩子来看病，这次挂了专家门诊。宝宝一进诊室又哭闹起来，接诊的女医生看着宝宝微笑着说：宝宝不害怕！"机器猫"也到医生这里来看病的，小朋友你知道"机器猫"吗？宝宝非常喜欢"机器猫"，经常看"机器猫"的动画片，于是点点头，马上不哭了。"来，我们打电话"，医生一边说一边把听诊器放到了宝宝胸前，宝宝乖，我们一起打电话吧，现在我要看看你的喉咙，你的嘴巴要张得像大老虎的嘴巴！这回宝宝非常听话，张大了小嘴巴，压舌板好像没有以前那么可怕了，妈妈会心地笑了。医生告诉宝宝回家后要吃甜药片，"机器猫"也吃这种甜药。妈妈问了医生好几个问题，医生看着妈妈耐心地进行了解答，走的时候宝宝摆着小手用稚嫩的声音说医生再见！医生微笑着说："我们要少见面哦"！两天后宝宝退热了，又开心地去上幼儿园。

2. **家长心理**　家长存在以下几种心理：①孩子高热不退怎么办？妈妈内心很焦急；②孩子高热排队候诊40多分钟才轮到看病，而整个看病过程仅3分钟，医生态度冷漠不解释病情，家长不满意；③宝宝害怕看病，第一天看病时哭着进诊室，男医生拿着压舌板就伸向宝宝的小嘴,这样孩子不是就更加害怕了吗?④为宝宝诊治的医生态度好,孩子听话配合检查,让家长感受到医生对患儿的关心和爱护,并对宝宝病情的耐心解释,妈妈对医生的服务非常满意。

3. 沟通效果和解析　第一天看病时候诊40多分钟才轮到看病,因为害怕,宝宝一进诊室就哭,年轻的男医生缺少与患儿及家长沟通的经验,不理解家长的焦急心情,没有及时给予家长相关的医学信息,在孩子害怕不配合检查时,拿着压舌板就伸向宝宝的小嘴,加剧了孩子的恐惧心理,引起家长的不满。在复诊时,医生通过点点滴滴的细节关爱患者,用孩子喜欢的动画片机器猫的故事来与孩子沟通,消除了孩子的恐惧心理,赢得了家长和孩子的信任,患儿主动配合检查,家长所提出的问题,医生都能耐心解答,医生治好了宝宝的病,家长感到十分满意。

首次候诊40分钟看病3分钟,医生态度不好,没有解释病情,沟通技巧缺乏,难以让患者满意。再次就诊的女医生与患儿及家属沟通的成功之处在于根据孩子年龄段的特点,用孩子喜欢的卡通片"机器猫"和孩子交流,消除了孩子紧张、恐惧的心理。在细节上给予孩子关爱,赢得了孩子的信任。医生面带微笑,态度和蔼可亲,了解患儿家长的焦急心情,耐心予以解答病情,使患儿家长能充分获知与疾病相关的信息,使孩子病愈康复,让家长十分满意。

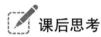

课后思考

1. 儿科患儿及家长有何心理特点?
2. 医务人员如何建立与患儿及家长良好的沟通?
3. 请同学们自己结合儿科临床实际写一份沟通报告。

(毕清泉　杨　平)

第十一章

其他科室医患沟通

 目标:

1. 掌握诊断中的医学沟通和治疗中的积极沟通。
2. 熟悉患者的身心特点与社会因素。
3. 了解常见医患沟通案例解析。

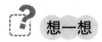 **想一想**

面临"越治越糟"怎么办?

患者,男性,29岁,大学毕业,公司管理人员,身体健康。患者因面中部凹陷,前牙"地包天",影响面容到正畸科就诊,要求矫治。间断正畸治疗了一年左右,患者感到前牙反𬌗比治疗前更为明显,牙龈炎症也比以前明显,刷牙易出血。

阅读以上资料,请你猜想患者对此事的处理方法?

本章学习结束后,试系统论述医患沟通技巧。

第一节 口腔科医患沟通

一、患者的身心特点与社会因素

(一)自卑心理

健康的口腔和美丽的牙齿是人体外表形象的重要部分,客观上已成为人们在学习选择、职业选择、交友选择、配偶选择、工作选择、事业成功、机会把握等方面中的重要因素。口腔颌面部任何一个部位,包括牙齿,由于先天或后天疾病而异常、变形、破坏或缺损,不仅影响正常的生理功能,也破坏了其面部外形,影响面容美观,对患者心理造成严重的创伤。这种影响面容的心理创伤往往远超过影响生理功能造成的后果,因此口腔疾病患者与人交往时容易出现自卑的心理。自卑是一种不能自助和软弱的复杂情感。有自卑感的人轻视自己,认为无法赶上别人。阿德勒对自卑感有特殊的解释,称其为自卑情结。他对于这个词主要有两种相联系的用法:首先,自卑情结指以一个人认为自己或自己的环境不如别人的自卑观念为核心的潜意识欲望、情感所组成的一种复杂心理。其次,自卑情结指一个人由于不能或不愿进行奋斗而形成的文饰作用。我们所说的自卑心理,是可以通过调整认识和增强自信心并给予支持而逐步减轻或消除的心理体验。

(二)恐惧心理

恐惧心理是指对某些事物或特殊情境产生比较强烈的害怕情绪,是许多动物和人类共有的情绪体验。口腔病的治疗大多都是在患者正常知觉情况下或者在局部麻醉下接受检查和治疗的,患者多处于清醒状态。口腔科诊室里最常看到的是患者口腔里的血液和诊疗盘里带血的棉块和敷料。最常听到的是口腔电机和涡轮机高速运转的声音,各种钻头磨牙时产生的声音,金属器械的碰撞声。当医生用探针检查深龋或牙髓用力不当或动作突然,拔牙时用力过猛,注射麻醉药推注过快时,患者会发出不自主的呻吟声,尤其是儿童会因疼痛或害怕发出尖叫声和哭闹声;当诊疗环境不良、管理不善时,容易出现诊室混乱的现象。少数患者一旦产生记忆深刻的恐惧心理,以后几年、十几年甚至几十年再也不愿看牙病,其原因并不是他们没有口腔疾病,而是他们在心理上留下了终身难忘的牙科恐惧症。

(三)盲目心理

许多患者不了解口腔疾病治疗的效果与疾病发现和治疗的早晚密切相关,不懂得口腔疾病治疗的复杂性,他们期望口腔医生应该是"手到病除",稍有反复就不能接受。他们对口腔疾病治疗过程中出现的疼痛或病情反复,以及治疗后出现的红肿、疼痛、复发、病牙折断、效果不理想等问题,不可理解,不能接受。盲目认为看牙病很简单,就是补牙、拔牙和镶牙,没有多少高技术含量的成分,甚至认为无论口腔疾病的早期、中期还是晚期,治疗都应该比较简单,效果都应该比较好,如出现不测,是由于医生的技术问题或者处理不当造成的后果,因此容易引发医疗纠纷。

(四)缺乏重视

因牙病主要以局部症状为主,病程有长有短,轻重差别较大,有的甚至可以反复发作。多数情况下也没有严重的全身症状,不直接危及生命,不容易引起人们的重视,因此一些错误的观点和说法仍然根深蒂固。例如很多患者错误地认为牙痛不是病;儿童的乳牙要替换,龋齿没有必要治疗;人到一定年龄牙齿自然会脱落,不需要到医院去治疗等,以致口腔疾病往往不受重视,得不到及时的治疗。但实际上各种牙病一般没有自愈性和终身免疫性,给人类造成的危害甚大,甚至严重影响全身健康。当全口多数牙齿病变受累或发展到牙病晚期时,就会破坏组织器官的完整性,严重影响咀嚼消化功能和营养吸收,影响全身健康以及口腔颌面部和全身的生长发育。

(五)主要社会因素

1. 了解和重视程度不够　很多患者认为"牙痛不是病,疼起来要人命"。这句话很形象地反映了人们对牙病的认识。牙齿疼痛是牙病发生发展的一个重要表现,虽然其疼痛不适给人带来很大痛苦,但许多人错误地认为牙痛不需要到医院去治疗,忍一忍不痛就算了,不会有什么大事。小孩换牙,老人掉牙,是自然规律。许多人错误地认为儿童的乳牙反正要替换的,乳牙龋齿没有必要治疗,他们不了解乳牙牙病同样可能影响恒牙萌出、颌骨发育、正常咬殆关系的建立,甚至影响儿童的生长发育和身体健康。许多人总是以学习紧张,工作繁忙,或者其他种种理由为借口,根本不去或者很少主动到口腔医生那里进行检查治疗,只有口腔疾病到了疼痛难忍时才不得不就医,这时治疗起来难度已经较大了,效果也不易令人满意。

2. 饮食和生活习惯的变化　随着社会经济的发展和人民生活水平的提高,人们的饮食和生活习惯也发生了很大的变化。精细食物、含糖量高的食物、高能量、高蛋白的西方食物和含碳酸饮料充斥着我们的日常生活,基础研究和临床实践证明,这些都会提高龋病和牙周病的发病率。我国有4亿多烟民,抽烟可以诱发和加重牙周病。糖尿病、骨关节病的发病率明显上升,这与牙周病、颞下颌关节病发病率上升密切相关。艾滋病、梅毒等疾病也有蔓延的趋势,这类疾病都可能引起口腔黏膜相关疾病的发生。人们出行交流频繁,各类交通事故频发,颌面损伤是各类交通事故中最常见的损伤。

3. 口腔医疗的资源比较匮乏　长期以来,我国社会上对口腔疾病预防保健和治疗的知识宣传普及不够,各地区发展也不平衡。人民群众对口腔疾病了解较少,对口腔健康保健要求不高,这些已经影响到口腔疾病预防和治疗的普及与推广。

4. 社会环境　目前整个社会和广大人民群众对口腔医学、口腔疾病和口腔医生了解和重视程度不够,不了解口腔医学和口腔医生专科的特殊性和在防治口腔疾病过程中的作用及必要性。有些患者盲目认为口腔疾病只是一些微不足道的牙病,治疗牙病的口腔医生也没有什么了不起的,他们没有多少高深的理论和技术。除此以外,由于口腔疾病常常涉及功能和美容,因此许多口腔疾病的治疗费用都属于自费,而不能由保险公司赔付或者以任何形式由单位和医保报销,因而许多患者不愿意在治疗口腔疾病上花费很多的资金。许多口腔疾病是不能请病假休息的,有关口腔医学的法律法规还很不完善,种种现象都说明了社会对口腔医学和口腔医生缺乏正确、全面的认识和了解。

二、诊断中的医学沟通

(一)重要体检项目及其意义

1. 视诊　检查和了解患者的意识、语言、精神状态,营养、发育和一般健康状况等,除此之外,还应关注以下几方面。

(1)颌面部:面部是否协调对称,有无肿胀和畸形;患者的面容是否为急性疼痛面容,皮肤的颜色、弹性及光滑度如何,有无瘢痕和窦道;有无口角歪斜、闭眼不全等面神经损伤症状;观察面部有无畸形;发现肿物应了解肿物的形态、生长部位、有无疼痛、体积大小、活动度以及有无功能障碍,如开口度大小、舌及眼球活动度等。

(2)牙和牙列:重点是检查主诉牙,同时兼顾其他牙齿,检查中要注意牙齿的颜色和透明度,形状是否异常,排列和咬合关系,有无缺损或缺失,多生牙和阻生牙,特别是阻生智齿及其邻牙的情况等。

(3)牙龈和牙周组织:正常牙龈呈粉红色,表面有点彩。炎症时牙龈肿胀、点彩消失,因充血或瘀血可出现鲜红或暗红色,还可因血液病使牙龈出现苍白、渗血、水肿、糜烂等;牙间乳头有无肿胀充血、萎缩或增生、坏死等;有无牙周肿胀,累计范围和牙周袋内分泌物情况等。

(4)口腔黏膜

1)色泽:炎症时口腔黏膜充血、发红,扁平苔藓还有糜烂和白色网状纹,白斑病变有各种类型的白色斑片。

2)溃疡:复发性口疮、口腔黏膜结核和口腔癌等均可表现为溃疡。除了对溃疡的外形、有无分泌物、有无对应的局部刺激物等进行望诊外,需结合问诊了解有无疼痛、发生发展的时间和复发情况;结合触诊等了解质地是否坚硬,有无周围浸润等。

3)斑纹:口腔黏膜表面是否有斑块、网纹、结节、疱疹等。结合其他检查,确定病变的颜色范围、是否突起、是否有触压痛等。

2. 触诊　医生用手指或器械在患者病变部位进行触摸或按压,凭检查者和被检查者的感觉对患处的疼痛、硬度、范围、形状、活动度等进行判断的方法。

颌面部医生用手指触压颌面部病变范围、硬度、触痛否、波动感、压痛或痛度等。对于颌骨骨折，为明确骨折部位，可重点触摸怀疑部位有无台阶感，有无凹陷分离，有无异常活动感和骨摩擦音等。对肿瘤的触诊可以了解肿瘤的边界、质地、活动度以及与邻近组织的关系。对唾液腺结石病患者应检查其导管口黏膜有无红肿，挤压腺体有无脓性分泌物自导管口溢出；导管内的唾液腺结石，双手触诊常可触及硬块，并有压痛。

淋巴结与口腔疾病关系密切的有下颌、颏下、颈部淋巴结。有些口腔疾病相关淋巴结的大小、数目、硬度、压痛和粘连情况等方面会有变化，对其进行触诊有助于诊断。

颞下颌关节检查者面对患者，触摸耳屏前有无压痛，双手小指伸入外耳道，嘱患者做开闭口运动，感觉双侧髁突的动度是否一致，判断是否可能有髁突的间接损伤或骨折。以双手示指和中指腹面贴于患者的耳屏前，嘱其做开闭口运动，继而做侧方运动，感觉两侧运动是否对称协调，关节运动中有无轨迹异常，有无杂音；张口度的检查是颞下颌关节检查的重要内容。

牙周组织检查者的手指放在牙颈和牙龈交界处，令患者做咬合动作，手感振动较大时提示存在咬𬌗创伤。

根尖周组织用手指指腹轻压患牙根尖部，根据是否有压痛、波动感或脓性分泌物溢出等来判定根尖周围组织的炎症情况。

3. 叩诊　医生用平头金属器械的末端叩击牙齿，根据患者的反应和叩击声音确定患牙。垂直叩诊主要是检查根尖部有无炎症，水平或侧方叩诊主要是检查牙齿周围组织有无炎症。

4. 探诊（图11-1）

（1）牙齿：主要用于龋洞的探诊。探诊还包括牙齿充填物边缘是否密合，有无继发龋等。

（2）牙周：探测牙龈表面的质感是松软还是坚实，检测牙周袋的深浅，牙龈和牙齿的附着关系，了解牙周袋深度和附着情况等。

（3）窦道：多见于牙龈，偶见于皮肤，窦道的存在提示有慢性根尖周炎患牙，但其位置不一定与患牙相对应，可将圆头探针插入窦道并缓慢推进以探明窦道来源。

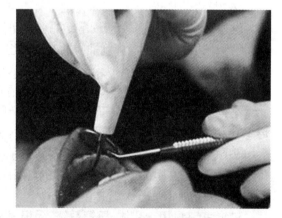

图11-1　牙科探诊

5. 松动度检查　医生用镊子夹住患者的前牙切端或镊子闭合置于后牙𬌗面中央后，进行唇舌向（颊舌向）、近远中及𬌗根向摇动可检查牙齿是否松动。而牙齿松动的程度，可根据松动幅度和松动方向两种评价标准来判定。

6. 咬诊　检查义齿有无咬合痛和有早接触点的诊断方法。医生根据通过让患者空咬或咬棉签、棉球等实物时出现疼痛的情况判断有无根尖周病、牙周病、牙隐裂和牙齿过敏等。也可将咬合纸或蜡片置于拟检查牙齿的牙尖，嘱其做各种咬合动作，根据留在牙面上色迹的深浅或蜡片上牙印的厚薄，确定接触点。还可以通过特殊的咬诊工具对出现咬合痛的部位进行定位。

7. 嗅诊　通过气味的鉴别进行诊断的方法,一般在问诊过程中已同步完成。凡口腔卫生很差,有暴露的坏死牙髓、坏死性龈口炎等,可有明显的口臭,甚至腐败性恶臭。

8. 冷热诊　冷热诊是通过观察牙齿对不同温度的反应以对牙髓状态进行判断的方法。低于10℃的检查可用于冷诊,高于60℃的可用于热诊。虽然有些仪器可用于冷热诊检查,临床上最常用的还是冷水和金属探针加热的方法,简单有效。

(二)重要检查项目及其意义

1. 特殊检查

(1)牙髓电活力测试法:牙髓电活力测试法是通过观察牙齿对不同强度电流的耐受程度对牙髓状态进行判断的方法,其原理与冷热诊相似,不同的只是刺激源。使用时隔湿后将检查头置于待测牙面,调整刻度以变换电流的刺激强度,同时观察患者的反应,感觉疼痛时离开牙面,读取数字,并与邻牙和同名牙比较后作出判断。

(2)诊断性备洞:临床上有时难以对牙髓的状况进行准确判定,这时可通过诊断性备洞来检查,如果患牙牙髓未坏死,当磨到牙本质层时,患牙即会有感觉,这时可结合其他检查结果进行下一步的治疗,反之则说明患牙牙髓坏死。

(3)局部麻醉法:通过麻醉排查的方式从易混淆区域中确定疼痛部位的方法。如牙髓炎患者的疼痛牙齿分不清或检查结果和患者的叙述出现矛盾时,用局部麻醉药将三叉神经中的某一支麻醉后再行检查,有助于确定疼痛的病牙。

(4)穿刺检查:用注射器刺入肿胀物抽出其中的液体等内容物进行检查的方法,对颌面部肿胀的诊断有帮助。抽取物要进行肉眼和显微镜检查。对大唾液腺某些深部肿瘤也可以用6号针头行穿刺细胞学检查,或称"细针吸取活检"。

(5)肉眼观察:通过颜色和性状的观察,初步确定是脓液、囊液还是血液等。

(6)显微镜检查:不同液体在镜下有不同的特点,脓液主要为中性粒细胞,慢性炎症时多为淋巴细胞,囊液内可见胆固醇结晶和少量炎症细胞,血液主要是红细胞。

(7)HE染色检查:对穿刺抽吸的非液体组织还可以进行HE染色的组织血检查。

2. X线检查　根尖片可了解牙体、牙周、牙髓组织及根尖周组织的病变情况,具有放射剂量小、空间分辨率高、操作简便等优点,是龋病治疗和根管治疗中最常用到的X线检查。

全景曲面体层X线(片)可用于观察全口牙齿的病变、牙槽嵴的吸收状况、颞下颌关节的形态和病变等情况,还有助于了解颌骨的外伤和肿瘤等病变情况。

头颅X线(片)根据不同投照体位和作用,常用的有头颅正位片、头颅侧位片、下颌斜侧位片、头颅后前位片、咬合片、颞下颌关节片和颧弓切线位片等。主要用于了解牙齿、颞下颌关节和颌骨包括颌面骨组织的外伤和肿瘤等病变情况。

锥形束CT可用于牙体、根管系统、牙根、根尖周、颌骨等组织结构的检查,在常规X线检查提供信息有限的情况下,可以作为进一步检查的手段选择。锥形束CT投照方便,投照时间短,组织吸收剂量很低,还可以进行三维重建。与测量分析软件同时工作进行定量检查,并可以避免根尖片因重叠和投照角度偏差而造成的假象。对颌骨大小,骨密质及骨松质比例、上颌窦有无炎症、窦底位置、颏孔及下颌管位置等都可以做精确测量分析,是全面了解牙齿、颌骨病变和治疗效果常用的辅助诊断工具。对于口腔种植,可了解评价种植区颌骨骨量的高度、宽度以及骨质情况,为种植体植入提供依据。

3. 血液学检查　血常规检查是了解血液中红细胞、白细胞、血小板计数及其形态的检查,是最常用的基本检查手段。可通过红细胞计数和血红蛋白含量初步判断患者是否贫血,通过白细胞的分类和计数可了解患者的感染性质和程度。对牙龈出血和术后出血的患者，有时需要通过血液学检查了解患者的基本状态，初步排除血液系统疾病，以便明确下一步的治疗方案。口腔颌面部手术前血液学检查是术前常规检查的内容之一。

4.细胞学检查　肿瘤细胞容易脱落，在显微镜下观察脱落细胞的形态有利于早诊断，主要适用于缺乏症状、取材困难的颌面部上皮来源的恶性肿瘤。

5.细菌学检查　细菌学检查包括涂片、细菌培养、药敏试验等，必要时进行细菌学检查有利于对临床用药的选择提供指导。口腔颌面部感染怀疑有菌血症时，可多次抽血细菌培养，以便明确诊断。有些口腔黏膜病，如白念珠菌口炎，涂片检查在镜下可以看到菌丝和芽孢；天疱疮涂片检查在镜下可以看到特有的"詹氏细胞"，这些都有助于临床诊断的确定。

6.活体组织检查　对口腔颌面部的黏膜病变（如口腔黏膜白斑、扁平苔藓等）、口腔溃疡、包块、硬结等可疑病变，可采用活体组织检查，以判断病变的性质，有无恶变倾向，确定是否为特殊感染。对于口腔颌面部肿瘤，可以从病变部位取一小块组织进行病理学和免疫组织化学检查，以确定病变性质，进一步明确肿瘤的类型及分化程度等，为进一步的治疗方案提供依据。

三、治疗中的积极沟通

（一）针对性的医学与健康教育

1.针对性的医学知识　患者及家属对疾病的基本知识掌握，例如疾病的病因和危险因素，发病机制、可考虑的治疗方法、疗程等，有助于患者配合治疗，让医患沟通更加顺畅。患者的口腔疾病知识与健康教育应该让患者了解。

例如基本的牙齿结构及组成：人类的牙齿有乳牙和恒牙两类及其他们的萌出的年龄；牙齿又有牙冠、牙根、牙髓等部分；牙冠外面覆盖的硬组织为牙釉质等概念。

再如健康牙齿牙列的标准：牙齿完整无缺损，光亮清洁，无疼痛，牙龈呈粉红色，无水肿，无出血；牙列排列整齐，无缺失，窝沟相对，咬合正常有力。还可以向患者讲述保护健康牙齿和牙列的良好生活习惯，例如不抽烟，不酗酒，不用牙齿咬硬物，勿用手指顶牙齿或者用手掰牙齿，正确使用牙线、牙刷、牙膏等。

由于龋病及牙周病是危害人体健康最常见、最多发的疾病，应向患者宣传龋病和牙周病的病因、临床症状、预后及其防治方法。例如如何正确刷牙、科学漱口、保健叩齿、氟化物的正确使用、窝沟封闭剂防龋术、龋齿早期治疗、龋齿的治疗方法、根管治疗、牙周病的预防和洁牙、牙周病的治疗方法等。

再如根据患者不同的病症和需求，介绍一些除龋病、牙周病以外常见口腔疾病的病因、主要症状、对局部和全身的危害等，如楔状缺损、牙本质敏感、牙结石、牙隐裂、残根、口腔溃疡、口腔白斑、扁平苔藓、口腔癌、牙外伤、牙酸蚀症、错𬌗畸形等，普及口腔疾病医疗保健的知识。

还有，宣传常见口腔疾病治疗方法：拔牙术、补牙术、根管治疗、洁牙术、牙周翻瓣术、活动义齿、固定义齿、种植义齿、活动矫治、固定矫治、窝沟封闭术等。转变大众和患者的口腔卫生保健观念：让越来越多的人意识到要定期到医院做口腔检查。口腔疾病只有早发现、早治疗才能取得良好的效果，只有坚持不懈，健康的牙齿才能够伴随我们终身。一是要加强自我口腔卫生保健，保持良好的生活方式；二是需要投资，花钱买口腔健康。投资不仅只是住房投资、教育投资等，更需要进行健康投资，只有定期到医院进行口腔健康检查，采取适当的预防措施,才能预防口腔疾病的发生。

2.针对性的健康教育

(1)普及口腔疾病医疗保健知识:我们可以通过图文并茂,科学、实用、简便、通俗的方式宣传口腔疾病医疗保健知识,不仅可供普通农村居民阅读,也可供农村基层医疗卫生工作者和科学知识普及人员用作宣讲材料。可以从牙齿对身体的影响入手,针对不同年龄的人群介绍了牙齿保健常识,并对龋病,牙髓病、根尖周病、牙龈炎和牙周炎、氟牙症和四环素牙、口腔黏膜病和一些其他常见口腔疾病的防治进行详细介绍,介绍牙外伤与颌骨骨折、拔牙和镶牙的注意事项,以及预防和矫治牙齿排列不齐的方法。

(2)转变大众和患者的口腔卫生保健观念:首先转变大众和患者认识上的"误区",如,很多人认为"少儿牙列不齐不需治疗,树大自直","乳牙龋齿不需治疗,反正是要替换的","吸烟、酗酒对口腔、牙齿无害","老掉牙是天经地义的必然规律"等;其次,强调口腔卫生的重点在于控制菌斑,消除污垢和食物残渣,增强生理刺激,使口腔和牙颌系统有一个清洁健康的良好环境,从而发挥其生理功能,维护口腔健康。

(3)保持良好的生活方式:良好的生活方式是保持口腔健康的重要方式,如正确的刷牙和漱口方式。正确的刷牙方法(图11-2)是提倡用竖刷法。每天刷3次牙,每次刷3个面,每次持续3分钟。从次数、范围、时间上加以规范化和制度化,对预防牙病很有实际意义。牙刷的保养:每人一把,以防交叉感染,刷后用清水多冲洗几次,将毛间水分甩干。一个月换一次牙刷比较好,最多不超过3个月。刷牙以温水为佳,牙齿适宜35~36℃口温下才能进行新陈代谢,刷牙水温应以35~37℃为宜。

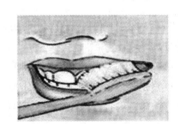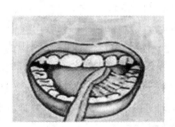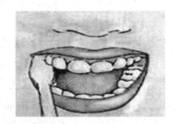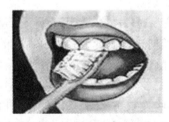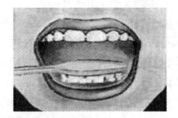

图11-2　正确刷牙

漱口是一种简便易行的洁齿保健方法。正确漱口的方法:将漱口水含在嘴里,后牙咬紧,利用唇颊部肌肉运动通过牙缝达到漱口作用。经常漱口,可清洁口腔卫生,预防牙周炎、龋齿、上呼吸道感染、肺炎、支气管炎等疾病。一般建议,每天除早晚刷牙外,还应间隔2小时漱一次口,特别是吃饭前后一定要漱口,以每天6~8次为宜。

喝茶对保护牙齿具有不错的功效,茶叶能阻断一种细菌酶的产生。茶叶能防龋的主要成分是含有氟和儿茶酚等物质:氟离子可将牙釉质中的羟基磷灰石变为氟磷灰石,改善了牙釉质的结构,增强其抗酸的作用;儿茶酚等物质可抑制口腔内变形链球菌(即致龋菌)的增殖。茶叶除污解腥、消腻的功效远比清水强。日常饭后常用茶水漱口,能去污、杀菌、消炎,达到健齿强身的作用。

(二)开展心理辅导

由于口腔疾病常使患者处于自卑、盲目、恐怖的心理状态下,又常常被忽视,在日常的工作学习和生活中,由于受到情绪影响而使人际关系恶劣;同时,自身的机体也会受到影响而加重病情,易造成恶性循环。

因此,对口腔疾病治疗的同时进行心理辅导。例如,对自卑、恐怖型患者采取支持性的心理治疗,使其树立自信,并增加其安全感,减轻或消除自卑、恐怖的心理体验;盲目、轻视的心理状态,我们要着重讲解口腔卫生的重要性和忽视口腔健康的弊端,治疗时照顾患者的个性特点,多进行心理安慰。

另外,对于大多数患者,也需要关注他们的心理状态,特别是失眠、焦虑症,做到早识别、早治疗、早控制。同时建议他们在日常生活和工作中保持心情愉快,不要精神紧张,避免情绪过于激动。对于内向性格的患者,建议他们学会向他人倾诉,排解心理矛盾。

知识链接:

牙科恐惧症(dental fear, DF)(图11-3):又称牙科焦虑症或牙科畏惧症,主要是对疼痛的恐惧、对未知的恐惧、对机体受到伤害的恐惧等因素导致的焦虑症状。有牙科恐惧症的患者,在很大程度上不能配合医生的治疗甚至避医。科学研究资料显示,牙科恐惧症是一种心理疾病,临床中80%的口腔疾病患者都对治疗心存恐惧。在儿童表现为高声哭闹、肢体乱动、焦虑不安、拒绝治疗;在成人则表现为面色苍白、肌肉紧张、心悸、躲避等。

据了解,有50.9%的成人牙科恐惧症患者是因为儿童时期有过不良的看牙经历。儿童处于生长发育的关键时期,对于牙科治疗的理解力和对自我行为的控制力较差,因此对牙科治疗的恐惧心理会高于成人。

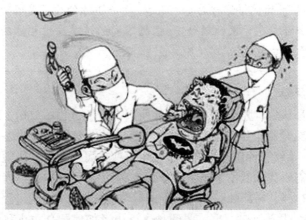

图11-3 牙科恐惧

儿童在看牙过程中害怕的主要内容有:

1. **对未知的恐惧** 包括对于陌生的治疗环境,陌生的医生,不熟悉的治疗过程等的恐惧。

2. 对无助感的恐惧　大多数儿童躺在治疗椅上都会有一种失控感,尤其是强制治疗时将儿童直接捆绑于治疗椅上,让儿童的无助感加深。

3. 对疼痛的恐惧　儿童牙科恐惧症患儿在治疗中对疼痛的敏感性增高、耐受性降低,因此,在治疗中的一点点疼痛都会被放大,给儿童心理带来不良影响,导致儿童不能配合治疗。

儿童牙科恐惧症与儿童的年龄、人格特征和父母教养方式等因素有关,其症状伴有的紧张、焦虑和害怕等表现,使患儿在就诊时坐立不安,甚至有些患儿产生逃跑等避医行为,严重影响了早期就诊率。具有儿童牙科恐惧症的患儿在治疗时常伴有生理、心理和行为上的异常表现,如心跳加快、呼吸急促、血压升高、哭泣、挣扎等行为反应。

牙科恐惧症患儿不配合医生的诊治行为,医生通常被迫使用命令式语气、强制手段(按压四肢、固定头部)等,这样不仅会导致患儿及家属对牙科诊治失去信心,加重患儿的牙科恐惧程度,加剧医患关系紧张度,同样会给患儿带来严重的心理创伤,不利于患儿的身心健康。那么,我们可以从如下几方面治疗牙科恐惧症。

1. 尽量减少牙科治疗的痛苦　现代牙科治疗技术的日益发达使我们能够将治疗痛苦减少到最低。高效的麻醉剂配上超细针头,让你几乎感觉不到注射麻醉药及牙科治疗时的疼痛,先进的牙科器械使治疗时间大大缩短。在牙科诊室,拔牙时医生将尽量避免使用令人恐惧的锤子;全自动的高温高压消毒锅可以完全彻底地杀灭各种病原微生物,有效地阻止交叉感染,患者可以放心就诊。

2. 口服镇静药　对于恐惧心理比较严重的患者,可以口服镇静药配合治疗。吸入式镇静药(笑气)及静脉注射镇静药适用于极度焦虑的患者,使其在治疗时放松,消除恐惧和焦虑,安全有效。但是对有心、肺等疾病的患者应慎用,而且一般治疗室条件有限,所以目前国内开展使用较少。

3. 精神疗法,对患者进行心理干预　可以派专门的人员和患者聊天,陪同治疗,缓解恐惧心理。让患者先参观朋友或家人接受的治疗,以增强自己治疗的信心。治疗时让亲人和朋友在场,如果你觉得这样对你有帮助,问一下你的牙医是否同意,毕竟痛苦是可以被分担的。患者可以在牙医的帮助下,根据不同的情况选用相应的对策,让大家都能轻轻松松地走进牙科诊室。

(三)适度告知风险

由于很多患者都认为口腔治疗绝对安全,所以在就医过程中放松了警惕,很多个人医疗信息未能及时提供给牙科医生。而有些医生对患者的全身情况也缺乏了解的意识,或者缺乏相关的医学知识,导致患者在诊疗过程中发生一些本可以预防的风险,甚至出现危及生命的意外。比如告诉需要拔除低位下颌阻生牙的患者,手术可能损伤下齿槽神经,术后可能会出现伤口出血、张口受限、局部肿胀、疼痛、干槽症等。在告知沟通的过程中应注意方式方法,科学适度,既不夸大,也不忽略。更重要的是告诉患者如何配合防止和减少风险的发生,出现风险如何处理,消除后患,用真实、真诚、认真、负责的态度影响患者,取得患者的理解,以避免一些可能潜在的医患纠纷。

(四)尊重知情选择

根据患者对自身疾病具有知情权的原则,在口腔操作诊疗开始之前,应根据不同病情选择不同的治疗方式,事先与患者讨论有关治疗的具体内容及其治疗中可能存在的风险。在条件允许的情况下,尽可能与患者签署《口腔科治疗知情同意书》,以避免一些可能潜在的医患纠纷。用真实、真诚、认真、负责的态度影响患者,取得患者的理解。当医患之间建立了良好的沟通之后,患者就成了医生最好的助手。特别在同一种情况可能有几种不同的治疗选择,例如牙齿缺失后义齿修复,医生应尽量用通俗易懂的语言向患者客观如实地介绍活动义齿、金属冠、烤瓷冠、全瓷冠、种植义齿等各种修复方法的利弊,以及所需要的大概费用,并提出自己的意见(建议)和通常的做法,让患者自己权衡以后,根据自己的实际情况作出最后的选择。有时患者对一些复杂情况一时拿不定主意,可以让患者回去考虑或与家人朋友商量,也可以找别的医生咨询,考虑成熟后再与医生共同制订切实可行的治疗方案,以便他们在日后的治疗过程中积极配合,避免医患纠纷的发生。

(五)引导配合治疗

引导患者和家属配合治疗,在治疗过程中,患者和家属常常很难理解医生的述说,尤其是关于口腔疾病的病因、治疗方法和治疗效果等,此时医生可以利用一些形态学资料和视觉工具帮助患者理解,还可以作为资料保存。常用的形态学资料和视觉工具主要包括画图和照片、图书画册、幻灯录像、口腔模型、X线(片)、计算机图像、口腔内镜等。利用这些形态学资料和视觉工具向口腔患者及其家属解说治疗方案,治疗步骤,预测治疗效果,使患者更加直观详细地了解自己口腔疾病目前的状况,有助于患者对自身口腔疾病的诊治有更充分的了解,促进他们更加积极地参与、配合口腔疾病的诊治。

(六)及时沟通

在给患者的治疗中,有时由于一些难以预测或者不可抗拒的因素,不得不临时改变治疗方案时,这时需及时与患者沟通,若术前没有向患者交代清楚,这时就应该及时与患者或者家属说明原因和下一步将采取的方法,并征得患者或者家属的理解和同意方可进行下一步的治疗。例如在牙齿龋坏充填中发现有露髓(图11-4),如果不处理将会引起牙髓炎症,应及时与患者或者家属沟通,采取根管治疗,避免牙髓炎的产生。切不可在发现露髓的情况下仍然坚持简单充填,也不可在没有患者或其家属的同意下就擅自采取其他的治疗方法,这样很容易造成日后的医患矛盾和不良后果。

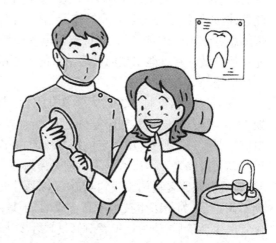

图11-4 有效治牙

(七)有效交流

有效交流是减少医患冲突的重要方法之一,医患之间的交流不是医生单方面的告知与介绍,而是医患间信息的相互传递。首先,患者在医务人员的启发下描述自己的症状、对疾病的感受和自己的想法。其次,医生结合检查报告对患者当前的症状、可能的原因和治疗方案等信息反馈给患者并与患者共同商定接下来的治疗方案。这样的互动可以减少医患间的信息不对称,增进相互理解,减少矛盾发生。

少儿期是口腔疾病多发期,少年儿童因为年龄较小,就诊时常由家长陪同,所以与少年儿童口腔疾病患者的沟通有一定的特殊性。不仅要掌握一般医患沟通的原则和方法,还应掌握儿童心理学和教育学的有关知识,了解少年儿童在接受口腔疾病治疗时的心理状态,正确处理和把握好医生-患儿-家长这一特殊的三角沟通关系,帮助患儿消除恐惧和不安,配合医生的各种治疗。

首先要取得陪同家长的同意和合作,通过家长了解或证实患儿的病情,更重要的是明白家长的要求和希望,详细说明治疗的作用、必要性、步骤、效果,消除他们的顾虑,取得他们的信任,使他们能够提供患儿的正确情况。积极有效的倾听也是交流的关键。沟通的要素之一是医生对患者的"同理心倾听"。医生需要站在患者的角度倾听,才能对患者的话进行正确解读,并识别患者的情绪。医生的倾听不仅表达了对患者的尊重和关心,也促进患者更全面地表达信息。由于患儿年龄较小,对疾病的感受和描述会有所误差,甚至对口腔科的治疗充满恐惧心理,因此医生在倾听的过程中,需要用和蔼的态度和亲切的语言与患儿沟通交流。这会让患儿感到医生是可信赖、可贴近的,这是顺利成功治疗少儿口腔疾病的关键。另外,医生在开场时需要做到适当的鼓励与支持,对患者加以引导。如:"我有什么可以帮你吗?""还有呢?""然后呢?""小朋友你是怎么想的呢?"这也有助于患者积极表达他们的症状和需求。

四、常见医患沟通案例解析

(一)充分的医患沟通是避免医患矛盾的重要保障

在临床治疗过程中,医患的目的都是战胜疾患。在共同目的的基础之上,医方要了解患者的心理特点,感受患者的情绪情感;患者在看到医生的辛苦劳作后,也会理解医方的行为。此外,医方要给予患者各方面的知情选择权,告知患者具体的病情、转归和是否有后遗症等,帮助患者作出合理选择的同时,告知患者如果出现意外,医方可能采取的挽救措施,这样既能让他们做好有可能出现的最后结果的思想准备,可让他们看到医方的努力,会对医方有更好的信任。

案例:患者,女性,32岁,大学文化,外语教师,身体健康。患者因右上前牙(右大门牙)缺失,影响美观和咀嚼,到修复科就诊,特地挂了专家号,要求安装义齿修复。医生检查患者口腔情况后,建议患者用固定桥修复缺牙,因需要磨除两边正常的邻牙,患者不愿意,最后采用活动义齿修复。但患者戴了活动义齿后,总感到很不舒服,有异物感,并影响发音,难以接受,曾五次到修复科门诊找到经治医生,医生虽对义齿进行了磨改,重做了两次,但患者仍感到不满意,认为是医生技术不高造成的,于是向医院投诉。院方重新安排,接诊医生请上级主管医生会诊后,认为该患者对修复缺牙要求较高,综合考虑还是应该采用固定修复缺牙的治疗方法。上级主管医生耐心地向患者解释固定修复与活动义齿的缺点以及相关费用,如果想要在短期内达到患者想要的无异物感和不影响发音的状态,固定修复中的种植义齿方式显然更适合。传统的固定桥修复缺失,虽然对于门牙缺失来说,可以最大限度地恢复失牙的形态、咀嚼及发音等功能,恢复牙颌系统功能的完整,但是需要磨除损伤两边的正常邻牙,是得不偿失的不当方法。而种植义齿具有损伤小、恢复美观和功能效果好,感觉舒适,不损伤邻牙等优点,虽然费用较高,但是综合考虑患者的实际情况和性价比,这位年轻的女教师很高兴地接受了种植义齿的修复,并获得了良好的治疗效果。

在本案例中,患者是位年轻的教师,每天要面向学生授课,对外表比较重视,门牙缺失影响教师形象,所以患者想要将牙齿修复到完美状态的心理比较急切。

初诊医生建议的固定桥修复遭到患者拒绝后,采用活动义齿修复,医生没有交代清楚固定桥与活动义齿的优缺点。活动义齿难以达到完美修复牙齿的状态,患者感到不舒服,多次磨改仍无法满意,于是产生了医患矛盾。

初诊医生没有向患者进行充分的告知,说明缺牙后各种修复的方法及其适应证和以这位患者的学历和知识层次完全可以理解各种修复方法的优缺点并进行选择。她选择义齿修复,是因为缺乏口腔专业知识,认为每一种解决方法都可以达到想要的效果,所以当感觉不舒服且多次修复仍感到不满意后,就认为是医生技术不高造成的,于是产生了医患矛盾。实际上活动义齿修复其中一个主要的缺点就是长期有异物感,舒适度差。如果初诊医生能多向患者介绍各种修复缺牙的治疗方法,解释清楚各种方法的优缺点,或许这位患者一开始就会考虑种植义齿的修复方法。所以在治疗前,作为医生有责任要告知患者各种治疗方法的详细内容、适应证、优缺点及可能产生的不良反应,让患者有充分的知情权,便于选择和理解。

第二次医生会诊后,认为该患者对修复缺牙要求较高,综合考虑,上级主管医生耐心地向患者解释固定修复与活动义齿的缺点及相关费用,如果想要在短期内达到这位年轻的女教师想要的无异物感和不影响发音的状态,固定修复中的种植义齿方式显然更适合。

本案例正是凸显了充分的医患沟通是避免医患矛盾的重要保障。

(二)有效的积极关注是促进医患关系和谐的重要举措

在医患沟通的过程中,除了要告知必要的病情信息,医生还要对患者的言语和行为的积极面给予关注,促进患者向积极正面的方向发展。

案例:患者,男性,24岁,因左下牙阵发性疼痛2天,持续性疼痛6小时入院检查。病史:患者自诉于2天前出现左下后牙疼痛,呈阵发性发作,每次十多分钟至数十分钟不等。今凌晨起呈持续性剧痛,曾在某医院就诊拟为:"龈乳头炎",予以冲洗及口服消炎药物等处理无显效,转诊口腔科。检查结果:左侧上、下牙无明显龋坏及缺损,左下磨牙区轻度龈炎,冷试验(-),热试验(+)。予以扩大窝沟,发现为深潜蚀性龋,已穿髓,探诊(-),扩大针深入根髓有痛感。诊断结果:潜蚀性龋所致的牙髓炎。处理及结果:予以骨膜下麻醉拔髓,FC处理后髓室置放小棉球暂时封闭,两天后复诊未再出现疼痛。在诊疗过程中,患者怀疑诊断结果,强调前后医院诊断结果不同,抱怨前面医院误诊等消极信息。对此,医生给予这样的解释:有教科书把龈乳头炎列为急性牙髓炎的鉴别诊断之一,前面医院可能存在检查不细,未能发现感染途径及阳性体征,说到误诊,未免有些过分夸大。再说,阵发性疼痛之后出现持续性疼痛为牙髓炎的末期症状,此时牙髓组织多已坏死或部分坏死,血管舒缩功能差,因此对冷热刺激不是很敏感,容易导致诊断偏差。潜蚀性龋多发生在青少年的后牙,因洞口狭小,很容易误认为初期龋,仔细探查探针可嵌入较深,必要时应先行开扩,以探明龋蚀程度。

医生在实事求是的基础上对患者的病情进行总结,对患者的积极面给予较多的关注,并帮助患者树立乐观、正确的价值观,改善了患者医患关系认知。

但在实际的医疗过程中,会由于各种情况导致沟通障碍,如医患医疗信息不对称、治疗前沟通不到位等。面对这样的沟通情况,医生要尽可能逐一缓解医患之间的矛盾,努力做到顺畅沟通。

积极重视医患关系发展,形成医务人员医患关系认知模式,也就是说,我们要利用Bowlby.J的稳定认知理论,即随着个体的发展,早期的内部工作模式转化并固定为一种自动化或无意识的作用机制,以此逐渐构建为对自我、重要他人以及他们之间的关系层面较稳定的认知模式。也就是说,我们要建立一种医患风险管控模式,试图建立患者及患者家属的稳定医患关系模式。

（三）患者对疾病认识不足而导致的沟通障碍

案例: 患者,男性,29岁,大学毕业,公司管理人员,身体健康。患者因面中部凹陷,前牙"地包天",影响面容到正畸科就诊,要求矫治。正畸科初诊医生检查该患者上颌后缩,下颌前突,面中1/3凹陷,后牙对刃,前牙反𬌗。因患者年龄较大,又是骨性反𬌗,经正畸医生和口腔颌面外科医生会诊讨论后,决定先对患者进行术前正畸治疗,再行正颌外科手术治疗。患者因经常出差,间断正畸治疗了一年左右还不能实施正颌外科手术,但患者感到前牙反𬌗比治疗前更为明显,牙龈炎症也比以前明显,刷牙易出血。针对患者这种情况,会诊医生一起向患者解释骨性反𬌗的治疗方法,说明了针对他的个人情况采用先正畸治疗后正颌手术的原因,分析了该患者目前出现以上情况的原因: ①患者因工作较忙,花费时间较少,但是还是取得了一定的成效。因没有系统按时治疗,只是间断术前正畸治疗,所以没有达到理想的效果。②目前出现的前牙反𬌗加重,是术前正畸治疗出现去代偿暂时性的反颌加重,是将来正颌手术的必然过程。正颌手术完成后,前牙反𬌗的现象就没有了。③牙龈炎的出现是因为患者在正畸治疗过程中没有注意口腔卫生导致的,只要注意口腔卫生,这种正畸治疗出现的牙龈炎很快可治愈。④让患者比较清楚地了解其病情的真实情况,解除了担心,认识到在日后的治疗中必须密切配合医生,按时复诊和检查,才能取得理想的治疗效果。

患者因为没有专业知识,对错𬌗畸形治疗的长期性和复杂性了解不够,患者的依从性对治疗的成功至关重要。

正颌外科手术前正畸治疗出现的暂时性错颌加重是一种过渡性的必然现象,矫治器安放后出现的牙龈炎也是暂时性的并发症,随着最终正颌外科和术后正畸治疗的结束,这些症状都会痊愈。

对于错𬌗畸形的患者,医生应该详细说明治疗的长期性和复杂性,在治疗过程中可能出现何种变化和并发症,遵循医嘱的重要性,让患者有充分的思想、身体、时间、费用、预期值等方面的准备,才能做到引导患者和家属配合治疗,以获得理想的治疗效果。

第二节 精神科和临床心理科医患沟通

因精神疾病的特殊性,沟通成为精神科的日常工作内容,沟通技巧是精神科医生必须掌握的基本技能。精神科的沟通要求以共情为基础,同时需要更加耐心、细致,心怀包容和同情心,同时还要注意遵守伦理准则和法律规定。

一、患者的身心特点与社会因素

（一）基本特点及常见疾病的心理特点

精神疾病患者的心理特征及其涉及的社会心理因素,和其他躯体疾病患者相比具有明显的特殊性,主要体现在以下几方面。

1. 心理负担沉重 人们对精神疾病误解由来已久,即便大家承认人类文化的灿烂篇章有许多是"精神不正常的人"的杰作,但是还有相当一部分人在现实生活中仍然不能包容、接纳、同情精神疾病患者,而是不自觉地用歧视和排斥的态度与行动来加重患者的心理负担,也加重了患者的耻辱感。在这种大背景下,罹患精神疾病之后,多数人羞于启齿,哪怕是非常普通的抑郁症、焦虑症等也可能讳疾忌医,他们心理负担异常沉重,因此,和精神疾病患者沟通的基本要求,是建立在共情基础上的包容、接纳、同情,使原本沉重的心理有所缓解。

2.自知力特殊 所谓自知力,又称领悟力或内省力,是指患者对自己精神疾病的认识和判断能力。在精神科临床上,常把有无"自知力"作为判断精神障碍的指标。所谓无"自知力"或"自知力不完整",是指患者对自身状态的反映,或者说是"自我认知"与"自我现实"的统一性的丧失。一般来说,躯体疾病患者尽管不清楚疾病的性质和诊断,但基本上能意识到,也就是说有自知力或自知力完整,也即是说知道自己有病而主动求医;与之相反,许多精神疾病的患者不能恰当地意识到自己的疾病。一般来说,"非精神病性精神障碍"(即以神经症为代表的轻症精神障碍)患者多数对疾病有一定的自知力,主动求治。但也有一些特例,如疑病症、躯体化障碍患者等,否认症状的精神疾病性质,坚持认为是躯体疾病的表现,反复就诊于综合医院各科,过度地检查和治疗,不相信医生的解释,成为各科医生都感到难缠的患者。另一些患者对严重的躯体问题也视为正常,如严重厌食症的患者尽管已经骨瘦如柴,多项化验指标异常的证据以及医生的反复解释,都不能纠正他们认为自己太胖的观念,继续节食而导致严重后果。

另外,"精神病性精神障碍"(即以精神分裂症为代表的重性精神病,也即所谓的"精神患者"),在疾病的发展期大多数丧失了对疾病的认识能力,不承认有病,不主动求医。因此总的来说,自知力问题在精神疾病中比较特殊,而且经常是影响沟通的重要原因。

3.人格异常 人格异常是精神疾病的一个重要致病因素(或称危险因素),一些患者和家属存在不同程度的人格缺陷,而人格缺陷往往是导致沟通困难的重要因素。不了解这一点,沟通时就会对患者的表达与交流方式感到不理解和难以接受,从而出现明显的情绪和行为上的冲突。

4.交流障碍 精神疾病本身有交流障碍,以精神分裂症为代表的精神病性障碍,许多都存在交流和沟通的障碍,主要以思维障碍为主。有时交流障碍是疾病的原发症状(或核心症状),比如思维松弛和情感淡漠的患者,一般人很难听懂他们的言语表达,也很难深入到他们的内心;有时交流障碍是其他症状的影响,比如患者认为周围的人都在迫害他,因此拒绝交流与沟通;有的患者受偏执观念或其他妄想的影响,在交流中按照自己的思路谈话,很难听取别人的意见;有的患者处于思维高度活跃的言语兴奋状态,滔滔不绝很难打断;有的患者则完全缄默不语,对任何提问都毫无反应,这些都给沟通带来较大的困难。

一般来说,疾病涉及的社会心理因素是精神疾病发病的两大因素之一(另一个是生物学因素)。一般来说,心理因素或多或少地在发病与治疗中产生了不同程度的影响,心理治疗是某些疾病的主要治疗方法,也是多数精神疾病的重要辅助治疗。对抑郁和焦虑障碍而言,心理因素对发病和治疗都起到很大的作用,而创伤后应激障碍则直接由心理应激所导致。

5.常见疾病的心理特点

(1)抑郁症的心理特点:即心理学俗称的"三低"(情绪体验低落、思维迟缓、意志减退),这种症状影响沟通的心理特点是心情低落伴随自我评价低,容易将别人的任何言语和情感当做灰暗的,甚至反面的理解,因此要特别注意言语表达的恰当性。同时患者的思维迟缓导致反应变慢,经常"听不懂"别人的话,或者跟不上正常的谈话节奏,使交流容易陷入迟滞和不流畅。因此在与抑郁症患者沟通时,还要注意长话短说、简明清晰、耐心等待。

(2)躁狂症的心理特点:影响沟通的心理特点主要是不切实际的喜悦心情所伴随的思维高度活跃,言语滔滔不绝,难以打断;或者对质疑和反驳的过分反应,如大发脾气,一定要争论出个输赢。与其交流时要注意因势利导、顺势而为地控制谈话主题,选择恰当的时机插话和打断,尽量避免陷入争执。

（3）神经症的心理特点:内心的不安全感和焦虑是神经患者共同的心理特点,并经常因此表现出反复询问、验证、求得保证等行为,让人产生纠缠感。患者的心理需求一般都比较强烈,尤其需要被关注和理解。与神经症患者交流最考验沟通技巧的灵活运用程度,强调首先要真正了解和理解患者的内心需求,然后考虑什么是最合适的沟通方式。

（4）精神分裂症的心理特点:精神分裂症是重性精神病的典型代表,影响沟通的心理特点突出体现在:①自知力丧失导致不承认有病和拒绝治疗;②幻觉、妄想、思维松弛、情感淡漠等症状导致沟通困难;③恢复期心理负担重而需要医生主动地进行沟通;④患者和家属对诊断、治疗、预后的不恰当判断与期望容易导致医患矛盾。此外,在临床上大多数精神分裂症患者在发病前其性格多表现为内向、孤僻、多疑和敏感等。

（二）社会因素

1. 患者家属的心理特点　家属在精神障碍的发病、诊断、治疗、康复的整个过程中扮演非常重要的角色,医患沟通过程比其他临床科室更多地要与患者家属交流,这都是精神科的特殊性,因此了解家属的心理特点十分重要。

（1）不恰当的期望:不少患者家属对治疗效果和预后有不切实际的期望,或者违背疾病性质与发展规律的期望。即使从临床治疗的实际情况和疾病本身的性质出发,当前疗效是完全可以接受的,但患者家属往往因为没有达到他们所期待的疗效而产生不满,甚至出现医疗纠纷,这种情况在临床上并非少见。因此在诊断确立之后,应当全面了解和评估患者家属对疾病性质的认识,以及对治疗效果的预期,及时就有关情况进行沟通。

（2）各种担心和忧虑:药物副作用的担心,"是药三分毒"、"西药副作用大而中药没有副作用"、"长期吃药使人变傻"等,这些不科学的观念严重影响治疗的规划化和依从件。抗精神病药物在改善精神症状的同时,也引起锥体外系不良反应,表现为运动减少、手抖、肌张力增高、急性肌张力障碍或静坐不能等。精神患者家属因此认为抗精神病药会对患者的智力有根本性的影响,不少患者不能坚持服药而致病情复发。对治疗副作用的担心,是精神病患者对精神药物存在许多误解的结果,比如事先如果没有进行良好的沟通,当患者真正出现一些常见的副作用,如嗜睡、手抖等,则会强化家属对药物不良反应的错误观念,导致频繁换药、病急乱投医,甚至产生医疗纠纷。

对住院治疗的担心,患者家属普遍担心住院会对患者产生不良影响。比如每一位患者家属都会认为自己的家人患病较轻,在一个"都是精神病"的环境里,患者是否互相影响而导致病情更加严重? 强迫患者住院是否会给患者留下永久的心理创伤? 是否会受到其他患者的伤害? 是否会接受传闻中的"残忍"治疗? 对于封闭式病房,精神患者家属不知道封闭式管理不仅有利于病情观察,预防意外,而且有利于患者养成良好的生活习惯,有利于治疗的实施等。这些担心都需要在患者住院前进行有效的沟通。

（3）各种不良心态:由于亲人患病(尤其是重性精神病)导致的各种不良心态,对家庭的影响非常大。家属在担心社会歧视和忍受患者异常行为的多重压力下,出现各种情绪反应是十分普遍的,也是应当予以充分理解的。比如有的家属认为孩子患病是因为平时关心不够,或者管教太严,因此产生内疚和自责,在态度和行为上矫枉过正,影响治疗和康复的正常程序。有的家属则对诊断始终抱有怀疑态度,过分干预治疗;有的家属则在照料患者的压力之下,自己也逐渐发展成焦虑、抑郁患者,需要临床的专门处理;有的家属在患者起病前就已经是精神疾病患者。有的家属认为患精神疾病是一种耻辱,是一件丢脸的事情,通常背上沉重的思想包袱,不敢去看医生。他们并不懂得精神疾病是大脑功能紊乱引起的认识、情感和意志等心理活动的异常,它和躯体疾病一样,是客观存在的而不以人们的意志为转移的。有经验的医生都知道,与精神疾病患者家属的沟通,其困难性丝毫不亚于和患者的沟通。如果忽视或者不能正确理解家属的情绪反应,势必埋下沟通失败甚至是医疗纠纷的种子。

2. 社会支持系统的缺乏 我们所说的社会支持系统的缺乏,也即是世俗人的眼光和态度。对于很对精神疾病的患者,往往习惯把自己封闭起来,因为,他们一出门很可能被人指点为"变态"或"神经病",或很多患者在能够正常生活、学习、工作后,仍然无法找到自己的"能够谋碗饭"的用人单位……殊不知,这对他们的打击实在很大,所以社会大环境的营造,对于精神病患者的康复也是相当重要的。

二、诊断中的医学沟通

精神疾病的诊断信息主要是通过测量和交谈来获得,交谈过程本身就是沟通过程,而需要进行沟通的躯体检查和化验室检查信息相对较少,这是与其他躯体疾病的诊断明显不同之处。与患者交谈即精神检查,有时也包含病史采集(就合作的患者而言);与家属的交谈则是精神科的传统病史采集。对于轻症患者的诊断信息,应当首先选择与患者本人进行充分的信息交流,由患者决定是否告知他人;对于重症患者,特别是自知力缺乏的患者,沟通的内容主要是鼓励患者讲述自己的症状,最后的诊断则主要是与监护人和近亲属进行沟通,遵守保密原则,不得向其他任何人披露,除非法律有特殊规定。总的来说,精神疾病诊断信息的沟通和披露,涉及隐私保密的伦理原则和法律要求,一定要认真严肃地对待。

(一)必要的测量

1. 汉密尔顿抑郁量表(HAMD) HAMD用于反映与被试抑郁状态有关的症状及其严重程度和变化,可用于抑郁症、双相障碍、神经症等多种疾病的抑郁症状之评定,是临床上评定抑郁状态时用得最普遍的量表。

2. 简明精神病评定量表(BPRS) BPRS是了解求助者精神病性症状严重程度(精神病用)。适用于具有精神病性症状的大多数重性精神病患者,尤其适宜于精神分裂症患者。

3. 贝克-拉范森躁狂量表(BRMS) BRMS用于评定躁狂状态的严重程度,适用于情感性精神病和分裂情感性精神病躁狂发作的成年患者。

4. 明尼苏达多项人格测验(MMPI及MMPI-2) MMPI是用来了解该求助者的病理人格特征,也可作为鉴别精神病的依据。适用于18~70岁的受测者,文化程度在小学毕业以上。

(二)采集病史时与家属的沟通

许多重性精神病患者对病史的陈述欠缺全面与准确,需要向家属了解病史。但由于各种原因,不少家属在提供病史时,习惯地按照自己并不准确的主观判断对病史进行不恰当的取舍。因此在采集病史时,应该首先告知知情人尽可能客观、详细地描述患者的异常表现。如果判断家属隐瞒或夸大,应该再次诚恳地强调客观描述的重要性,并考虑通过询问其他知情人来互相佐证。最常见的有两种情况,一是家属过分强调发病的精神刺激因素,习惯地分析、倾诉造成精神刺激的人或事,而忘记描述患者的具体病情,此时应注意引导话题。二是家属不善于表达,只笼统地说患者"胡说八道"、"瞎闹"、"折腾"等,此时应注意提问,仔细询问患者"胡说"的具体内容,"瞎闹"和"折腾"的方式与持续的时间。

采集病史时还应注意体察患者的家庭状况和社会关系、家属的性格特点和心理状态,及时发现有可能影响继续沟通的因素。有些家属对医生的信任度较低,甚至好诉讼。与之交谈时应注意言语谨慎,同时开诚布公地当面说明疾病性质、可能的预后、治疗中可能出现的不良反应等。同时,护士可以参考使用佩皮劳人际关系模式作为理论指导,从四个连续阶段与精神病患者家属进行有效的沟通,引导其与患者积极主动配合治疗,逐渐形成为患者的健康相互理解,共同努力以解决患者健康问题的人际关系,促进精神病患者早日康复。

重性精神疾病的诊断确立之后,应该首先向患者的监护人和近亲属说明和解释。严格说来,患者的诊断信息不应该向其他亲属披露。如果家属之间对患者的诊断意见不一,应当向监护人说明有关监护人的法律规定,并协助监护人妥善处理家属之间的沟通问题。

(三)与各类患者的沟通

建立良好的沟通关系是与患者沟通的核心内容。建立良好沟通关系的途径与方法有以下几方面:①对求助者表达尊重;②营造热情、温暖的氛围;③表达真诚;④表达共情;⑤积极关注来访者。

1. 与抑郁症患者的沟通 抑郁症患者心情低落、自我评价低,进行精神检查时要特别注意言语表达的恰当性,不要说可能影响患者情绪或者降低其自我评价的话。

患者的思维反应速度慢,要注意长话短说,提问要简明清晰,语速要慢一些,要恰当地予以重复,核实患者是否听明白或者理解了提问,并且耐心等待患者的回答,不要催促。

许多抑郁症患者都有不同程度的悲观厌世的想法,在精神检查时如果患者主动提到,要鼓励其说出真实的想法,并评估其自杀风险。如果患者没有提到,医生也要主动询问,而不要担心会增加患者采取行动的风险,因为隐藏的自杀风险比公开讨论的自杀风险更大。

轻度抑郁发作的诊断和轻度自杀风险评估的结果,应该首先和患者本人进行沟通;中度和重度抑郁发作的诊断以及中度以上自杀风险评估结果,应该同时告知患者本人、监护人或近亲属。

2. 与躁狂患者的沟通 躁狂患者的突出特点是过分的喜悦和滔滔不绝、信心爆满,同时很容易被激惹而发生争吵、打斗。在进行精神检查时既要保持平静、温和、诚恳、稳重,同时又有BRMS 5级评分法,不要随意打断患者的叙述,更不要发生争辩。躁狂患者对于诊断所需的信息都是通过口头表述的。

对于患者的一些越轨行为,如粗鄙言语等,要采取忽视、不理睬等冷处理方式进行淡化。对于其过分且无理的要求,应该以诚恳的态度予以拒绝,同时提供其他可能的解决渠道,比如对要求的合理部分给予满足,对不合理的部分延迟满足。

3. 与神经症患者的沟通 神经症患者基本上都能主动讲述病情,精神检查和病史采集可以合并进行。但是患者的心理特点和行为类型差别较大,在交流中首先要了解和理解患者的内心需求,分析患者的性格特点和行为方式,根据具体情况采取不同的方式进行沟通,以达到最佳的效果。由于多数患者具有良好的疾病自知力,在确立诊断后,应当就疾病诊断、性质、预后等信息与患者进行沟通,为随后的协商治疗打好基础。如果认为有必要将诊断告知患者的亲属,一定要首先征得患者本人的同意,或者由患者本人告知其他家属。

疑病症患者不仅对自身躯体的任何细微变化都特别在意地往疾病方面联系,而且对于医生的态度和言语也特别敏感。对于患者的任何提问都要认真对待,不能随口回答,以免让患者产生新的疑病观念。多数疑病症患者对于检查结果抱着矛盾的期望和态度:他们总是希望通过检查能发现证实自己有病的证据,同时对任何否定疾病的检查结果都抱有怀疑的态度。与患者交流检查信息时,态度要耐心,讲解要明确,应该尽量避免模棱两可的回答,以免患者产生不恰当的联想。对于患者不合理的纠缠性疑问,应该给予和保持耐心、坚定、明确的回答方式。

强迫症患者自己的观念、行为不合理、不必要,但却无法控制或摆脱,因而焦虑痛苦。他们害怕出错,害怕变化,对任何不确定因素都很担心,事无巨细小心谨慎,讲述病症不厌其烦,因此在精神检查时不必担心患者会遗漏症状,而是要注意帮助患者分清主次,并保证让患者相信医生已经充分注意到了他所讲述的所有内容。

4. 与精神分裂症患者的沟通　精神分裂症患者常常沉湎于自己的世界里,言语和行为都明显异于常人,相当一部分患者不愿意主动诉说,甚至隐瞒内心体验,增加了获得诊断信息的困难。在进行精神检查时应该首先具备接纳的态度,不要排斥更不能耻笑患者。应当在耐心倾听和仔细观察的基础上,根据具体情况谨慎应对。

对于不愿交流的患者应保持关心和耐心,鼓励患者多说,选择患者感兴趣的话题先说,比如从拉家常开始。对于具有幻觉和妄想的患者,不要与之争辩和讨论症状的"现实真实性",因为多数患者没有症状自知力,争辩和讨论容易导致患者的不信任,甚至激惹患者。应当在恰当的时机肯定其所见所思的"个人感受的真实性",即肯定他见到或者听到的,他的想法有他自己的道理。然后告诉患者,医生以及其他人没有和患者同样的感受或者想法,这些现象可能是他独有的精神症状。

对于有被害妄想的患者,不能轻易地与之发生身体接触,以免患者误以为带有敌意。同时注意不宜在患者面前或者他能看到、听到的地方,与别人窃窃私语、行为神秘,以免患者因敏感、多疑而产生新的妄想。

少数患者有明显的兴奋躁动或者暴力行为,与之交谈时首先要注意安全,不能单独相处。而多数思维和言语异常的患者,只要不受到激惹,一般不会出现危险行为。因此,关心、接纳的态度和言语是避免风险的最好方式。

三、治疗中的积极沟通

(一)针对患者的医学与健康教育

针对患者的医学与健康教育是患者教育的重点,应围绕患者最关心的问题,以及医生认为可能影响疗效与预后,或者容易产生误解的问题。

1. 知情同意　让患者或家属知情同意是精神科的一个非常特殊的问题,因为有些精神病需要施行非自愿治疗。愿意接受治疗的患者对于精神药物的副作用、疗效与疗程等问题也存在诸多担心,需要积极主动地沟通。另外,一些特殊的治疗和处理措施,比如电休克治疗、保护性医疗约束措施等,都需要患者或家属的知情同意。

2. 精神疾病的病因　许多患者及家属都认为遗传和精神刺激是精神疾病的病因,实际上到目前为止,临床常见的精神疾病均病因不明。遗传是最重要的致病因素,精神刺激是重要的发病诱因,但都不是决定性的病因。患者了解知识,有利于减轻负疚感,避免受所谓的"断根"治疗的诱惑。

3. 精神疾病的预后　精神药理学的迅猛发展,使得临床常见的精神疾病,如精神分裂症、抑郁症、焦虑症、双相障碍等,都成为可治疗的疾病;使得有关精神疾病治不好或者可以"断根"的说法都是片面的、没有科学依据的。同时由于精神疾病尚不能予以病因治疗,目前的对症治疗需要长期维持,否则病情容易反复。简而言之,精神疾病是可以治疗的,预后既不悲观也不容乐观,长期维持治疗是使病情得到较好控制的首要方法,只要病情控制,就能保持日常的社会功能。从这一点看,精神疾病的治疗与预后其实和高血压、糖尿病等慢性病是一样的。

4. 精神疾病患者的婚育　精神疾病患者的婚育权利是不容侵犯的人权,国家没有哪条法律明确规定,医学上也不能证明哪种精神疾病属于不能结婚或者不能生育的疾病。但是患者的婚育和一般人是有区别的,应当在尊重人权和保证优生优育之间寻找平衡点。建议把握以下几点:①患者的病情是否稳定;②患者在决定结婚或者生育时,是否具备民事行为能力;③在决定婚育前应经过全面的风险与利益评估;④在医生指导下怀孕及用药。

5. 特殊措施的必要性　少数严重的精神病、抑郁症等,可能出现暴力和自杀风险,或者拒绝进食和治疗,为了挽救其生命而需要违背其意愿,进行强制性约束。这样做的必要性应在施行之前与患者和家属反复沟通,并在实施之后还要对患者进行解释、说明,以便尽量减轻对其的心理影响。

6. 正确对待不同的治疗方法　现代精神医学提倡治疗方法的合理融合,依据不同的疾病以及某种疾病的不同阶段,治疗方法的组合应用各有变化和侧重,总的前提是充分考虑每种方法的适用性、优点和局限。重性精神病以药物治疗为主,结合心理治疗、物理治疗、康复治疗等;药物治疗以西药为主,辅助以中药治疗。心理治疗在神经症性障碍中应用更多,并且因疾病类型不同,其治疗手法也有所不同。如癔症以精神分析和暗示治疗为主,强迫症以认知疗法和行为疗法为主等。以上这些公认的治疗原则,应向患者及家属进行耐心的沟通。凡是宣称某种方法"有特效"、"可以断根"的说法都是值得怀疑的。

（二）适度告知风险

1. 治疗中的暴力、自杀（自伤）等的风险　精神科治疗过程中特有的风险与一般病症不同,常表现为治疗中的暴力、自杀（自伤）、躯体疾病的风险等,这些应当作为治疗决策的组成部分,和患者及家属进行认真的沟通。临床上有针对这三类风险评估的专门项目和工具,有些内容需要家属的密切配合。评估结果和拟采取的防范措施是沟通的重要措施,必要时应签署书面沟通文件。

2. 药物治疗的风险　新型的抗精神病药物和抗抑郁药,其安全性和有效性都经过严格的医学科学试验而被证明之后才应用于临床,只要合理、规范地使用药物,罕见有危及生命的不良反应。常见的不良反应及其发生概率在药品说明书上都有明确的标示。向患者告知的重点是解释药物不良反应的表现、发生概率、发生后如何处理等。强调在治疗开始时就应向患者告知,特别要告知不良反应发生后的处理方法。

详细解释药物的用法也是精神科治疗沟通的重要内容。精神科药物的加减都是渐加渐减,达到治疗剂量的天数因人因病而异,这和有些抗生素"首剂加倍"的做法完全不一样。临床上经常出现由于医生没有交代清楚药物用法而出现严重的不良反应,甚至引起纠纷的例子。处方时不仅要详细说明用法,某些情况下还要求让患者重复一遍,以核实他是否真正理解了。

3. 电休克治疗的风险　无论患者、家属还是公众,都误解电休克为一种残忍的治疗方法。事实上,融合现代医学科技的电休克治疗,在适应证范围内的疗效和安全性都高于药物,但是罕见的意外一旦出现就可能危及生命。患者和家属拒绝电休克的原因,多数是误解。坦诚、客观地进行解释和说明,是取得患者和家属理解的基础。

（三）尊重知情权

因患者拥有对治疗方案知情选择的权利,但由于部分患者拒绝治疗,非自愿治疗是精神科特殊而又常态的问题。传统观念导致一些医生和家属在治疗决定权上的强势,有些家属则自作主张,随意改变治疗方案,这些做法都可能损害患者的利益。对于轻症患者,治疗方案必须讨论后决定。对于无自知力的重症患者,首先和家属协商治疗是法律允许的程序,但同时应当选择合适的时机向患者解释和说明治疗方案,因为患者对治疗的感受和反应,是修正和完善治疗的重要反馈信息。关键是要树立尊重患者自我决定的伦理意识,而不是想当然地认为所有精神病患者都丧失了判断力。

(四)引导配合治疗

1. 强调治疗依从性问题 多数精神疾病是慢性病程,需要长期治疗,比如首发精神分裂症需要2~5年的维持治疗,复发病例则需要长期乃至终身服药,而这正是患者及家属难以接受的。经常病情刚刚好转就停止用药,或者受到虚假的"断根治疗"的宣传而换药,结果造成病情波动。研究证据表明,精神分裂症复发的首要原因是过早地停止治疗。抗精神病药和抗抑郁药的疗效很少有明显差别,规范、足够的疗程是治疗的关键,因此对于治疗依从性的沟通,是治疗决策中非常关键的步骤。

2. 劝说不愿接受治疗的患者 精神疾病患者不愿意住院、不接受治疗的比例无疑是所有疾病中最多的,劝说的关键是深入了解和理解患者不愿接受治疗的真正原因,然后因人而异、因事而异地进行耐心的解释和说明。有的患者是因为症状本身的影响,此时应有策略地迂回,比如妄想患者不承认有精神病但承认自己睡眠不好,则可以先从改善睡眠的角度说服其接受治疗;有的患者不能忍受注射的痛苦,愿意口服药物,则可以依据情况改换药物剂型;有的患者因为费用问题拒绝用某种药物,却因自尊而不愿承认,则需要医生充分理解其心理活动,不伤害自尊地改换恰当的药物。在不了解患者内心真实想法的前提下进行劝说,效果往往不佳。

四、常见医患沟通案例解析

(一)劝说不合作患者接受治疗

案例:患者,女性,38岁,双相障碍,本次因抑郁半个月,拒食3天,由丈夫陪伴来住院。愿意服药治疗,但拒绝进食和输液,理由是正在"避谷"修炼,并保证1周后一定进食。检查发现其明显消瘦,血糖及血钾低。因入院时的身体条件可能会增加药物治疗的风险,医生决定首先改善身体状况。由于患者拒绝进食,医生初步进行劝说,无效,遂医嘱鼻饲,并在约束下进行输液。护士执行医嘱,患者在短暂反抗后很快安静,转而被动地合作,但抽泣流泪。次日清晨5点,患者在厕所上吊自杀,引发了医疗纠纷。

精神科的特殊性之一就是不愿接受治疗的患者较多,而劝说患者接受治疗就成为精神科最常见到的沟通问题。单纯从临床医疗知识和操作规程来看,本案例的治疗决策和执行措施都没有明显错误,但却出现了极端不好的结果,其中的问题显然出在沟通方面。医生的初步沟通为何没有效果,不得而知。此案例沟通的关键是深入了解、理解患者为什么愿意服药治疗却拒绝进食,有无更为合适的方法,在患者的要求和医疗的要求之间达到和谐一致。以下问题供讨论:

1. 患者的"避谷"是某种精神症状还是一般的保健信念?

2. 深入了解患者"避谷"的确切内容有何意义?(即完全绝食还是可以喝饮料)

3. 除了强迫鼻饲和约束下输液以外,有无可以替代的方式来纠正患者的低血糖和低血钾?

4. 患者愿意服药治疗,说明了什么问题?

5. 患者自杀的原因可能有哪些?

6. 你对这个案例有哪些具体的感受?

(二)因制度冲突导致的沟通问题

案例:中年男性,其16岁的儿子诊断为精神分裂症而住院,予以人工常温冬眠治疗。住院第5天,患者父亲在病房探视期间前来看望儿子,因治疗流程规定人工常温冬眠治疗期间不允许探视,当班护士拒绝其进入病房,引发争吵。该家长欲强行闯入,结果引发更大的争吵和打斗。最后不得不由医院领导出面,并最终以患者父亲进入病房探视儿子而告一段落。

尽管精神科越来越多地采用开放式管理,但封闭式病房和管理制度仍然不可避免,本案例就是因医院封闭式管理制度与患者家属的要求之间出现矛盾而引发的沟通问题,患者家属的要求合情合理,护士的拒绝有理有据,矛盾化解的关键是沟通。该案例在很短的时间里即由一般矛盾发展成严重的言语和行为冲突,这种情况在医院里并非少见,具有一定的代表性。这种情况需要当事人根据具体情况采取灵活变通的方式进行沟通。以下问题供讨论:

1. 制度的目的是什么? 当制度不能达到目的的时候能否变通?

2. 如果沟通的一方挑起争吵,应当怎么办?

3. 有人说"搞清楚对方是什么人和搞清楚需要沟通什么事,同样重要",你如何评价这种观点?

4. 对以上场景进行角色扮演,并展开讨论。

(三)协商治疗与解释处方的沟通

案例: 患者,女性,18岁,诊断为精神分裂症,愿意在门诊服药治疗。医生处方利培酮(一种效果好,不良反应小的抗精神病药)5mg/d。患者当日服用5mg药物,几小时后出现烦躁不安,喊叫难受,并出现颈强直性后仰,控制不住地往一侧扭转,一夜不能入睡。次日逢长假期间,到急诊留观输液,停用利培酮后症状好转,不敢再用精神药物。长假数日之内精神症状恶化,最后不得不住院治疗。出院后家属向医院提出投诉,认为门诊医生诊治有误。

这是常见而典型的因为处方后解释精神药物使用方法的问题引起的纠纷。精神科用药一般需要缓慢加减,强调个体化用药。抗精神病药物一般需要1周左右的时间,从小剂量开始逐渐增加到治疗剂量,而且要根据个体反应决定加量的速度和时间。除非特殊情况,减药也要求缓慢进行。本案例中,利培酮的常规治疗剂量是4~6mg/d,患者第一天即服用5mg,出现了明显的锥体外系反应(扭转痉挛),以及烦躁、失眠等,究其原因,或者是由于医生没有解释清楚,或者没有核实患者是否真正理解。请依据此病例提供的情况,进行处方后告知药物用法的角色扮演。

(四)临床风险评估和防范的沟通

案例: 患者,女性,23岁,研究生,反复发作的心情低落、对任何事情不感兴趣,多次出现自杀行为:本次因停药3个月后复发2周,自行前来门诊。医生按照常规进行诊治,并询问了患者的自杀观念,患者回答仅仅偶尔想过自杀,强调本次复发主要症状是考前紧张,不能入睡。医生开出了患者既往服用的抗抑郁药,同时按照患者的要求开出了某种强效的安眠药物。患者第二天在学校宿舍顿服全部处方用药自杀,幸而被及时发现,送急诊抢救。后来家属来到精神科投诉,要求追究门诊医生的责任。门诊病历没有记录任何自杀评估的内容。

这是精神科治疗中风险评估的典型案例。在抑郁症的诊治中,自杀风险评估是最重要的内容,有成熟的评估方法和工具。该患者既往曾经多次出现自杀行为,本次自己一人来诊,

无论自己如何回答自杀评估问题,都属于高风险的病例。处理时必须依据以下原则:

坦诚、耐心地进行自杀风险评估,不要轻信患者的承诺。

与患者讨论自杀风险的防范,如处方药物的总剂量不能导致自杀后果,建议并劝说其入院治疗,希望家人或学校有关人员陪伴就诊,进行关于自杀的必要心理干预等。

第三节 康复科医患沟通

一、患者的身心特点与社会因素

(一)年龄跨度大

康复的诊疗对象既可以是嗷嗷待哺的婴幼儿(如脑瘫患儿),也可以是白发苍苍的老人(如脑血管意外患者);既可以是妇女,也可以是男子;因此,诊疗对象年龄结构跨度较大,给临床康复诊疗增加了挑战性,需要康复工作者具有更加全面的知识和技能。

(二)病史采集困难

康复治疗的对象有时会出现认知功能障碍或言语功能障碍的情况,即患者不知道或不能很好地提供病史及当前状况的信息,从患者家属及护工那里获得的相关情况有时并不准确,甚至带有很多主观的因素,也就不能很好地反映患者的实际功能,这就需要康复工作者在诊疗过程中更加积极主动,仔细观测患者状况,适时地修订诊疗信息。

(三)心理状态欠佳

遭受重大疾病或损伤而致残的患者,如脑血管意外、脊髓损伤的患者,尤其是年轻患者,在接受康复治疗前的心理变化大致分为5个阶段。

休克阶段:是人对创伤的即刻反应,意外事故突发时,患者往往处于休克或精神麻木状态,对巨大的打击表现沉默或无明显反应。这种情况可持续数小时或几天。

否认阶段:创伤致残的打击往往超出患者的心理承受能力。对自己的残疾开始有所认识,怀有不切实际的幻想,是一种否定性心理防御,把现实与预后完全否定,以缓解心理压力。此阶段可持续数周甚至数个月。

混乱阶段:随着康复治疗的进行,患者逐渐明白残疾不能完全治愈或终身残疾,从而感到自己是一个“废人”,思想不平衡,表现为易责怪怨恨他人、易冲动或心情压抑、悲观失望、抑郁沉默、有自杀和暴力倾向。

对抗阶段:患者认识到自身残疾后,有时会出现心理和行为倒退。产生过度的依赖现象,对康复训练不积极,有些甚至不愿出院,缺乏积极独立生活的心理和行为。

努力阶段:患者接受了残疾的事实,并从心理到行为逐渐开始适应。同时认识到自我生存的意义,积极参加康复训练,努力争取生活自理,重新定位自己,开始新生。

以上几个阶段往往交叉存在,无法截然划分。虽然许多患者看上去已经陷入绝望,但其内心深处还是渴望从痛苦中解脱出来。长期引导性、支持性的心理治疗,尤其是真心实意地关心、帮助、陪伴、安慰,可以使患者尽快面对现实,重新认识自我,增强其自信心,消除各种心理障碍,以良好的情绪积极、主动、持久地进行康复训练,争取早日回归社会。

(四)诊疗周期较长

康复的诊疗对象多为慢性病或老年病患者,此类疾病本身复杂多变,同时可能合并各种疾病,如高血压、糖尿病等。因此,康复治疗的疗程相对较长,有些甚至需要终身康复。康复治疗不可能像临床急性病那样"药到病除"。特殊康复的最终目的,不仅是治疗患者的躯体疾病或功能障碍,还应该提高患者的生活质量、协助其重返社会。因此,康复工作者不仅需要诊治患者的躯体疾患,更重要的是恢复患者职业、心理和社会交往等方面的能力。同时,随着社会文明的进步,人们对生命的理解也由过去的"活着"逐渐过渡到"自主生活"层面,从而对治疗目标提出了更高的要求。

(五)家属群体心理多变

患者家属群体的心态随着患者病情的变化也会发生不断变化,对于某些危重病变,如神经系统急性损伤,在急性发病时,因急于抢救性命,患者家属心情急迫,往往对医务人员言听计从,甚至盲从;而当病情稳定后,其心情放松,此时各种各样的想法随之而来,往往对诊疗措施要求较高,甚至苛求。如对护理质量不满意、对康复治疗的价格诸多指责、对诊疗条件要求更高等。随着康复治疗时间的延长,患者家属对医疗程序及疾病知识有了一定的了解,对患者的期望值也随着康复进程的进展而大大提高,往往不仅要满足生存问题,而且要求有更高的生活质量。

(六)主要社会因素

1. 人口老龄化问题 随着经济水平的提升和医学技术的发展,中国人口平均寿命大幅度提高,在整个国家步入老龄化的进程中,各种老年病的发病率也有所提高,如骨性关节炎、脑卒中等;同时,相关慢性疾病,如糖尿病、高血压、慢性阻塞性肺气肿、冠心病、高脂血症等的发病率也不断增高。这些疾患除了应该接受临床诊疗之外,还需要康复医学的介入,以提升其功能,改善生活质量。

2. 长期的亚健康状态 近年来,人们的生活节奏不断加快,社会压力越来越大,个人的心理压力也越来越大,导致很多人长期处于亚健康状态,比较容易患上各类疾病,如慢性疼痛、抑郁或焦虑等。

3. 生活环境的不断恶化 随着经济的发展,各种工业污染包括放射线物质和废气、粉尘等,汽车尾气,雾霾等,易于产生各种相关疾病;同时,如果孕妇长期处于此类环境,且加上生理、心理的压力增加,往往导致脑性瘫痪的发生。近年来,脑瘫儿童的发病率有明显提升的趋势。

4. 各类安全事故的增加 很多康复科疾患与安全事故有关。近年来,随着经济的发展,人们生活节奏的加快,交通事故、各种违规施工、建筑物垮塌等频频发生;由于急救医学技术的进步,受害者的生命得到了挽救,但各种损伤,如重症骨折、脊髓损伤、周围神经损伤、截肢等则比较多见,并产生不同程度的功能损害;由于进食了不洁甚至有毒食品、药品,导致中枢神经或周围神经损害,也会导致该患者甚至其后代的残疾,需要康复介入。此外,各类人类灾害(如战争、放射线辐射等)及自然灾害(如大火、强降雨、寒流冰冻、地震、海啸等),也会引发各种大规模的群体性损害,导致长期、大范围的功能障碍。

二、诊断中的医学沟通

(一)重要病史项目及意义

1. 伴发病症 康复患者很多年龄较大,多伴有糖尿病、高血压、冠心病、慢性阻塞性肺气肿等老年病,因此在康复诊疗活动中,一定要注意这些疾病的诊断,并明确其当前治疗措施,必要时可联系相关科室协助诊疗。

2. 并发病症 康复患者尤其是残疾人,往往会出现各种并发问题,如肌肉萎缩、关节挛缩、坠积性肺炎、泌尿系统感染、压疮等,需要我们更多的关注,因为这些问题常常会影响患者的日常生活,降低其生活质量,甚至造成较严重的后果,如脊髓损伤患者常见的死亡原因是呼吸道感染或压疮感染。

3. 运动功能 运动能力往往也是患者比较关心的问题。很多患者或家属都会询问患者的运动功能状况及其预后,因此通过问诊明确患者当前的活动能力以协助诊疗就显得比较重要。要注意在患者自身状况描述中间接判断其运动功能,如有些患者说其站立平衡较差,但在平行杠内或有人在旁边监护时,他甚至可以独立平稳地步行。

4. 其他功能 对患者综合功能的判断还应该了解患者作业功能、感觉功能、认知功能、吞咽功能、言语功能等诸多方面,这些内容有时候是患者就诊的主要目的。

5. 心理状态 康复患者常会出现轻重不等的心理问题,如抑郁或焦虑等,这些需要我们在诊疗中特别关注,否则康复效果将会大打折扣,只能是"事倍功半"。

6. 家居状况 康复医学除了关心患者的在院信息,还关注患者回归社会的状况,包括家居状况、工作条件等。因为了解了这些状况,可以根据患者的功能进行相应的改造,以增强患者自我照顾的能力。如增加房门的宽度、降低电灯开关的高度等,有助于患者驱动轮椅在家中自由地活动。

(二)重要体检项目及意义

体检或评估是康复医学诊疗过程的重要环节之一。通过体检或评估,不仅可以明确当前的功能状况,而且还有助于设定康复目标、制订治疗疾患计划、判断治疗效果和测试功能转归,此外,残疾的分级也需要详细的体检或评估。

1. 单一功能水平评估 通过视诊、触诊、叩诊、听诊等措施,对患者的单一功能进行准确的评估,包括躯体功能评定(如人体形态学评定、发育评定、运动功能评定、感觉功能评定、心肺功能评定、电生理评定等)、精神/心理功能评定(如焦虑测试、抑郁测试等)和言语功能评定(如失语症评定、吞咽障碍评定等)。这些单一功能评定除了可以了解患者当前的各项功能状况外,还有助于综合判断患者当前的综合功能状态。

2. 综合功能状况评估 综合功能主要是患者日常生活或参与社会活动能力的体现,可以综合运用多种途径进行评估,如日常生活活动能力、职业能力、社会生活能力、生活质量等诸多方面。这些才真正代表了患者当前的实际功能状况,也更容易体现出患者迫切需要康复的方向。

(三)重要项目检查及意义

由于康复医学的诊疗对象较广,对功能的需求也很突出,同时各种功能的范围也较广,这就意味着康复诊疗工作中需要用到较多的实验室及器械进行检查。

1. 血液检查 康复医学中需要用到较多的血液学检查,如糖尿病患者需要根据血糖状况调整运动方案,慢性疼痛需要根据血液生化、免疫等方面的检测辅助诊断等。

2. 尿液检查 脊髓损伤患者多见排尿障碍,因此为了改善患者的排尿功能,往往需要结合尿液检查的结果,明确障碍的原因,以便于制订进一步的诊疗方案。

3. 等速肌力测试 肌力是维持人体活动的基础功能之一,因此也是康复评定的基本项目之一。常用的肌力评定方式有手法肌力测试(manual muscle testing,MMT)、肌力计测试等,但最准确和有效的肌力检查项目仍要数等速肌力测试,可以提供各种肌力相关的参数和效能。当然,等速肌力测试也不是万能的,在患者肌力比较低下甚至不能活动的时候,等速肌力测试则不能进行。

4. 平衡仪检测 平衡障碍是较多下肢损害和神经损害的共同特征之一。在进行平衡训练之前,进行详细的平衡检测就显得十分必要了。近年来,平衡仪在国内不少康复科已经普及,有力地促进了平衡训练技术的发展。

5. 肌电图检测 康复医学中很大一部分患者是神经损害,包括脑损害、脊髓损害和周围神经损害等,这就需要定量的电生理测试来明确神经、肌肉的功能状况。常用的电生理检测方法为肌电图,这是需要所有康复工作者理解和熟悉的检测方法之一。

6. 临床步态分析 步态是人体行走的姿态,步态分析是一种比较综合的功能评估,涉及神经、肌肉、骨关节、平衡、协调等诸多方面。恢复正常的步行能力是大多数康复患者的主要需求,因此进行临床步态分析十分重要。常用的步态分析方法有定性分析(如观察法)和定量分析(包括足印法、节段性肢体功能测定和三维步态分析等)两种。

7. 诊断的统一、规范及意义 康复治疗需要康复团队成员(康复医生、康复护士、患者家属、社会工作者)一起协调统一工作,才能获得最大的康复效果。因此,对待患者的诊断问题,要用统一的名词或说法一起与患者交流,否则将会引起患者自身的困惑,也给团队成员与患者的沟通带来障碍。

注意提供功能诊断:功能是一种有目的、为达到一定目标而可以调控的活动能力和对外界刺激的反应能力。功能是人们维持日常生活和进行学习、工作等社会生活所必需的,如穿衣、进食、上厕所、做家务等。功能障碍则是人体活动能力和反应能力的丧失、减弱或异常,直接决定了患者的生活质量和能力,也是康复治疗所直接面对的工作内容。因此,除了临床诊断外,康复医学需要对患者的功能状况进行全面的评估,并给出功能诊断。比如脑梗死患者,除了要给出"脑梗死(右基底节区)"的诊断外,还需要明确患者的运动功能(偏瘫侧别)、吞咽功能(是否有吞咽障碍)、言语功能(是否有失语症)等,给出功能诊断,这样对相关的康复治疗才能起到明确的指导作用。

三、治疗中的积极沟通

(一)针对患者的医学与健康教育

1. 医学教育 需要告诉患者和家属必要的医学知识,针对科室收治的某类病种或功能障碍的类型,诊疗中要向患者及其家属进行必要的医学知识教育,重点讲解该种疾患或功能障碍的临床表现、康复治疗方法及治疗过程中的现象,并强调患者及其家属主动配合诊疗的重要性。通过这种集体性的沟通,可以增强患者对自身疾病的认识,理解各种诊疗措施的作用,增强对其康复治疗的信心,无形中也化解了各种因理解差异所造成的医患矛盾或纠纷。

2. 健康教育 需要告诉患者和家属健康知识,康复科常见疾患有不少属于生活方式疾病,与患者的饮食、生活和运动方式十分相关,如糖尿病、高血压、颈椎病、膝骨性关节炎等。告知患者注意适度的饮食,保证饮食的搭配,养成健康的生活方式,适当科学的运动锻炼,是保障身体健康的前提。同时,一旦出现患病的苗头,不能漠视不理,更不能"病急乱投医",相信或采用各种"偏方"或"祖传秘方",而应该向康复工作者咨询,采用科学、健康的康复方案,以便尽早恢复健康。

(二)开展心理辅导

由于康复科常见疾患具有年龄跨度大、心里混乱等特点,在日常的工作、学习和生活中,由于受到情绪影响而人际关系恶劣。同时,自身的机体也会受到影响加重病情,造成恶性循环。因此,对其进行康复治疗的同时,要督促对方进行药物和心理治疗。另外,对于大多数患者,也需要关注他们的心理状态,特别是老年人处于失眠、焦虑等时,做到早识别、早治疗、早控制。同时建议他们在日常生活和工作中保持心情愉快,不要精神紧张,避免情绪过于激动。对于内向性格的患者,建议他们学会向他人倾诉,排解心理矛盾。当然,在与患者及其家属交流时,必须时刻注意言语的艺术性,既要提高患者对康复治疗的信心和积极性,也要"留有余地",注意说话的分寸,尽量不要使用一些过度肯定的词汇。

(三)适度告知风险

适度告知患者治疗中的风险,康复治疗对象年龄跨度较大,病情变化多样,心理承受能力也不同,因此对各种治疗风险的告知也要因人而异。最终的目的是既让患者明白治疗中的各种风险,也不增加患者康复治疗的心理负担。

针对未成年人或有明显智力障碍的人群,如脑瘫儿童,指标中容易出现各种跌倒、骨折等风险,要向其父母或监护人充分解释和说明,并注意强化监护和预防。

老年患者,尤其是脑血管意外的患者,较易再次发病,甚至危及生命,康复工作者要充分告知患者及其家属当前的病情状况,将要采取的治疗手段,以及发生各种风险的可能。

(四)尊重知情选择

患者的知情同意权是指患者在全面掌握医疗决策所必需的足够的医疗信息基础上,作出医疗同意的权利。知情同意权包括知情和同意两方面的内容。患者行使知情权的前提在于医生已经尽到了充分的信息披露义务,患者已经从医生处获得足够的疾病信息,包括具体可选择的治疗方案,各方案的优缺点,可能伴随的危险因素、成功的可能性等内容。患者在此基础上再作出是否同意的决定。在康复治疗中患者具有知情同意权,是指患者对康复的知情同意和对治疗方案全盘的知情同意。

康复治疗包括物理治疗、作业治疗、言语治疗、心理治疗,中国传统康复治疗技术和康复工程技术,要给予患者治疗方案知情选择等。因康复设计的范围比较广,跨度也比较大,这就需要我们向患者详尽地解释和说明患者当前的状况和需要采取的康复治疗方案,充分告知各种治疗方案的利弊得失,在取得患者或直系家属书面知情同意后方可实施相应的治疗。现如今,患者及其家属对康复治疗存在许多误解。比如很多人认为康复治疗就是让患者"躺着进来,走着出去"。对于这些误解,医务人员需要给予积极解释和说明,告知相应的风险,避免导致纠纷。

(五)引导配合治疗

由于康复治疗有时是一项长时间的工作,甚至伴随患者的终身,因此患者和家属的配合或参与就显得极其重要。这就需要我们在康复治疗过程中进行积极的引导,主动和患者及家属沟通。要积极早期发现可能出现问题的苗头,把这类患者及家属作为沟通的重点对象。一般来说,患者及家属对治疗目的与服务态度产生疑问或不满时,大都会先在日常言语或行动中有所体现,如要求更换医生等。此时,如果康复治疗人员不能发现或理解其目的,就会进一步发展成为影响康复治疗效果的因素,甚至出现医患纠纷。因此,善于发现这类问题,就可以及时与患者及家属进行有针对性的沟通,避免矛盾升级。

当康复治疗人员与患者及家属之间出现矛盾或沟通困难时,可主动和同事商量,让其代替自己与患者及其家属主动沟通,了解产生矛盾的原因,并积极想办法化解。当同事出面仍不能解决问题时,应及早向上级主管人员汇报,由上级主管人员安排并出面与患者及家属沟通,以便尽快排除矛盾。另外,当康复治疗人员与患者进行沟通有困难时,可考虑与其家属进行沟通。当与患者某位家属沟通有困难时,可与患者家属中知识层面较高者进行沟通,并由其进行调解说服工作。在沟通过程中，要始终让患者及其家属明白，沟通的主要目的是为了患者尽快地康复。

康复治疗人员需要针对患者的具体康复措施做好解释工作，有针对性地对患者进行康复护理。在康复过程中，需要做到对患者遇到的问题给予耐心解答，不能夸大也不能隐瞒，要用辩证的方法对病情较复杂的患者予以解答，从而消除患者的顾虑，引导患者以积极的心态战胜疾病，全心投入康复治疗中，积极配合康复治疗人员的工作。

四、常见医患沟通案例解析

（一）超范围不当治疗的案例分析

案例：患者，男性，46岁。肘关节屈曲受限3周入院。初步诊断为：①肱骨外上髁骨折术后；②肘关节功能障碍。入院后予以蜡疗、音频电、超声波理疗，并行关节松动术。

责任医生甲某在进行关节松动术过程中，患者述"治疗力度太小，要求加大治疗力度"，甲某予以拒绝，但未解释原因。后患者自行要求医生乙某给予治疗，乙某在没有详细掌握患者病情也没有通甲某及患者责任医生的情况下，对患者行"较大力度的关节松动术"。治疗时患者感到"剧烈疼痛"，治疗后肘部疼痛明显，并逐渐出现红肿症状，摄片示"再发骨折"。后来患者提起医疗损害赔偿诉讼，要求给予经济与精神损害的赔偿。

鉴定与调解：该案例经鉴定机构鉴定，最终结论为：治疗过程违反治疗规范，属于三级医疗事故，被告承担相应责任。

分析点评：该案例中，责任医生甲某在患者提出进一步治疗要求时，根据患者病情判断予以拒绝，是合理的；可是他没有向患者解释康复的进程需要一定的时间，应遵循循序渐进的原则，导致患者转向其他医生寻求帮助，并导致再次骨折的结果。医生甲某在此过程中虽说不用担任何责任，但却没有与患者进行必要的说明和解释。

医生乙某则违背了常规治疗规范：首先，擅自对不属于自己责任治疗范围的患者进行治疗，属于超范围治疗；其次，在没有与其他同事进行交流沟通的情况下，擅自对不熟悉具体病情的患者进行治疗，并最终导致医疗事故的发生，属于不当治疗。因此，医生乙某应当承担全部的医疗责任。

（二）进修人员治疗措施不当的案例分析

案例：患者，男性，68岁，因"腰痛伴右下肢放射3个月"来康复科门诊就诊。初步诊断为：腰椎间盘突出症，予以腰椎牵引、中频电疗。

中频治疗室有责任医生甲某与进修人员乙某，由于甲某正忙于另一位患者的治疗，所以由乙某单独接待并为患者进行治疗。治疗5分钟后，患者诉"没有感觉"，要求加大剂量，乙某于是加大治疗剂量；后患者再次诉说"没有感觉"，乙某则再次增大治疗剂量。后来患者出现局部烫伤。查看病历并追问病史，患者有多年的糖尿病病史。后来患者提起医疗损害投诉，但并未提出相应的赔偿。

鉴定与调解：该患者虽未提出损害赔偿，但相关治疗人员显然有一定的责任。

分析点评：该案例中，责任医生甲某与进修人员乙某均负有相应的治疗不当责任。甲某对进修实习人员的管理不当。对于进修实习人员，虽可让其帮助进行治疗，但须进行监管。尤其是一些年老体弱的患者，更需要提醒进修实习人员追问病史或查看病历，是否有影响治疗的伴发疾病，如糖尿病、肿瘤等。即使治疗任务繁忙，也不能忽视监管的责任。

乙某作为进修实习人员，在进行治疗过程中，对于不能确定的情况应积极主动地向带教老师汇报或询问,而不能擅自超范围治疗。即使是患者的要求,也不能忽视潜在的危险性。另外,乙某在治疗过程中也没有与患者进行很好的交流沟通,未能发现患者多年的糖尿病病史,致使治疗过量。

为了患者的早日康复,治疗人员在治疗过程中,首先应不断地丰富治疗的专业知识,除了精通专业理论知识外,还应在治疗实践中不断积累;其次,应积极主动地与患者进行交流沟通,通过一些简单的言语交流明确一些对治疗有指导作用的病史信息,尤其是对初次接受治疗的患者,更应注意询问并在治疗记录卡上进行记录。

第四节　医技科室医患沟通

一、医技科室医患沟通的原则与方法

(一)医技科室概述

医技科室(medical and technical department)旧称辅助诊疗科室,主要指运用专门诊疗技术或设备,协同临床各科诊疗疾病的科室,包括检验、放射、药剂、物理医学、核医学、功能检查、病理、病案、超声诊断、内镜、输血、手术、消毒、供应、营养等,根据各科室的特点,运用本专业理论和技能,配合临床科室提供诊断、治疗和预防疾病的依据和条件的科室。因为不设病床,不收患者,也称为非临床科室。加强这些医技科室的管理,对于提高服务水平和医疗质量具有重要的意义。按工作性质和任务可分为以诊断为主的、以治疗为主的或重点是以配合诊疗供应为主的科室。从系统的观点看,是医院运行系统中的技术支持系统,即以专门技术职能对直接运行的系统实施技术支持的系统。

医技科室服务则是指医技科室中的医务人员与患者方面在医疗过程中产生的特定医治活动,是医疗人际关系中的重要环节。作为医院的重要构成部分,医技科室为患者服务的质量好坏也将直接影响医院的声誉。随着医技科室的范围不断扩展、内涵不断变化,传统"坐等"被动服务方式将转变为"以患者为中心"的主动服务方式,其医患沟通变得更加重要。

(二)医患矛盾诱发因素

1. 客观原因

(1)医院检验科规章制度不够完善,使得医技科室总体服务水平不高,给患者检查检验带来不便:部分医院医技按科室设置分散,导致标志不完善,预约、划价、缴费等不在同一地点,尤其是初诊患者不熟悉流程,多处碰壁,患者易出现不满情绪。检查检验程序过于复杂,患者等候时间过长等都容易引发矛盾,造成不和谐的医患关系。

(2)现今正处于医疗体制改革的时期,医疗资源欠缺、医疗资源分配不合理导致医疗机构价值取向出现了偏差。一方面,政府对医疗卫生事业的投入不足,医院为了自身发展增加医疗成本,导致患者负担增加;另一方面,医疗资源欠缺和分配不合理,"看病难、看病贵"的现象引起患者对医务人员越来越不信任、不理解。这些问题都是导致医患矛盾重重的客观原因。

2. 主观原因

(1)部分医务人员长期超负荷工作,工作压力大,导致语言冷漠、态度生硬、服务水平低,而医院沟通技巧的培训侧重于临床,对医技科室医务人员要求不高,使其在工作过程中常常出现沟通不良而产生医患矛盾,在出现医疗纠纷时往往措手不及,不能及时、准确地作出反应,造成矛盾激化。

(2)部分医务人员业务素质不过硬,责任心不强,缺乏对医院整体负责的态度,与临床科室之间缺乏沟通,对不一致的结果缺乏必要的解释,也是产生医患矛盾的重要原因。

(三)沟通的主要原则

1. 最优化原则 优化医技科室相关制度与服务流程是医技科室服务工作的重要组成部分。医技科室的服务工作分为两部分,一是技术服务,即用精湛的技术为患者解除生理疾患提供最好的帮助;二是非技术服务,即通过医技科室制度完善与流程再造及优化,为患者提供最佳的就医体验,良好的就诊体验是改善医技科室医患沟通的关键与基础。近年来,很多医院在业务流程重组模式的框架下,对医技科室的非医疗服务流程进行了梳理与优化,尤其是基于信息化建设的流程再造,通过信息化建设来减少患者的等候时间是现代化医院发展的方向。

2. 适当原则 适当原则是指在特殊情况下,根据患者的特点和当时的状态采取适当的方法,如某种情况下对患者保持克制与适当沉默。医务人员的态度和举止,在患者眼中可能会有特定的含义,特别是在医技科室,患者会把医务人员的笑脸理解成检查结果很乐观,可能会因医务人员眉头紧皱联想到病情很严重。因此,医务人员必须把握好自己的情绪,避免因不恰当的情感流露传递给患者错误的信号。沉默也是一种克制,特别是当患者或其亲属情绪激动时,以温和的态度保持沉默,可以让患者或其亲属有一个调整情绪的时间,但沉默时间不宜过长,以免陷入僵持而无法继续交流。

3. 恰当的留有余地原则 沟通中留有余地和区分对象是医务人员在与患者沟通过程中的一种能力,医务人员跟患者解释检验结果时一定要有分寸、留有余地,不能给出“结果完全正常、没有任何问题”等结论,否则一旦发生意外,由于患者及其亲属没有思想准备,会造成纠纷。对个别缺乏就医道德的患者或其亲属,必须严格按照程序行事并有防范的准备。

(四)沟通的基本方法

为了改善医技科室服务意识,提高服务质量,构建平等和谐的医患关系,我们需要着重从以下几个沟通方法入手。

1. 增强服务意识 窗口服务意识是指严格遵守医务人员行为规范,正确使用文明用语,态度和蔼、给患者多一点理解和尊重。

2. 认真细致的工作态度 医务人员工作时一定要熟知专业知识,了解相关学科知识,掌握学科前沿发展动态,避免因技术原因导致的误诊、漏诊。

3. 富有爱心的倾听 医务人员工作时要耐心倾听患者倾诉,表达出同情患者的病情或遭遇、愿为患者奉献爱心的姿态。

4. 规范的语言表达 医务人员工作时力求使用表达贴切的通俗语言,注意既不能引起歧义,也不能引起患者不科学的幻想;同时要根据患者及其亲属的文化程度和要求不同,采取不同的方式进行沟通。

5. 足够的耐心和同理心 遇到就诊高峰时,应及时向患者做好解释工作;患者出现不满情绪并大声抱怨时,应冷静应对,保持克制与尊重,可改变场所再进行沟通,避免影响到其他患者。

二、检验科医患沟通

(一)检验医学概述

检验医学(examination medicine)是以方法学为契机,主要对患者血、尿、粪、痰及某些分泌物等标本通过物理的、化学的等相关检测技术,尤其借助先进仪器和试剂等进行实验室检验分析标本,以达到明确目标的,进而对疾病提供正确诊断与防护治疗的相关理论与实物依据的学科。随着患者对医疗服务质量要求的日益提高,作为医院窗口部门的检验科,检验人员应注意与患者的沟通,努力消除患者对检验人员的陌生感,提高患者的满意度。

(二)检验人员基本要求

1. 耐心倾听 检验人员应耐心地倾听患者对检验项目的陈述,在本科室业务范围内,客观真实地解答患者的问题,介绍检验目的,避免回答超过专业执业范围内的咨询。

2. 认真细致地工作 为使检验结果如实反映患者情况,检验人员对检验申请单上姓名、性别、年龄、送检者、检验项目要仔细核对、询问,对字迹不清及不规范的检验申请单要及时改正,避免检验报告的差错和延误;同时要对自带标本者加以注明,强调检验报告的数据仅对所检测的标本负责。

3. 详细告知 检验人员在采集标本前应明确告知患者具体事宜,如空腹采血、是否服用药物、采样时间、采样体位等,对大小便标本的正确采集方法也应详细告知患者,以免影响检验结果的准确性。在采血前后采用适当方法消除患者的恐惧心理,采血窗口明确标示"抽血后请按压5分钟"等字样并口头告知患者,同时详细告知患者取得检验报告的时间,真正做到"以患者为中心"。

4. 科学、艺术的语言 检验人员解答咨询时应使用保护性语言,避免"肿瘤筛查结果怀疑您有癌症"等刺激性语言,科学、客观且有艺术技巧地解答问题,减轻患者对疾病的恐惧感,消除悲观情绪,缓解心理压力,增加战胜疾病的信心。

5. 坚守保密原则 检验人员在工作时要注意保护患者的隐私,特别是有关乙肝、癌症、HIV、HCG等敏感项目,检验人员要争取创造独立空间,单独与患者本人交代病情(如案例1)。

6. 及时转化信息 检验人员要积极地把检验数据有效地转化为临床信息,如发现不妥之处,应该及时与临床医生密切地进行信息沟通,以免引起歧义而导致不良后果(如案例2)。

案例1:林女士和男朋友在情人节偷尝了"禁果",到某医院查验尿HCG,取检验单时碰到了同事。检验科医生找到林女士检验单后,在其同事和很多等取化验单的患者面前大声告知:"你怀孕了"。林女士感觉受到了奇耻大辱,当场与这位医生吵了起来。之后,林女士回到单位感觉每个人似乎都知道了她的新闻,情绪非常低落,曾一度想要自杀。她非常生气,认为这都是医院不负责任造成的,检验单上的检验结果属于患者的隐私,医院不能将其结果任意告知他人,并认为这种做法侵犯了患者的隐私权。

作为检验科,在发放化验单时是否有责任呢?实验室在管理和发放化验单这一简单的操作上,是否应该有一些规定或程序呢?某些具有隐私性的化验单结果是否可以随意让他人知晓呢?这些"简单的问题"如果处理不当,也会导致出现严重的错误和纠纷。

案例2:检验科收到一份儿科电解质标本,结果显示K^+: 7.6mmol/L, Na^+: 139.2mmol/L, Cl^-: 101.4mmol/L, Ca^{2+}: 1.31mmol/L,重复检测结果无明显差别。检验科电话联系病房主治医生,了解到患儿生命体征未见异常,抽血前并未输注以及口服与钾有关的药物,于是建议重新采集标本。第二次结果K^+: 4.0mmol/L, Na^+: 140.3mmol/L, Cl^-: 101.6mmol/L, Ca^{2+}: 2.43mmol/L。检验科怀疑标本采集过程出错,但是两次都是普通真空生化干燥管,标本均无溶血,也未弄错号码,为什么第一次K^+偏高、Ca^{2+}偏低呢?后来经检验科进一步详细询问,原来是护士第一次抽血之后错打入血常规管,很快发现后把血倒入生化管。血常规管是EDTA-K$_2$抗凝,即使时间很短也会出现部分Ca^{2+},同时抗凝剂中的K$^+$会混入血液中,造成K$^+$的假性升高和Ca^{2+}的假性减低。第二次复查直接打到生化管里面,就不会存在这样的问题了。

该案例中检验科遇到与临床严重不符的标本时,应主动与临床医生进行沟通,避免错误的结果,一定程度上减少误诊的机会,说明检验科与医生进行内部沟通的重要性。

三、医学影像科医患沟通

(一)医学影像概述

医学影像(medical imaging)是利用不同的成像设备,如CT、MRI、DSA、USG、ECT等,对人体器官的结构和功能显示出影像,从而了解人体的解剖结构、生理功能状况及病理变化等,以达到诊断和治疗目的的一门学科。

(二)容易出现的医患纠纷

1. 缺少沟通　医学影像学的显著特征是借助设备完成检查或治疗,大多数项目在较短时间内完成,期间更多的是与冰冷的医疗器械接触,减少了医患交流的时间。部分医务人员法律意识淡薄,忽视患者人格权、隐私权等相关的权利,如对女性患者进行胸部及盆腔检查时未适当遮挡及留人陪护,容易激发医患纠纷(如案例3)。

2. 对风险认识不足　医务人员对检查及治疗过程中可能产生的风险认识不足,不能严格地掌握适应证,轻率地进行了一些有危险的检查和治疗。

3. 等待时间较长　申请单书写不规范、检查部位目的不明确,医学影像科室与临床科室沟通不够,需要患者及家属中间传话,延长了检查等待的时间,易产生误解,引起不满。

案例3:女性患者田某在张先生的陪伴下来到某医院做X线检查。进入拍片室后,一名30多岁的男大夫对田某说:"把上衣脱了",田某便脱去外面的牛仔服。可大夫再次强调:"把上衣脱光",田某有些疑惑,还是不安地脱去紧身内衣只剩下胸罩。男医生又说:"快脱,全脱",田某以前没做过X线检查,紧张得脑子都懵了,只能机械地脱下胸罩。由于那名大夫的嗓门很大,等候在外的张先生感觉医生的态度粗暴,赶紧从另一个门进入放射室。他看到田某的双手护在胸前,男医生在她身后,把一只手放在田某肩上,另一只手抓住田某胳膊,让她抱住机器。张先生气愤地质问大夫:"为什么让她脱光上衣"? 大夫回答说是工作需要,医院就是这么规定的,可他也拿不出什么书面文件来。事后,田某得知X线检查不用脱光衣服,感到自己的隐私和尊严被严重侵犯了,于是将医院告到法院,请求判决被告在媒体上公开赔礼道歉,并赔偿经济损失及精神损失2万元。

该案例对于医院拍摄X线(片)是否脱衣,暂时没有硬性的规定,个别医院要求脱光上衣是因为患者的内衣中有很多东西,如金属搭扣、钢托等,会造成"伪影",可能影响到大夫最终看片诊断的精准度。该案例提醒医务人员要尊重患者的隐私权,检查前应提前告知患者,征得患者的同意;从人性化的角度改善就医流程,如安排同性医生进行检查,防止患者隐私性尴尬,同时更应注意服务态度,避免不必要的医患纠纷。

(三)医患沟通的基本方法

1. 切实尊重患者　医务人员要切实尊重患者,包括患者的知情权和选择权,医务人员要耐心、细致地解释相关检查,让其有更多选择的余地;凡是有风险、有创性检查及造影剂的使用,医务人员都应如实、详细地事先告知患者,并签字同意;同时要尽可能地采取一些方法化解风险,将可能发生的风险降到最低的限度。

2. 张贴告知单 在放射科、CT室工作区张贴"避免或减少射线损害"等温馨提示,特别是对妇女、儿童做放射检查前要明确告知,避免因此而引起的医疗纠纷。

3. 善于移情 医务人员要充分考虑患者的心理感受,尊重患者的人格权和隐私权。

4. 注意沟通方式 医务人员工作时为弥补语言沟通的不足,可采用书面沟通的方式,将就诊流程及注意事项等常规问题做成宣传牌,便于患者及其家属知晓。

四、病理科医患沟通

(一)病理诊断概述

病理诊断是通过对活检组织、尸体剖验和脱落细胞等形态学观察,直接用于临床疾病的诊断,它对许多疾病的确诊、治疗方案的选择和预后判断具有重要的,有时甚至是决定性的意义,被誉为疾病诊断中的"金标准"。同时病理诊断作为疾病诊治的终末诊断,负有法律责任,病理医生被称为诊断疾病的"法官"。

(二)医患沟通的基本方法

1. 尊重患者知情权 在冷冻切片诊断中,病理科医生接到预约申请单后,应负责将术中冷冻知情同意书的具体内容认真地向患者进行讲解。在与患者谈话时要注意谈话技巧。应从患者的角度出发,实事求是地将患者病情、冷冻切片的优缺点,包括检查费用等向患者介绍,负责解答患者提出的问题。如患者表示同意接受冷冻切片检查,必须在冷冻知情同意书上签字,患者如放弃冷冻切片检查,也必须在不同意栏内签字。

2. 仔细审查申请单 病理科医生应详细了解临床情况及临床对冷冻切片检查的具体要求,不规范的预约申请坚持让临床医生予以纠正,并要求临床医生必须向病理科提供完整的临床资料以及临床诊断意见,必要时病理医生可亲临科室了解病情,做到心中有数。

3. 恰当地表述病理报告 恰当地表述病理报告,报告的表述既要体现客观和法律意识,又要使临床医生和患者充分明白病理报告的含义(如案例4)。

4. 加强医技合作,营造和谐的医患关系 医技工作人员应避免在患者面前妄加评论临床医生的诊断治疗和从其他医院所查的病理结果,若结果与临床医生诊断相反或相差较大时,应重复检查并与临床联系,切实加强医技合作,营造和谐的医患关系。

5. 同理心交流 医技工作人员在与患者交流中应使用通俗的语言,尊重患者,建立平等、互信的和谐关系,同时应注意患者的心理特点,耐心聆听,慎重解答。

6. 应告知的其他事项 医技工作人员应及时向患者说明并领取病理报告单的重要性,避免患者延误治疗。

案例4:若病理科医生感觉一块小标本是恶性的,但有一丝犹豫。可参考如下方式表述:(省略了形态学描述)初步考虑恶性肿瘤(可疑腺癌),但标本小(0.3cm×0.3cm×0.3cm),更可靠的病理分类须待更多标本送检后再进行。临床如有必要可再送检。注意:如果临床表现、影像学报告和临床内镜所见等情况都典型支持恶性肿瘤,则病变其余未被送检的部分很可能同样是恶性的。但我们目前不能除这种可能:患者体内病变尚未被取活检的部分都是良性的,仅有此次活检的局限微小灶呈现恶性改变。"这些表述虽显得冗长,但并非无度推测。其好处是,无论作为医疗文件还是万一对簿公堂都显得比较明理。报告中强调"更可靠的病理组织分类须待更多标本",而不是"标本太少,不能分类",为的是告知临床医生和患者什么是更周到的病理服务手段。

知识链接:

人际关系模式理论是美国护理学家赫得嘉·佩皮劳（图11-5）于20世纪50年代在行为科学和精神科学的基础上发展形成的,该理论对护患间动态的相互关系进行了动态描述,具有较强的指导性和实用性。其中心是促进良好的人际关系,此过程分为了四个连续的阶段,即认识期、确认期、开拓期和解决期。

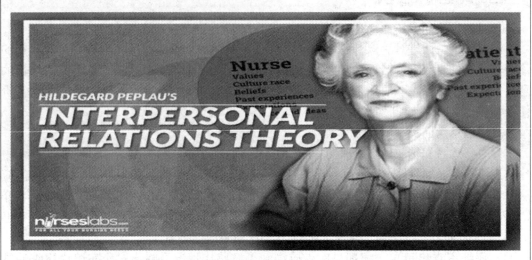

图11-5　赫得嘉·佩皮劳

认识期,医务人员和患者之间互相认识、了解问题,护士帮助患者及家属认识并理解存在的问题;确认期,患者将自己与能够提供帮助的人视为一体,并开始产生一种归属感,形成一种具有内在力量的乐观态度;进展期,患者根据需要获得服务,护士和患者共同解决问题,患者向着自信和独立的方向进行调整;解决期,患者脱离与护士的联系,并显示出一种更为健康的身心状态,护患双方都得到了成长。在这4个阶段中,护士控制着护患相互作用的目的和过程,而患者控制着相互作用的具体内容。护士扮演6种角色:①陌生人,在护患治疗性互动的初始阶段,护士和患者彼此是陌生的;②教育者,用信息或已有的经验指导患者应对健康问题;③资源提供者,提供有助于理解问题所需的健康信息和知识;④顾问,通过应用某种技能或态度,帮助患者认识和理解目前所发生的情况;⑤领导者,护士通过护患合作和积极参与来帮助患者达到目标;⑥代言人,护士以患者代言人的身份出现。这6种角色出现于护患关系的不同时期,但即使在同一时期护士也可能扮演多种角色。"访视护士"掌握着一定的专业知识和方法,患者经历着一些健康相关问题并具有一定的改变自身状况的潜能;在护患相互作用的4个阶段中,护士通过扮演不同的角色,帮助患者解决问题;最终造就具有良好健康状况和能力的个体。

课后思考

1. 口腔科医生对患者针对性的医学与健康教育包括哪几方面？
2. 精神科医务人员与患者建立良好医患关系的途径有哪些？
3. 病理科医患沟通的基本方法是什么？

（孙江洁　毕清泉）

第十二章

突发应急事件的沟通以及心理危机干预

第一节　突发应急事件概述

近年来,公共卫生事件、自然灾害、事故灾难、社会安全事件等各类突发事件频发,对公共卫生安全构成严重威胁,卫生应急管理和决策的复杂性与难度日益增加。世界卫生组织专家认为,没有任何一种灾难能像心理危机那样给人们带来持续而深刻的痛苦。研究表明,对灾难心理危机进行主动积极的干预、疏导和救治,对帮助处于危机中的人顺利渡过精神危险期非常重要。在美国,社会团体、学术组织、宗教组织和高等院校等非政府组织是灾难心理服务体系中的重要组成部分,由心理专业人员为非政府组织的灾难救援志愿者提供心理卫生培训,为灾难受害者与救援工作者提供心理卫生服务。

进入21世纪以来,中国接连发生了严重急性呼吸综合征(SARS)暴发流行、禽流感疫情、汶川地震以及甲型H1N1流感疫情等突发应急事件,此类事件不仅严重危及公众生命及财产安全,同时极易造成公众心理恐慌,影响社会稳定,因此受到关注。实践证明,健康教育和健康促进是国家突发公共卫生事件应急体系必不可少的组成部分,在应对突发事件中发挥着重要作用,而心理健康教育(通常也称作心理干预或心理救援)作为其中的重要组成部分也日益受到重视。

一、突发应急事件的概念及其危害

突发应急事件的冲击必然会引发个体继而产生相应的群体心理应激反应,如恐惧、焦虑、抱怨等都是正常的心理反应,这些情绪和行为反应若加以积极正确引导,能促使个人或群体有效地采取相应的应急措施,从而更好地保护自己,维持社会稳定。而消极的情绪和行为反应则会引发一系列心理卫生问题导致心理障碍,主要包括急性应激障碍、创伤后应激障碍、抑郁症及自杀。

发达国家在20世纪60年代就建立了灾难的"危机干预"和"危机管理"系统。每当灾难事件发生后,政府或有关机构会立即组织心理治疗与咨询人员进行心理救援或开展心理干预工作。在20世纪80年代,美国就通过修改《罗伯特·斯坦福减灾救援法》,将心理干预工作纳入灾难救助体系之中,各州政府都相继建立了相应的心理卫生服务机构。其他民间机构如非营利的社会团体、学术组织、宗教组织和高等院校等,也是美国灾难心理服务体系中的重要组成部分。英国和泰国也均在国家卫生主管部门设立精神卫生司,统一和加强对精神卫生工作的管理。新加坡的内务部与卫生部联合组建了国家应急行为管理系统,不仅为灾难受害者提供医疗服务,也提供心理卫生服务。

在我国,心理危机干预属于一个新兴的学科,在1994年的克拉玛依特大火灾、1998年长江全流域及松花江和嫩江的特大洪水、2000年洛阳"12·25"特大火灾、2003年的SARS危机中,都有心理干预存在,但这些心理干预是零碎的,也是被动的。2008年"5·12汶川地震"后,突发公共事件心理危机干预工作得到了社会各界的高度重视,心理危机干预工作有了较快的发展。目前,北京、上海等地也都已建立起各种心理干预机构。在我国现有的心理健康服务队伍中,人员构成比较复杂,有医生、教师、政治辅导员,还有居委会成员、妇联人员、电台电视台有关人员,其他背景和身份的业余爱好者,只有部分心理咨询机构聘请了心理学专家或专门的心理工作者。随着心理治疗体系的规范,心理干预从业人员将主要限于精神科医生、临床心理学家、咨询心理学家、心理治疗师和其他辅导工作者。但是,不论在医院、学校还是社会组织,我国能够开展心理危机干预工作的人力资源相当缺乏。

我国的突发应急心理危机干预人力资源状况与发达国家相比,存在着相当大的差距。我们应学习国外相关经验,建立心理危机干预服务网络,加强专业人员的培养,这对保护和促进人民群众的心理健康有重大的意义。为进一步提高各地开展突发事件公共卫生风险评估的能力,建立和完善突发事件公共卫生风险评估的工作机制,规范开展突发事件公共卫生风险评估工作,需制定专业的心理危机干预方案。

二、心理危机干预概述

所谓心理危机干预就是指群体或个体在面临突然或重大生活事件(如个人的亲人死亡、婚姻破裂,或群体天灾、人祸等)时,既不能回避,又无法用通常解决问题的方法来解决时,个人或群体所出现的心理失衡状态。美国心理学家坎布澜1964年提出了正常个体或群体多维持在与其环境相平衡的状态,当碰到一个他认为不能解决的问题时,这种平衡就会被打乱。个体或群体的心理反应将变得越来越无目的性,最后进入情绪危机的不平衡状态,导致出现非理性的行为发生。

心理危机干预就是从心理上解决迫在眉睫的危机,又称危机介入、危机管理或危机调解。危机干预是给处于危机中的个体(或群体)提供有效帮助和心理支持的一种技术,通过调动他们自身的潜能来重新建立或恢复到危机前的心理平衡状态,获得新的技能,以预防将来心理危机的发生。

(一)目的

本章节用于指导各地建立突发事件心理干预机制,规范开展突发事件心理危机干预程序。对于个体受害者来说,主要目的是:防止过激行为,如自杀、自伤或攻击行为等;促进交流与沟通,鼓励当事者充分表达自己的思想和情感,鼓励其自信心和正确的自我评价,提供适当建议,促使问题解决;提供适当医疗帮助,处理昏厥、情感休克或激惹状态。

(二)使用原则

1.心理危机干预是医疗救援工作的一个组成部分,应该与整体应激工作结合起来,以促进社会稳定为前提,要根据整体应激工作的部署,及时调整心理危机干预工作重点。

2.心理危机干预活动一旦进行,应确保其得到完整开展,避免受害人群产生再次创伤。

3.对有不同需要的受害人群,应在综合应用干预技术的基础上实施分类干预,针对受助者当前的问题提供个体化帮助,严格保护受助者的个人隐私,不随便向第三者透露受助者个人信息。

4. 以科学的态度对待心理危机干预,明确心理危机干预是医疗救援工作中的一部分,不是"万能钥匙"。

(三)使用范围

适用于经历了突发性事件的受害者,包括孩子、青年、父母、照料者、成年人及家庭,此外,本手册也适用于为受害者提供心理咨询的工作人员以及事发中处在一线岗位的工作人员。

(四)工作人员的构成

危机干预是灾害反应的组织行为的一部分,它由心理健康和灾害回应的工作人员提供给受害者及其家庭。这些工作人员主要由以下人群构成,精神科医生、心理咨询师、紧急医疗人员、学校危机应急队、社区紧急反应队、医疗预备役、宗教性团体和其他的灾害援助队。

(五)基本目标

1. 快速加强安全感,提供身体和情绪的安慰。
2. 安定与引导情绪复杂和困惑的受害者。
3. 提供信息和实践帮助,解决受害者的燃眉之急。
4. 建立危机后的社会联系网络。
5. 帮助受害者阐明特别的需求和顾虑,加强信息沟通。
6. 协助受害者身心康复,并且让他们在恢复的过程中起到自主的引导作用。

第二节　突发应急事件沟通与心理危机干预的技术应用

一、突发应急事件中个体的沟通与心理危机干预

(一)相关知识

我们所探讨的心理危机干预方法实施的前提假设是被干预者是那些对异常事件作出正常反应的人。尽管这些反应不同于他们以往的心理功能,但遭受巨大创伤性事件后的这种反应通常是常人所有和所能理解的。尽管有学者提出,从理论上讲,每个遭受创伤的人都需要心理援助,但我们仍应相信大多数人的心理自愈能力。但是,如果个体在遭受创伤后出现闯入性的画面,并伴有与之黏合的负性情绪,那么他们的反应延续,最终将会导致创伤后应激障碍(post traumatic stress disorder, PTSD)的风险大大增加。

为了避免PTSD的发生,常用的心理危机干预方法就是关键事件应激晤谈(critical incident stress debriefing, CISD),具体方法就是在遭受创伤后不久将具有相同创伤经历的人组成小组,在组内谈所见、所闻、所感。小组提供了一个场所和机会,可以帮助每个人与他人分享自己的感受,而在这一过程中每个人都发现别人也有与自己相似的感受,同时会感到组内的支持互动,而促进者(facilitator)对他们反应的正常化心理教育则缓解了他们对自身心理和生理状态的焦虑,最后通过对应对方式的集思广益来帮助每个人采取切实可行的方法以应对危机。CISD广泛应用于灾难后的心理危机干预工作,及时的CISD会减少日后PTSD的发生率。

除了CISD,个体访谈与辅导也是心理危机干预工作的一个重要内容。有研究显示,心理危机干预工作是否有效涉及以下五方面的内容。

第一,安全感。持续的威胁常常促使被干预者的不良应激反应持续存在,导致日后发生PTSD。

第二,使被干预者平静下来。这往往是通过心理学教育,让他们懂得他们的反应其实是对异常事件的正常反应。

第三,自我效能。这可以通过被干预者对自己的思想、情绪和行为的管理得以实现。

第四,与他人的联系。这包括获得社会性支持、与他人情绪上的连接、获得信息、在群体中找到自我身份等。这种与他人建立的联系对于群体性创伤后的恢复是至关重要的。

第五,希望。这里特别强调避免被干预者由无助感转变为无望感。CBT可以抵消负性想法,植入积极的、行为导向的期待而带来希望。

在上述五种决定心理危机干预工作成效的因素中,个体访谈与辅导都可以在不同程度上提供给被干预者,因此,个体访谈与辅导在心理危机干预中是不容忽视的重要形式。尽管在像汶川大地震这种有众多受灾群众的背景下,个体访谈与辅导似乎显得效率不高,但是对于突发公共危机事件中的被干预者,这种形式仍然有着不可忽视的特殊意义。

(二)专业技术与操作

在介绍专业技术与操作之前,有必要强调一点,技术层面的内容并非心理危机干预的核心内容,在我们运用心理学知识和技术去帮助他人的时候,那种人与人之间达到深层次心灵沟通的本质内容才是最真实、最重要的。我们要尊重这种最自然、最本性的东西。因此,这里所提供的心理危机干预源于理论和技术,但在实际操作中又要超越理论和技术,这才是抓住了心理危机干预的本质。要做到这一点,需要对人性有深刻的理解。我们并非否定学习理论和技术的重要性,但这种学习以及实践一定不要脱离对人性的理解这一根基。

心理危机干预者(以下简称干预者)在施助的时候,尽管其目标、被干预者的状况、操作形式等方面和心理咨询与治疗有所不同,但它们的专业技能仍然是相通的。心理咨询与治疗技能中的一些基本要素同样适用于心理危机干预,例如建立安全关系、情感表达、倾听、共情等。下面将对几个最基本的专业技术进行阐述。

1. 建立安全关系　在讨论建立安全关系之前,要说明被干预者的一个更为基础的问题,即安全感问题,也即生存和躯体完整性方面的安全感问题。这不仅包括被干预者本人的安全,也包括其情感密切投注的亲人和朋友的安全。在这一安全感没有建立之前,心理危机干预所需要的安全关系就很难建立,对被干预者进行通常意义上的心理危机干预也就很难实现。所以,在建立安全关系、实施心理危机干预之前,最需要做的就是帮助被干预者恢复安全感。例如在突发事件后,迅速将被干预者带到安全地带,给他们衣物、食品和饮料等,帮助他们通过各种渠道了解其亲人的信息,提供联络工具使他们能够与亲人通话,亲人的声音和问候会很快将其安抚,使他们平静下来。

接下来就是建立安全的干预关系,这是进行心理危机干预的重要基础。应避免过分重视后续的治疗技术而忽视之前最重要的安全关系的铺垫,否则往往会前功尽弃、无功而返。

要建立安全的干预关系,干预者的自信和镇定极为重要。干预者的自信和镇定展示了其强有力的自我功能,并且传递出"灾难过去了,事态被控制住了,你现在安全了"这样的信息,这会给被干预者带来积极的正性影响,被干预者也会由此变得平静,即从干预者那里"借"来了一部分自我功能以使当下虚弱的自我恢复"元气"。干预者如何做到自信和镇定,这里不单单是一个技术层面的问题,同时也蕴含了干预者人格中的特质,因此,在这方面不足的干预者需要专业培训和实践的磨炼。

对于心理受伤严重的个体如儿童，往往可以提供毛绒玩具来使其重新建立依恋关系，恢复安全感。毛绒玩具作为过渡性客体，可以帮助儿童迅速渡过心理危机，但应注意，这种过渡性客体最终也需要通过真实的、安全的人际依恋来取代。

安全感的建立也需要一个安静、独立的施助环境。在小范围的灾难事件发生后是有条件做到这一点的，而对于像地震这样大的灾难，往往缺乏这种条件。尽管如此，在施助的时候，也应尽可能地寻找安静、独立的环境，给被干预者一个轻松、自由的空间。

2. 情感表达　对于遭受创伤的个体进行心理危机干预，一个重要的内容就是促进被干预者表达情感，帮助其浮现内在的情感，这会有利于他的心理整合。被干预者在突发事件后往往会过多地表达闯入性的记忆画面，他可能会不停地描述所经历的场景，表面看来，他似乎有很好的表达，但是此时要特别留意在被干预者的表述中是否有个人体验和情感的流露与宣泄，纯粹叙事性的、没有融入情感的表达不是具有心理危机干预意义上的情感表达。

当然，我们应当允许被干预者有不表达情感的愿望，尊重他们在是否表达情感上的选择。不是所有的被干预者都急于表达自己的情感，有些被干预者会表现得比较沉默或者谈论一些与情感根本不相干的话题，他们此时需要回避情感来暂时维系内心的平衡。如果强行让其谈论情感，可能会唤起被干预者强烈的焦虑和阻抗，使双方关系紧张。在被干预者心理脆弱的情况下，这样的施助关系很可能给被干预者带来二次创伤。

促进情感表达需要良好的倾听和共情，需要提供一种安全的关系氛围。在这一过程中，要给予被干预者必要的支持和肯定。

3. 倾听　倾听是指干预者通过自己的语言和非语言行为向被干预者传达一个信息："我正在很有兴趣地听着你的叙述，我能理解和接纳。"倾听的关键是全神贯注，同时给予被干预者最少的（心理或环境）干扰。倾听的前提是充当一个很好的陪伴者。在被干预者最孤独、最需要支持和倾诉的时候，一个很好的倾听者会极大地促进被干预者的情感表达，令其感受到心理的支持，改善他的孤独感和寂寞感等。

倾听是一种关注，更是一种回应。干预者可以通过自己的身体（非语言行为）和心理（反映了干预者的心理过程）来传递对被干预者的关注和回应。

（1）干预者身体的倾听（非语言行为）：干预者通过表情、姿势等传递出他对被干预者的关注，让被干预者感受到干预者愿意聆听与陪伴他。干预者的身体倾听，Egen（1994）提出了以下五个要素（简称SOLER）：①面向被干预者（squarely）：并非正面对正面，可以有角度。面向被干预者主要是说明干预者的姿态，这种姿态让被干预者感受到干预者的投入，感受到干预者愿意并且正在对他关注。②开放的身体姿势（open）：身体姿势自然、适宜、开放，避免收缩、刻板、僵化等，这样就会营造出自然流露的开放氛围，让被干预者感受到被接纳。③身体略前倾（lean）：这是一种体现关切的交流手段，略前倾的身体语言传递出关注和投入，以及对被干预者的兴趣。④保持良好的目光接触（eye）：眼睛是心灵的窗户，可传达对被干预者的关切、温暖、支持与重视。与被干预者的目光接触宜自然，避免长久直视，因为这样可能会令被干预者感受到压力。干预者的目光可以在被干预者头部自然移动，但不要偏离他的眼睛太远，更不要东张西望。⑤身体放松（relax）：身体放松会传递出心理的放松，这会令被干预者受益。干预者的放松与自信会感染他，有助于被干预者达到轻松的状态。

（2）干预者心理倾听

第一，倾听的方法：①干预者要用心去倾听。因此，倾听过程不仅要用到自己的耳朵，还要用眼睛、用心灵去观察，去"听"。用耳朵去听被干预者的谈话内容和方式，不仅要听到他在说什么，还要听到他是怎么说的，进而去听谈话内容的潜在含义；用眼睛去捕捉被干预者的表情、姿态及其变化，发现与之相联系的心理意义。例如，一个被干预者在被干预的时候，总是不停地转移视线，如果有人走动，他的目光会立刻追随过去，这些非语言信息流露出他的紧张不安，而当干预者很关切地询问他现在是否感觉很紧张时，被干预者表达了自己的紧张感受，与此同时，被干预者开始变得平静一些，并愿意与干预者交谈。②干预者不仅要听，还要参与，并有适当的反应。反应既可以是语言性的（如将自己理解的内容传递给被干预者，让他感到你不仅在听，而且听得懂），也可以是非语言性的（如点头等）。

第二，倾听时的注意事项——五忌：①忌轻视被干预者：不能认为对方是大惊小怪、无事生非，而抱有轻视、不耐烦的态度。②忌干扰、转移被干预者的话题：不能不时地打断被干预者的叙述而转移话题，使被干预者无所适从。③忌做道德或正误的评判：不要按照自己的标准或价值观，对被干预者的言行举止和价值观念发表评论。一名中学生因地震时一人独自跑出教室而深感内疚，此时干预者如果根据自己的观点告诉对方"没关系的，别难过了，你跑出来没有错"，这反而可能使被干预者感到自己没有被理解。表面的劝说式教导此时是苍白无力的。④忌急于下结论：仓促的结论往往与实际不符，导致被干预者对来自干预者的信任、关注和理解产生怀疑。⑤忌倾听时东张西望，或看手表，或接听电话。要保证整个交谈与倾听过程的连贯性和投入性。

4. 共情　通常，共情是站在被干预者角度去体会和理解其感受的。共情意味着干预者尝试去理解被干预者的内心体验，并给予恰当的反馈，使被干预者感受到被理解以及情感上获得支持。共情包含同情的成分，但又不是同情，同情不一定会有对对方感受的理解和体会。共情不仅有同情，更有理解。要准确地表达共情，应注意以下几点。

第一，要从被干预者内心的参照系出发，设身处地体验他的内心世界。因此，共情不是干预者任意的凭空想象。

第二，通过语言准确表达对被干预者内心体验的理解。只有表达出对被干预者的共情，共情才会有干预的效果，而语言正是这种共情表达的主要载体。

第三，也可借助非语言行为，如目光、表情、姿势、动作变化等，表达对被干预者内心体验的理解。要注意，这些非语言行为一定是干预者在设身处地共情的基础上自发而成的，否则会使被干预者感到你并没有真正理解他，甚至会觉得你不真诚。

第四，表达共情应适时、适度、因人而异。

第五，重视反馈信息，以此可以评估共情的准确性。

共情使访谈走向深入，在这一过程中被干预者的深层情感有机会逐渐表达。但是，要注意干预者的自我保护。在面对遭受创伤的被干预者时，不提倡干预者没有任何节制、没有任何界限地去努力体验被干预者在创伤情境下正在有的体验，否则干预者自己可能会遭受心理创伤，丧失干预的能力。

5. 尊重　无条件的尊重是指对被干预者接纳、关注、爱护的态度，意思是要尊重被干预者的现状、价值观、权益和人格。这是建立良好关系的重要条件，也是被干预者对干预者产生信任的一个关键要素。在创伤性事件发生后进行心理危机干预时，尊重变得尤为重要。

（1）尊重意味着完整地接纳一个人，包括他身上的消极面和缺点：有些被干预者由于创伤的刺激变得易激惹,易表现出攻击性。此时干预者可能会对其产生厌恶情绪,这种情绪如果处理不当就会影响心理危机干预过程。干预者的职业素养要求其发挥兼容器的作用,但要做到这一点有一个重要前提,就是对被干预者有足够的尊重,并尊重他在遭受创伤后的所有反应。

(2)尊重意味着信任对方,信任被干预者的选择,信任被干预者自愈的能力:这种信任包括以下两个重要内容:①尊重被干预者对是否接受心理危机干预的选择:很多被干预者并不想接受心理危机干预,在进行心理学知识的教育后,很多人也觉得没必要对自己进行心理危机干预。在这种情况下,我们应尊重他们的选择,并留下联络方式,在他们需要的时候再进行帮助。②尊重被干预者的心理防御:很多被干预者遭受了突发事件,如丧失亲人等。尽管心理危机干预的内容之一是促进他们情感的表达,但很多人并非按干预者希望的那样去做。他们在回避表达、回避情感。对于他们而言,这时的回避也许是维系心理平衡的唯一途径。在与他们接触的时候,干预者宜尊重这种回避的心理防御,避免强行讨论创伤话题,强行让他们再次暴露于创伤回忆和情感中。

以上介绍了心理危机干预中的个体访谈与辅导的基本技术与操作,这些内容是心理危机干预时最基础的方式方法。在实际操作中,干预者应在此基础上,再灵活有效地根据具体情境和被干预者情况,应用诸如认知重建等心理学方法进行心理危机干预。

二、突发应急事件中团体心理辅导以及心理危机干预

(一)相关知识

团体心理辅导是从英文group counseling翻译而来的。group译为小组、团体、集体,counseling较多地译为咨询、辅导。目前,在我国心理辅导界出现了"团体咨询"、"集体咨询"、"小组辅导"和"团体心理辅导"等多种概念,其含义基本相同。团体心理辅导是在团体的心理环境下为成员提供心理帮助与指导的一种心理辅导形式,即是以团体为对象,运用适当的辅导策略或方法,通过团体成员的互动,促使个体在人际交往中认识自我、探讨自我、接纳自我,调整和改善与他人的关系,学习新的态度与行为方式,增进适应能力,以预防或解决问题,并激发个体潜能的干预过程。

心理危机干预中的团体心理辅导——CISD,首先由Mitchell提出,最初是为维护应激事件救护工作者身心健康的干预措施,后被多次修改完善并推广使用。CISD模式对于减轻各类事故引起的心灵创伤,保持内环境稳定,促进个体躯体疾病恢复具有重要意义,目前已被用于干预遭受各种创伤的个人和团体。

(二)团体辅导的设置

CISD的目标为:公开讨论内心感受;支持和安慰;资源动员;帮助当事人在心理上(认知和情感上)消化创伤体验。通常在伤害事件发生后24~48小时之内实施,心理危机干预者(以下简称干预者)的实施必须对小组治疗及应激反应综合征有广泛了解。

实施者:CISD由受过训练的专业人员(如精神卫生专业人员)实施。

CISD时限:根据参加人员的人数,整个过程大概需要2~3小时。

参与人数:8~12人为宜。

G1SD的注意事项如下。

1.对那些处于抑郁状态的人或以消极方式看待晤谈的人,可能常给其他参加者添加负面影响。

2. 建议晤谈与特定的文化性相一致,有时文化仪式可以替代晤谈。

3. 对于急性悲伤的人,如家中亲人去世,并不适宜参加CISD,因为时机不好,晤谈可能会干扰其认知过程,引发精神错乱;如果参与晤谈,受到高度创伤者可能为同一晤谈中的其他人带来更具灾难性的创伤。

4. WHO不支持只在受害者中单次实施。

5. 受害者晤谈结束后,心理危机干预团队要组织队员进行团队晤谈,以缓解干预人员的压力。

6. 不要强迫被干预者叙述灾难细节。

(三)专业技术与操作

第一期: 介绍期(introductory phase)

实施者进行自我介绍,介绍CISD的规则,仔细解释保密原则。

第二期: 事实期(fact phase)

请参加者描述危机事件发生时或发生之后他们自己及事件本身的一些实际情况;询问参加者在这些严重事件过程中的所在、所闻、所见、所嗅和所为。每一位参加者都要发言,最后参加者会感到整个事件由此而真相大白。

第三期: 感受期(feeling phase)

询问有关危机事件发生时或发生之后的感受。如问"事件发生时您有何感受?"、"您目前有何感受?"和"以前您有过类似感受吗?"等。

第四期: 症状描述期(symptom-description phase)

请参加者描述自己的应激反应综合征症状,如失眠、食欲缺乏、大脑不停地闪出事件的影子、注意力不集中、记忆力下降、决策和解决问题的能力减退、易发脾气、易发惊吓等。询问危机事件发生时或发生之后参加者有何不寻常的体验、目前有何不寻常的体验,事件发生之后生活有何改变,请参加者讨论其体验对家庭、工作和生活造成了什么影响和改变。

第五期: 辅导期(teaching phase)

1. 介绍正常的反应　介绍正常的应激反应表现,提供准确的信息,讲解事件、应激反应模式;动员自身和团队资源互相支持,强调适应能力;讨论积极的适应与应对方式。

2. 提供有关进一步服务的信息　提醒可能的并存问题(如饮酒);根据各自情况给出减轻应激的策略;自我识别症状。

第六期: 恢复期(re-entry phase)

与患者共同总结晤谈过程;尽量回答患者所提出的问题;为患者提供基础保证;与患者讨论康复计划;在小组中讨论成员的共同反应,强调小组成员的相互支持;帮助患者充分利用生活中可利用的资源;最后作出心理危机干预者总结。整个过程需要2~3小时。严重事件后数周或数个月内进行随访。

第三节　突发应急事件中丧亲者的沟通与心理干预

一、丧亲者的身心特点及表现

(一)哀伤反应的三个阶段

见表12-1。

表12-1　丧亲者三个阶段哀伤表现

阶段	反应类别	外部表现
第一阶段：震惊与逃离期（数小时至数周，甚至数个月）	生理反应	呼吸急促、心慌、紧张、多汗、口干、失眠
	认知反应	否认、怀疑、无法接受、反应迟钝
	情绪反应	非现实感、麻木
	行为反应	失控、发呆
	社会功能	无法正常工作与生活
第二阶段：面对与瓦解期（数个月至两年）	生理反应	疲倦、无力、头痛等躯体不适，失眠体重减轻
	认知反应	注意力不集中、记忆力减退、思维逻辑性下降、幻觉
	情绪反应	悲伤、绝望、内疚、抑郁、失落、愤怒担心、愉快
	行为反应	寻找逝者的身影、与逝者对话
	社会功能	退缩、孤僻
第三阶段：接纳与建议期（数个月、数年甚至一生）	生理反应	饮食、睡眠逐渐恢复
	认知反应	注意力转移外部、恢复自信、态度积极
	情绪反应	负性情绪逐渐减轻、恢复平静
	行为反应	参与工作、建立社会关系、计划未来
	社会功能	正常工作生活

（二）复杂性哀伤的表现

1. 过度否认　①对逝者怀有强烈的内疚、自责并拒绝接受逝者已死的事实；②强烈感到逝者仍然存在，不合理地长期保存遗体或遗物。

2. 持续、长期的哀伤　①经过一段相当长的时间，依然对失去亲人产生强烈且无法消退的反应；②久久不能恢复正常的社交或工作能力。

3. 延迟、压抑、夸大的哀伤　①丧亲之时并未有适当的悲伤反应，但在之后却引发出夸大或超出预料程度的情绪反应；②可能会引发身心症状（如背痛、胸痛、胃肠疾病、皮肤敏感等）；③症状符合精神疾病的诊断（如抑郁症、创伤后应激障碍、焦虑障碍、哀伤引发的短暂性精神障碍、饮食障碍等）；④症状持续，直至哀伤得到某种程度的缓解。

4. 伪装的哀伤　①高涨的情绪、过度活跃的行为、冲动控制问题（如冲动的决定、药物滥用、违法行为、不理智的投资、愤怒及暴力行为、躁狂的表现等）；②可能发展出与逝者死前病症相似的生理症状。

二、专业技术与操作

1. 丧亲者干预的基本原则

（1）震惊与逃避期：与丧亲者建立支持性关系，倾听和陪伴，强化丧亲者的社会支持系统，提升丧亲者的安全感，指导其亲人来照顾丧亲者的日常生活，满足其生理需要。

（2）面对与瓦解期：帮助丧亲者认识、接受、适应丧亲的事实；引导丧亲者识别、体验和表达丧亲之后不同层面的负性情绪，预防产生适应不良行为及创伤后应激障碍等相关问题。

（3）接纳与重建期：鼓励丧亲者重新适应逝者不存在的新环境，探索积极的应对策略，与外界建立联系，重建生活的目标和希望，必要时寻求社会支持。

2. 主要干预技术

（1）建立支持性关系：突发危机事件带给丧亲者突发的、不可预测的创伤和损失，与他们第一次的接触将直接影响到整体的干预效果。在与丧亲者接触之前，心理危机干预者（以下简称干预者）需大体了解此次突发危机事件的性质、伤亡程度如何、对丧亲者的刺激强度有多大等基本情况。

丧亲者在经受了突发危机事件及丧亲的打击之后，往往无心与他人接触。干预者首先要冷静观察丧亲者目前的状态及周围的环境，判断现在接触是否会让丧亲者感到唐突或者反感，然后再采取非侵入的、温暖真诚的态度与丧亲者进行接触。初次接触时如果条件允许，可以从满足其生理需要入手，比如递上一杯热水，或者一张纸巾。使用标准清晰的问候语介绍自己："您好！我们是心理援助人员，希望能为您提供一些心理帮助，您有什么话想对我说吗？"干预者的声调、语气要注意与丧亲者相吻合，尽量少说话、多倾听，通过眼神、表情、点头等肢体语言来表达对丧亲者的理解和共情。在接触过程中要遵循保密原则，避免二次创伤及既往创伤的唤起，同时避免媒体及无关人员在场，以提高丧亲者的安全感。并非每个丧亲者都乐意接受心理干预，如果丧亲者明确拒绝，要尊重他们的决定，并且向其表明，在他们需要帮助的时候可以随时联系。

（2）评估丧亲者的心理状况：在干预初期主要通过开放式的提问，从以下几方面对丧亲者的哀伤进行全面评估：①丧亲者与死者的关系如何，亲密的程度怎样？②死者是在什么情况下去世的，丧亲者是否毫无心理准备？③丧亲者以往是否有过类似的哀伤经历，以往的应对方式如何？④丧亲者在丧亲之后的社会支持系统是否完善？⑤目前最困扰他的问题是什么，丧亲者希望得到哪些帮助？⑥丧亲者目前的情绪状态如何，其情绪反应是否属于正常范围？⑦丧亲者目前属于哀伤的哪一个阶段，是否属于复杂性哀伤？

（3）引导丧亲者接受丧亲事实：帮助丧亲者认识、面对、接受丧亲事实，是成功干预的第一步。居丧之初，丧亲者往往存在否认的倾向，为了接受丧亲事实，需要与丧亲者围绕死者去世的事件，开放式地谈论死者是在什么情况下离世的，当时具体的情况如何，是否瞻仰死者的遗容，打算如何处理死者的遗物，如何安排葬礼，是否已经拜访死者的墓地，这些都有助于丧亲者接受亲人离世的事实。交流时避免说"去了天堂""远走了"等缺乏现实性的词语，而是直接说"死亡"、"去世"等词，这有助于增强丧亲者丧亲的现实感。

（4）对丧亲者实施哀伤的心理教育：有的丧亲者在亲历突发危机事件的同时，面对亲人突然离世没有任何心理准备，会出现很强的情绪反应，正常的生活模式也被完全打乱，丧亲者对此往往认识不够，又看到干预者的参与，可能自己会感觉"我要疯了"或者产生耻辱感。因此帮助丧亲者了解什么是"正常"的哀伤行为，这种特殊的体验和快要发疯的感觉是在经历丧亲之后的"正常"反应，这有助于缓解丧亲者担心自己发疯的恐惧，接纳自己目前看似异常的表现。

丧亲者能否很好地处理哀伤，与其家庭成员之间原有的沟通模式有很大关系，如果个体在丧亲之前保持着不沟通、不表达的行为模式，丧亲之后，表面看似平静，但是会把痛苦深深隐藏起来，从而陷入冲突与逃避的模式里，导致身心疲惫、精神崩溃。对于这类反复告诉你"我没事"的丧亲者，要重点进行相关的心理教育，告诉他们丧亲是每个人一生中都会经历的特殊体验，人在悲伤时痛哭是很自然的情感反应，并非是脆弱无能的表现。单纯的压抑和逃避并不能让这种悲伤消失，相反，如果表面上乐观坚强，但是内心很痛苦压抑，反而容易影响自己以后的健康，这是已故亲人不愿意看到的，只有放下自己的防御，认真体验并正确表达哀伤过程中的感受,才能有助于个体的成长。

（5）鼓励丧亲者用言语表达内心感受及对死者的回忆:在处理哀伤时,帮助丧亲者发现、接受和表达悲伤过程中的各种复杂情感十分关键。如果丧亲者能清晰、具体地表达不同层面的情绪感受,很有可能会顺利渡过哀伤期。丧亲者在哀伤期通常会有很强的内疚、自责、悔恨、羞愧等情绪,这些情绪反映着个体对已故亲人去世的哀伤,渴望与其重新建立联系。干预者要表示理解逝者在丧亲者心目中那独一无二、无可替代的重要地位,鼓励丧亲者停留在感受层面,进行探索与分担。如果丧亲者还没有情感层面的适度表达,不要直接上升到理性层面,不要先告诉对方"你要坚强"、"节哀顺变"、"我知道你的感受"、"尽管他去世得很突然,但是没有受很多苦,从这点上来说你要想开些"和"我相信你会坚强地面对这一切"等类似的表达,这样会给对方造成过大的压力,阻碍了丧亲者表达感受、表达脆弱。

能给一个心理受伤的人最有力的帮助就是倾听和陪伴。干预者可多以开放式的提问来询问丧亲者对已故亲人离世的感受,给丧亲者创造情感层面的适度宣泄,与其一起聊天、表达、痛哭、沉默、回忆,并给予恰当的反馈。

（6）向死者仪式性的告别:在丧亲者体验和表达哀伤情绪之后,干预者可以鼓励丧亲者去寻找纪念亲人的标志,与死者做仪式性的告别,并与丧亲者共同探讨关于遗物的问题。由丧亲者自己考虑决定是否保留遗物,如果遗物带给他的是美好的回忆,不影响正常的生活,就可以保留。

另外,可以采用仪式性的活动来与死者告别,比如以写信的方式把内心想对死者说的话都写下来,与丧亲者商讨如何处理所写之信,比如烧掉或者丢在河里、放在氢气球里放飞、埋在墓地里等方式,或者在网上建一个亲人的网上陵园等纪念方式。

（7）完善社会支持系统:社会支持是指个体在应激过程中从社会各方面能得到的精神上和物质上的支持。灾难性事件会大大影响社会支持系统的稳定性,增加创伤后应激障碍的发生概率。在对丧亲者的心理干预过程中,完善丧亲者的社会支持系统,是帮助他们从灾难中复原的最重要、最有效的方面。

提供具体的帮助与支持。干预者通过陪伴、握手或其他的身体接触,能使丧亲者感受到他并非独自面对不幸,而是与大家共同面对,会让他们觉得自己并不孤单。丧亲发生后,将面临的还有料理后事、处理遗物等,帮助安排亲友暂时接替丧亲者的日常事务,如代为照看孩子、料理家务等。必要时还需指定专门人员,提醒丧亲者的饮食起居,保证他们得到充分的休息,也是至关重要的一种支持形式。可极大地缓解受害者的心理压力,使其产生被理解感和被支持感。

建构社会支持网络图。作为干预者,要指导丧亲者主动利用和寻求社会支持。帮助丧亲者画出他们的社会支持网络图,按亲近程度由近到远,分别列举出目前在这个网络图中各位置的人员,写出他们的名字,并注明哪个成员能给予自己何种具体的帮助和支持,尽量具体化,如情感支持、建议或信息、物质、金钱和权力方面的支持等,并讨论如遇到某一问题将会在网络图中的何人那里得到帮助。这样,一方面能让丧亲者确认外界有多少人可以帮助自己,提高他们的安全感;另一方面,能使丧亲者更有效地利用自己的社会资源。

强调社会支持的相互性。由于在自然灾难面前,个体易丧失自我控制感,所以力所能及地互助,能够重建控制力信心。当控制力再次浮现时,可以将恐惧、焦虑控制到最小程度。干预者要以心理教育的形式,向丧亲者强调社会支持是相互的,不能只收获,不播种,可以在适当的时机为他人提供力所能及的帮助。这时帮助别人不仅可以分散紧张的注意力,得到情绪的舒缓,更可以恢复自己的独立意识,增强自我肯定感。

（8）提供积极的应对方式:面对突如其来的灾难,丧亲者通常会处于一种心理情绪失衡状态,如悲伤、焦虑等,大多数丧亲者会觉得自己已无路可走,他们原有的应对机制和解决问题的方法不能满足他们当前的需要。因此,心理危机干预的工作重点应该放在稳定丧亲者的情绪方面,使他们重新获得丧亲前的平衡状态,重新获得应对和解决问题的能力。

1）回忆既往积极的应对方式:个体都有自身发展的、适于他自己的适应性应对行为,所以最好让丧亲者自己叙述他既往的应对方法,把他们的自我能动性充分发掘出来。鼓励丧亲者回忆他们以前用过的、有效的处理负性情绪的方法,给予肯定与强化,归纳出来并提供给丧亲者,鼓励他们继续采用。

2）建立适应性行为:面对丧亲的现实,丧亲者很难做到不痛苦,但却可以带着痛苦去适应丧失,并逐渐投身于新的生活,做自己该做的事,从而在活动中减轻痛苦。可以直接向丧亲者提供多种方法,建立适应性应对行为,如充足的睡眠、营养支持、尽可能保持有规律的作息时间、与他人共处、向他人诉说心中的苦闷、与他人沟通联系、从正常渠道获得所需的信息、计划当下能做的一件事情、适量的体育锻炼或运动、自我安慰、听音乐和写日记等。

3）问题处理:首先让丧亲者思考自己当前有哪些事必须要做,并讨论事情的轻重缓急,安排好时间,一一去完成。如果丧亲者自愿或在建议下同意做一些事情,则要与其一起讨论,做这些事带来的有利及不利影响,权衡利弊后选择一件事情来做,并且要具体分析做这件事情可能会遇到什么困难或阻碍,将如何处理。必要时,干预者要参与并帮助丧亲者完成做该件事情过程中的某个环节。值得注意的一点是,安排活动,让丧亲者充实是有益的,但他们也需要时间来感受并且需要经历悲伤的过程。如果总是让他们那么忙,没有自己单独的时间来想,来感受悲伤,那么这些情况也会阻碍经历悲伤的过程。

4）放松技术:学会一种简单的放松技术,如呼吸放松、想象放松、肌肉放松等,可以帮助丧亲者减轻精神和身体上的紧张感。呼吸放松简单易学,首先让丧亲者选择一个舒适的姿势,平静下来,闭上双眼;然后用鼻子慢慢吸气,想象凉凉的气流缓缓充满肺部到达腹部,轻轻地对自己说:"我的身体非常平静。"屏气3秒钟,慢慢地用嘴呼气,想象暖暖的气流从腹部、肺部完全呼出去,轻轻地对自己说:"我所有的烦恼、紧张都随着气流呼出去了。"重复练习,直至掌握。

5）识别消极的应对方式:帮助丧亲者识别消极的应对方式及其导致的负面影响,避免适应不良行为的产生。消极的应对方式有回避亲朋及他人、回避公众活动、过度自责或责备他人、暴力发泄、暴饮暴食、借酒浇愁、滥用药物、放任自流、不吃不喝、整日睡觉等。

干预者要和丧亲者就这些方法进行讨论,识别他们自身可以运用的方法,并将如何运用进行具体化,最后再让他们进行复述,以强化应对方式。

（9）重建有益的思维方式:经历灾害、遭遇丧亲的人,观念会发生巨大的改变,思维方式容易产生扭曲,产生"我是没用的人"、"一切都完了"等想法,从而产生悲观的生活态度,甚至自杀。干预者要帮助他们意识到自己认识中的非理性思维,重新获得思维中的理性和自我肯定的成分。而此项干预更适合丧亲应激反应逐渐恢复的丧亲者。重建思维方式方法如下。

1）矫正过度的自责:通常丧亲者在认知层面上会有深深的自责和内疚感,在失去孩子的父母中尤为严重,因此要帮助丧亲者分析对自己的要求是否恰当、是否现实,从另外一种思维角度来看待自己的不幸遭遇,亲人的亡故在这次灾难中是难以避免的,之前自己并未有得到关于灾难的任何信息,这也是人类不可抗拒的天灾,自己对死亡事件并不承担责任,这不是自己的错。

2）正视改变,适应生活:丧亲者可能会高度关注当前和今后持续存在的困难,非理性地夸大灾难带来的影响,并对此过分担忧或悲观绝望。丧亲者要面临由于丧失亲人而带来的各种改变。针对丧亲,和丧亲者讨论并重点强调目前他们仍拥有的人和物等资源,帮助他们建立另一种有益的思维:自己并不是孤单一人,自己也并不是一无所有,自己的将来并不是毫无希望。

3）展望未来,注入希望:对于新的生活,要给予其对未来的期望,利用丧亲者现存的资源,引导他们展望未来,帮助他们重新发现生活中有意义并能给予他们积极回报的事情,干预者在这一过程中随时注入希望,传达一个信念:痛苦终将减弱,未来的生活将会赋予新的意义,生活中仍然会有积极、幸福的一面。最后给予总结、肯定、鼓励和强化。

针对丧亲者面临各种改变的担忧,帮助他们逐一列举并分析出这些改变带来的困难,正确地评估困难,通过分析及提供解决办法的过程,来矫正他们的非理性思维,强调他们对自己命运的控制感,提供给丧亲者一种有益的思维:"我的生活不再同于以前,这些改变确实会带来痛苦,我今后会面临很多困难,但还是有很多办法去应对解决的,我能够重新开始新的生活。"

（10）评估转介医疗需要:干预者如果发现丧亲者存在复杂性哀伤或哀伤情绪的程度严重、持续时间超过4~6周、影响到日常生活功能,则需要转介精神医疗专业人员接受治疗。

（11）注意事项:对丧亲者的心理干预具有很大的个体差异,以上相关干预技术并非要刻板地按照步骤来进行,而是要结合丧亲者的心理特点及哀伤程度来灵活运用。

对丧亲者的哀伤辅导是要协助他们适应亲人离世的现实,处理目前的现实问题,而非引出创伤体验的细节。干预者应不加评价地陪伴和倾听丧亲者有利于情感表达的声音。

哀伤的内涵和历程会明显受到家庭、文化、宗教信仰及哀悼相关仪式的影响。干预者在干预之前须了解当地的文化习俗。干预者的心态要保持平和,不一定必须为丧亲者实施专业的干预行为。如果干预太迫切,反倒会受到强烈的阻抗。本着"不指导、不随从、只陪伴"的基本原则,干预者陪伴的本身就是对丧亲者的支持和给予。对于某些有强烈愤怒甚至冲动行为的丧亲者,需要干预者与其建立沟通,好让他们有适当的情感表达。丧亲者的愤怒情绪并非指向干预者,而是这种情绪的一种转移。要尽量避免给丧亲者提出具体的建议。干预目标是帮助丧亲者识别其积极资源,让他们自己决定如何应对丧亲后的生活。避免在干预中评判丧亲者,如不要说"您不应该那么想"、"您不应该伤害您自己"和"您怎么能那么做呢"等。

第四节　突发应急事件中儿童和青少年的沟通与心理干预

一、应急事件中儿童和青少年的身心特点及表现

（一）面对灾难,儿童和青少年的反应

事件出现之后,儿童和青少年无论在生理、心理或行为上,均会产生许多反应。一般而言,这些情绪反应并不会持续很久,但目前看起来状况很好的孩子也有可能在灾难发生数周后才逐渐地表现出来。由于儿童和青少年对灾变事件（如死亡）的想法与成人不同,因此表

现出来的反应方稍异于成人。

1. 不同年龄层儿童和青少年的共同反应 包括：害怕将来的不确定性、对上学失去兴趣、行为退化、睡眠失调和畏惧夜晚、害怕与灾难有关的自然现象。

2. 不同年龄层儿童和青少年的典型反应

（1）学龄前（1~5岁）：吸吮手指头，尿床，害怕黑暗或动物，黏住父母，畏惧夜晚，大小便失禁，便秘，说话困难（口吃），食欲减退或增加。这个年龄层的儿童对他们以往所处的安全的世界因灾变而遭受破坏，会显得特别脆弱，因为他们通常缺乏处理紧急压力的语言和思考能力，而期望家人来帮助或安慰他们。

（2）学龄儿童（5~10岁）：易怒，哭诉，黏人，在家或学校出现攻击行为，明显地与弟弟妹妹竞争父母的注意力，畏惧夜晚，做噩梦，害怕黑暗，逃避上学。在同伴中退缩，在学校失去学习兴趣或不能专心，行为退缩，这几乎是学龄儿童在灾难后的典型反应，尤其是失去宠物或有价值的物品对他们而言是特别难处理的。

（3）青春期前（11~14岁）：睡眠失调，食欲缺乏，在家里"造反"，不愿意做家务事，学校问题（如打架、退缩、失去学习兴趣、寻求注意的行为），生理问题（如头痛、不明原因的其他疼痛、皮肤发疹、排泄等问题），失去与同伴进行社交活动的兴趣。这一年龄层在灾难之后的反应特别明显，他们需要觉得其恐惧是适当的，且与别人一样，需要以减低紧张和焦虑及可能的罪恶感为目标。

（4）青春期（14~18岁）：身心症状（如排泄问题、气喘），头痛与紧绷，食欲与睡眠失调，月经失调与痛经，烦躁或活动减少，冷漠、对异性的兴趣降低，不负责或违法的行为，对于父母的控制的反抗减少，注意力不集中，疑病症（不断担心自己有病痛，但无医学上的根据）等。大部分青春期的青少年，其活动与兴趣都集中在与他们同年龄的同伴身上，他们特别容易因同伴活动的瓦解，以及共同努力时失去大人的依靠而悲伤、难过。

3. 失去亲人的孩子的反应 孩子在突发事件中失去亲人是最常见的压力，也是最急需处理的危机。这类孩子大多数会出现以下反应：不相信亲人已经永远离开；身体不适（如食欲缺乏、呼吸困难）；觉得自己被抛弃，对过世亲人生气；对亲人的死亡自责；模仿过世亲人的行为或特征；变得容易紧张；担心以后没人照顾自己；出现跟以前很不一样的举动（如特别乖或特别顽皮）。

孩子对死亡的想法与成人不同。无论文化背景和家族的宗教信仰是什么，死亡常常被孩子视为是上天惩罚的结果。孩子不懂得死亡是人生必然的结果，也不懂得自然灾害中的死亡者或幸存者，往往只是随机的变量。有些孩子可能会觉得是因为自己不乖，或者在突发事件发生前刚好曾经做错了事，所以害得亲人罹难。比如，孩子会想起有一次，他跟哥哥抢玩具吵架时，曾经暗自诅咒哥哥"死了最好"；还有一次妈妈惩罚他的时候，他曾经暗自发誓有一天要"让她好看"。突发事件发生后，哥哥、妈妈真的走了，好像应验了孩子的期望。他因此而深深自责，觉得亲人的死完全是他自己造成的结果。

正是因为孩子对死亡的想法与成人的想法不同，所以他们面对死亡所表现出来的行为，常常会让成人十分诧异。不要以为有些孩子没哭、没难过就表示他不了解自己已经失去了最亲的人。孩子没有社会经验，他根本不知道亲人死了应该用什么恰当的方法来抒发自己的情绪。这时候他的行为往往反映了自己那套对死亡的理论。有些孩子会忽然表现得特别好，不要以为他是在一瞬间长大了、懂事了。说不定他只是猜想，亲人的死亡是因为自己不乖、自己乱诅咒所造成的。如果从现在开始他都很乖、很听话，那么亲人也许就会活过来了。

试想,随着时间的推移,当孩子渐渐发现无论自己再怎么努力,都没有能让亲人复生的时候,他失望的心情和自责会如何地累积,那将会成为一辈子都无法磨灭的心理伤害。有些孩子会好像完全没事儿一样,甚至会比平常还要顽皮、不听话。别以为他不难过,这很有可能就是因为他自责太深,而想让自己看起来更坏、更不乖,好让老天干脆把他也一起带走,或是让其他生还的亲人气不过揍他一顿,也好让他经由这些惩罚减轻一些罪恶感。

（二）突发事件后儿童和青少年容易出现的三类心理问题

1. 生理性(或称生物性)心理问题　主要是退行或退缩行为,表现得比实际年龄更为幼稚,如吸吮手指、尿床等,黏人(亲密依赖),表现得害怕离开亲人,亲人要离开时哭泣、抱紧不放,拒绝其他人接触,处事夸张(小题大做)等。属于这类心理问题的还有害怕与自然灾害有关的情境或场景,如阴暗、空间逼仄、下雨、打雷、刮风、闪电等。这类问题是由人的动物本能引起的,所以称生物性心理问题。

2. 情绪性心理问题　这类问题包括难以入眠、做噩梦(如经常性"灾难重现",经常梦见难以脱逃、四肢无力、被绑缚、被压迫或被追踪、从高空坠下或陷入地下),神情呆滞,沉默寡言,情绪低落,缺乏情感表达,沮丧,冷漠,兴趣淡泊,自闭。属于这类心理问题的,还有抵触、易激惹、易怒、情绪变化反复无常等。

3. 精神性心理问题　经过重大创伤性事件后,发生认知改变或认知模式扭曲变形,思维与逻辑不符合常规。经常抱怨头痛、胃痛或其他身体方面的疼痛,并伴有较实质性的幻想、幻视、幻听、妄想等。

（三）突发事件后儿童和青少年心理障碍的三种类型

1. 认知障碍　绝大多数灾后儿童和青少年获得地震的发生原理及伴生现象的科学的或合理的解释后,就不会有认知障碍。认知障碍主要表现在回避事实,特别是回避亲人遇难事实,或与此相反的紧盯事实,不能将思想从灾难事件上转移,还会发生自罪现象,即认为不幸是对自己以往过错的报应等。

2. 情绪或情感障碍　常出现情绪情感反应与创伤事件过于不对称的现象,过于夸大或过于缩小的情绪反应。如对亲人的突然亡故感觉漠然,甚至莫名其妙地发笑,像是事故与本人无关一样。

3. 意志与行为障碍　灾后儿童和青少年自我控制能力降低,经常默默垂泪,社交愿望明显减退,甚至不愿见人,不愿诉说创伤经历,乃至对工作、学习、生活的热情全面消退,社会功能受损,对什么事都没有兴趣,性格变得暴躁、易激惹、沮丧和抑郁等。

（四）儿童和青少年的PTSD

儿童和青少年的PTSD是经历创伤后出现的应激障碍。他们将面对带来痛苦或哀痛的事件,这些事件使他们直至事件发生后仍旧感到无力摆脱。这些经验经常被重温或被再体验,影响他们的日常活动、学习和与他人的关系。

1. 是什么导致儿童和青少年的PTSD　儿童和青少年的PTSD是由其体验的一次受伤事件造成的。这些事件可能包括:①一次事故;②对孩子做的罪行或他看见了一种罪行,如盗窃;③一种严重的疾病,如癌症导致亲人死亡;④自然灾害,如洪水、地震、飓风;⑤遭受躯体或性虐待;⑥暴力、战争或者恐怖主义事件。

2. 什么是PTSD的标志和症状

（1）脑中反复出现"坏"的画面:①行动、促使或者感觉事件再发生;②做噩梦;③有恶性事件的回放或在脑中反复跳出图像。

（2）回避：①避免谈论创伤事件；②避免活动、接触导致他受创伤的地方或者人、事；③在面对令人愉快的事上也失去兴趣；④可能不表现出他的感觉，或其表现与他的年龄不相适应；⑤认为自己将来没有希望，或担心即将死去。

（3）应激增加或心情摇摆：①容易受到情感伤害；②有突然的悲伤、恐惧或者愤怒的感觉；③感到紧张，产生慌张或者急躁情绪；④在学校有问题或麻烦，需要被注意；⑤有睡眠问题。

3. PTSD如何被识别　如果有以下情况，可怀疑有PTSD：①看见了面对死亡的事件或体验了死亡带来的严重伤害；②反应是巨大恐惧、一蹶不振或者有恐怖感；③有再体验创伤事件、有回避行为和增加的激惹症状；④症状持续超过1个月；⑤症状导致困境并且影响其活动、学习和人际关系。

4. 如何应对儿童的和青少年PTSD

（1）认知行为疗法：通过心理危机干预者（以下简称干预者）或干预者与家庭成员的指导，孩子将学会慢慢地、小心地面对恐惧的对象或情况，也将学会控制恐惧的精神和生理反应。

（2）认知结构的改变：干预者可帮助孩子发现哪些想法带来忧虑，哪些想法适于替换。

（3）曝光或减低敏感：曝光或减低敏感疗法能帮助孩子面对一个恐惧的对象、人或者情况，其目标是帮助孩子减少恐惧或忧虑。

（4）眼动脱敏再加工（EMDR）：这是典型的曝光疗法。当孩子再想象精神创伤时，干预者会帮助其反复移动眼球，最终达到降低焦虑的目的。

（5）放松疗法：放松疗法教孩子如何镇定和放松身体与头脑。

（6）压力处理：干预者将教孩子一些放松方式，如呼吸、凝思、松弛肌肉、听音乐或者由生物反馈。

（7）药物治疗：帮助孩子安静和放松、减少激烈行为和控制摇摆心情、减少或停止消沉和其他行为问题，帮助睡眠。

（五）突发事件后哪些儿童和青少年更需要关注

下列几类儿童和青少年需要更多的关注：以往遭受过灾难或创伤事件的；有被虐待或殴打史的；智力障碍的；患躯体疾病、残疾的；以前曾经有过情绪、行为问题的；有精神疾病家族史的。

二、专业技术与操作

虽然孩子的年纪还小，但千万不要认为他们不知道发生了什么事，孩子就像成人一样在心理上会受到影响。事实上，成人的恐惧、焦虑正在无声无息地传达给孩子，他们发现成人的表现和以往不同，他们看见成人盯着电视新闻、再三确认亲戚朋友的安危。当孩子出现诸如发脾气、攻击行为，过于害怕离开父母、怕独处，出现遗尿、吸吮手指，要求喂饭和帮助穿衣，情绪烦躁、注意力不集中、容易与其他人发生矛盾等行为的时候，有关人员就应意识到他的心理可能受到了创伤。孩子的心理恢复较成年人更为困难。对灾后儿童和青少年的心理危机干预要结合其自身的特点科学地进行，而且对灾后儿童和青少年的心理危机干预应该是个长期持续的过程，要有政策跟进，更要有制度体系支撑。

（一）突发事件后儿童和青少年团体心理危机干预

突发事件后儿童和青少年团体心理危机干预是一种快速、实用、有效的心理危机干预模式。常采用小组的模式进行,每3天进行一次,每次1~2小时,每个疗程8~10次。心理危机干预理论中的心理社会转变模式认为:"人是遗传和环境学习、交互作用的产物,危机是由心理、社会或环境因素引起的,因此应引导人们从心理、社会和环境三个范畴来寻找危机干预的策略。"这一模式以心理社会转变模式为理论框架,提出如下三点假设。

第一,卷入突发事件的经历,会对孩子的心理产生冲击。

第二,事件后的一连串生活环境的变动对孩子有影响。

第三,如果没有外来支持的介入,孩子对突发事件的负面意义就难以消除,就容易陷入负面情绪状态,影响健康心理的发展。

这一模式旨在从情绪、认知和行为三方面进行团体干预,使灾后的孩子们能更成熟地认识生活意义的问题,进一步领会突发事件后生活的正面意义,恢复良好的心理状态。

1. 儿童和青少年团体心理危机干预的心理转变过程　儿童和青少年灾后团体心理危机干预的心理转变过程可归纳为以下四个阶段。

阶段1:惊恐无助。在情绪上表现为沮丧;在认知上表现为信念受到挑战;在行为上表现为失去控制感。如在突发事件时的恐惧感、生命安全受到的威胁、周围环境对心理的冲击,焦虑、慌乱的行为。

阶段2:儿童式早熟。突发事件后的生活使孩子体会到父母家庭的重要,学着独立自主,但仍带着儿童的纯真来看待生活的变化。对政府、亲人、朋友的帮助表现出感激,但危机感仍存在。

阶段3:摆脱负面情绪。通过心理重构,情绪得到放松,意识变得积极。

阶段4:心理转变和升华。表现为情绪上获得平静,认知上产生新的思维方式,自我效能提高。例如,通过回忆突发事件中人们的相互帮助,政府、社会的大力援助,更深刻地感知地震的正面意义,积极对待事件后的重建事宜和今后的学习与生活。

2. 具体操作方法

(1)协助宣泄负面情绪:首先要重在引导儿童和青少年宣泄出他们受压抑的情绪,只有借此释放出地震造成的恐惧、害怕等情绪,才能消除过度的应激反应。团体的介入,可以使成员与有相同经验者彼此分享,而得到情绪上的支持,通过讨论一些实际的信息和恢复方法,使他们产生心理重构的认同,激发自己面对灾难的新思维。

(2)运用绘画、音乐等媒介:绘画、音乐等可以辅助儿童和青少年更自然地表达出痛苦与恐惧。无论是谁,要直接去描述痛苦的回忆都不是一件容易的事,尤其是孩子的情绪表达能力远不如成人,使用艺术为媒介可以起到治疗的作用,帮助儿童和青少年借由创作来回溯,且不易引起自我防御,在安全的气氛下探索受创的心灵,并能深入地表达出情绪,获得宣泄。

(3)开展生命意义的教育:处于灾后的儿童和青少年,对于死亡概念会产生一些不切实际的联想和担忧,所以死亡教育不应忽略,而且这也是重要的心理重构步骤之一。让个体由此发现生命的意义,透过社会支持与今后的学习生活产生新的联结,超越不安与恐惧;以生命教育的实施为重点,让孩子学习、了解死亡,分享讨论其感受,以杜绝不切实际的担忧和幻想,使他们认识到,只有正视死亡才能珍惜生命,更积极地生活下去。

(4)重塑灾后生存意义:个体能否从灾难中成长的标志之一是能否理解危机并发现生存的意义。如果一直将精力陷在负面思维中,就难以抚平创伤。只有引导孩子认识到灾后生存的积极意义,才能使其产生新的合理的思维和信念,积极乐观地对待今后的学习和生活。

（二）突发事件后儿童和青少年个体心理危机快速干预ABC法

下面介绍心理危机快速干预ABC法。

A. 稳定情绪。把受灾儿童转移到适合的环境,恢复其安全感,保持安静,使其意识调整到正常状态。

B. 快速建立信任关系。消除受灾儿童和青少年对心理危机干预的阻抗,使他们身心完全放松,待他们感觉到安全温暖、心理愉悦舒畅的时候,再进行试探性晤谈。可鼓励其尽情宣泄,把内心情感表达出来。宣泄完后,如果能自动进入睡眠则任其睡眠。

C. 进行认知调整。目的是使儿童和青少年对灾难(如地震)的真相及人员伤亡有科学的理解和认识。可多提供其他人员的伤亡信息,使其深信这样的不幸,他不是唯一的受害者。通过心理暗示的方法直接将正确的认知植入受灾儿童和青少年的潜意识中,疗效会更好。这种方法有赖于孩子的感受性。如果孩子伴有"闪回"或"闯入性回忆"等让其感到恐惧、焦虑的现象,可以结合眼动脱敏再加工、放松训练等心理学技术。

（三）不同阶段的低年龄儿童心理危机干预注意要点

低年龄儿童的认知能力较差,不能用一般的方法对其进行心理危机干预,这里主要介绍在对不同年龄阶段儿童进行心理危机干预时的注意要点。

1. 婴儿　突发事件后对1岁半以下儿童所需给予的辅助,是替他重新找到稳定的生活规律与能够长期固定陪伴他的主要照顾者。救灾人员或机构能做的事,除了替失亲婴儿尽快找到能长期居住的家庭之外,也应对有年幼小孩的母亲本人进行所需的心理咨询,让她先处理好自己的情绪,再成为孩子安定及信任感的来源。

2. 幼儿　在现场的幼儿,可能因事件本身以及因生活环境、作息甚至照顾者的改变而造成冲击,而需重新面对其已然解决的婴儿期的发展危机。这也是为什么在目前各种心理复建手册中一再警告家长,孩子会出现退行行为,并且呼吁家长要采取提供额外安抚、避免分离等照顾更小婴儿的方法来处理这些反应。其实这些做法都是值得重视的。此外,突发事件后的幼儿仍是懵懵懂懂地探索着外界,闯祸在所难免,这时也考验着现场父母对压力的承受度。因此,心理危机干预者除了一方面帮助其父母疏解他们自身的灾难症候群之外,还应设立专门的免费托儿场所,让其父母有机会独处、消化自己的情绪,并暂时解除看管幼儿的压力与职责。这更是最现实的心理复建途径。

3. 学龄前儿童　学龄前期儿童不但会因突发事件经历有退行行为产生,而且会对灾难与死亡有神奇的解释。有些孩子可能会觉得是因为自己不乖、或者在突发事件发生前刚好曾经做错了事,所以害得亲人遇难。例如,前文提到的曾暗自诅咒家人的孩子,地震发生后,他的哥哥和妈妈真的走了,好像应验了孩子的咒语。他因此而深深自责,觉得亲人的死完全是他自己造成的结果。皮亚杰笔下对学龄前儿童的描述,曾称他们会有因果推理,相信所有事物的发生必然有一直接原因且皆非意外或随机产生,此即为例。如孩子相信了这场灾难的原因是对他的惩罚,他可能就会相信,自己犯下了天大的错误因而遭此重谴。内疚感的充斥,可能将导致他在至少数年之内都不敢再尝试任何新的思维与行为。因此在灾难后,对这个阶段的儿童不仅要忍受、接纳其退行行为,让他重新对环境产生信任;更应该坚持让孩子保持正常作息、料理自己的日常生活起居,让他从这些基本的生活能力中寻回自主性与自我肯定;也要倾听孩子对于灾难事件的重述,供给孩子可以演出灾难现场的游戏道具。孩子推理方式的错误反映了他们认知能力的不足,干预者应接纳孩子的情绪、向他保证地震绝非因他而起。

此年龄层的儿童对他们身边赖以维持生命的安全世界遭受破坏会显得特别敏感,反应也极其脆弱,他们通常无法有效地用语言来表达自身的需求,而期待身边亲近的大人给予积极和适当的安慰。我们建议可以进行以下一些活动,不断经历"再保证"的过程,来重建儿童的安全感与自我效能感:①提供他们足够的玩具、道具,鼓励他们将以玩耍的方式重建在突发现场中的经验与观察。可以就地取材,不需拘泥于真实的玩具,随处可见的石头、沙子、玩偶皆可以替代。②多给予孩子身体的拥抱与接触,或提供需相互碰触的团体游戏,如"伦敦铁桥"、"大笼球"等。③鼓励孩子绘画。最好提供一张大墙报纸,让孩子们集体在纸面上尽情表达他们的感受,之后再团体分享。需要提醒的是,此时要鼓励孩子画出具体的人物和场景。④孩子此时的胃口可能并不好,建议以多餐的方式为他们提供营养,以使其生理与情绪保持稳定。⑤用一些不具威胁性或低威胁性的活动来鼓励他们来玩保护自己的游戏,如"假如怕狗狗的小英碰到一只狗狗,她要怎么办?"、"假如家里突然停电了,要怎么办?"等。⑥告知家长,在孩子睡前要多安排一些睡前活动,以建立更高的安全感。

(四)突发事件后儿童和青少年心理干预必须预防的三个问题

1. 防反复性"灾难重现" 盲目的、反复的、不可自控的"灾难重现"易加深加重负面情境情绪体验。多数儿童和青少年对灾害性事件记忆特别清晰,超乎成人,他们容易认为灾难是仅针对自己的,容易引起不正确的认知改变。在进行心理危机干预的时候,要对突发事件进行科学的解释。对于年龄较小的儿童来说,承受能力极其有限,要注意与成人心理危机干预相区别,不宜与他们探讨死亡等过于沉重的话题。他们对人生的认识极其有限,不太可能发展出"平静地接受死亡"这样只有成人才会接受的豁达心理。经验证明,通过倾听、鼓励说出、集体分享地震时体验等集体治疗技术,对于认识灾难的实质是非常重要的。有引导的"灾难重现"属于系统脱敏,具有一些治疗的意义。而对那些还不能用言语来记录和回忆创伤事件的婴幼儿,就要设法让他们在玩耍或绘画、涂鸦中将恐惧疏解出来,避免留给他们早期心理创伤和给他们成长造成心理障碍。

2. 防既往创伤经历被诱发 突发事件发生后,惊恐带来的瞬时记忆容易被反复调出,同时容易引发联想,特别是创伤性记忆的"扎堆"效应。这些反复出现的不愉快记忆及其他既有的创伤性体验,经由灾难体验,可能得到加强,甚至可能导致人际不信任态度乃至敌意。在对他们进行心理危机干预的时候,必须注意敏锐地观察与分析,力争做到把问题搞清楚,对症下药,标本兼治。

3. 防抑郁绝望情绪大量堆积 受影响的儿童和青少年会有普遍的孤独无助感,这是他们这个年龄从未有过的体验,尽管他们一方面出现心理退缩甚至退行的行为,但另一方面却又出现不正常的成熟,甚至出现成年人、老年人才有的一些情绪表现。这时候的孩子对于受冷落、被忽略、被怠慢、被歧视特别敏感,最需要有人陪伴和积极的社交与集体活动。他们在严重创伤事件之后如果不能得到及时疏解,就容易导致抑郁,这是很多心理专家注意到的问题,需要引起高度重视。

第五节 突发应急事件中对造成伤残人员的沟通与心理干预

一、应急事件中伤残人员的身心特点及表现

个体在经历突发公共卫生事件中遇到的各种困难情况都可能给心理健康带来不同的影响。对于伤残人员而言,亲历了危机事件和伤残以及伤残带来的种种困难,都影响了他们的

心理状况。到底这种影响会有多大,影响的因素有哪些,如何进行有效的心理危机干预,对此,我们将从社会学、心理学的角度进行探讨,综述如下。

（一）影响伤残人员心理健康的因素

1. 社会因素　伤残人员是一个特殊的弱势群体,因此社会对他们的态度也有所不同。社会对伤残人员的反应一方面是觉得他们值得同情,应该多给予支持和帮助;另一方面由于残疾人存在身体缺陷,不能像普通人一样自如地参与社会生活,社会上对残疾人普遍存在"不接受"的现象,在工作中这种"不接受"就表现得尤为突出。这都给伤残人员的现实世界和心理世界带来了很大的冲击。此外,在突发的公共卫生危机事件中,还存在事件发生时社会各界给予大量关爱、支持和事件过后"不接受"的矛盾,这也使伤残人员经历巨大的心理落差。

2. 家庭因素　突如其来的伤残对家庭而言是一个灾难。家庭因此要面对来自经济、伦理、习俗各方面的压力,如照顾伤残家庭成员的责任、治疗和生活上的经济负担等。而这些压力却将通过各种方式作用于伤残成员,对他们的心理造成影响。有些家庭会因为伤残的发生而特别关爱伤残家庭成员,另一些家庭则会对伤残成员表现出歧视、愤怒、攻击的态度。这两种家庭动力都将对伤残成员的心理健康带来不良影响。前者使伤残者处于被保护的弱小状态,一方面可能加重他们的自卑,另一方面可能使他们固着于被保护的角色,不愿成长。后者则无情地贬低着伤残个体的个人价值,使他们的自尊感处于一触即溃的状态。

3. 认知因素　心理学研究认为,除了危机事件能够影响个体的心理状况,对危机事件的不同解释也将使个体处于不同的心理状态中。面对危机事件,个体首先将对这一事件进行初级评估,判断其是积极的还是消极的。如果判断结果是消极的,他们将进一步评价事件的伤害性、威胁性或挑战性。如果认为事件是伤害性或威胁性的,就意味着他们认为自己会在事件中失去某些东西;如果认为是挑战性的,则意味着困难可能被超越,当事者可能从中获益。与此同时,个体还将启动次级评估过程,主要评估自己是否具备走出危机困境的能力。综合来说,如果个体认为危机的伤害性、威胁性很大,而自己还不具备克服这些困难的能力,个体就会处于强烈的不可控感之中,从而影响到心理健康状况。反之,如果认为事件的伤害性和威胁性不大,而自己有战胜困难的能力,个体就基本能达到心理平衡。

4. 行为因素　从行为角度来看,伤残人员的一些不良行为模式因为不断受到外界环境的强化而固着下来。例如,在伤残事件发生后,亲人、朋友无原则地满足伤残者的要求会强化他们的患者角色;而在生活中不断受挫则可能使他们放弃进行新的尝试和努力。

（二）伤残人员的心理特点

伤残人员除了可能在不同时期分别表现出各种应激障碍的不同症状外,还因经历处理伤残事件的特殊心理过程而产生特殊的心理表现。

1. 伤残人员的心理历程　一位心理学家把伤残比作丧失。确实,对于个体来说,失去自己躯体或躯体功能的一部分就相当于经历了一次丧失。因此伤残人员经历的心理过程与丧失的心理过程十分相似,可分为五期。

（1）休克期:休克期的主要表现为即刻反应状态,个体表现出震惊、恐惧、麻木的状态,不能了解周围情况,行为缺乏目的性。这一时期指的是伤残刚发生时的一段时间,可持续几小时、数天或更长的时间。

（2）否定期：伤残个体早期通常呈现否认状态，他们的典型反应是"这不是真的，肯定弄错了。"他们在内心深处仍希望奇迹能够出现，保留着完全康复的想法；在意识中不愿承认伤残的不可逆性，也不承认"丧失体验"的严重性。这种否认是伤残人员应对痛苦信息的一种较原始的方法，它可以起到缓冲器的作用，为个体赢得时间启动更高级的防御系统，以避免不良行为的出现。这个时期可持续几天到两三个月。

（3）抑郁期：在抑郁期，个体开始摆脱完全复原的幻想，逐渐承认"丧失"的现实。与此同时，他们会表现出一些强烈的情绪，如愤怒、怨恨、嫉妒和抑郁。他们不断提出"为什么是我"这样的问题，对周围的人表现出攻击和敌意的行为。一部分人会因为意识到自己的永久性损伤而感到深深的悲痛，产生强烈的自杀、自伤念头。因此在对伤残人员进行心理危机干预时一定要评估其自杀的风险，切勿掉以轻心。

（4）依赖期：当伤残人员恢复一定的自主功能时，他们就要开始面对生活中遇到的问题了，这时他们常常会出现依赖反应。依赖反应的出现是因为：一方面伤残带来的问题难而多，确实需要更多地依赖他人的帮助；另一方面周围的人过度满足他们的依赖需求强化了他们的依赖行为；或者伤残人员在通过依赖行为对悲剧性的伤残事件进行自我补偿。在康复过程中，依赖也是一种自我防御，一部分人随着时间的推移可渐渐消退，转变为正常人格；而另一部分人，依赖却可能成为一种重复性的不良行为模式。

（5）适应期：经过上述几个阶段后，伤残人员的各种认识、情绪和行为都将得到整合。他们开始以最大的可能去适应这种不可改变的现状，寻找解决问题的办法，并准备开启未来的新生活。这种适应是经历伤残事件后个体能够达到的较理想的心理状态，这样他们就完成了处理自己伤残的心理过程。

需要指出的是，伤残人员并非严格地按照上述五期的顺序完整地经历这一"丧失"的过程，各阶段的心理反应有可能是重叠出现的。由于个体差异的存在，他们还可能不表现出其中一些时期的心理特点，甚至完全没有上述的心理变化。因此，心理危机干预者（以下简称干预者）应根据个体实际情况而灵活掌握。

2. 伤残人员的常见心理反应　伤残人员在伤残发生后的各个阶段都可能有一些与伤残密切相关的心理反应，了解这些心理反应有助于我们更好地帮助伤残人员。

（1）自卑感：伤残不仅给个体造成了外貌的缺陷，还使他们的躯体功能受到了不同程度的限制，并进而严重影响到他们的社会功能。这种从外貌到功能的残缺使伤残者产生强烈的自卑感。他们觉得低人一等，别人都瞧不起他，因而性格变得孤僻、胆怯，对未来失去信心。又因为伤残人员在家庭中生活的时间远远大于他们在社会或社区中生活的时间，他们的自卑感在家庭中的表现尤为明显。这种自卑感的产生与个体的个性、现实情况，以及外界压力相关。

（2）孤独感：孤独感在人群中普遍存在，但伤残人员由于主、客观的原因，孤独感较为突出。伤残带来的行动不便使个体的社会活动受到限制，因而较少参加群体活动。而自卑感强的个体往往主动退出社交活动，或者在社交活动中表现得畏缩不前，这让他们只能离群索居。同时，社会对伤残人员的一些偏见也加深了他们的孤独感。相较于外在的孤独，内心中的孤独感是更加痛苦的。青少年期是一个渴望被同伴接纳的时期，然而对于伤残青少年而言，由于上述种种原因，他们不能加入到同龄人的行列中去，心中失落感很强；对于成人，经过了自我意识觉醒的青少年期，他们开始用隐蔽思想和封闭情感的方式来防御悲伤，他们觉得这个世界上没有人能真正地理解他们,也没有人能真正地帮助他们,因此他们打算永远把伤痛留在心底,不向任何人诉说;还有一部分人,他们会在日常生活中表现出乐观、开朗、自信,但在内心中却仍有挥之不去的空虚和寂寞。干预者在帮助伤残人员时应特别注意这几种情况。

（3）焦虑感:面对突发的灾难事件,个体极易表现出各种各样的焦虑情绪。对住院截瘫患者的一项研究显示,伤残人员的焦虑情绪表现为以下症状:①夜间睡眠不好;②经常小便;③手脚经常湿冷;④不能心平气和地、安静地坐着;⑤总觉得还会发生什么不幸;⑥手脚麻木和有刺痛感;⑦因头痛、背痛、颈痛而苦恼;⑧觉得比其他人更容易紧张和着急;⑨感觉易衰弱和疲劳;⑩呼吸异常困难。

（4）好胜心:伤残使个体产生强烈的自卑感。为了克服这种自卑感,伤残人员会通过加倍努力地工作和学习来获得成功,或者在各方面严格要求自己做到完美,唯有这样,他们才能证明自己不是那样弱小。遗憾的是,当他们这样做的时候,内心却是不甘和疲倦。

此外,伤残人员还会表现出前文所述的愤怒、抑郁等情绪及依赖的行为,在此不再赘述。需要注意的是,这里所述的各种心理表现都不是伤残人员特异性的心理反应,个体遇到其他问题时都可能表现出这些情绪反应。但这些心理表现却是伤残人员中最常见的、与伤残事件密切相关的心理反应,是干预者面对伤残人员时不应忽视的。

二、专业技术与操作

（一）伤残危机的心理评估

对伤残人员进行心理评估的目的在于:了解个体目前的心理状况;收集资料为下一步的治疗确立目标;决定在以后的治片中选择何种策略以及把握干预的程度。下面从评估内容和评估方法两方面介绍如何对伤残人员进行心理评估。

1. 评估内容

（1）评估伤残人员的功能水平:评估伤残人员的功能水平有助于干预者了解他们是否存在心理问题。如果存在,还要弄清问题是什么性质的,问题的严重程度如何。认知、情感和行为是评价个体功能水平的三要素。对伤残人员功能水平的评估同样要从这三方面入手。

1）认知评估的内容包括:①个体如何评价伤残事件的性质——积极的还是消极的,威胁的、伤害的还是挑战的;②个体如何评价自己的能力系统,面对伤残情境,个体是否有能力应对;③在伤残发生后,个体对事件及现实状况是否存在歪曲的认知,如非黑即白的看法、放大负面信息、臆测未来等。

2）情感评估的内容包括:①目前存在哪些不良情绪,是愤怒还是敌意、是恐惧还是焦虑、是沮丧还是抑郁;②不良情绪的程度如何,学家认为同样的情感表达出来却有程度的不同,如怒就可以分为温怒、愤怒、暴跳如雷这样不同的程度,对情感程度进行评估可以了解个体目前的情感处于何种水平上,进而制订有针对性的干预方案;③评估不良情绪涉及的范围,不良情绪是仅针对自己,还是也针对家人朋友,或者不良情绪已经波及更大的范围。

3）行为评估的内容包括:接近、回避、失去能动性三项内容。此外,还要注意个体是否出现了依赖或被动行为,以及这种行为的严重程度如何。

进行上述评估时,干预者应尽可能地把伤残人员当前的功能状态与伤残前的功能水平进行比较,这样才可以确定伤残对其心理功能水平的损害程度。同时,对其功能水平的评估应贯穿心理危机干预的全过程,以检验治疗的效果。

(2)评估伤残人员的资源系统

1)对应对机制的评估包括:面对伤残事件,当事者已经采取了哪些应对问题的方法;哪些方法是有效的,哪些方法是无效的。对应对机制的评估可以使干预者了解个体采取了哪些无效的应对机制。这样在接下来的心理危机干预工作中,一方面要帮助个体转换不良的应对机制,一方面要避免自身再采取无效的办法帮助其解决问题。在考虑替代的解决办法时,还应充分评估伤残人员的价值观、能动性及采取行动的能力。同时,干预者可以充分利用个体已有的良好应对策略来解决问题。

2)对支持系统的评估:支持系统的评估主要涉及社会支持的来源以及伤残人员对支持的利用度两项内容。社会支持对每一个人都很重要,该评估能够帮助干预者了解个体获得支持的现状,挖掘潜藏的可应对问题的资源评估伤残事件带来的影响。毫无疑问,伤残会给当事者造成心理创伤,但伤残到底是怎样带来影响的则需要仔细评估。有些伤残人员的心理症状是单纯地由伤残事件引起的;而另一些伤残人员,伤残只是引发心理危机的导火索。具体来说,前者的心理结构、功能水平在伤残发生前是基本健全的,因此目前的心理问题仅因当前发生的伤残造成,干预者在进行心理危机干预时主要针对当前的危机和问题进行短程的治疗即可帮助其排除困扰;而后者的心理结构和功能水平在伤残发生前就不完整,他们随时都可能面临心灵的困境,此次的事件只不过将隐藏的问题暴露了出来。这使伤残人员只有经过较长过程的针对过去问题的治疗才能解决当前的问题。所以,只有对伤残带来的影响的性质进行准确的评估,治疗时才能有的放矢。

3)评估危险性:重大伤残事件发生后,伤残人员有自伤和伤人的可能性,干预者应对这种可能性作出评估。绝大多数个体在采取过激行为之前会出现某些线索。这些线索包括语言的、行为的或状态的。语言线索指伤残人员曾用语言表达过伤人或自伤的想法;行为线索可能包括为自伤或伤人准备工具、与人告别、安排后事等;状态线索则是对个体目前所处现实状况的评估,如伤残的程度、经济条件、外部支持等。虽然很大一部分伤残人员不会采取这种行为,但是一旦发生这种行为,后果可能是极其严重的。因此干预者必须重视对危险性的评估。

2. 评估方法 评估伤残人员心理状况时使用的方法与一般心理咨询中使用的评估方法大致相同,实践中常用访谈和问卷调查这两种方法。因为伤残是一种危机事件,所以无论运用何种方式进行评估,都需要注意伤残人员当前处于危机的哪个阶段,并以适合当前状态的方式进行评估工作。例如,在伤残事件后的休克期就不宜进行问卷调查,也不宜进行深入复杂的临床评估访谈。

(二)伤残人员心理危机的干预技术

伤残人员心理危机的干预与一般心理危机既有相同之处,又有所区别。相同之处在于干预技术要符合一般心理危机干预的技术规范,不同之处则是要遵循伤残人员心理危机干预的基本原则。在接下来关于伤残人员心理危机干预技术的探讨中,将体现出其区别于一般心理危机干预的特点。

1. 不同治疗技术在伤残心理危机干预中的运用

(1)稳定化技术在心理危机干预中的运用:稳定化技术是创伤后早期常用的治疗技术,同样适用于伤残事件发生后早期阶段的治疗。该技术包括三项内容:将负性情绪、负性画面隔开;创造好的客体、建立积极的内部形象自我抚慰。屏幕技术、保险箱技术等可以用于隔离负性情绪和画面;内在帮助者、安全岛能协助个体创造好的客体、建立积极的内部形象;自我抚慰则可以运用放松练习、抚育内在儿童等方法。这些技术的运用均通过想象来完成。

稳定化的具体技术非常多,可以根据具体情况综合灵活运用。但要记住,每一种稳定化技术的运用都是为了帮助个体摆脱负性感觉的干扰,同时建立起积极正性的内心影像,从而恢复平衡稳定的心理状态。

（2）认知疗法在伤残心理危机干预中的运用:认知理论认为被干预者之所以出现各种心理困扰,是因为他们有许多关于事件的不合理信念,因此治疗的关键就是要帮助他们挑战这些歪曲的信念,形成更合理、更健康的观点和看法。伤残人员的很多心理困惑也是由于不合理的信念造成的。因此对其治疗的技巧与普通心理危机干预使用认知治疗技术一样,主要是用更具适应性的想法去代替原有的非理性的想法。

因为伤残人员心理危机的特殊性,在干预中要注意甄别伤残人员对于伤残事件的不合理想法。如他们觉得自己成了伤残人员,从此再不可能获得成功,他们感到人人都瞧不起他们等。面对这些不合理想法,干预者可以这样启发他们:可能伤残人员成功的道路很艰辛,但是不可能连百分之一成功的机会都没有。还可以和伤残人员一起寻找别人瞧不起他们的证据,并探讨这些证据的真实性等。

要注意的是,伤残人员的想法虽然很不理性,但对刚刚经历了伤残事件的人来说却是可以理解的。因此,干预者在干预的过程中首先应接受这些想法,表示理解和尊重,再开始进一步的工作。此外,干预时提出的新观点应充分考虑被干预者的价值观,选择他们能接受的观点对他们进行干预才是最有效的。

（3）行为疗法在伤残心理危机干预中的运用:行为理论认为,被干预者的不良行为模式是由于该行为不断受到强化而形成的。而通过撤销强化物,可以消除这种行为;对恰当的行为给予正性强化则可以建立新的行为模式。在伤残人员心理危机干预中,行为疗法可用于改变伤残人员诸如过度依赖、被动之类的失当行为模式。

（4）叙事疗法在伤残心理危机干预中的运用:叙事疗法的技术要点是将问题与人分开,人在问题之外像一个旁观者一样看问题,这样就有可能寻找到既往被忽视的解决问题的好方法,从而改写"问题"的故事。在干预中,可以用告别信、宣言、证书等方式帮助个体告别老问题,迈向新生活。叙事疗法强调展现心灵中积极的、正性的一面,这对于受到较大心灵创伤的伤残人员是很有帮助的。该疗法在伤残心理危机干预中的运用,可以概括为以下三个步骤:①外化伤残事件,鼓励伤残人员从第二者或第三者的角度看待问题;②启发伤残人员从第二者或第三者的角度寻找解决伤残问题的办法;③用告别信、宣言等方式向伤残问题告别,并以新的方式规划自己的未来。

（5）冥想在伤残心理危机干预中的运用:冥想在伤残心理危机干预中的运用是十分灵活的。在遵守心理危机干预的基本原则的基础上,干预者可以根据治疗的进展在恰当的时间创造性地运用冥想技术。冥想的内容也可以依据个体的独特性个性化地设计。例如,如果一位伤残人员感到现实世界非常不安全,内心非常焦虑,干预者就可以指导其想象一个让他感到安全的地方,然后将个体置身其中,感受那种安全的感觉;如果一个伤残人员在伤残发生后一直觉得紧张不安,就可以想象躺在一片蓝天白云下的绿草地上,然后指导其在想象的情境中作放松训练。运用冥想时,应尽量把画面的细节都想象出来,这样能使个体有身临其境的感觉。

（6）团体治疗在伤残心理危机干预中的运用:伤残团体治疗的技术要领与第四单元所

述的危机团体治疗要领基本相同。在伤残心理危机干预中,让一群遭遇伤残事件的个体聚在一起进行团体治疗的好处在于,他们会发现不幸的并不只有自己。而在与团体成员的交流中,他们可以学习其他成员面对困境、克服困难的方法,同时获得同伴间最真诚的理解和支持。伤残人员正在经历一个非常不确定的时期,团体的同质性和稳定性可以让他们感觉到安全,所以要注意保证团体的同质和稳定。

(7)放松训练的应用:取半坐位或卧位,让个体闭目安神、注意力集中、均匀呼吸,先收缩面部肌群,保持7~10秒,体会肌肉紧张的感觉,然后再放松10~15秒,体会放松的感觉;然后以相同的方法,顺序收缩和舒张从上肢、躯干到下肢、双脚的每一组肌群,使全身肌肉得到放松;从而使心理放松,达到缓解紧张焦虑情绪的目的。一般1~2次/天,每次20~30分钟。

(8)音乐疗法的运用:一位心理学家说过,音乐是治疗心灵疾病的良方。倾听音乐可以帮助伤残人员表达情感,排解现实的压力;也可以转移其注意力,创造新的、美好的自我感觉,改善焦虑抑郁等不良情绪。干预者可以指导伤残人员每天早晚各抽出30分钟时间,播放一些自己喜欢的轻柔、温馨的音乐,而个体则可以闭上眼睛静静地聆听音乐传递的心声。可以单纯地听音乐,也可以在听音乐的同时做冥想练习或放松训练,采用何种方式可依据情况而定。

(9)绘画治疗和沙盘治疗在伤残心理危机干预中的运用:进行绘画治疗和沙盘治疗时,伤残人员通过绘画和摆弄沙盘,用象形的方式表达出内心的感受和想法,这种表达本身即具有治疗作用。同时,干预者通过对画和沙盘的分析,进一步理解个体,再以画和沙盘的方式帮助个体寻求改变。对于年龄较小的孩子来说,绘画和沙盘是比较好的治疗方法。因为孩子的抽象思维能力发展还不完善,许多想法无法用言语表达,但是却擅长形象表达,所以用绘画和沙盘与孩子沟通是比较合适的。伤残孩子可能在画作和沙盘中表达出一些与伤残事件相关的主题,这就是干预治疗工作的契机。

(10)精神分析疗法在伤残心理危机干预中的运用:精神分析是历史最悠久的心理学治疗流派,一般领悟力强、与现实联结较好的个体比较适合进行精神分析治疗。在伤残危机发生的早期不适合进行精神分析治疗。此外,精神分析疗程长,对于希望尽快解决问题的个体也不适用。从疗程和有效的角度考虑,干预者还应分清个体的问题是单纯由伤残事件造成的,还是由于人格结构的问题导致的。如果是前者,选择一些疗程短、见效快的治疗方法即可;若是后者则应根据个体的实际情况而定。

2. 伤残危机中常见情绪问题的处理

(1)焦虑:伤残人员的焦虑一般是现实性焦虑。这是一种因感知到外界环境中真实的危险或害怕这种危险而产生的一种焦虑。缓解这种焦虑可以使用放松训练、音乐疗法、冥想等方法,具体操作步骤见上文。

(2)抑郁:伤残是一种挫折,会带来各种压力,造成个体内心的冲突和矛盾,最终引起抑郁,因此消除抑郁的关键是化解心中的冲突。放松训练和认知疗法对于解决抑郁问题效果较好,操作方法见本单元"不同治疗技术在伤残心理危机干预中的运用"的相关部分。鼓励伤残人员培养兴趣爱好、改变一下生活环境能够转移其注意力,也是不错的方法。另外,动员家庭成员参与到治疗中也是很重要的。家人可以为伤残人员提供一个温暖、安全的环境,并协助其进行各种训练。

(3)愤怒:愤怒是目的性行为反复受到阻挠而产生的情绪体验。伤残人员的许多愿望无法实现、行动受挫、自尊受到伤害,他们很容易产生愤怒情绪。认知治疗、放松训练同样适用于处理愤怒情绪。

在个体的基本状况稳定后,宣泄对于消除愤怒也很有帮助。宣泄通常包括能量发泄和心理宣泄两种方式。能量宣泄是通过进行各种活动来发泄愤怒的情绪,如体育运动或体力劳动,但是这种方法对伤残人员是否适用要依据伤残人员的实际情况而定。心理宣泄通常在干预者的指导下进行,以一个物品代表愤怒的对象,然后对该物品发泄自己的愤怒,可以用行动的方式,也可以用言语的方式。通常在宣泄之后要协助伤残人员找回正性的力量,如爱、温暖等,这样对伤残人员的帮助更切实。

伤残人员的不良情绪只是他们所有问题中浮于表面的一小部分,因此仅仅处理情绪问题既不能全面解决伤残人员的问题,也无法取得持久稳定的效果。通常只有在明确伤残人员问题、确定治疗目标后,再在适当的时机用恰当的方法对症状性的问题进行一些处理,才能获得较好的疗效。

第六节　突发应急事件中一线工作人员的沟通与心理干预

一、应急事件中一线工作人员的身心特点及表现

（一）一线工作人员的定义

一线工作人员是指在突发应急事件的过程中亲历现场,参与现场救治、现场营救、伤员转运与抢救、尸体处理,目睹现场大量创伤经历的医务人员、卫生防疫人员、部队官兵、消防队员、警察、媒体工作者等。

（二）一线工作人员应激后的心身反应

急性应激反应以及PTSD的症状反应在前面的章节中已有详细讲述,在此需要补充的是,急性应激反应的各种症状及PTSD的核心症状是闪回,即不由自主地回忆创伤情景和反复出现与创伤情景有关的噩梦,包括图像、声音、嗅觉、触觉等。闪回症状又以最强烈的刺激画面为载体。对刺激画面的反复体验,往往伴随着强烈的情感痛苦及相应的生理反应,进而影响了个体的情绪、认知、躯体等维度,例如,情绪不稳定,行为改变,睡眠饮食异常等。

（三）一线工作人员心理危机干预的目的

1. 快速恢复工作效能　一线工作人员承担着紧迫而繁重的抗震救灾任务,长时间高强度的工作、睡眠缺乏、饮食不足会使他们出现严重的压力反应;持续地身处于灾难场景又会使他们蓄积大量的负性情绪,进而产生很多急性应激反应(躯体、心理)。在以上两方面的影响之下,一些人会处在半休克状态,工作效能受到影响甚至无法继续执行任务。灾情就是命令,心理危机干预者(以下简称干预者)需要帮助一线工作人员及时控制或减缓灾难带给他们的心理影响,使他们郁结的负性情绪得到疏解、心理压力得到减轻,同时让他们获得一些应对危机的技能,从而快速恢复他们的工作效能,保障救灾任务的顺利开展。

2. 预防未来PTSD的发生　面对不能预期的混乱可怕场景,面对受害群众痛苦的情绪,长期暴露于这些刺激之下的一线工作人员,其视觉和心理上受到不可避免的冲击。这些异乎寻常的刺激不仅在当下会使救援人员情绪、睡眠、饮食受到很大影响,而且,如果不及时控制,很可能在突发事件之后延续数周、数个月或数年,进而演变成PTSD。因此,干预者另外一个核心工作目标是处理那些引发他们创伤症状、痛苦体验的强烈刺激画面.通过处理这一核心症状,积极预防PTSD的发生。

（四）一线工作人员心理干预的指导原则

1. 快速 救援人员承担着繁重的救援任务，身体极度疲惫。心理危机干预不能占用过多正常救援任务的时间和救援人员调整休息、补充体力的时间。

2. 简捷 针对一线救援人员的心理危机干预方法、手段一定要清晰、具体、可操作性强；一定要简捷，不能太复杂、烦冗，否则很容易引起一线救援人员强烈的排斥和阻抗。

3. 有效 在快速有效的基础上，效果的保证是核心诉求，要做到在短时间内就能让救援人员体会到心理干预明显的正性效果。

二、专业技术与操作

（一）构建危机事件心理动力模型

1. 确定心理刺激源 心理刺激源是指能产生心理应激反应的有害刺激，主要来源于事件或场景。通常按照个体不同的感觉通道来确定具体的刺激类型。例如，工作人员在执行任务的过程中经历了什么，他们接触到哪些刺激性比较强的场景，这些惨烈场景在各个感觉通道上造成的刺激是什么。如听觉上可能是痛苦的喊叫声。刺激源的确定是构建动力模型的首要步骤，它将直接决定心理危机干预具体方法的选择。

2. 评估心理刺激强度 心理刺激强度是指引发应激反应的刺激源对个体的主观刺激量的大小，主要包括刺激画面的强烈程度及暴露在该刺激中的持续时间。心理刺激强度由低到高分为1~10级。

（1）1~3级：属于轻度刺激，指远距离或间接地感受刺激场景。

（2）4~6级：属于中度刺激，指在较近的距离感受刺激场景。

（3）7~10级：属于重度刺激，指近距离观察、接触、感受强烈刺激场景。重度刺激可能会引发严重的应激反应。

此外，个体对心理刺激源主观感受的强弱还与个体接触刺激源的持续时间有关。心理刺激强度的确定直接决定心理危机干预的强度，如干预过程中某种技术使用的频率和时间等。

3. 分析心理状态变化 分析、比较工作人员执行任务之前、之中以及干预时的心理状态变化情况，持续时间的长短，以及对社会功能的影响程度。例如，情绪的变化，焦虑、抑郁、面无表情、闷闷不乐、烦躁等指标；认知的变化，反应速度、注意力、记忆力、方向感等指标；行为上的变化，执行任务的效率，睡眠状况、饮食状况等方面的变化；躯体上的变化，心跳、呼吸、嘴唇（或手）发抖、肌肉酸痛、恶心、腹泻等指标。

根据以上三个核心要点可以构建出危机事件的心理动力模型，该模型将在心理危机干预方案的制订、有针对性干预技术的选择及最终干预效果评估等方面发挥必不可少的作用。

（二）技术破冰

由于对心理危机干预知识的相对欠缺，部分一线工作人员有可能在接受帮助的初期表现出不理解、不相信、不配合的情况。这种阻抗通常产生的原因可能为：首先，亲历危机事件后承认自己有应激反应，内心可能会有耻辱感；其次，对心理学有刻板印象，觉得只有那些严重心理问题者才需要接受心理帮助；最后，一些人对心理学将信将疑，甚至不相信心理学对他们有什么帮助。一线工作人员绝大部分是医务人员和部队官兵、消防战士，这些群体有其自身特殊的职业特点，即那种职业本身带给他们的英雄感和荣誉感，使他们对心理学帮助产生职业性阻抗。所以，干预者在对一线工作人员进行心理危机干预时，首先要解决的一个关键问题就是能否运用一些专业技术消除一线工作人员的职业阻抗。

1. 心理反应正常化教育 通过专业知识的传递与分享及正常化的心理教育,引起他们的共鸣及接纳自身的心理应激反应。例如,告诉工作人员,人在这种异乎寻常的情景下通常会有哪些反应。然后告诉他们,一个正常的个体在灾难中一定会有各种反应,这是非常正常的,只是程度有差异而已;如果你没有任何反应,我们反而表示担忧。通过这样的反馈,会在很大程度上降低被干预者由于心理知识的匮乏而造成的对自己心理反应的恐慌。

2. 技术破冰程序 明确说明干预者能为一线工作人员提供哪些帮助,以及这些帮助的科学原理,激发他们的求助愿望;通过向一线救援人员介绍心理危机干预的具体工作方法、技术手段,促使他们认同干预者的专业性,加强相互信任,从而愿意接受专业的帮助。例如,告诉工作人员:"大脑中反复出现的那些影响睡眠、食欲的恐怖画面虽然属于常见的心理反应,但是如果不及时处理,就有可能使一些问题长期化和复杂化。而我们有能力在短时间内帮助大家缓解或消除这些问题,最大限度地降低未来创伤后应激障碍发生的概率。通过对系列专业技术实效性的诊疗解释,可以消除职业阻抗,达到破冰的最终目标。

(三)负性情绪处理技术

在完成破冰后,干预者和工作人员可以在原地采用负性情绪处理技术来宣泄负性情绪。常规的CISD技术侧重事实描述和症状表达,负性情绪处理技术借鉴了CISD及叙事治疗两大技术,不仅重视情绪宣泄,更是强调负性情绪的处理,操作清晰流畅,在近几次心理危机干预中都证明了其明显的效果。

1. 干预目标 ①宣泄内心蓄积的负性情绪,完成初步干预;②症状评估;③重点干预人群筛查;④让被干预者习得简单应对技能。

2. 操作流程 负性情绪处理技术以小组方式开展工作,一般由两名干预者参与主持工作,一人做主干预者,一人做副手。主干预者介绍工作目的、开展工作、提出要求等;副手配合完成,全面观察场面,帮助主干预者控制场面及干预进程,及时补充主干预者表达不充分的部分。被干预者随机发言,不做强制发言的要求,某人在表达时,其他人认真倾听。被干预者一般控制在15人左右,每人发言时间一般在40~90分钟。

(1)第一阶段:负性情绪处理

鼓励被干预者对他们的创伤经历或者是具体的创伤情景进行表达和宣泄,这一过程将完成被干预者对创伤体验的整合。救援人员在灾难救助过程中会有很多难忘的经历,所以在鼓励表达时,干预者要引导他们重点描述那些让他们有痛苦体验的经历。很多工作人员的经历往往以大量闯入性的刺激画面的形式保留在大脑中,所以在表达时,可以让工作人员结合他们的创伤经历,有重点地描述那些强刺激性画面,画面的描述要求清晰、具体。此外,需要重点强调一点,纯粹叙事性的表达是没有干预效果的,有时反而会造成二次伤害。所以,在表达过程中,鼓励被干预者表达创伤经历及刺激画面所诱发的痛苦情绪,使其负性情绪得以外化就显得非常关键,负性情绪的表达要求准确、充分。

负性情绪处理是一个创伤经历表达及负性情绪宣泄的过程,可以将它描述为"语言加泪水"。在这个过程中,干预者可以对每位被干预者的创伤症状进行评估,并筛查出创伤程度比较严重的个体,以便随后进行个体干预。

(2)第二阶段:传授放松技巧

干预者向救援人员简要介绍放松原理及常用的放松方法,如呼吸放松、"感受呼吸温差放松法"等,并用口述指导语的方式示范放松步骤,让救援人员体验放松带来的身心舒放轻松的感觉,并习得某种放松技巧。下面简单介绍这一方法。

核心技术:放松身体,集中注意力,感受呼吸温差。

具体方法:注意力集中在气流,思维跟随气流。缓慢吸气,此时,注意记忆气流在鼻腔的温度。然后气流缓慢通过呼吸道往下走,通过胸腔,在鼻腔缓慢呼出。此时,体验气流与进入鼻腔时的温差,体验到的温差越明显,放松效果越好。

放松效果:转移了注意力,放松了大脑神经,稳定了情绪。

通过放松训练达到了三个目的:一是对第一阶段的干预进行进一步的整合;二是平复了在第一阶段暴露创伤时造成的紧张情绪;最后,让被干预者习得对抗焦虑、紧张等情绪反应的技能,鼓励他们依靠自身力量缓解一些一般性的心理反应。

(3)第三阶段:正性资源替代

仅仅对负性情绪进行处理是不够的。干预者还需要针对工作人员所经历的事件进行引导,让其挖掘自身资源,找到能让他感动的、感受到人性光辉的、带给他温暖和有力量感的画面或事件,同时体验与这些温暖画面相联系的正性情感;使其对创伤记忆的认知和体验更加积极,以完成正性资源对负性情感的部分替代,从而达到负性情感与正性情感之间的平衡。

通过上述三个阶段,达到对被干预者初步干预的目的,有些症状较轻的个体经过这一过程已经初见成效。

(四)压力与情绪管理

负性情绪处理之后,综合考虑干预的效果、干预者的观察与筛选及被干预者主动求助的动力强弱等因素,再针对不同的人群开展不同的干预措施。

1. 目标人群　主要针对没有明显闪回、失眠症状,但感到紧张、焦虑、疲劳的个体或团体。

2. 干预目标　放松僵硬的肌肉、释放紧张焦虑情绪、缓解精神压力,让被干预者习得放松、情绪稳定性控制等技能。

3. 干预措施　利用压力与情绪管理系统进行人机互动式自主调节与训练。在舒缓的音乐中,被干预者可以在标准指导语的引导下完成呼吸、肌肉、想象等放松训练;在轻松友好的虚拟情景中,在多种生理指标的监控、反馈之下,被干预者可以体察自己情绪的变化,习得自主调节情绪的技能,缓解不适,达到减压的目的。

通过压力与情绪管理系统的调适,那些创伤症状较轻的救援人员不仅能够进一步缓解紧张、焦虑的情绪,巩固负性情绪处理的干预效果,而且会在这种自主调适的过程中增加很多积极的情绪体验,丰富内心的正性力量,以对抗今后的危机与挫折。

(五)图片-负性情绪打包处理技术

对于那些因经历突发事件有明显心理痛苦,表现出明显急性应激反应(如强迫性的闪回、反复体验创伤情景、睡眠饮食受到严重影响等)的个体,可采用图片-负性情绪打包处理技术来处理症状。在创伤治疗领域常用的眼动脱敏再加工(EMDR)技术已被大量研究证明对治疗PTSD有良好的效果,但此项技术在创伤事件发生后的急性期的使用还鲜见报道。有关专家在CISD和眼动脱敏再加工基础上通过各类情景设置进行大量的实验论证,最终形成图片-负性情绪打包处理技术。研究结果表明,该技术能够有针对性地处理急性期容易诱发未来发生PTSD的核心症状闪回、创伤体验等症状,最大限度地降低被干预者未来PTSD的发生率。

　　1. 干预目标　　短期目标,处理创伤性闯入画面、消除与之相联的负性情绪及诸如失眠和食欲缺乏等躯体反应,恢复心理平衡。长期目标,预防未来PTSD的发生。

　　2. 干预措施　　任何干预技术在实施之前都要和被干预者建立信任度良好的沟通关系,建立积极的治疗联盟。仅仅依靠技术去干预显得太生硬和刻板,也不容易让被干预者产生积极配合的动力,最终的治疗效果自然不会太好。所以,例如共情、倾听、建立安全关系等基本的心理危机干预的基本技能在心理危机干预中同样非常关键。下面介绍图片-负性情绪打包处理技术的具体操作流程。

　　(1)图片-负性情绪联结:各种灾难场景往往以图片的形式出现在被干预者大脑中,这些图片会引起很多的情绪反应,如恐惧、紧张、悲伤、内疚等。让被干预者想象在"负性情绪处理"时表达的各种创伤场景,以图片的方式进行描述,然后准确体验每个图片背后的情绪,逐个将图片和情绪一一对应联结。

　　(2)功能分析、图片分离:对大脑中的图片进行功能分析,有些图片是纯负性的刺激,如痛苦的表情、变形的躯体等,这些图片是负性资源,保留无益;有些图片是正性的,可以作为成长资源利用的,建议保留;此外,同一幅图片,有可能既有负性部分也有正性部分,这时候要进行细致的功能分析,谨慎地切割分离。有些图片尽管是负性的,但被干预者将其看成自身重要的人生经历而愿意保留,此时,我们要尊重被干预者的意愿,从长期看来,这种资源对被干预者是有利的。所以,在功能分析时,不仅要从专业角度来分析其功能是负性还是正性的,而且更应询问被干预者处理某个画面的意愿。

　　(3)图片-负性情绪打包:通过功能分析,干预者和被干预者已经找到了共同的工作目标,即被干预者反复闯入的刺激性的负性图片,而且这个图片是被干预者非常想处理的。接下来,要求被干预者把注意力集中在大脑中出现频率最高、能引起强烈痛苦体验的刺激画面上,让被干预者通过表达或体验与之相联的负性情绪,从而完成负性情绪与图片的粘合和打包过程。

　　(4)快速眼动技术:利用快速眼动技术修通受损的大脑神经通路,阻断创伤记忆与痛苦情感之间的联系。眼动时可以用手或借助其他物件,但要注意移动的距离、频率、幅度。每次眼动后,需要进行放松、情绪状况的评估,并询问被干预者头脑中刺激图片的变化情况。

　　(5)温暖画面与正性理念的植入:利用其自身资源,让被干预者找到一个替代性的温暖画面,该画面可以带给他力量。接下来,干预者对其进行正性理念的引导、植入,使其对创伤体验的认知更加积极。之后,干预者对被干预者进行评估,例如,可以询问其感受,观察其面部表情的变化等指标,以达到预期效果,结束此次干预。

　　(6)注意事项:在干预过程中,根据被干预者的需要,干预者要随时进行放松与评估。此外,如果能将整个干预过程进行细化的记录和档案保存,就不仅能够提高干预者的实践水平,积累经验,也有利于提高心理危机干预工作的科学性。

　　(六)干预后效果跟踪随访

　　干预结束后,双方互留联系方式。被干预者有问题可能随时需要求助。干预者也需要定期(以周为单位)对被干预者进行干预效果的跟踪随访。可以采用电话的方式,对一些关键指标)如闪回、饮食、睡眠,情绪稳定性、人际关系等进行评估,判断症状有无反复,及时地提供支持和帮助。

　　突发公共卫生事件心理干预流程图,见图12-1。

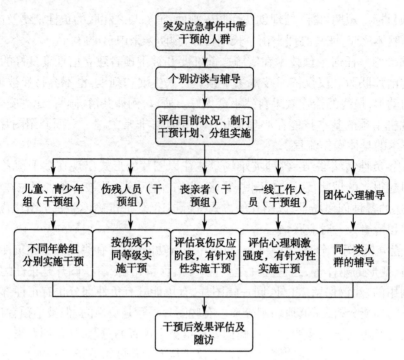

图12-1 突发公共卫生事件心理干预流程图

（杨 平 何成森）

参考文献

1. 叶奕乾,何存道,梁宁建.普通心理学.第2版.上海:华东师范大学出版社,2004.

2. 孙福川,王明旭.医学伦理学.第4版.北京:人民卫生出版社,2013.

3. 侯胜田,王海星.国外医患沟通模式对我国和谐医患关系构建的启示.医学与社会,2014,27(2):51-54.

4. 田向阳,马辛.医患同心:医患沟通手册.北京:人民卫生出版社,2014.

5. 王锦帆.现代社会中医患沟通视野下的医学涵义.医学与哲学(人文社会医学版),2008,29(4):6-8.

6. 周晋.医患沟通.北京:人民卫生出版社,2014.

7. 王彩霞.医患沟通.北京:北京大学医学出版社,2013.

8. 李功迎.医患行为与医患沟通.北京:人民卫生出版社,2012.

9. 赵雅丽.心理护理在消化科疾病治疗中的作用解析.药物与人,2014,(9):321-322.

10. 王学东,王尚柏.医疗事故技术鉴定典型案例评析.合肥:安徽科学技术出版社,2014.

11. Silverman J, Kurtz S, Draper J. Skills for communication with patients. 2nd ed. New York: Radcliffe Pub, 2005:67.

12. 何成森.医患关系的演变对当今医疗卫生事业改革发展的启示.江淮论坛,2015,(2):117-121.

13. Detz A, Lo'pez A, Sarkar U. Long-term doctor-patient relationships: patient perspective from online reviews. J Med Internet Res,2013,15(7):e131.

14. 王岳.医事法(修订).北京:对外经济贸易大学出版社,2013.

15. 赵炜,程云松,黎檀实.美国联邦灾难心理卫生服务系统.中国危重病急救医学,2005,17(9):576.

16. 范维澄.国家突发公共事件应急管理中科学问题的思考和建议.中国科学基金,2007,21(2):71-76.

中英文名词对照索引

X

Y

Z